下肢重建实用指南
Lower Extremity Reconstruction: A Practical Guide

主　编　（韩）洪俊杓

Joon Pio Hong，MD，PhD，MMM

Professor of Plastic Surgery

Asan Medical Center University of Ulsan

Seoul，Korea

（美）杰弗里·G. 哈洛克

Geoffrey G. Hallock，MD

Consultant

Division of Plastic Surgery

Sacred Heart Campus

St. Luke's Hospital

Allentown，Pennsylvania，USA

主　译　李　刚　赵建文　聂广辰　许　猛

北方联合出版传媒（集团）股份有限公司

辽宁科学技术出版社

©2024 辽宁科学技术出版社。
著作权合同登记号：第 06-2021-153 号。

图书在版编目（CIP）数据

下肢重建实用指南 /（韩）洪俊杓（Joon Pio Hong），（美）杰弗里·G.哈洛克（Geoffrey G. Hallock）主编；李刚等主译 . — 沈阳：辽宁科学技术出版社，2024.8

ISBN 978-7-5591-3489-9

Ⅰ.①下… Ⅱ.①洪… ②杰… ③李… Ⅲ.①下肢—外科手术 Ⅳ.①R658.3

中国国家版本馆CIP数据核字（2024）第070008号

出版发行：辽宁科学技术出版社
　　　　　（地址：沈阳市和平区十一纬路25号　邮编：110003）
印 刷 者：辽宁新华印务有限公司
经 销 者：各地新华书店
幅面尺寸：210 mm×285 mm
印　　张：18.5
插　　页：4
字　　数：400千字
出版时间：2024年8月第1版
印刷时间：2024年8月第1次印刷
责任编辑：吴兰兰
封面设计：顾　娜
版式设计：袁　舒
责任校对：王春茹

书　　号：ISBN 978-7-5591-3489-9
定　　价：258.00元

投稿热线：024-23284363
邮购热线：024-23284502
E-mail:2145249267@qq.com
http://www.lnkj.com.cn

译者名单

主译

李　刚	山西医科大学第二医院
聂广辰	哈尔滨市第五医院
赵建文	中国人民解放军总医院第四医学中心
许　猛	中国人民解放军总医院第四医学中心

副主译

徐吉海	宁波市第六医院
刘　畅	首都医科大学附属北京积水潭医院
余志好	江西省上饶市人民医院
房玉利	哈尔滨市第五医院
龙　承	中南大学湘雅医院
兰荣玉	广西中医药大学附属瑞康医院
刘金海	青岛大学医疗集团西海岸第二医院

参译人员（按姓氏汉语拼音排序）

包丞洲	宁波市第六医院
陈传杰	承德市中心医院
陈建民	湖南省人民医院
崔展华	山西医科大学第二医院
丁华荣	广西医科大学附属第一医院
樊志强	江西省人民医院
方崇斌	台州市温岭市第一人民医院
高增阳	广东顺德和平外科医院
郭子轩	中国人民解放军总医院第四医学中心
韩利军	山西医科大学第二医院
郝旭光	哈尔滨市第五医院
何颜秋	哈尔滨市第五医院
贾　奇	山西省太原市人民医院
姜　龙	哈尔滨市第五医院
李辰阳	新疆维吾尔自治区第三人民医院
曹城玮	中国人民解放军总医院第四医学中心
陈　何	广西南宁市第一人民医院
成　毅	山西省儿童医院
邓淑华	湖南省人民医院
董素明	山西省晋中市第一人民医院
范伟剑	宁波市第六医院
高旭鹏	中国人民解放军总医院第四医学中心
公伟勋	哈尔滨第五医院
韩　力	中国人民解放军总医院第四医学中心
韩林轩	广西中医药大学附属瑞康医院
何　飞	江西省上饶市人民医院
黄子福	中国人民解放军总医院第四医学中心
江吉勇	贵州省人民医院
金　海	哈尔滨市第五医院
李富江	青岛大学附属医院

李鸿斌	新疆维吾尔自治区第三人民医院	李健雄	中国人民解放军总医院第四医学中心
李骏然	唐山市第二医院	李永军	山西省阳泉市第三人民医院
连　君	江西省上饶市广信区第二医院	梁安儒	广西南宁市第二人民医院
梁　潇	山西医科大学第二医院	廖　松	中国人民解放军总医院第四医学中心
刘　洋	哈尔滨市第五医院	刘雨微	深圳市第二人民医院
孟祥悦	哈尔滨市第五医院	苗　青	哈尔滨市第五医院
钱　辉	苏州大学附属张家港医院／张家港市第一人民医院	阮　健	宁波市第六医院
史卫东	中国人民解放军总医院第四医学中心	田茂元	青岛大学医疗集团西海岸第二医院
王聪杨	湖南省人民医院	王　峰	哈尔滨市第五医院
王继祥	石河子市人民医院	王　杰	江西省上饶市横峰县人民医院
王　娜	青岛大学医疗集团西海岸第二医院	王帅帅	青岛大学医疗集团西海岸第二医院
王小立	广州和平骨科医院	王　振	中国人民解放军总医院第四医学中心
王仲博	哈尔滨市第五医院	王梓颖	中国人民解放军总医院第四医学中心
魏　镇	宁海县第一医院	吴晓飞	广西中医药大学附属瑞康医院
吴　卓	中国人民解放军总医院第四医学中心	吴卓檀	广西中医药大学附属瑞康医院
武亚楠	中国人民解放军总医院第四医学中心	夏秋瑞	哈尔滨市第五医院
向首阳	哈尔滨市第五医院	项东全	中国人民解放军总医院第四医学中心
徐凯泷	江西省上饶市广信三医院	杨国栋	北大医疗潞安医院
杨科岳	宁波市第六医院	杨　森	山西省长治市第二人民医院
叶小健	江西省上饶市人民医院	叶永奇	山西省运城市中心医院
喻　田	广州和平骨科医院	岳海杰	青岛大学医疗集团西海岸第二医院
张　路	山东大学齐鲁医院（青岛）	张　猛	山西医科大学第二医院
张　楠	吉林大学第一医院	张卫华	广西中医药大学附属瑞康医院
张　喜	吉林大学第一医院	张　鑫	青岛大学医疗集团西海岸第二医院
张迎龙	中国人民解放军总医院第四医学中心	赵　超	阳泉市第三人民医院
赵　威	中国医科大学附属第四医院	赵雪林	中国人民解放军总医院第四医学中心
赵子仪	中国人民解放军总医院第四医学中心	周国超	中国人民解放军总医院第四医学中心
周　龙	宁波市第六医院	周　洋	广州和平骨科医院
朱庆岩	中国人民解放军总医院第四医学中心	朱顺文	江西省上饶市人民医院
邹　欢	宁波市第六医院		

译者简介

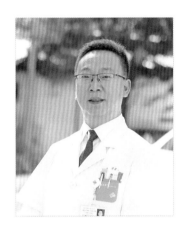

　　李刚，山西医科大学第二医院骨科，副主任医师，医学硕士，硕士研究生导师。

　　学术任职：中华医学会显微外科分会第十届青年委员会委员；中华医学会手外科学分会华北学组常委；中华医学会手外科学分会华北学组青年委员会主任委员；山西省医学会手外科学分会常委；山西省医学会显微外科分会常委兼秘书长；山西省医师协会手外科医师分会常委兼总干事；山西省医师协会手外科分会青年委员会主任委员；山西省医师协会手外科分会再植再造与功能重建学组主任委员；山西省医师协会显微外科医师分会常委。

　　擅长手足、四肢创伤及功能修复、重建，肿瘤手术，先天畸形矫正，臂丛及周围神经损伤修复及功能重建。承担多项国家自然科学基金项目、山西省自然科学研究项目，先后荣获山西省科学技术奖二等奖 1 次、三等奖 2 次，山西省优秀学术论文一等奖 1 次。参编著作"十三五"国家重点出版物出版规划项目《中国手外科全书》；主译著作《密歇根大学上肢骨折外科学》；副主编著作《骨科临床诊疗规范与新进展》。

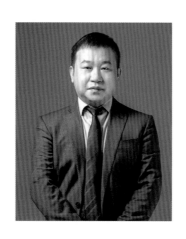

赵建文，解放军总医院骨科学部显微外科，副主任医师；国家骨科与运动康复临床医学研究中心显微外科项目部主任；国家卫生健康委能力建设和继续教育中心县域医疗机构显微外科精准能力提升项目副秘书长。学术任职：中华医学会显微外科分会第十一届委员会青年学组副组长；北京医学会显微外科分会委员；中国医师协会显微外科分会第二届青年委员会副主任委员；中国医师协会骨科分会医护融合学组委员；SICOT 中国部显微修复分会委员；中国康复医学会修复重建外科专业委员会慢创学组副主任委员；国际超级显微外科论坛（ICSM）会员；北京解剖协会骨科分会副主任委员、创伤显微学组组长；《中华显微外科杂志》通讯编委；欧洲 EWMA 认证授权创面修复师。

聚焦骨与软组织严重毁损伤的功能重建与显微修复、四肢离断伤肢体再植、人工智能医疗设备创新研发等工作。开展世界首例离断肢体异种交叉循环保存技术、全国首例混合现实辅助下足缺损重建术等，完成多例世界级高难度断指再植手术，成活率达 97%，荣获国际超级显微外科最佳救治病例等荣誉。牵头建立国家临床中心显微外科真实世界研究平台，覆盖全国 148 家医院，病种涵盖严重肢体损伤、断指再植、骨肿瘤、手指再造、慢性骨髓炎、淋巴水肿、骨肿瘤等专病，纳入病例共计 12 万例。牵头建立覆盖全国的显微外科专业教育体系，搭建显微外科专业线上教育平台，开展课程 464 节，累计受众 440 万人次。以第一 / 通讯作者发表学术论文 20 篇；授权国家专利 8 项，成果转化获产品注册证 2 项；牵头起草团体标准 2 部，推广至全国 1200 家医院；主编 / 副主编专著 2 部。

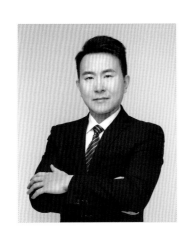

　　许猛，解放军总医院骨科学部骨肿瘤科副主任，主任医师，教授，博士研究生导师。

　　从事骨科工作 20 余年，曾赴德国 Endo Clinic、韩国全南大学、意大利 Rizzolli 骨科中心留学，获得美国 Moffitt 肿瘤中心联合培养博士。现任中国医师协会骨科医师分会青年委员会骨肿瘤学组副组长、中国抗癌协会肉瘤专业委员会委员、中国抗癌协会肉瘤专业委员会脊柱肿瘤学组委员、中国医师协会骨科医师分会智能骨科学组副组长。曾获军队科技进步一等奖、华夏医学科技进步一等奖、解放军总医院科技进步一等奖等多项奖项，获得首都优秀青年医生，解放军总医院"十大杰出青年"称号等。

　　擅长脊柱肿瘤的手术切除和重建；骨盆、骶骨、四肢肿瘤手术切除；良性骨肿瘤的微创治疗；骨转移癌的姑息治疗；恶性骨肿瘤的化疗、靶向及免疫治疗。在恶性骨肿瘤治疗中，将最新的系统治疗和生物重建理念应用于临床，其研究成果发表于本领域国内权威杂志，其中以第一作者及通讯作者发表 SCI 论文 26 篇，单篇最高 IF 17.88，总 IF 超 160。承担国家自然科学基金、国防科技卓越青年、基础计划加强重点基础研究等项目，总经费近 2000 万。获得国际发明专利 2 项，国家发明专利 18 项，实用新型专利 16 项。编译《临床骨肿瘤学》，录制和编写《骨肿瘤保肢手术系列视频教材》《老年髋部骨折》，编译《门诊骨科基础治疗学》《坎贝尔骨科手术学》等著作。

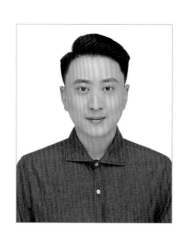

聂广辰，哈尔滨市第五医院手外科主任，医学硕士，副主任医师，硕士研究生导师，哈尔滨市特殊贡献中青年专家。

曾在美国加州大学洛杉矶分校尔湾医学中心学习，师从美国前任手外科协会主席 Dr. Neil Jones。擅长手部先天畸形的矫正、周围神经卡压的治疗、组织缺损的修复、手指再植与再造、创伤骨折的治疗、慢性创面的治疗等各种手部疾病的诊治。现任中华医学会手外科分会青年委员会委员、哈尔滨市医师协会手外科分会会长、国际矫形与创伤外科学会（SICOT）显微外科中国部委员、国家卫生健康委能力建设和继续教育中心显微外科一体化诊疗项目管理委员会委员、中华慢性学院伤口分院副秘书长。《中华显微外科杂志》《中华损伤与修复杂志》等多本杂志编委。多次在国际会议上发言。曾在国家级期刊发表文章 10 余篇，SCI 文章 5 篇，获省市科技进步奖 2 项，省市科研成果 7 项。作为副主编及编者参与中文著作编著 2 本，作为副主译参与专业著作编译 3 本。实用新型专利 1 项，外观设计专利 1 项。

推荐序言一

在我临床工作几十年中遇到过无数严重创伤的患者，肢体重建是一项系统工程，无一不是殚精竭虑以图更好。近年来涌现的众多新理念和新技术，为临床治疗提供了更多的方案选择和更好的疗效，同时也在理论基础和临床应用方面给医生提出了更高的要求。本书的翻译团队是由始终坚持在多家医院临床一线的中青年医生组成的，他们对新知识、新技术、新理念保持着持续的关注和跟进。在众多的外文专业书籍中选择本书进行翻译，正是看中书中内容的新颖性、实用性和较高的临床价值，通过他们的努力将这本书呈现在国内同行面前，希望读者能开卷有益。

本书介绍了下肢重建中可能涉及的相关技术，包括伤情评估、骨重建、软组织重建、血运重建、神经功能重建等多个方面。本书文字叙述精要、手术案例照片清晰，并利用了网络视频讲解的方式，方便读者深入学习，是一本为数不多的定位于下肢重建的专业书籍。

本书完全按照原书的编写顺序进行翻译编排，由于英语水平有限，不足之处请各位同仁批评、指正。

山西医科大学第二医院

谭明生

于山西太原

推荐序言二

下肢软组织重建是临床最为常见也是最具挑战性的技术之一，随着显微外科技术和层次解剖学研究的深入发展，穿支皮瓣已经成为修复下肢缺损和组织重建最常用的方法，实现了以最小的供区损害获得最佳的受区外形和功能，是皮瓣外科又一次里程碑式的飞跃。我国在穿支皮瓣的研究领域也做出了卓越的贡献，尤其穿支皮瓣的解剖、分型，特殊形式穿支皮瓣及其衍生术式命名等系列技术与理论创新，促进了穿支皮瓣的发展和应用。

本书作者洪俊杓教授和杰弗里·G.哈洛克教授，都是造诣深厚的显微外科专家，对于下肢重建有丰富的临床经验。杰弗里·G.哈洛克教授毕业于 Thomas Jefferson 大学 Sidney Kimmel 医学院，在宾夕法尼亚州阿伦敦整形外科执业，有 20 多年的肢体重建经验。洪俊杓教授是蔚山大学医学院与峨山医学中心整形和重建外科教授，美国整形外科学会、世界重建显微外科学会和韩国整形外科学会会员，擅长软组织覆盖、糖尿病足重建，获得了 2015 年美国重建显微外科学会"Godina 旅行奖学金"。

本书译者李刚教授、赵建文教授、聂广辰教授和许猛教授都是活跃在我国修复重建界的青年才俊，他们始终不忘初心、勤勉自律。合作多年，最让我感动的，不只是他们对专业知识与技术的钻研，更是他们将做好显微外科继续教育为己任，勤勤恳恳、兢兢业业。他们旁征博引，阅读了大量的专业书籍，同时深入了解作者的背景声誉，在纷繁复杂的专业书籍中，选择了这本适合我国国情的、经典的下肢重建书籍，并组织大量的、优秀的、活跃的显微外科年轻医生进行翻译校对，才有这部译著的出版。本书读来受益匪浅，是一部实用的显微外科、创伤骨科和修复重建外科经典著作。

开卷有益，温故知新，传承历史，创新发展。愿大家从本书中受益，造福我国广大需要下肢重建的患者。

解放军总医院骨科学部

张建政

原书序言

时光飞逝！很难想象穿支皮瓣的概念提出至今已经 30 年，距离我在 *Clinics in Plastic Surgery* 上发表第一期关于穿支皮瓣的文章也已经过去 16 年。

从那时起，无数的显微重建外科医生付出了不懈的努力，也取得了惊人的进步。

事实上，随着穿支皮瓣手术的引入，显微外科重建领域的飞跃彻底改进了我们的方法。

肌肉或筋膜不再被认为是皮肤必不可少的血液供应载体，它们可以保留在原位，在不造成任何损害或最小损害的情况下发挥其原有功能。

供区部位的发病率已降至最低。重建已经从简单的伤口覆盖发展到更精细的功能恢复，并更好地造福患者。

2003 年关于穿支皮瓣术语的 "Gent" 共识提醒我们，这确实是一个通过国际合作取得进展的领域。

人们不应该忘记，目前形如艺术的游离组织移植是由那些直接或间接为穿支皮瓣做出贡献的巨人们史无前例的工作的结果。

Ian Taylor 的血管体区研究为我们今天的工作奠定了解剖学基础。Nakajima、Kroll、Allen、Koshima 和 Blondeel 等许多人不仅是这一领域的先驱，他们还创造了一股推动我们进入新时代的力量。

Hallock 是穿支皮瓣的创始人和先驱者之一。几十年来，他对这一领域的深远贡献及其命名法则一直激励着我。而且，虽然真正的穿支的定义仍有争议，但我们都一致认为，Hallock 在我们对穿支皮瓣的研究中发挥了很大作用，更不用说他所完成的那些漂亮而复杂的案例了。

Joon Pio 是显微外科和穿支皮瓣重建领域的专家。他在 Koshima 的早期贡献的基础上将穿支皮瓣带向新的前沿，比如：薄皮瓣、超薄皮瓣和超级显微手术。我喜欢他的提醒，告诉我们总是有革新和创造的空间。

为这本侧重于穿支皮瓣的下肢重建的新书作序，对我来说是一件非常荣幸的事。我欣喜地验证了两代外科医生协力工作的成果，其涵盖了穿支皮瓣的起源、演变和进步，直至形如艺术，再装订成一本制作精美、激动人心的书。这无疑是一本必读和必有的书。

Fu-Chan Wei, MD, FACS
Distinguished Chair Professor
Department of Plastic and Reconstructive Surgery
Chang Gung Memorial Hospital
Chang Gung University Medical College
Taoyuan, Taiwan

前言一

在我接受整形外科住院医师培训的第一天，我被带到一个房间。那里有一名患者躺在手术台上，他的整条大腿和小腿几乎完全脱套。我真的以为我进错了手术室，因为我不理解重建世界的残酷现实。在这个清创和覆盖的案例之后，我意识到重建是什么。整形手术不是一个迷人的领域，而是一个我们希望将不正常的人恢复正常的领域。当我看到患者恢复行走时，我知道这就是我需要做的。而下肢重建是重建中最困难的领域之一。我不仅要在艰苦的训练中学习，还要从世界各国大师的著作中寻求智慧。在我看来，Hallock 医生是领军人物，我从他那里获得了知识，为这些患者提供更好的医护。每当我有了疑问，为了满足好奇心而查阅论文时，他总是有论文在解决这些问题，或者引导我进一步寻找更多的证据。终于，我在印度的一次会议上遇到了我的偶像，我们有非常相似的兴趣和困惑，因此我们自然而然成了挚友。

经过此后多年的讨论，我们达成了整形外科医生都有的共识：下肢重建比我们的其他专业领域更加困难。事实或许如此，但我们相信，通过正确的认识和方法，下肢重建可以像其他任何重建手术一样有趣和值得付出。我很自豪地看到，我有幸培训过的同伴和住院医师也像做其他重建手术医生一样做下肢的重建。了解术前、术中、术后该有的关注点，使他们对下肢重建更有信心并愿接受新的挑战。

作为和 Hallock 博士合著这本书的作者，我很荣幸地分享了我在整个职业生涯中所学到的和所经历的。我们的共同想法是使这本书尽可能实用，希望它将帮助和指导你从容地进行下肢重建的实践。作为外科医生，有时我们会需要新术式或新理念，这本书将有希望指导你解决一些你可能会遇到的临床情况。

我写这本书的目的是为了那些将要或者正在面临下肢重建手术的外科医生，希望你们不要像我一样忍受反复尝试的困扰。我最好的例子是糖尿病足，不仅仅是通过手术治疗伤口，还涉及各种其他因素。需要多学科的方法和我们其他亚专业同事的合作。由于我已经知晓了这些因素，并开始与其他专业人员密切合作，我的术后并发症发生率已显著降低。在本书中，我们将讨论这些因素以及如何处理它们或完全避免它们。随附的视频将帮助您了解其他专家是如何恰当地进行这些手术的。

最后，我们非常重视您的反馈。您的批评和意见对进一步扩展我们的知识和改进我们的方式是很重要的，也会使读者和学习者更加受益。我们的目标是将所有的重建外科医生聚集在一起，分享他们在下肢重建领域的工作和热情，最终促进该学科的进一步发展和进步。

Joon Pio Hong，*MD*，*PhD*，*MMM*

前言二

现在显微外科技术只是规培项目中所有人都必须掌握的一种标准技能，以往并不是这样。在我那个时代，所谓的随机皮瓣、长宽比和延期策略是每个新手都必须掌握的技能，包括我这个热衷于整形和重建手术的新人。下肢覆盖通常是通过远端皮瓣实现的，如我们所说的交腿皮瓣。这些通常是一套安全但烦琐的程序，从患者角度来看又是非常难熬的。如果在受体部位形成足够的新生血管之前发生蒂部撕裂将是一场灾难，因为我们将不得不从头开始。通常我们很快就掌握了何时以及如何防止这种情况的发生，但也有例外，顶着俗话"没有伤口不愈合的患者可以离开医院"带来的压力，需要每天查房，有时要持续好几周。

改变是唯一能够预料的，但晋升为主治医生并未见到希望的曙光。在创伤中心重新开始，不可避免地会有大量需要软组织修复的下肢创伤。这里有一个活体动物实验室和一台显微镜，主任用它来教产科医生做输卵管成形术以治疗绝育症。尝试在现成的老鼠身上进行游离皮瓣，一旦掌握了这一技术我们就在患者身上尝试这种有望更好地解决他们复杂伤口问题的方法。那时肌肉瓣刚刚被接受，不久之后是筋膜瓣。在艰苦的几年里，显微外科组织移植成了我们的标准选择；在做了几百例组织瓣手术之后，手术变得如此常规，甚至变得无聊。幸运的是，穿支皮瓣恰好在 20 年前带着使人痴迷的魔力出现了，坦率地说这也是我职业生涯的转折。穿支皮瓣——一直在变化。关注变异，总带有刺激性，是智力的挑战。皮瓣成了"焦点"，显微手术只是"过程"。

教学是一种荣幸，而不仅仅是逃避"工作"的借口。在印度 Coimbatore 举办的旨在普及穿支皮瓣理念的年度国际会议上，一位"自由论文"的演讲者在会后的社交活动中向我介绍了他自己——"jp" Hong，他很善于交流，第二年他也成为讲师团成员，从此以后无论在世界上什么地方何种形式的会议，每次都有"jp" Hong 的身影——而且通常是在我不在的时候，因为我在"工作"！我们经常发现除了穿支皮瓣及其在下肢重建中的应用外，我们还有共同的兴趣。有几次我们甚至合作做了手术直播，他的速度很快，效率高得惊人。也许是因为他总是挑战教条和现状。当我年轻时将显微外科手术作为治疗创伤受害者的一种更好的方法时所经历的不正是这种挑战吗？我们认识到进行下肢的重建尤其需要我们对皮瓣和显微外科的这份钟爱。即使是现在较常用的局部穿支皮瓣也需要显微外科的灵活性和谨慎性，显微外科已无可回避。

所以，势在必行，我们决定把自己的连同我们最尊敬的同事们的想法和经验，汇集在一本专门讨论下肢重建的书里。这本书避免了百科全书式的堆积，而是作为一份实用的资源，包括一些可以通过视频快速回放的基本皮瓣手术，以及一些正确处理下肢创伤的更复杂的方法。同时还包括对部分深奥知识的初步探索，使用相关病例进行逐步演示，希望事实证明我们的方式是可行的。即使读者没有读过任一章节，仅觉得这些视频是有用的，也是对本书的一种认可。真正令我们欢喜的莫过于，年轻的探索力和古老的智慧可以如此美妙地融合在一起。

Geoffrey Hallock，*MD*

致谢一

首先，我要感谢我的合著者和朋友 Geoffrey Hallock 博士。与我的偶像一起工作对我来说是一种优待，在这本书的编排过程中沉闷无处遁形，同时通过本书提供的下肢重建案例为重建外科医生传递信心和希望对我来说又是一种无上的荣耀。

我庆幸有许多优秀的导师，但真正对我产生深远影响并塑造了如今的我的导师并不多。我的整形外科医生生涯的开启要追溯到韩国原州大学的 Yoon Kyu Chung 教授。他让我认识了重建领域。他教会我无论好的抑或坏的经验都有值得学习的东西。在我面对疑难的时候，我仍然会向他咨询，我还有一个"重建之家"可以去。来自芝加哥大学的 David Chang 博士向我展示了分享的重要性，不仅与同伴分享知识，而且在需要时分享帮助。他的引导让我意识到我的使命是什么。成为别人人生道路的一部分，帮助他们成长。我的知己、Daewoong 制药公司前任总裁 Jason Yoon 让我了解了企业界，他教会我如何利用制约条件，如何清醒地了解自己在生活中所做的决定。最后是我的父亲 Soon-Young Hong，他于几年前去世，他一直教我要走正确的道路，即使这意味着经历曲折。今天，当我走在这条人生道路上时，我深深地想念着他。

我很庆幸我有一个很棒的团队，由我的朋友和伙伴 Hyunsuk Peter Suh 博士带领。我在峨山医疗中心与他以及整形外科的同事、麻醉师、研究员、住院医生、护士和其他专家一起工作，是一种令人难以置信的经历。与这群专业人士一起工作是一件很愉快的事情，他们的目标是为我们的患者提供更好的解决方案。所有过去的同事和住院医生们，能成为你们人生道路的一部分是一种荣幸。

最后，我要感谢我的家人，没有他们的支持和爱，就不会有今天的我。

谢谢你们。

Joon Pio Hong, MD, PhD, MMM

致谢二

如果需要感谢某个人，我认为非"jp"Hong莫属，因为如果没有我这位年轻的合著者热忱和温婉的劝勉，这一切都不会发生。我也意识到如果没有护士、护理员、麻醉师和顾问们对我这么久的包容，我的显微外科之路根本无从谈及。我的医生助手 David C. Rice，和我一起在老鼠身上学习的不仅仅是如何做游离皮瓣，而是几十年里如何依靠基本的团队模式来协作完成。

我所关注的知识源源不断地来自我在国际穿支皮瓣学院的杰出同事们——Bob Allen、Claudio Angrigiani、Mark Ashton、Isao Koshima、Koen van Landuyt、Jaume Masia、Nathalie Roche、Eric Santamaria、G. Ian Taylor、Fu-chan Wei，以及许多可能被遗漏的人；当然还有我们"4人组"的其他 3 位——Phillip Blondeel、Steven Morris 和 Peter Neligan。最近，更加非同寻常的是，这个国家的医生频频接到前往亚洲的邀请，在那里，我所热衷的穿支皮瓣技术已经突飞猛进，事实上已经超出了我的想象和能力。希望我在那里短暂的，以教育为目的的交流是成功的，不过可以肯定的是，在我的中国翻译 Wu Yangzhang 的努力下，我跨界沟通的能力确实得到了提升，我还有幸与他一起探索了许多通常不对美国人开放的地方。

Geoffrey Hallock，MD

编者名单

Mouchammed Agko, MD
Assistant Professor of Surgery
Department of Surgery
Section of Plastic Surgery
Medical College of Georgia
Augusta University
Augusta, Georgia, USA

Oskar C. Aszmann, MD
Professor
Division of Plastic and Reconstructive Surgery
Department of Surgery
Clinical Laboratory for Bionic Extremity Reconstruction
Medical University of Vienna
Vienna, Austria

Christopher Attinger, MD
Professor
Plastic and Orthopedic Surgery
Medstar Georgetown University Hospital
Washington, DC, USA

Karim Bakri, MD
Assistant Professor of Plastic Surgery and Orthopedics
Program Director, Plastic Surgery Residency
Division of Plastic Surgery
Department of Surgery
Mayo Clinic
Rochester, Minnesota, USA

Oded Ben-Amotz, MD
Attending Physician
Maccabi Health System
Tel Aviv, Israel

Pedro C. Cavadas, MD, PhD
Chief of Clínica Cavadas
Associate Professor of Microsurgery
Department of Surgery
CEU University School of Medicine
Valencia, Spain

Hung-Chi Chen, MD, PhD, FACS
Professor of Plastic Surgery
Chairman, Department of Plastic and Reconstructive
  Surgery
China Medical University
China Medical University Hospital International Medical
  Service Center
Taichung, Taiwan

Rachel M. Clancy, MBChB, MA, MRCS, Med
Plastic Surgery Fellow
University of Toronto
Toronto, Ontario, Canada

David L. Colen, MD
Assistant Professor of Surgery (Plastic and Reconstructive)
Yale School of Medicine
New Haven, Connecticut, USA

Lawrence B. Colen, MD, FACS
Professor of Surgery (Plastic and Reconstructive)
Eastern Virginia Medical School
Norfolk, Virginia, USA

Michael V. Defazio, MD
Plastic and Reconstructive Surgeon
Florida Plastic Surgery Group
Baptist MD Anderson Cancer Center
Jacksonville, Florida, USA

Karen K. Evans, MD
Professor
Department of Plastic and Reconstructive Surgery
MedStar Georgetown University Hospital
Washington, DC, USA

Waleed Gibreel, MBBS
Chief Resident
Division of Plastic Surgery
Department of Surgery
Mayo Clinic
Rochester, Minnesota, USA

Lawrence J. Gottlieb, MD, FACS
Professor of Surgery
The University of Chicago Medicine and Biological Sciences
Chicago, Illinois, USA

Clemens Gstoettner, MD, PhD
Resident
Clinical Laboratory for Bionic Extremity Reconstruction
Medical University of Vienna
Vienna, Austria

Geoffrey G. Hallock, MD
Consultant
Division of Plastic Surgery
Sacred Heart Campus
St. Luke's Hospital
Allentown, Pennsylvania, USA

Mitsunobu Harima, MD
Senior Resident
Plastic and Reconstructive Surgery
The University of Tokyo
Tokyo, Japan

Alexander de Heinrich, MD
Attending, Department of Plastic, Reconstructive,Hand and
    Burn Surgery
Muenchen Klinik Bogenhausen
Academic Teaching Hospital Technical University
Munich, Germany

Joon Pio Hong, MD, PhD, MMM
Professor of Plastic Surgery
Asan Medical Center University of Ulsan
Seoul, Korea

Hirofumi Imai, MD
Assistant Professor
International Center for Lymphedema
Hiroshima University Hospital
Hiroshima city, Japan

Marco Innocenti, MD
Professor of Plastic Surgery
University of Florence;
Director, Plastic Surgery Department
Careggi University Hospital
Florence, Italy

Matthew Iorio, MD
Associate Professor
Director, Plastic and Reconstructive Hand Surgery
Co-Director, Extremity Microsurgical Reconstruction
Co-Director, Wound Care Program
Division of Plastic Surgery
University of Colorado Hospital
Aurora, Colorado, USA

Jeffrey E. Janis, MD, FACS
Professor of Plastic Surgery, Neurosurgery, Neurology, and
    Surgery
Chief of Plastic Surgery, University Hospital
Ohio State University Wexner Medical Center
Columbus, Ohio, USA

Ibrahim Khansa, MD
Clinical Assistant Professor of Plastic and Reconstructive
    Surgery
The Ohio State University;
Craniofacial Surgeon
Director,Hemangioma and VascularMalformations Program
Columbus, Ohio, USA

Isao Koshima, MD
Professor and Chief
International Center for Lymphedema
Hiroshima University Hospital
Hiroshima, Japan

Stephen J. Kovach, MD, FACS
Herndon B. Lehr Endowed Associate Professor of Surgery
Associate Professor, Division of Plastic Surgery
Associate Professor, Department of Orthopaedic Surgery
University of Pennsylvania Health System
Philadelphia, Pennsylvania, USA

Casey T. Kraft, MD
Resident
Ohio State University Wexner Medical Center
Columbus, Ohio, USA

L. Scott Levin, MD, FACS
Paul B. Magnuson Professor of Bone and Joint Surgery
Chairman, Department of Orthopaedic Surgery
Professor of Surgery, Division of Plastic Surgery
University of Pennsylvania Health System
Philadelphia, Pennsylvania, USA

Samir Mardini, MD
Professor of Surgery
Chair, Division of Plastic Surgery
Department of Surgery
Mayo Clinic
Rochester, Minnesota, USA

Shaun D. Mendenhall, MD
Assistant Professor of Surgery
Hand and Plastic Surgery
University of Utah Health
Salt Lake City, Utah, USA

Haruki Mizuta, MD,
Senior Resident
Plastic and Reconstructive Surgery
University of Tokyo
Tokyo, Japan

Steven L. Moran, MD
Professor of Plastic Surgery and Orthopedic Surgery
Mayo Clinic
Rochester, Minnesota, USA

Steven F. Morris, MD, MSc, FRCSC
Professor of Surgery and Medical Neurosciences
Dalhousie University
Halifax, Nova Scotia, Canada

Shogo Nagamatsu, MD
Lecturer
Plastic and Reconstructive Surgery
Hiroshima University Hospital
Hiroshima, Japan

Manas Nigam, MD
Academic Chief Resident
Department of Plastic and Reconstructive Surgery
MedStar Georgetown University Hospital
Washington, DC, USA

Marina Ninković, MD
Assistant Professor
Physical Medicine and Rehabilitation
Department of Visceral, Transplant and Thoracic Surgery
Center of Operative Medicine
Innsbruck Medical University
Innsbruck, Austria

Milomir Ninković, MD, PhD
Chairman, Department of Plastic, Reconstructive, Hand and
    Burn Surgery
Muenchen Klinik Bogenhausen
Academic Teaching Hospital Technical University
Munich, Germany

Changsik John Park, MD, PhD
Assistant professor of Plastic Surgery
Asan Medical Center University of Ulsan
Seoul, Korea

Madhu Periasamy, MBBS, MS, MRCS, DNB
Consultant
Plastic, Trauma, and ChronicWound Reconstructive Surgery
Ganga Hospital
Coimbatore, India

Patrick L. Reavey, MD, MS
Assistant Professor of Surgery
Assistant Professor Orthopedic Surgery
University of Rochester Medical Center
Rochester, Minnesota, USA

**S. Raja Sabapathy, MS, MS (Gen), MCh (Plastic),
    DNB (Plastic), FRCS (Edin.), Hon FRCS (Glas), FAMS,
    DSc (Hon)**
Chairman
Department of Plastic, Hand, Reconstructive Microsurgery
    and Burns
Ganga Hospital
Coimbatore, India

Stefan Salminger, MD, PhD
Resident
Division of Plastic and Reconstructive Surgery
Department of Surgery
Clinical Laboratory for Bionic Extremity Reconstruction
Medical University of Vienna
Vienna, Austria

Eric Santamaria, MD
Professor Of Reconstructive Microsurgery
Universidad Nacional Autonoma De Mexico
Department Of Plastic And Reconstructive Surgery
Hospital General Dr. Manuel Gea Gonzalez
Mexico City, Mexico

Stephen Andrew Sems, MD
Assistant Professor of Orthopaedics
Division Chairman, Orthopaedic Trauma Surgery
Mayo Clinic
Rochester, Minnesota, USA

Agnes Sturma, MSc, BSc, PhD
Physiotherapist
Clinical Laboratory for Bionic Extremity Reconstruction
Medical University of Vienna
Vienna, Austria;
Department of Bioengineering
Imperial College London
London, UK

Hyunsuk Peter Suh, MD, PhD
Assistant Professor
Department of Plastic Surgery
Asan Medical Center University of Ulsan
Seoul, Korea

Young Chul Suh, MD
Clinical Assistant Professor of Plastic Surgery
Bucheon St. Mary Hospital
The Catholic University of Korea
Gyeonggi-do, South Korea

Hari Venkatramani, MS, MCh, DNB EDHS
Senior Consultant
Plastic and Trauma Reconstructive Surgery Department
Ganga Hospital
Coimbatore, India

Alison Wong, MD
Plastic Surgery Resident
Department of Surgery
Division of Plastic Surgery
Dalhousie University
Halifax, Nova Scotia, Canada

Karen W . Wong, MD, MSc, FRCSC
Assistant Professor
University of Toronto;
Staff Surgeon
Hospital for Sick Children
Toronto, Ontario, Canada

Shuji Yamashita, MD
Associate Professor
Plastic and Reconstructive Surgery
The University of Tokyo
Tokyo, Japan

Kazunori Yokota, MD
Professor
Plastic and Reconstructive Surgery
Hiroshima University Hospital
Hiroshima, Japan

Shuhei Yoshida, MD
Associate Professor
International Center for Lymphedema
Hiroshima University Hospital
Hiroshima, Japan

Nicole A. Zelenski, MD
Hand Fellow
Mayo Clinic
Rochester, Minnesota, USA

Ronald M. Zuker, MD, FRCSC, FACS, FAAP, FRCSEd (Hon)
Staff Surgeon
Division of Plastic and Reconstructive Surgery
The Hospital for Sick Children;
Professor of Surgery
The University of Toronto
Toronto, Ontario, Canada

目录

视频目录

第1章 下肢重建引言

Joon Pio Hong, Geoffrey G. Hallock

摘要

众所周知，下肢可能是身体中最具挑战性的重建部位。始终谨记，重建的目标是尽可能地恢复行走功能，保留重要结构和便于长期佩戴假肢，并让患者对重建后的外观满意。实现这些目标的技术手段在不断发展，但必须慎重验证这些新技术或新发明的有效性。虽然在过去截肢可能是唯一的选择，但如今许多手术和非手术方式都可以用来保肢。所有励志于下肢重建的医生都应该熟悉前辈们的经验积累，能在大量的决策中做出最好的选择，以达到患者和家属的期望（图 1.1）。

关键词： 下肢重建，下肢保肢，截肢，显微外科手术，穿支皮瓣

1.1 引言

无论严重创伤、肿瘤清除、糖尿病或血管疾病后遗症还是慢性感染所需的下肢重建，至今仍然是所有部位重建中最具挑战性的。由于重建涉及骨、肌肉、肌腱、血管、神经等多种结构，而这些结构都需被皮肤包裹，因此要实现下肢功能的恢复、有活力组织的长期覆盖，以及满意的外观，这些目标并不容易。本书旨在为读者提供一个实用的指南以明确下肢重建手术术前、术中及术后进程，最终取得一个更合乎逻辑进而成功的重建策略。

不论复杂还是简单的下肢缺损的处理策略，都在不断地更新发展。每天都有新技术或发明的出现，需要仔细审查它们的真正价值。在过去，截肢可能是唯一的选择，但现在可以通过带蒂骨移植、Ilizarov 延长技术、骨基质和生长因子等来治疗大段骨缺损。此外，我们对伤口负压治疗、组织扩张延展以及包括螺旋桨皮瓣（Propeller Flaps）在内的穿支皮瓣解剖有了新的见解，这使更完善的软组织覆盖成为可能。显微外科技术的进步让我们可以对小动脉（用于供/受体部位吻合，直径甚至 < 1 mm 的小动脉）或淋巴管进行吻

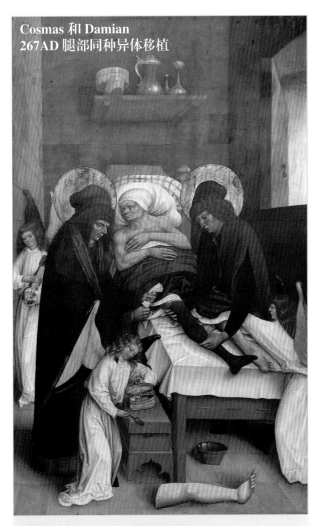

图 1.1 非血管化复合组织同种异体移植

合，这也为淋巴水肿疾病提供了更好的手术方案。

对医护人员、患者及家属而言，所有保肢的过程都是漫长而复杂的。因此作为医生，要确保患者及家属被充分告知并参与所有的决策过程，同时让他们对预后有一个准确的认识，这一点非常重要。这将对患者的主动性和依从性产生有利影响，同时还能得到患者家属支持，这种支持不仅在手术和住院期间，而且在患者整个漫长的身心康复阶段都至关重要。

1.2 历史

以史为鉴可以继往开来，最好的保肢策略亦是如此，因为根据以往的治疗经验治疗结果往往是可预测的。因此，我们将在后面的每一章都强调历史经验的重要性，同时也会提及与之相关的故事。

早期下肢重建的历史可以追溯到希波克拉底时期（公元前460—370年），当时截肢是常态。第一次世界大战前主要目标还一直是试图提高截肢成功率和患者生存率。尽管当时认为，截肢后佩戴适配的假肢是以较低成本的方式提供快速康复，但当今的观点早已不同。不可否认的是，肢体重建是一种更具挑战性的选择。然而下肢评估 LEAP（Lower Extremity Assessment Project）研究表明，重建与截肢相比，患者2年的预后没有显著差异。有趣的是，这项研究成本分析发现截肢比保肢花费更多，且截肢后的质量调整寿命年（Quality-Adjusted Life Years，QALYs）更少。另一些研究也有类似发现，估计截肢后终身医疗费用可能是保肢的3倍。如果无法挽救整个下肢，当今治疗的首要目标是保持最大的残肢长度并对其进行长期稳定的软组织覆盖，使其后续能够安装合适的假肢，进而保证患者的行走能力。与膝上截肢相比，保留膝关节的膝下截肢使患者更省力，且活动性能可提高2~3倍。

直到第一次和第二次世界大战期间，带蒂皮瓣才开始被广泛用于下肢损伤修复（图1.2）。这些皮瓣很多具有独立的血管供应，如今被称为"轴型皮瓣"（Axial Pattern Flaps）。Stark以及Ger认识到腿部未受伤区域的肌肉具有丰富的血供，是用于覆盖腿部创面的可靠组织瓣来源（图1.3）。

随着显微外科技术的出现，严重创伤导致的广泛复杂的缺损也能被解决，同时实现了真正彻底的清创术（图1.4）。

1986年，Godina发表了具有里程碑意义的著作，关于下肢重建显微外科，从而确立了挽救功能性肢体的基本原则：早期广泛彻底清创、即刻游离组织移植以及积极康复。72 h内彻底清创并进行组织覆盖比延迟治疗结果更好，只有0.75%的皮瓣失败率，1.5%的肢体感染率，骨性愈合通常能在6.8个月内实现。

各项鼓舞人心的技术发展先后突破了这个既定原则，如功能性肌肉移植；神经支配皮瓣，使

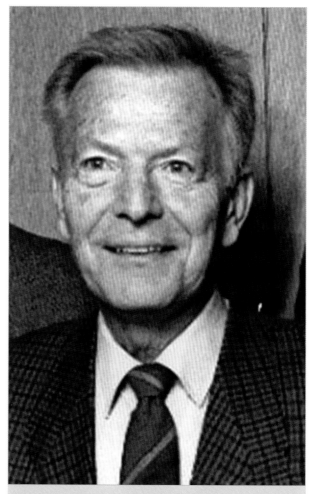

图1.2 Bengt Pontén：重新揭示筋膜皮瓣

足底重新获得保护性感觉；组织扩张技术，能为大面积慢性缺损创造局部皮瓣，或最大限度地减少供区并发症。20世纪90年代，Koshima（图1.5）和Soeda充分论证了穿支皮瓣的价值（图1.6），是一种能最好的保留肌肉功能的皮瓣。股前外侧瓣的概念由Song（图1.7）等学者首先提出，Wei（图1.8）等学者也认为股前外侧皮瓣是适用于所有部位的理想软组织皮瓣——现已在世界范围内广泛使用。尽管其最初主要用作微血管组织移植物，但已经逐渐成为适用于下肢各区域的局部穿支皮瓣。

非手术替代疗法的进展也不应被忽略。尽管有时延期愈合或伤口收小是可能的，但负压装置提供稳定的临时覆盖，将为最终的植皮或皮瓣覆盖营造一个更有利的环境。未来的研究方向将集中在组织工程、基因工程、下肢再植或同种异体移植以及超级显微外科等前沿领域。

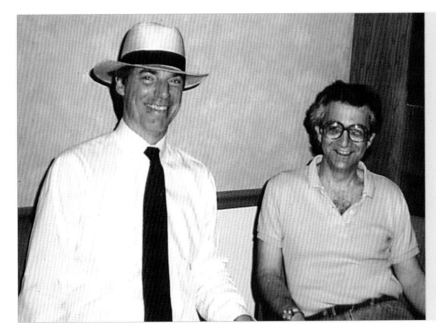

图 1.3　Stephen Mathes 和 Foad Nahai：肌瓣的分类

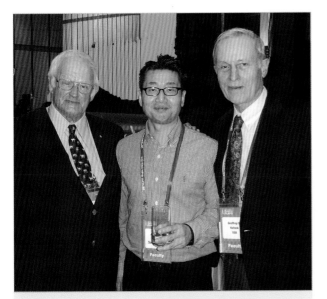

图 1.4　G. Ian Taylor：杰出的解剖学家和显微外科医生

1.3　基本原则

　　我们应该拒绝教条主义，如果存在更好的选择，我们应该第一个去挑战。而另一方面，经典的原则又是至关重要的，至少作为指南，能让我们不走弯路。始终记住，下肢重建手术的主要目标是恢复或维持行走功能。如果肢端有良好的血运，且存在支持负重和步态的骨性结构，足底表面又有神经支配来提供保护性感觉，那么这一目标就更容易实现。若不能达到理想的功能状态，

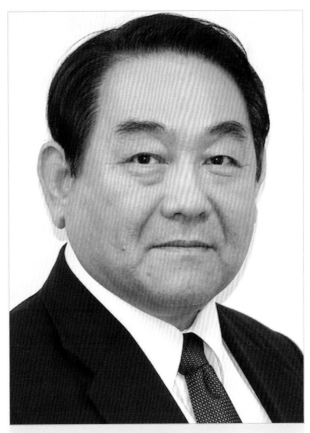

图 1.5　Isao Koshima：穿支皮瓣之父

所有重建努力的价值都将大大降低，并且会增加患者的心理和经济负担。

　　治疗初期对患者进行整体评估能让我们做出更恰当的决策，不仅要考虑患者的整体身体状况，

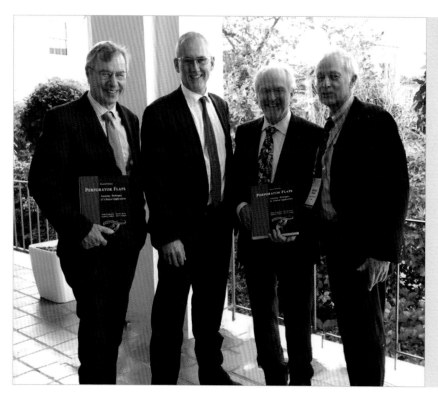

图 1.6 Steven Morris、Phillip Blondeel、Peter Neligan、Geoffrey Hallock：穿支皮瓣 "4 人组"

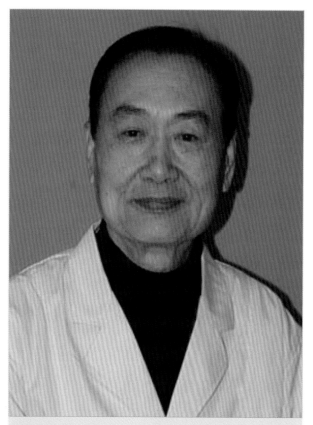

图 1.7 Ye-guang Song：引入股前外侧皮瓣

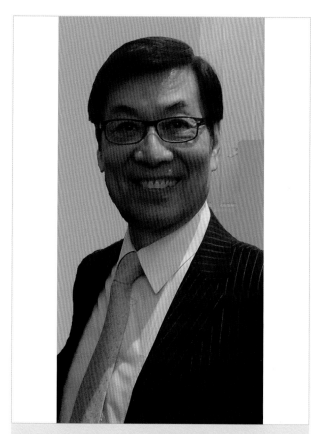

图 1.8 Fu-Chan Wei：显微重建大师

还要考虑患者的社会经济地位和康复潜力。因此，下肢损伤最好由有骨、血管、神经和软组织解剖知识基础的医生团队处理，而不仅是外科医生，更不要忽视心理学因素。据 Lange 对胫骨开放性骨折研究报道，成人截肢的绝对手术指征是胫神经完全离断，或挤压伤伴热缺血时间超过 6 h。相对手术指征包括合并多发伤、严重的同侧足创伤，以及预期不能及时完成软组织覆盖和胫骨重建。其他的初步评估方法如肢体损伤严重程度评分（MESS）、抢救预测指数（Predictive Salvage Index）和保肢指数（Limb Salvage Index）都可以帮助医生团队做出是否截肢的决策，但这些绝不是做出决定的唯一标准，每个患者都应该做到个体化。

对下肢伤口的初步评估需要进行全面的体格检查，包括视诊和触诊，以此记录伤口的位置、大小、深度、范围和特征。神经、血管和骨的评估对确定损伤程度至关重要，有助于制定可靠的重建计划（图 1.9）。检查者首要任务是通过临床检查或诊断工具对血管情况进行全面记录。若存在无法矫正的低血压时，则需要考虑先挽救生命，

而不是保肢。在确定不再需要重建之前，离断肢体或撕脱组织不能先行丢弃，因为这些组织可能是皮肤移植甚至是皮瓣的潜在来源。不论它们状态如何，也具备着异体组织难以企及的优良特性。

血供可靠的情况下才考虑骨骼结构的稳定性，然后清创，直到所有失活组织都被清除。只有完成以上步骤才考虑软组织覆盖，这可以通过常规的阶梯式重建、电梯式重建或范例重建实现（见第 11 章）。从长远评估，要想得到更好的预后，仅靠最简单的修复方案可能是不够的。不仅要考虑当下，更要思考未来。可能皮肤移植或生物工程化去细胞真皮基质都可以适用，同样，局部肌肉瓣或穿支组织瓣也都可取，但是如果想避免组织瓣移植风险，那么同时就选择接受了不那么理想的结果。这些选择在后面相关章节中会有更详细的阐述，优缺点都有列出。

显微外科手术在下肢重建中向来有一席之地。认识到任何穿支皮瓣，无论局部的还是游离的，在剥离皮瓣时，都需要熟练的显微外科技术（视频 1.1）。通常认为血管吻合区应选择在受损伤区

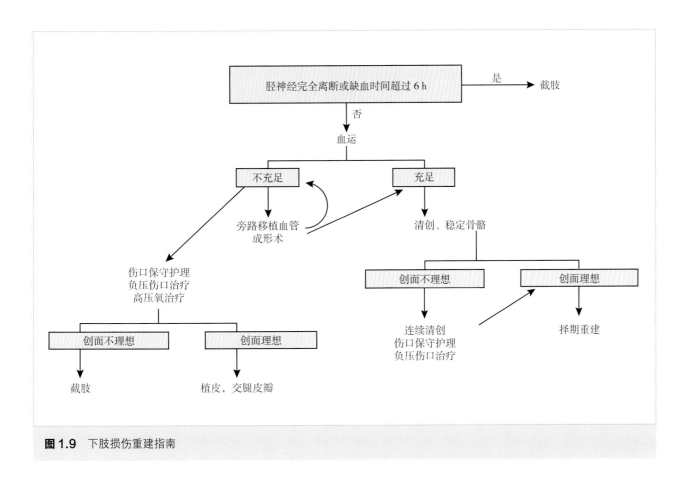

图 1.9 下肢损伤重建指南

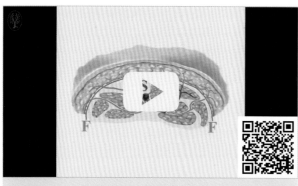

视频 1.1 如何游离穿支皮瓣。https://www.thieme.de/de/q.htm?p=opn/cs/20/7/12265287-f398be45

之外。能实现端–侧动脉吻合是最好的，尤其是在下肢远端经常出现的复杂碾压伤的情况下，这可以尽可能地保留远端血运。在动脉吻合区附近进行静脉的端–端吻合理论上是最方便的，但如果伴行的深静脉不能用，则应毫不犹豫地寻找浅静脉系统。

需要提醒的是，要想穿支与损伤区附近或区域内的穿支成功吻合，最好选择端到端吻合的方式。所有皮瓣的术后监测是重要的，对于游离皮瓣更是必要的。没有捷径可以取代细致的手术技术以及对早期诊断血供危象——只有这样，才可以使术后挽救措施更有可能成功。除非感染，即使游离皮瓣失效也不要匆忙移除，它作为生物敷料也能有很好的作用。实际上皮瓣的失效比想象中更多，但覆盖期间其实可能已经长出了健康的肉芽组织，因此后续可能采用其他治疗方法。

1.4 结论

对严重外伤、肿瘤清除或全身性疾病破坏所致的下肢组织缺损，在策划保肢这一艰巨挑战之前，需要进行彻底的检查以及深思熟虑。不仅重建外科医生应该如此，也适用于那些还没有准备好接受现状的患者。现如今我们可以提供更好的诊断、支持和治疗，帮助这些不幸的患者来实现我们共同的目标，即恢复患者的行走能力。选择手术或是非手术方式都可能是恰当的，但结果比过程更重要。尽管不太可能做到完美的下肢复原，但不要忘记，最理想的结局也应该是穷极所有整形外科技术，以尽可能地减少瘢痕，保持肢体美观。这是我们患者的期望，也应该是我们为之奋斗的目标。

参考文献

[1] Hughes CD, Tran BNN, Rinkinen J, Lee BT, Iorio ML. Readability, suitability, and complexity of online resources for lower extremity reconstruction. Ann Plast Surg. 2019; 82(1):2–6.

[2] Aldea PA, Shaw WW. The evolution of the surgical management of severe lower extremity trauma. Clin Plast Surg. 1986; 13(4):549–569.

[3] Higgins TF, Klatt JB, Beals TC. Lower Extremity Assessment Project (LEAP): the best available evidence on limb-threatening lower extremity trauma. Orthop Clin North Am. 2010; 41(2):233–239.

[4] Chung KC, Saddawi-Konefka D, Haase SC, Kaul G. A cost-utility analysis of amputation versus salvage for Gustilo type IIIB and IIIC open tibial fractures. Plast Reconstr Surg. 2009; 124(6):1965–1973.

[5] Williams MO. Long-term cost comparison of major limb salvage using the Ilizarov method versus amputation. Clin Orthop Relat Res. 1994(301):156–158.

[6] MacKenzie EJ, Jones AS, Bosse MJ, et al. Health-care costs associated with amputation or reconstruction of a limb-threatening injury. J Bone Joint Surg Am. 2007; 89(8):1685–1692.

[7] Dormandy J, Heeck L, Vig S. Major amputations: clinical patterns and predictors. Semin Vasc Surg. 1999; 12(2):154–161.

[8] Gonzalez EG, Corcoran PJ, Reyes RL. Energy expenditure in below-knee amputees: correlation with stump length. Arch Phys Med Rehabil. 1974; 55 (3):111–119.

[9] McGregor IA, Morgan G. Axial and random pattern flaps. Br J Plast Surg. 1973; 26(3):202–213.

[10] Stark WJ. The use of pedicled muscle flaps in the surgical treatment of chronic osteomyelitis resulting from compound fractures. J Bone Joint Surg Am. 1946; 28:343–350.

[11] Ger R. The technique of muscle transposition in the operative treatment of traumatic and ulcerative lesions of the leg. J Trauma. 1971; 11(6):502–510.

[12] Godina M. Early microsurgical reconstruction of complex trauma of the extremities. Plast Reconstr Surg. 1986; 78(3):285–292.

[13] Lin CH, Lin YT, Yeh JT, Chen CT. Free functioning muscle transfer for lower extremity posttraumatic composite structure and functional defect. Plast Reconstr Surg. 2007; 119(7):2118–2126.

[14] Irwin MS, Jain A, Anand P, Nanchahal J. Free innervated sole of foot transfer for contralateral lower limb salvage. Plast Reconstr Surg. 2006; 118(4):93e–97e.

[15] Hong JP, Kim EK. Sole reconstruction using anterolateral thigh perforator free flaps. Plast Reconstr Surg. 2007; 119(1):186–193.

[16] Santanelli F, Tenna S, Pace A, Scuderi N. Free flap reconstruction of the sole of the foot with or without sensory nerve coaptation. Plast Reconstr Surg. 2002; 109(7):2314–2322, discussion 2323–2324.

[17] Ong YS, Levin LS. Lower limb salvage in trauma. Plast Reconstr Surg. 2010; 125(2):582–588.

[18] Borges Filho PT, Neves RI, Gemperli R, et al. Soft-tissue expansion in lower extremity reconstruction. Clin Plast Surg. 1991; 18(3):593–599.

[19] Hallock GG. Tissue expansion techniques to minimize morbidity of the anterolateral thigh perforator flap donor site. J Reconstr Microsurg. 2013; 29 (9):565–570.

[20] Koshima I, Soeda S. Inferior epigastric artery skin flaps without rectus abdominis muscle. Br J Plast Surg. 1989; 42(6):645–648.

[21] Song YG, Chen GZ, Song YL. The free thigh flap: a new free flap concept based on the septocutaneous artery. Br J Plast Surg. 1984; 37(2):149–159.

[22] Wei FC, Jain V, Celik N, Chen HC, Chuang DCC, Lin CH. Have we found an ideal soft-tissue flap? An experience with 672 anterolateral thigh flaps. Plast Reconstr Surg. 2002; 109(7):2219–2226, discussion 2227–2230.

[23] Saint-Cyr M, Schaverien MV, Rohrich RJ. Perforator flaps: history, controversies, physiology, anatomy, and use in reconstruction. Plast Reconstr Surg. 2009; 123(4):132e–145e.

[24] Koh K, Goh TLH, Song CT, et al. Free versus pedicled perforator flaps for lower extremity reconstruction: a multicenter comparison of institutional practices and outcomes. J Reconstr Microsurg. 2018; 34(8):572–580.

[25] Stannard JP, Volgas DA, McGwin G, III, et al. Incisional negative pressure wound therapy after high-risk lower extremity fractures. J Orthop Trauma. 2012; 26(1):37–42.

[26] Lange RH. Limb reconstruction versus amputation decision making in massive lower extremity trauma. Clin Orthop Relat Res. 1989(243):92–99.

[27] Helfet DL, Howey T, Sanders R, Johansen K. Limb salvage versus amputation. Preliminary results of the Mangled Extremity Severity Score. Clin Orthop Relat Res. 1990(256):80–86.

[28] Johansen K, Daines M, Howey T, Helfet D, Hansen ST, Jr. Objective criteria accurately predict amputation following lower extremity trauma. J Trauma. 1990; 30(5):568–572, discussion 572–573.

[29] Howe HR, Jr, Poole GV, Jr, Hansen KJ, et al. Salvage of lower extremities following combined orthopedic and vascular trauma. A predictive salvage index. Am Surg. 1987; 53(4):205–208.

[30] Russell WL, Sailors DM, Whittle TB, Fisher DF, Jr, Burns RP. Limb

salvage versus traumatic amputation. A decision based on a seven-part predictive index. Ann Surg. 1991; 213(5):473–480, discussion 480–481.

[31] Anderson WD, Stewart KJ, Wilson Y, Quaba AA. Skin grafts for the salvage of degloved below-knee amputation stumps. Br J Plast Surg. 2002; 55(4):320–323.

[32] Ghali S, Harris PA, Khan U, Pearse M, Nanchahal J. Leg length preservation with pedicled fillet of foot flaps after traumatic amputations. Plast Reconstr Surg. 2005; 115(2):498–505.

[33] Akyurek M, Fudem G, Leclair W, Babbitt R, Dunn RM. Salvage of a lower extremity by microsurgical transfer of tibial bone from the contralateral extremity traumatically amputated at the ankle level. Ann Plast Surg. 2009; 63(4):389–392.

[34] Weinberg A, Mosheiff R, Liebergall M, Berlatzky Y, Aner H, Neuman RA. Amputated lower limbs as a bank of organs for other organ salvage. Injury. 1999; 30 Suppl 2:B34–B38.

[35] Hallock GG. Isle of palm and sole fillet flaps. Ann Plast Surg. 1991; 26(6):514–519.

[36] Gottlieb LJ, Krieger LM. From the reconstructive ladder to the reconstructive elevator. Plast Reconstr Surg. 1994; 93(7):1503–1504.

[37] Erba P, Ogawa R, Vyas R, Orgill DP. The reconstructive matrix: a new paradigm in reconstructive plastic surgery. Plast Reconstr Surg. 2010; 126 (2):492–498.

[38] Burke JF, Yannas IV, Quinby WC, Jr, Bondoc CC, Jung WK. Successful use of a physiologically acceptable artificial skin in the treatment of extensive burn injury. Ann Surg. 1981; 194(4):413–428.

[39] Arnez ZM. Immediate reconstruction of the lower extremity: an update. Clin Plast Surg. 1991; 18(3):449–457.

[40] Isenberg JS, Sherman R. Zone of injury: a valid concept in microvascular reconstruction of the traumatized lower limb? Ann Plast Surg. 1996; 36 (3):270–272.

[41] Hallock GG. The mangled foot and ankle: soft tissue salvage techniques. Clin Podiatr Med Surg. 2014; 31(4):565–576.

[42] Hallock GG. Both superficial and deep extremity veins can be used successfully as the recipient site for free flaps. Ann Plast Surg. 2000; 44(6):633–636.

[43] Hong JP. The use of supermicrosurgery in lower extremity reconstruction: the next step in evolution. Plast Reconstr Surg. 2009; 123(1):230–235.

[44] Chen KT, Mardini S, Chuang DC, et al. Timing of presentation of the first signs of vascular compromise dictates the salvage outcome of free flap transfers. Plast Reconstr Surg. 2007; 120(1):187–195.

第 2 章　正常和受损下肢的评估

Rachel M. Clancy, Ronald M. Zuker

摘要

对下肢进行任何治疗之前必须先进行准确的体格检查，同时还要深入了解病史，通常情况下患者本人是信息的真实来源。评估受损下肢前充分了解正常下肢的解剖和生理学知识是必要的。通常骨和软组织的损伤同时发生，因此骨整形方案不仅要解决肢体本身问题，还要处理危及生命的挤压伤、脱套伤，以及骨筋膜室综合征。上述的下肢创伤连同现今无处不在的骨髓炎风险、高发的糖尿病足伤口等都需要制订多学科的诊疗计划。

关键词： Gustilo-Anderson 分型，骨整形方案，骨筋膜室综合征，脱套伤，挤压综合征，Cierny 骨髓炎分型

2.1　引言

详细的病史询问和亲自体格检查对于受损下肢的正确评估是必要的。每个团队都应制订一个系统的流程来做评估，并不断完善和提高效率。此外，无论病因如何，都应该考虑受损下肢是否会出现急性或慢性并发症。这些并发症包括下肢骨折、需要急诊手术的情况如骨筋膜室综合征、挤压综合征和脱套伤。本章节也会描述慢性病特别是骨髓炎和糖尿病足的病理特征。

2.2　正常下肢的评估

医生应该至少有一套例行流程保证能够快速、全面而有重点地进行下肢评估。这个过程应以病史为指导（如果有的话），并且需要充分了解下肢的解剖结构、生物力学和神经血管分布等知识。评估内容应包括皮肤、软组织、血管、神经和肌肉骨骼系统。选择必要的床旁检查以及其他相关检查对评估和准确诊断十分重要。必须了解何时以及为何应用不同的成像方法，如 X 线、计算机断层扫描（CT）、磁共振成像（MRI）、超声和有

声多普勒。应及时做出有效的决策，因为在存在危及生命的肢体损伤的情况下进行多余检查可能会延迟手术时间，这不仅会影响患者的即时治疗，还会影响最终结果。

下肢解剖

人是双足动物，在直立姿势时，全部的重量由下肢承担。直立时胫骨和腓骨是腿部的骨性支撑，前者支撑维持行走所需承重的 85%。因此检查下肢并拟定重建方案时，这是一个重要的考虑因素。胫骨在膝关节与股骨相连，也与腓骨距骨形成踝关节。腓骨和胫骨一样，是多个肌肉和筋膜附着的骨界面，对整体运动也很重要。

下肢分为 4 个筋膜室：前室、侧室和后室（又分为浅后室和深后室）。必须了解这些筋膜室的位置和解剖标记，以便在必要时对其进行减压（图 2.1）。前筋膜室包含胫前肌、踇长伸肌、趾长伸肌和第三腓骨肌。这 4 块肌肉都由胫前动脉的分支供应，并由腓深神经支配。腓骨长肌和腓骨短肌位于外侧筋膜室。腓骨长肌从胫前动脉和腓动脉的分支接受血液供应，而腓骨短肌仅由腓动脉供血。腓骨长肌和腓骨短肌均受腓浅神经支配。后筋膜室分为浅后筋膜室和深后筋膜室。浅后筋膜室包括腓肠肌、比目鱼肌、跖肌和腘肌两个头。腓肠肌的循环由腘动脉的腓肠支提供。比目鱼肌由胫后动脉、腓动脉和腘动脉的分支供血。跖肌由腘动脉的腓肠支供血。腘肌由腘动脉的膝关节支供血。小腿浅层筋膜室的所有肌肉都受胫神经支配。踇长屈肌、趾长屈肌和胫后肌位于深后筋膜室。踇长屈肌由腓动脉供血。趾长屈肌和胫后肌由胫后动脉分支供血。深后筋膜室的所有肌肉都受胫神经支配。

然而，如前所述，血管解剖也有许多变异（认为是中胚层发育缺陷所致）。由于在胚胎发育后期可发生静脉畸形，下肢静脉的解剖可以是高度变异的。Park 等学者描述了股静脉和腘静脉 4

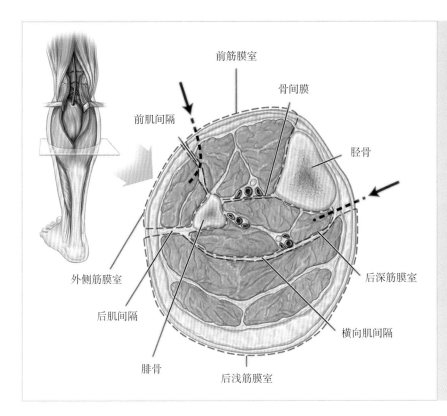

图 2.1　左侧小腿中段横截面，显示下肢的 4 个间室及其筋膜的相对位置。如果怀疑有骨筋膜室综合征，箭头所强调的虚线是骨筋膜室减压所需的前外侧和后内侧切口方向

前筋膜室

前肌间隔

骨间膜

胫骨

外侧筋膜室

后肌间隔

腓骨

后浅筋膜室

后深筋膜室

横向肌间隔

种不同的解剖变异：发育不全、增生、解剖流向变异以及与胫静脉高度融合。动脉解剖的变异也有报道，如胫前动脉高起源；胫前动脉、腓动脉或胫后动脉的三分叉，以及胫后动脉发育不良或未发育。

下肢的一些独特因素也可能导致预测不准。如胫骨前方仅覆盖有少量软组织，因此即便是很轻微的创伤也可能导致胫骨暴露，并且邻近软组织的缺乏限制了局部皮瓣的使用。普遍存在的动脉粥样硬化使下肢远端的血供变得更易受损。长时间站立和由此引起的水压增加导致深静脉血栓和静脉疾病的发生率增加，使得各种形式的软组织皮瓣重建更容易发生静脉充血。此外，即使是很轻微的损伤，患者也可能容易患静脉瘀血性溃疡，这是最难治疗的。最后，与身体其他部位不同的是，足部的正常感觉将利于正常行走和康复。

2.3　受损下肢的评估

对受损下肢的治疗开始前不仅要对伤侧肢体的缺损进行全面的评估，而且要对正常侧下肢及患者整体进行全面评估。缺损的病因可能是多因素的，可继发于创伤、肿瘤、感染、控制不佳的全身性疾病或动静脉损伤。无论病因如何，最好由多学科团队进行治疗，并在治疗过程中尊重患者意愿。在开始任何治疗前，应仔细考虑到患者的并发症、发病前状态、美国麻醉师协会（ASA）等级、吸烟状况、康复潜力以及期望和积极性。在确保生命安全和肢体存活的前提下，完成恢复肢体功能的重建目标。这种情况下，令人满意的重建需要具备以下要素：①能支持负重的稳定骨结构；②适当的本体感觉；③具有足底感觉的稳定组织覆盖；④可接受的外观。

2.3.1　下肢创伤

由于存在大量失血的风险和复苏不充分后遗症（如体温过低、休克、DIC 和呼吸窘迫综合征），下肢创伤应被视为一种潜在的致命损伤。下肢损伤也可能危及肢体：外伤性截肢时最显而易见，而在血管严重损伤引起缺血或骨筋膜室综合征时，这种危害则不那么直接，开放性骨折或骨折脱位导致神经损伤时，这种涉及肢体存亡的危害则更隐蔽。通常来说，最常见的下肢创伤机制仍然是机动车事故、跌倒和人际暴力。

2.3.2 病史

下肢开放性骨折通常是高能量损伤的结果，其治疗可能非常困难，因为这些损伤通常不是单独的，而是涉及多个器官系统，因此对每个系统都必须同时进行评估和治疗。除损伤机制外，还应当了解完整的病史，包括既往内科或外科病史、过敏史、用药史、社会史和发病前状况。检查要分清主次，以寻找高能创伤的征象，如：存在其他部位损伤、大面积软组织缺损、脱套伤或伴有横向或节段性的粉碎性骨折。复杂的骨和软组织损伤也提示可能存在相关神经、血管损伤。

2.3.3 检查

胫骨开放性骨折是最常见的下肢损伤之一，需要进行骨科手术。Gustilo-Anderson 分型（表 2.1）仍然是最广泛使用的下肢开放性骨折分型（图 2.2），该分型相对简单，为骨科医生提供了指导治疗的框架。

BOA/BAPRAS 指南是一套强有力的循证原则，也旨在帮助评估和管理胫骨开放性骨折。据此英国对下肢创伤的许多方面的管理已大有改变，并在其他欧洲国家也得到了越来越多的实施。这些指南的相关内容总结如下：

ATLS 原则在患者到达急诊室之前就可适用于气道和脊柱管理，以及呼吸循环支持。包括开放静脉通路和镇痛。外出血可以通过直接按压止血，或者使用止血带。应检查并记录神经血管受损情况。神经血管检查包括评估皮肤毛细血管充盈征，触诊足部动脉搏动，以及足底内侧面（胫神经）和足第一蹼间隙（腓深神经）的支配区的感觉。

神经血管检查必须分多次进行，特别是在不

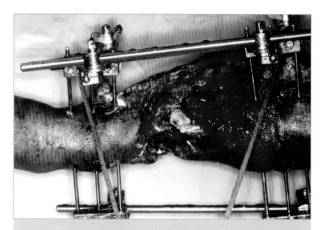

图 2.2 典型的高能量外伤，左胫腓骨开放性骨折，软组织广泛缺失。属于 Gustilo ⅢB 级骨折，总是需要皮瓣进行重建

断进展的损伤中以及做了任何干预之后。在不发生医源性损伤的情况下，应清除严重污染的组织并整复肢体。理想情况下，应该在伤口被湿润的无菌敷料覆盖前拍照，患者被带进手术室之前这种敷料不应再受到干扰。骨折必须临时用夹板固定，拍摄 X 线片（两张正交视图，跨上下方关节）。在手术室中由更高年资骨科医生对损伤进行更彻底的检查，术中应保证无菌环境、充分照明以及采取了最佳的麻醉专家意见。如有需要，也可以在手术室中行最简单的股血管造影，初次手术应限制在受伤后 24 h 内进行。在一些情况下更应考虑急诊手术，如存在严重污染，怀疑有骨筋膜室综合征、血管损害或其他危及生命的损伤。

2.4 骨筋膜室综合征

骨筋膜室综合征指封闭的骨筋膜腔内的压力升高导致微血管受损。漏诊会导致不可逆的神经肌肉缺血（图 2.3）。各种组织损伤都会影响组织的正常止血，导致组织压力增加，当压力超过毛细血管压力时，毛细血管血流灌注减少，进而导致缺氧，加剧现有的组织损伤，最终导致组织坏死。热缺血 3~4 h 后即可能出现肌肉坏死。

闭合和开放性骨折都可引起骨筋膜室综合征。胫骨干骨折后筋膜室综合征的发生率为 9.1%，这个概率不容小觑。也不能认为开放性骨折会使筋膜室充分减压，如果这样思考可能会增加风险。骨筋膜室综合征也可由软组织损伤、动脉损伤、严重烧伤以及行动不便导致长时间受压引起，后

表 2.1 开放性骨折的 Gustilo-Anderson 分型

Gustilo 等级定义
Ⅰ：低能量创伤，伤口 < 1 cm
Ⅱ：伤口 > 1 cm，无大面积软组织损伤或撕脱
Ⅲ：广泛的软组织损伤 / 丢失，包括任何节段性粉碎性骨折或治疗前骨折开放超过 8 h
ⅢA：Ⅲ型骨折，骨折处有骨膜覆盖；广泛的软组织撕裂或损伤
ⅢB：Ⅲ型骨折伴骨膜剥离、软组织广泛缺失和骨损伤；通常与大量污染有关
ⅢC：Ⅲ型骨折伴需要修复的血管损伤

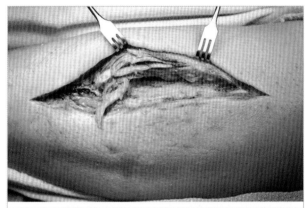

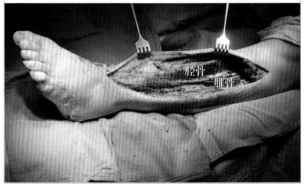

图 2.3　胫骨中段切口过短导致前筋膜室减压不充分，最终需要清除所有坏死肌肉，完整地暴露胫骨和腓骨侧壁

者通常发生在昏迷患者身上。

骨筋膜室综合征在初步评估中很难诊断。骨科医生必须保持高度警惕，对于所有严重下肢损伤的患者都应该考虑到有发生骨筋膜室综合征的风险。血容量严重不足或意识不清的患者通常不具有急性骨筋膜室综合征发作的典型体征。一般情况下，如下体征和症状应引起警惕：

1. 肢体被动伸展时的疼痛与受伤程度不相应。胫神经和腓总神经应分别通过足跖屈和背屈来评估。然而实际上很难对这种疼痛进行评估，因为患者经常已经使用了夹板或牵引装置，这本身就会导致疼痛，也限制了测试。疼痛通常为一种烧灼痛，但也要考虑到更近端损伤导致的坐骨神经、神经根或脊髓损伤。

2. 轻揉触诊就可明显感觉到显著肿胀的筋膜室压力升高导致的皮肤张力。虽然骨筋膜室综合征是一种临床经验诊断，但能够借助直接测量压力的装置对某些患者来说是有利的，包括反应迟钝或不合作的患者（儿童，醉酒），以及本次损伤前就存在下肢损伤或麻痹的患者。

3. 受累神经的感觉异常，如触觉减弱。可分别通过触摸脚底内侧和第一趾蹼测试胫神经和腓深神经支配的感觉进行检查。

4. 肌肉瘫痪发生在动脉损伤导致的长期缺血后，可能是晚期骨筋膜室综合征的标志。如果患者处于疼痛、夹板或骨损伤状态，瘫痪程度则很难评估。

5. 单一的皮肤苍白并不是一个可靠的征象。毛细血管充盈缓慢的苍白肢体应立即考虑大动脉损伤的可能，如果确实存在则需要立即干预。

6. 无脉。触诊胫后动脉和足背动脉的搏动。远端的动脉搏动可能被触及，也可能不能触及，事实上动脉搏动消失是一个晚期征象。另一方面，动脉搏动存在也并不能完全排除骨筋膜室综合征的风险。脉搏消失更可能提示动脉损伤，但也可能是先前就存在的动脉粥样硬化等疾病。

如果怀疑存在骨筋膜室综合征，可以通过在前外侧和后内侧行 15~20 cm 长的纵向切口对下肢所有的筋膜进行减压。前外侧切口位于胫骨嵴和腓骨干之间，从胫骨嵴旁开约 3 cm 延伸至外踝，从前筋膜室穿过肌间隔到达外侧筋膜室（图 2.1）。后内侧切口位于胫骨后内侧边界后方约 2 cm 处，从胫骨粗隆延伸至内踝，通过后肌间隔将后室浅部和深部切开。

2.5　脱套伤

脱套性软组织损伤这个词本身描述了大部分皮肤和皮下组织的撕脱或撕裂，这些组织通常会与下面的筋膜和肌肉分离。脱套伤可以是开放性的，伴有明显的皮肤撕裂（图 2.4），也可以是闭合性的，后者诊断不那么明显。脱套伤可能由扭转、挤压、撕脱或剪切应力导致，通常伴有其他严重损伤。由于缺乏诊断标准和治疗指南，因此往往会低估脱套伤的严重程度，这也使治疗方案的制定和结果的预测变得困难（图 2.5）。组织脱套后，通常无法区分有活力的组织和无活力的组织，因为广泛瘀斑和潜在血肿经常会掩盖真正有活力的组织。伤后即刻很难决定哪些组织可以被保留，哪些组织需要清创，需要清创的组织可能危及肢体或生命，因为可能发展为暴发性感染或坏死性筋膜炎。

新方法的出现如激光辅助下吲哚氰绿染料血管造影，以及现在使用智能手机就能完成的动态红外热成像，可以让我们的决策更加安全。

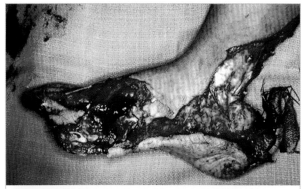

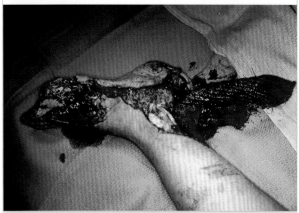

图 2.4 足部近全周多平面开放性脱套伤

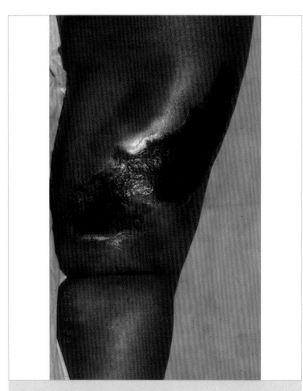

图 2.5 未被察觉的大腿闭合性脱套伤，大面积边界清楚的焦痂，需要在植皮前清创

Tyler 及其同事描述了 4 种脱套类型，以帮助评估和处理这些复杂情况。

1. 局部脱套伤，如擦伤 / 撕脱等。
2. 非全周单平面脱套伤。
3. 全周单平面脱套伤。
4. 全周且多平面脱套伤。

请记住，任何脱套的皮肤仍有作为中厚皮片移植的价值，也许对受损的部位来说没有那么管用，但仍不失为一种提供供区部位重新植皮的皮肤来源。

2.6 挤压综合征

挤压综合征又称为创伤性横纹肌溶解症或 Bywaters 综合征，是一种严重的危及生命的疾病，由肌肉长期受到外部压力引起，如果不及时治疗，可能导致急性肾功能衰竭。这种生理攻击由直接的肌肉损伤、肌肉缺血、肌细胞死亡和肌红蛋白的释放导致。肌肉损伤可发展为横纹肌溶解和急性肾功能衰竭，导致低血容量、低钙血症、高钾血症、代谢性酸中毒和弥漫性血管内凝血。作为初步评估和监测的一部分，应例行尿液检查。要意识到肌红蛋白会导致尿液颜色变深，并需做进一步的检查。

2.7 骨髓炎

骨髓炎是一种继发于感染的急性或慢性骨内炎症（图 2.6）。持续时间和发病机制用来界定骨

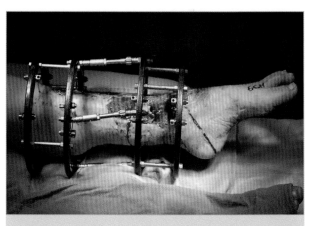

图 2.6 跌倒导致 Gustilo ⅢB 型开放性胫骨骨折，软组织覆盖不足导致感染，演变成明显的慢性骨髓炎，周围有广泛的肉芽组织

髓炎。急性骨髓炎通常指骨感染的前 6 周，慢性骨髓炎则是更长时间的感染，晚期可出现放射学改变以及窦道。骨髓炎被认为是一种缺血性疾病，也是一种骨感染。感染可以是外源性的（继发于开放性骨折、医源性或周围局部感染的扩散），也可以是血源性的，如由菌血症引起。血行传播感染在儿童和青少年中更为常见。骨髓炎对非手术治疗反应不佳。根据 Cierny 分型，成人慢性骨髓炎可分为 4 类：

1. 髓质骨髓炎，一种骨内膜疾病。

2. 浅表性骨髓炎，是一种继发于创伤的骨膜疾病，与软组织覆盖不足有关。这种情况下的炎症是局灶性的，皮质骨未被破坏。

3. 局限性骨髓炎，皮质骨全层缺损。但骨依旧保持机械完整性。可能是由于髓质骨髓炎或浅表骨髓炎的进展。

4. 弥漫性骨髓炎，带有骨皮质破坏的全层缺损，因此骨已经失去机械完整性。

一些骨髓炎患者没有任何症状，检查也没有任何体征；另一些患者描述有严重的骨痛，或有不明原因的发热和寒战。嗜睡或广泛性易怒可能是幼儿骨髓炎的唯一表现。骨髓炎的临床症状包括受累部位肿胀、出现红斑和发热。骨髓炎早期放射学的改变往往是微小的，儿童骨髓炎 5~7 天内可能观察不到放射学改变，对于成人这个时间还要延长 1 倍。一般来说，骨髓炎至少波及 1 cm 并损害 30%~50% 的骨矿物质含量，才能在 X 线片上产生可见的变化。早期的可疑征象包括：邻近软组织肿胀，正常脂肪层消失，以及某些情况下可能出现的关节腔积液。晚期可以观察到的变化包括局部骨质减少、骨膜反应、皮质骨缺损、骨内膜鼓起、骨小梁结构丧失、新生骨生成和外周硬化。MRI 比 CT 更敏感和特异，因此是一种更好的诊断工具，超声则不推荐使用。骨髓炎只能通过骨组织活检来确诊，活检也有助于选择敏感的抗生素进行治疗。

2.8 糖尿病足

全球范围的糖尿病患者数量在不断增加。据估计到 2030 年，这一数量将超过 5.52 亿，占成年人口数量的 9.9%。在欧洲和美国，糖尿病是导致足部溃疡及后续感染及截肢的主要原因。糖尿病患者一生中足部溃疡的发生率为 25%。世界上每

20 s 就有一条下肢因糖尿病而失去。糖尿病足可能是神经病变、周围动脉疾病、足部骨骼畸形以及感染共同作用的结果。糖尿病足感染范围从浅表蜂窝组织炎到慢性骨髓炎不等，最糟糕的情况如需要截肢的坏疽也并不少见。我们在第 7 章和第 18 章中对其进行了更全面的讨论。

2.8.1 神经病变

神经病变是发展为糖尿病足部溃疡和截肢的最重要的危险因素。糖尿病足的神经病变包括感觉、运动和自主神经系统异常。感觉变化包括失去保护性感觉和本体感觉，从而导致足部平衡受损。趾间或骨性突起部位感觉的减弱或受损会导致皮肤破损的发现延迟。运动功能的丧失导致足内肌萎缩，可能导致足部畸形如爪状足，这是由于长屈肌相对伸肌力量更大造成的。自主神经病变会引起足部干燥，继发无汗和过度角化而出现裂隙。所有这些都可能破坏皮肤完整性，进而成为感染的入口。

2.8.2 夏科氏（Charcot）关节病

夏科氏关节病的特征是感觉和运动功能异常，但血管检查正常。临床上表现为保护性感觉的丧失，振动觉减弱甚至消失，以及存在外周动脉搏动的情况下深腱反射消失。夏科氏关节病将导致足踝骨折和脱位（最常见于中足骨）。现普遍认为关节塌陷是由于对疼痛不敏感导致的损伤累积的结果。这些破坏性变化改变了行走的生物力学，并对形成足弓骨的韧带造成了压力。这导致步态进一步改变以及负重应力不正常，最终导致足部塌陷。小部分的糖尿病患者有 Charcot 畸形的高发风险。存在畸形时通常跗跖关节占 30%，跖趾关节占 30%，趾间关节占 24%，指间关节占 4%。

糖尿病患者其他常见的结构畸形包括马蹄足、跚外翻、槌状趾、爪形趾和跖趾关节脱位。细致的体格检查会发现足底脂肪垫消失、关节僵硬、活动范围减少。溃疡通常是压力和重复性创伤等相关的因素引起。值得注意的是，某些病例中的夏科氏关节病影像学的表现类似于骨髓炎。因此，经常并发感染的风险也需要患者每天观察他们的脚。作为医生还必须警惕任何疼痛的主诉以及红斑、气肿或胀肿等体征。

2.9 结论

处理下肢损伤前，医生必须非常熟悉正常下肢的检查。在实施多学科治疗计划前，必须对所有的异常情况进行评估，同时评估患者的病史并进行全身体格检查。不能存活的组织需要清创、清创再清创直到消除所有无活力组织。暴露的骨或其他重要的结构需要及时选择合适的重建方法。应按照恢复血运、稳定性、肌肉骨骼结构的顺序来保留下肢的最大长度和功能。外观和供区并发症也是重要的考虑因素，但其重要性始终在挽救功能性肢体之后。

参考文献

[1] Kasabian AK, Karp NS. Lower extremity reconstruction. In: Aston SJ, Beasley RW, Thorne CHM, eds. Grabb And Smith's Plastic Surgery. 5th ed. Philadelphia, PA: Lippincott-Raven; 1997:1031.

[2] Silva MAM, Mesquita HFP, Carneiro IG, Krupa AE, Silva SGJ, Cardoso RS. Variação anatômica venosa rara em membros inferiores. J Vasc Bras. 2016; 15(4):334–338.

[3] Uhl JF, Gillot C, Chahim M. Anatomical variations of the femoral vein. J Vasc Surg. 2010; 52(3):714–719.

[4] Park EA, Chung JW, Lee W, et al. Three-dimensional evaluation of the anatomic variations of the femoral vein and popliteal vein in relation to the accompanying artery by using CT venography. Korean J Radiol. 2011; 12(3):327–340.

[5] Kropman RH, Kiela G, Moll FL, de Vries JP. Variations in anatomy of the popliteal artery and its side branches. Vasc Endovascular Surg. 2011; 45(6):536–540.

[6] Mackenzie D, Seyfer A. Reconstructive surgery: lower extremity coverage. In: Mathes S, Hentz V, eds. Plastic Surgery Volume 6 Trunk And Lower Extremity. 2nd ed. Philadelphia: Saunders Elsevier; 2006.

[7] American College of Surgeons Committee on Trauma. Advanced Trauma Life Support. 8th ed. Chicago: American College of Surgeons Committee on Trauma; 2008:187–203.

[8] Richards A, Dafydd H. Key Notes on Plastic Surgery. 2nd ed. Hoboken: Wiley; 2014.

[9] Standards for the Management of Open Fractures of the Lower Limb. London: Royal Society of Medicine Press; 2009. Available at: http://www.bapras.org. uk/docs/default-source/commissioning-and-policy/standards-for-lower-limb. pdf?sfvrsn=0. Accessed October 20, 2017.

[10] Gustilo RB, Merkow RL, Templeman D. The management of open fractures. J Bone Joint Surg Am. 1990; 72(2):299–304.

[11] Janis J, O'Reilly E. Lower extremity reconstruction. In: Janis J, ed. Essentials of Plastic Surgery. 2nd ed. Boca Raton, FL: Taylor and Francis; 2014:651–665.

[12] Latifi R, El-Hennawy H, El-Menyar A, et al. The therapeutic challenges of degloving soft-tissue injuries. J Emerg Trauma Shock. 2014; 7(3):228–232.

[13] Hakim S, Ahmed K, El-Menyar A, et al. Patterns and management of degloving injuries: a single national level 1 trauma center experience. World J Emerg Surg. 2016; 11(1):35.

[14] Phillips BT, Munabi NCO, Roeder RA, Ascherman JA, Guo L, Zenn MR. The role of intraoperative perfusion assessment: what is the current state and how can i use it in my practice? Plast Reconstr Surg. 2016; 137(2):731–741.

[15] Hardwicke JT, Osmani O, Skillman JM. Detection of perforators using smartphone thermal imaging. Plast Reconstr Surg. 2016; 137(1):39–41.

[16] Arnez ZM, Khan U, Tyler MP. Classification of soft-tissue degloving in limb trauma. J Plast Reconstr Aesthet Surg. 2010; 63(11):1865–1869.

[17] Khan U, Ho K, Deva A. Exchanging split-skin grafts to reduce donor morbidity in limited pretibial degloving injuries. Plast Reconstr Surg. 2004; 113(5):1523–1525.

[18] Bradow BP, Hallock GG, Wilcock SP. Immediate regrafting of the split thickness skin graft donor site assists healing. Plast Reconstr Surg Glob Open. 2017; 5(5):e1339.

[19] Gaillard F. Osteomyelitis | Radiology Reference Article | Radiopaedia. org. Radiopaediaorg. 2017. Available at: https://radiopaedia.org/articles/osteomyelitis. Accessed October 20, 2017.

[20] IWGDF | The International Working Group on the Diabetic Foot. Iwgdforg. 2017. Available at: http://iwgdf.org/. Accessed October 21, 2017.

[21] Reddy G. Foot ulcers. In: Janis J, ed. Essentials of Plastic Surgery. 2nd ed. Boca Raton, FL: Taylor and Francis; 2014:667–680.

[22] Singh N, Armstrong DG, Lipsky BA. Preventing foot ulcers in patients with diabetes. JAMA. 2005; 293(2):217–228.

[23] Noor S, Khan RU, Ahmad J. Understanding diabetic foot infection and its management. Diabetes Metab Syndr. 2017; 11(2):149–156.

[24] Lavery LA, Armstrong DG, Vela SA, Quebedeaux TL, Fleischli JG. Practical criteria for screening patients at high risk for diabetic foot ulceration. Arch Intern Med. 1998; 158(2):157–162.

[25] Colen L, Uroskie T. Foot reconstruction: lower extremity coverage. In: Mathes S, Hentz V, eds. Plastic Surgery: Volume 6, Trunk and Lower Extremity. 2nd ed. Philadelphia, PA: Saunders Elsevier; 2006.

[26] Conrad MC. Large and small artery occlusion in diabetics and nondiabetics with severe vascular disease. Circulation. 1967; 36(1):83–91.

第 3 章 下肢重建中的血管介入指征

David L. Colen, Lawrence B. Colen

摘要

从来不应该忽视早期评估受损下肢外周血管状态，因为血供系统的稳定对组织再生和伤口愈合至关重要。评估方法包括最基本的踝肱指数和脉搏容积的记录，必要时也需要标准的成像技术对疾病病程进行分期和特征性描述。基于这些检查决定是否有必要请血管外科会诊，这些通常是下肢重建开始前必须完成的。

关键词：周围血管疾病，踝肱指数，脉搏容积记录

3.1 引言

简单下肢伤口的愈合依赖于充分的组织灌注。充足的动脉血供使免疫细胞进入伤口，在炎症及其后的合成代谢阶段提供各种生长因子。而静脉血流出有助于带走代谢废物和副产物。这种平衡是伤口愈合和组织重塑的重要基础。灌注 – 引流平衡紊乱将导致愈合过程中出现病理改变进而再次产生创面，可源于缺血、静脉瘀滞或两者都有。

下肢周围血管疾病（PVD）的发生风险逐年增加，对重建外科医生来说是一个重大挑战。对患有外周动脉疾病（PAD）或具有症状（跛行、溃疡）以及有动脉粥样硬化疾病危险因素（吸烟、肥胖、糖尿病）的患者，必须进行细致评估和筛查。血管疾病不能在早期识别是下肢重建失败的主要原因，它会导致灾难性的后果。

过去 30 年中重建外科取得的进展与血管外科是同步的。在 20 世纪 70 年代，主动脉股动脉搭桥和股深动脉成形术是血管外科改善慢性肢端缺血的唯一手术选择。而如今，腘动脉下方到足部的旁路移植术和血管内手术都已司空见惯。

3.2 保肢原则

选择合适的患者，做好明智的术前准备和细致的术后护理决定了保肢或重建的成功。开展下肢创伤治疗的医生必须理解肢端血运与重建所需组织量的关系，也必须精通血管外科同行的理念和方法，适当了解血管外科的检查及介入方案，能优化彼此间的合作和下肢重建结果。

正确处理血管障碍性下肢损伤需要多学科的知识，包括但不限于整形外科、血管外科、足踝科、内分泌学、神经病学、传染病及康复科。通过成立"保肢小组"进行下肢损伤的综合治疗越来越普遍，也有很多好处。这种团队通常由一名血管外科医生、整形外科医生和一名足踝外科医生组成，并在必要时通过会诊增加其他成员。这个团队应当有能力完成一些重要协作以尽可能地保肢，包括评估伤口，识别感染和缺血的征象，彻底评估血管状态，床旁或必要时在手术室进行清创，以及开展和改进敏感性抗生素治疗。

干预之前，患者应处于最佳的医疗状况（戒烟、控制血糖）并评估是否有影响康复及伤口复发的风险因素。糖尿病患者的保肢是比较困难的，因为大部分患者发生下肢溃疡的原因为缺血和神经性病变。这些因素会使糖尿病患者的重建更容易出现失败或伤口复发。因此，全面的神经系统评估对于治疗计划和患者的选择至关重要。此外，对伴有 Charcot 畸形的糖尿病神经病变患者的足部伤口，闭合时应考虑对肢体力线进行调整，以防止溃疡复发。

3.3 解剖

众所周知，充足的血供对伤口的愈合至关重要。为了正确地进行保肢，必须了解下肢血管的走行和分支，以及它们各自营养的肌肉骨骼和皮肤。后者又被称为血管体区理论，这在规划重建时至关重要，是否了解血管灌注的解剖位置决定了保肢的成败。

腹股沟韧带下方的下肢动脉来自髂外动脉，进入大腿后成为股总动脉（CFA），然后分叉为股浅动脉（SFA）和股深动脉（PFA）。大部分大腿

内侧、外侧和后部是由 PFA 的末端分支供应，而 SFA 向内侧和远端螺旋进入 Hunter 管时，为缝匠肌和股直肌提供节段分支。在腘窝处，SFA 成为腘动脉，发出膝内侧和上外侧分支（主要供应膝关节血管吻合）和腓肠肌内侧和外侧动脉，滋养腓肠肌腹部。在胫骨和腓骨干骺端水平，腘动脉分支胫前动脉，穿过骨间膜，供应前、外侧室软组织和胫腓骨干。胫前动脉又有分支到胫后动脉和腓动脉（小腿和足部另外两根动脉）。虽然腓动脉在小腿外侧下行至跟骨分支终止，但胫后动脉直接为足部提供血液，胫前动脉止于足背。在跗骨隧道内，胫后动脉分为足底内侧和外侧动脉。

1987 年，Taylor 和 Palmer 提出了一个概念，即单独的动脉节段能有效灌注一个特定三维区域内的组织，即血管体区理论。这个概念提供了皮瓣灌注以及缺血性损伤病因学的解剖基础，之后他们继续明确了下肢血管体区解剖结构，提高了我们对软组织灌注和下肢缺血性损伤病因的理解。

因此有研究提出对血管体区定向干预以最大限度提高保肢的成功率，最近也有一项分析表明，血管体区定向干预治疗后足部伤口的愈合得到改善。然而反对者认为，慢性缺血的肢体会形成代偿性侧支循环，这种情况下血管体区的解剖结构变得无关紧要。

3.4 血管评估

进行任何下肢重建的干预前，必须全面评估腿部血管状态。可从了解相关病史和体格检查开始（表 3.1）。

3.4.1 病史评估

一份完整的临床病史要描述症状最初发生的时间和情况（急性或慢性），随着时间的进展，部位、致残的原因，以及加重或减轻因素（如活动

表 3.1　血管疾病病史及体格检查
病史
• 静息痛、跛行
• 无力
• 感觉变化（麻木、过敏）
• 变色（苍白、瘀斑）
• 肿胀
• 溃疡、组织脱落
• 静脉曲张
• 并发症：肥胖、吸烟、糖尿病、自身免疫性疾病、外伤、高凝状态、深静脉血栓形成、高同型半胱氨酸血症、慢性肾功能不全
体格检查
• 水肿（凹陷、非凹陷、淋巴水肿阶段）
• 静脉曲张
• 萎缩
• 发绀
• 色斑
• 苍白
• 发红
• 皮温
• 毛发分布
• 指甲生长异常
• 溃疡、组织脱落
• 脉搏
• 运动功能

或温度变化）。外周动脉和静脉疾病有着常规的进展模式，若偏离这种进展模式还应怀疑是否有其他的致病因素（如自身免疫病、肿瘤）。对并发症也须详细记录并管理。在无下肢血管症状的患者中，重要的病史包括脑血管事件（短暂性缺血发作、中风）、心血管事件（心肌梗死、心律失常）和血栓发作。

3.4.2　体格检查

体格检查是获取信息的重要来源，可以让外科医生深入了解患者疾病的严重程度和疾病病程。血管疾病对重建后伤口的愈合影响非常大，这对于重建患者的选择及重建的成功至关重要。不同程度和病程 PAD 的症状有所不同，表现从轻度或间歇性跛行到缺血静息痛，以及出现威胁肢体营养的变化或损伤（表 3.1）。

3.4.3　实验室检查

任何怀疑有血管疾病的体格检查（表 3.1）都需

要进一步的试验评估。测量踝肱指数（ABI）和脉搏容积记录（PVR）对 PVD 的分期和表征非常重要。定向血流多普勒和血管成像有助于规划重建方案。

踝肱指数

ABI 的测量非常简单，用血压计和连续波多普勒就可以完成。肱动脉收缩压可作为确定 ABI 的参考指标，指示相对缺血的程度。此外，踝部测量的绝对压力似乎与皮肤伤口愈合密切相关。大多数外科医生认为绝对压力低于 50 mmHg 表示 PVD 相当严重，愈合较差。然而，踝动脉压的测量并不总是准确的。中层硬化引起的动脉硬化（糖尿病患者中最常见）会导致踝动脉压测量值偏高，进而导致 ABI 值升高。因此利用其他非侵入性技术获取更多信息来更准确地评估远端循环非常重要。踝动脉钙化的患者应测量踇趾而非踝血管的血压，因为趾动脉不太可能钙化，指示的足部灌注更可靠（图 3.1）。ABI 的正常参考值见表 3.2。

脉搏容积记录

PVR 可以评估下肢动脉灌注功能。PVR 使用

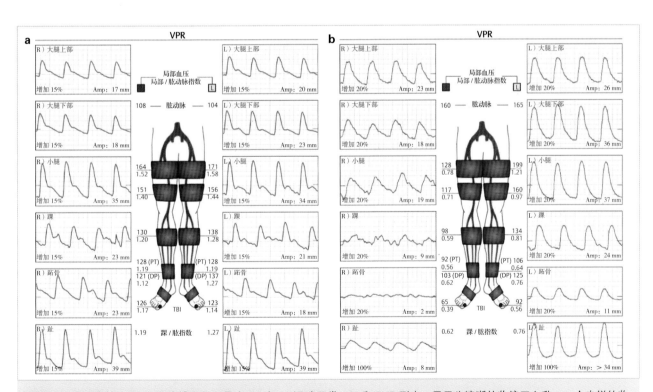

图 3.1　踝肱指数（ABI）和脉搏容积记录（PVR）。a. 远端正常 ABI 和 PVR 形态。显示为清晰的收缩压上升、一个尖锐的收缩峰和舒张压下降，并有一个重搏切迹，表明动脉健康富有弹性。b. 对于踝关节周围有钙化或血管不可收缩的患者，获取趾臂指数很重要，因为趾端血管不太容易钙化。该患者右踝和足部周围的波形较差，但右踇趾的 PVR 波形较好

表 3.2 ABI 参考值

ABI 值 (踝 SBP/ 腕 SBP)	解释	建议
> 1.4	钙化、不可收缩的血管	考虑转诊到血管外科
1.0~1.4	正常	继续重建
0.9~1.0	满意	
0.8~0.9	轻度动脉疾病	治疗可改变的危险因素，进行重建
0.5~0.8	中度动脉疾病	向血管外科医生咨询能否获得血运重建 • 如果能够获得"良好"的单相血流，可以进行游离组织移植 • 如果能够将 ABI 提高到 > 0.5，可以尝试局部组织重建

缩写：ABI，肱骨指数；SBP，收缩压

空气容积描记法来确定收缩期肢体血量的变化。袖套分别放置于四肢的各节段，充气后记录已知的压力和体积。测量袖带内压力的变化来反映脉搏容积的变化，并转换为模拟压力脉搏曲线。正常的 PVR 波形显示收缩期上升及一个收缩期尖峰，接着在舒张期下降，且有一个明显的重搏缺口（图 3.1）。脉搏容积曲线和振幅的改变提示异常的动脉血流，轻中度血管异常中显示有重搏切迹消失和复合区增宽，重度振幅则消失。PVR 与节段性血管压力相匹配，当广泛的动脉钙质沉着引起血管不能收缩而导致 ABI 假性升高时，PVR 尤其有用。可以记录大下肢近远端、小腿、脚踝和踇趾的波形来检测和定位血管疾病区域。

模拟多普勒波形

尽管在许多方面与 PVR 相似，但多普勒血流速评估对已患有 PVD 的患者更有帮助。记录的是外周动脉血流速度，这对闭塞性 PAD 的诊断和定位非常重要。正常的多普勒血流速度波形是三相的，包括正向血流、反向血流和正向血流的次要分量（图 3.2 a）。动脉远端狭窄或闭塞时波形减弱，速度波振幅减小，峰值延迟，反向流动分量减弱或消失（图 3.2 b）。常规需要记录股动脉、腘动脉、足背动脉和胫后动脉的波形，以检测和定位血管病变区域。虽然这些检查只能提供定性的血流分布，但它们可以帮助血管外科医生和矫形外科医生规划他们的重建策略。

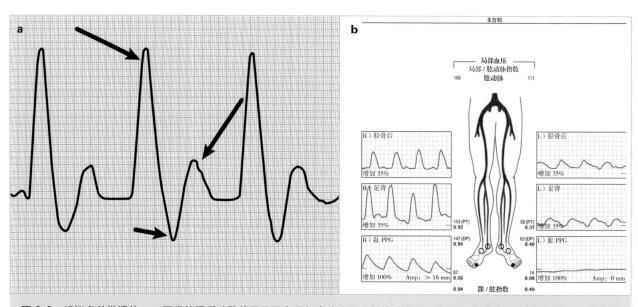

图 3.2 模拟多普勒评估。a. 正常的胫后动脉的显示两个正向流动分量（长箭头）和一个反向流动分量（短箭头）。b. 异常动脉狭窄 / 闭塞远端的案例（左腿）。正常波形丢失，足背和胫骨后血管中的单相血流非常差，左踇趾的血流波形丧失

3.4.4　成像技术

血管成像在下肢重建规划过程中起着至关重要的作用，提供了有关血管是否通畅、血管病变或阻塞的位置以及足部血运特征等信息。下肢血管造影是诊断和表征下肢动脉血流质量的金标准。血管造影是一项侵入性手术，必须在专门的房间里进行，且通常会使用多种技术使得它既昂贵又麻烦。因此许多情况下 CT 血管成像技术（CTA）已经取代了传统的血管造影术。动脉粥样硬化闭塞性疾病的发生和进展模式较为确定，病变通常起源于分支血管的开口或主动脉分叉处，并随着时间的推移发展到各个动脉层次。在年轻患者通常是孤立的髂主动脉和局灶性股浅动脉疾病，老年患者则可能患弥漫性分布的闭塞性疾病。糖尿病患者更容易发生胫腓动脉的孤立病变，而非近端的髂股动脉。

磁共振血管造影（MRA）是血管成像的另一种方法，但是成本较高。对于过敏或肾病不能耐受静脉造影的患者可选择 MRA。与传统血管造影术相比，MRI 的显著优势是血管的可视化完全取决于血流的存在而不是依靠造影剂，这使 MRA 在评估远端循环时比传统血管造影术更敏感。

双相成像技术对创伤或血管障碍患者下肢显微手术的术前规划都非常有帮助。进行游离组织移植时，它能提供有关足踝部动静脉循环的相关信息。也能得到解剖学、几何学和速度等参数，以及脉管系统内目标位置的血流测量值。通过对腿和足部动脉扫描精确定位疾病部位，并对该部位血流速度和模式的改变进行量化。双相成像技术能够结合实时 B 模式成像系统和脉冲多普勒。血管的扫描图像数据保留在监视器上，可以获得血管直径、管腔不规则性和血流速度的准确测量值。我们发现双相成像在评估静脉循环方面也很有价值。根据深静脉病变的存在与否可以决定游离组织移植手术中静脉流出的最有效管理，评估创伤后患者的损伤区域有助于确定动静脉吻合的最佳位置（损伤区的近端或远端）。即使在存在其他严重闭塞性疾病的情况下，识别可用作受体血管的穿支也能让超级显微外科手术进行游离组织移植成为可能。

近年来，利用吲哚菁绿（ICG）进行的荧光血管造影已被应用于下肢创伤的血管评估。无论是否要进行皮瓣或皮肤移植，通过血管内注射 ICG 和组织荧光定量来显示皮肤灌注，可提供有关伤口愈合能力的非常有意义的信息，这些信息也能指导是否需要血管外科干预，或用于保肢不可行时截肢水平的判断。

3.5　在整形手术中需要血管外科介入治疗的指征

PVD 患者常伴有血管指标异常，在进行软组织重建前可能需要进行血管外科干预。在闭合伤口前，应尽力使下肢血流量最大化。如果不能扪及足部动脉搏动，则必须进行血管功能评估。一旦发现任何血流异常请要求血管外科会诊。通常一些相对简单的血管介入治疗即可为伤口的顺利愈合奠定基础。

根据我们的经验，是否需要血管介入由两个重要因素决定：修复伤口需要多少组织以及通过多普勒波形评估（PVR）记录的血流相位性质。对于较小的足部伤口，可以用局部组织转位技术闭合，我们发现 0.5 或更大的 ABI 可以满足简单的伤口愈合。这通常在 PVR 上表现为"良好"的单相波形。更大的组织需求通常要用到游离组织移植技术，这要求受体动脉的血液流动至少是"良好"的单相流动。由于伤口的大小和复杂性或缺乏可选择的局部组织，需要选择游离组织进行移植时，我们发现动脉波形的性质成为需要考虑的重要变量，无论是在临床上还是试验中至少需要一个"良好"的单相信号血流来维持微血管吻合术的通畅。

在考虑使用同侧大腿前外侧游离瓣进行软组织修复时，SFA 完全闭塞的患者面临着特殊的挑战。对 673 例糖尿病患者的 CT 血管造影进行回顾分析，Suh 等学者发现大多数下肢（96%）同时依赖股深动脉和旋股外侧动脉降支的侧支循环（股深动脉单独供血占 3%，旋股外侧动脉降支单独供血占 1%）。因此在怀疑存在 SFA 闭塞时，选择基于旋股外侧动脉的皮瓣（股外侧肌瓣或股前外侧皮瓣）可能会剥夺肢体远端一半以上的血流进而损害足部血供。对这一患者群体选择这种皮瓣之前听取血管外科的会诊意见至关重要。

3.6 "血管疾病/糖尿病"患者的特殊注意事项

对足底表面相对较小的伤口，局部皮瓣通常是最好的重建选择，通常需要胫后动脉及其内侧和外侧足底分支的顺行血供。许多有足底伤口的糖尿病患者只有足背动脉作为唯一血供供养足部，或曾接受过胫前动脉远端或足背动脉血管搭桥术的，这些患者可能有足底血管逆流，此时使用自身肌瓣或足底内侧瓣是不安全的。因此，这些伤口通常需要使用游离组织移植（图3.3）。在评估足部血供时，应使用手持多普勒监测足背和胫后动脉的血流情况，并在踝部胫后动脉的上方听诊，同时用指压法阻断足背血流。如果通过胫后动脉的血流是逆行的，多普勒信号将消失。

成功的微血管吻合通常在无钙化的受区血管上进行。需要透析的糖尿病患者，有明显的动脉钙化是很常见的。术前双相成像可以帮助重建外科医生找到钙沉积相对较少的血管壁区（图3.4），但如果在伤口附近适当范围内无法找到合适的非钙化段受体血管，可以通过大隐静脉移植，然后将其用作受体以确保皮瓣灌注。

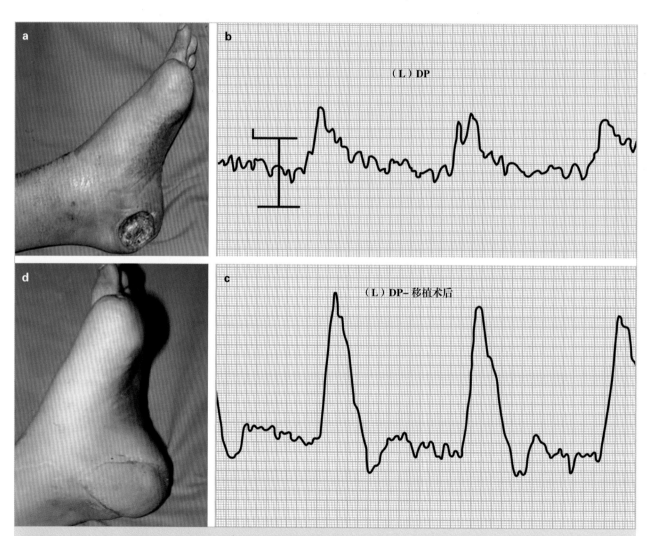

图3.3 a. 左（L）足跟伤口。b. 术前足背（DP）波形。c. 足背动脉旁路移植术后改善了DP波形，足部血流恢复。足底内侧和外侧血流如预期的那样逆行，因此不建议使用局部足底皮瓣。d. 使用血流充足的足背血管作为受体部位，成功完成前锯肌皮瓣和皮肤移植

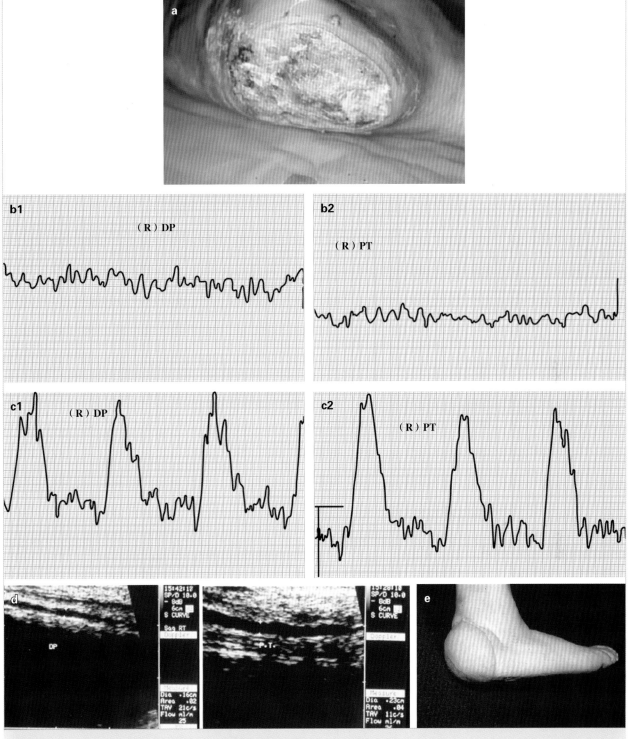

图 3.4 a. 长期透析的糖尿病患者右（R）足跟大面积坏死伤口。b. 足背（DP）和胫后（PT）血管的初次多普勒波形显示血流波形丧失。c. 在股–腘旁路移植术后，踝血管波形得到改善，但没有证据表明一根血管"占主导地位"。d. 双相成像显示，即使血流速度相似，胫后动脉比足背动脉粗大，且管腔内的不规则性相对更少。e. 使用优选的胫后血管完成肩胛游离皮瓣重建愈合良好

参考文献

[1] Fitzgerald RH, Mills JL, Joseph W, Armstrong DG. The diabetic rapid response acute foot team: 7 essential skills for targeted limb salvage. Eplasty. 2009; 9:e15.

[2] Colen LB, Kim CJ, Grant WP, Yeh JT, Hind B. Achilles tendon lengthening: friend or foe in the diabetic foot? Plast Reconstr Surg. 2013; 131(1):37e–43e.

[3] Taylor GI, Palmer JH. The vascular territories (angiosomes) of the body: experimental study and clinical applications. Br J Plast Surg. 1987; 40(2):113–141.

[4] Taylor GI, Pan WR. Angiosomes of the leg: anatomic study and clinical implications. Plast Reconstr Surg. 1998; 102(3):599–616, discussion 617–618.

[5] Attinger CE, Evans KK, Bulan E, Blume P, Cooper P. Angiosomes of the foot and ankle and clinical implications for limb salvage: reconstruction, incisions, and revascularization. Plast Reconstr Surg. 2006; 117(7) Suppl:261S–293S.

[6] Biancari F, Juvonen T. Angiosome-targeted lower limb revascularization for ischemic foot wounds: systematic review and meta-analysis. Eur J Vasc Endovasc Surg. 2014; 47(5):517–522.

[7] McCallum JC, Lane JS, III. Angiosome-directed revascularization for critical limb ischemia. Semin Vasc Surg. 2014; 27(1):32–37.

[8] Holstein P, Lassen NA. Healing of ulcers on the feet correlated with distal blood pressure measurements in occlusive arterial disease. Acta Orthop Scand. 1980; 51(6):995–1006.

[9] Lassen NA, Tönnesen KH, Holstein P. Distal blood pressure. Scand J Clin Lab Invest. 1976; 36(8):705–709.

[10] Collins KA, Sumpio BE. Vascular assessment. Clin Podiatr Med Surg. 2000; 17(2):171–191.

[11] Sumpio BE, Lee T, Blume PA. Vascular evaluation and arterial reconstruction of the diabetic foot. Clin Podiatr Med Surg. 2003; 20(4):689–708.

[12] Owen RS, Carpenter JP, Baum RA, Perloff LJ, Cope C. Magnetic resonance imaging of angiographically occult runoff vessels in peripheral arterial occlusive disease. N Engl J Med. 1992; 326(24):1577–1581.

[13] Colen LB. Limb salvage in the patient with severe peripheral vascular disease: the role of microsurgical free-tissue transfer. Plast Reconstr Surg. 1987; 79(3):389–395.

[14] Hallock GG. Evaluation of fasciocutaneous perforators using color duplex imaging. Plast Reconstr Surg. 1994; 94(5):644–651.

[15] Hong JP. The use of supermicrosurgery in lower extremity reconstruction: the next step in evolution. Plast Reconstr Surg. 2009; 123(1):230–235.

[16] Samies JH, Gehling M, Serena TE, Yaakov RA. Use of a fluorescence angiography system in assessment of lower extremity ulcers in patients with peripheral arterial disease: a review and a look forward. Semin Vasc Surg. 2015; 28(3–4):190–194.

[17] Colen LB, Hamdy E, Totan S, Potparic Z, Badran H. Effect of monophasic blood flow on the patency of microvascular anastomoses. J Reconstr Microsurg. 1999; 15(8):609–613.

[18] Suh HP, Kim Y, Suh Y, Hong J. Multidetector computed tomography (CT) analysis of 168 cases in diabetic patients with total superficial femoral artery occlusion: is it safe to use an anterolateral thigh flap without CT angiography in diabetic patients? J Reconstr Microsurg. 2018; 34(1):65–70.

第 4 章　下肢的骨科评估和骨整形理念

Shaun D. Mendenhall, Nicole A. Zelenski, Oded Ben-Amotz, Stephen J. Kovach, L. Scott Levin

摘要

　　所有下肢保肢的重建都需要稳定的骨骼支撑，以及充分且稳定的软组织覆盖。前者属于骨科医生的范畴，而后者通常归属于整形外科或骨整形软组织专家。多数情况下是通过二者的合作来达到最好的下肢重建，进而获得最佳功能预后，这就是骨整形理念。如果涉及的是创伤性伤口，应在适当的时间内开始治疗，并需要对并发症进行全面评估。彻底清创是必要的，有时需要在闭合伤口前要进行连续清创，且 Gustilo 损伤分级越高这种可能性越大。早期应进行骨折固定，以免影响到后期的软组织处理或带蒂骨移植。选择重建还是截肢，需要根据每个患者情况来决定，因为损伤严重程度评分系统做不到完全准确。

　　关键词：骨整形理念，Gustilo 分型，股骨内侧髁骨瓣，清创术

4.1　引言

　　在木工工艺中，稳固的基础和框架对维持建筑最终的功能是绝对必要的，但石膏板、装饰和油漆也同样重要，这些让建筑具有功能，更加耐用和宜居。下肢重建与此类似，骨外科医生必须稳定固定受损的骨骼，而软组织整形外科医生必须为受损的骨骼提供血运及稳定的覆盖。二者是互补而不是对立的，都对肢体功能的恢复有影响。骨修复和愈合的质量将决定最终的负重，而血运良好的软组织覆盖将为骨的修复带来营养、免疫因子、抗生素和保护作用。当这两方面都能得到恰当处理时，肢体往往能获得可接受的外观和功能。虽然大多数外科医生不需同时完成这两方面的任务（尽管偶有例外），但参与的骨科和整形外科医生必须清楚地了解彼此的角色和重要性，以获得良好的结果。这就是我们所说的四肢重建手术的整形理念，即同时应用骨科和整形外科专业的原则来优化肢体重建。我们将讨论整形外科的相关历史和关键要素，以及为获得良好的下肢

重建结果的决定因素。包括对四肢进行彻底的骨科评估、清创和皮瓣覆盖的目的和时机、决定骨固定、保肢与截肢的关键要素，以及其他整形外科的应用。

4.2　骨整形理念

　　从希波克拉底时代起，外科医生就通过使用夹板或外固定器来稳定骨折，同时使用各种药水和药膏治疗软组织损伤。正确的肢体对线以及骨与软组织的愈合从古至今一直是医学问题。通过医学史我们才能更好地介绍骨整形外科的概念。从 16 世纪到 19 世纪中叶的 Ambroise Pare、Gaspar Tagliacozzi、Dupuytren、Velpau 和 Malgaigne 等学者都是外科医生。如果我们阅读骨外科或整形外科的历史，就会发现他们是相应专科的创始人。

　　19 世纪末，不同的外科专业才真正发展起来。现代整形外科起源于第一次世界大战，至今已有大约 100 年的历史。也许是 W. Arbuthnot Lane 和 Harold Gilles 开启了第一次现代整形外科的合作，1919 年，整形外科医生 Lane 为 Gilles 的教科书编写了序言，开启了现代 "整形外科" 时代。

　　显微重建技术的进步促进了现代整形外科的发展。1960 年，Jacobsen 和 Suarez 推出了用于缝合小血管的手术显微镜。1968 年，Tamai 报道了第一例成功的手指再植。20 世纪 60 年代后期逐渐实现了其他显微外科手术。20 世纪 80 年代，随着技术、皮瓣和微血管手术的普及，显微外科不仅用于四肢外伤和再植，还能用于择期重建。皮瓣扩张、预制和组织移植的改进在 20 世纪 90 年代持续进行着。当今时代更是创新不断，对血管体区的概念和皮肤微血管系统也有更好地理解，极大扩展了用于治疗复杂性缺损的游离组织移植物的选择，尤其是穿支皮瓣。现在显微外科医生有多种皮瓣可供选择：皮肤、筋膜、脂肪筋膜、筋膜皮瓣、肌肉或带蒂骨瓣，以及联合组织瓣或嵌合瓣。在过去的 20 年里，带血管的复合同种异体

移植也发展成为重建阶梯中的最高一级。显微外科技术的爆炸式发展已成为整形外科的支柱之一。

通过分析所涉及的两个专业，可以更好地了解整形外科。在过去的 50 年里，整形外科的专科化已包括：

- 显微外科。
- 手外科。
- 烧伤护理科。
- 美容科。
- 乳房重建外科。
- 颌面外科。

整形外科医生倾向于强调：

- 仔细的软组织处理和重建。
- 精细缝合和逐层缝合技术。
- 美学和外观的改善。

同样，随着社会分化的发展，骨科也发生了亚专科化，集中于：

- 小儿骨科。
- 创伤骨科。
- 肌肉骨骼肿瘤科。
- 关节重建科。
- 手外科。
- 运动医学科。

骨科外科医生倾向于关注：

- 功能性预后。
- 生物力学。
- 骨和关节重建稳定性。
- 康复治疗。

因此，这两个专业的优势的融合构成了整形外科的定义："两种专科的理念和实践同时应用于临床问题，可由一个医生或团队为患者的利益而合作"。

对于下肢严重损伤的患者，这种组合"整形"方法不仅会带来更好的结果如骨愈合更快速、软组织覆盖更持久、疼痛更少以及功能更好，还能实现并发症更低、住院时间更短和患者满意度更高，从而更能取得最佳治疗结果。这在目前基于预后进行补偿的医疗保障政策下更显重要。

4.3 损伤肢体的骨科学评估

下肢骨和软组织联合损伤有着各种不同的形状、位置和大小。Gustilo 分型是应用最广泛和最简单的下肢开放性骨折分型。该分型包括开放性骨折的 3 个主要类别和 3 个亚型（表 4.1）。

来自纽约大学 Langone 医学中心的研究小组进一步对 Gustilo 的 3B 级分型再行"3-2-1"分级，其中的数字表示初次评估时肢体中完好的未受伤动脉血管的总数。这更好地反映了重建外科医生预期的困难，因为计划外的二次手术和皮瓣失败率明显更高时，留下的血管就越少。直觉上也是如此，所有血管完整的 3B-3 级下肢损伤似乎比只剩一根完整血管的 3B-1 级受到的损伤更小，因此预计前者的结果会更好。

创伤下肢骨科评估的其他关键因素包括：

- 受伤时间和环境。
- 能量吸收的机制和吸收量。

表 4.1 开放性骨折的 Gustilo–Anderson 分型

Gustilo 分型	描述	治疗
I	开放性骨折，清洁伤口 < 1 cm	冲洗、清创、ORIF/EF、一期闭合
II	开放性骨折，伤口 > 1 cm 但长度 < 10 cm，无广泛软组织损伤、皮瓣、撕脱	冲洗、清创、ORIF/EF、一期闭合
III	开放性骨折伴有广泛的软组织撕裂伤（> 10 cm）、损伤或缺失，或开放性节段性骨折。此类型还包括由枪伤、农场伤、需要血管修复的骨折，或治疗前已开放 8 h 的骨折	见下方
IIIA	有广泛的软组织裂伤或皮瓣，或高能量创伤，无论伤口大小，但骨折骨有足够的软组织覆盖	冲洗、清创、ORIF/EF、初期闭合，或有时需要 STSG 或局部软组织皮瓣覆盖
IIIB	广泛的软组织损伤伴有骨膜剥离和骨暴露。通常伴随广泛污染	冲洗、清创、ORIF/EF，通常需要游离组织转移或局部肌肉皮瓣，或穿支皮瓣
IIIC	开放性骨折伴需要修复的动脉损伤，无论软组织损伤程度如何	冲洗、清创、ORIF/EF、血管修复，通常需要游离组织移植或局部肌瓣，或穿支皮瓣

缩写：ORIF/EF，切开复位内固定 / 外固定；STSG，刃厚皮片移植

- 骨折类型和骨丢失量。
- 全身性状况、医疗条件、其他相关伤害。
- 周围软组织损伤、剥脱、组织（皮肤、肌肉、筋膜和骨膜）丢失程度。
- 肢体的血管分布、耐受性和运动功能筋膜室综合征的可能性。

软组织损伤在下肢轴向的位置也是一个重要的分析因素。通常将受伤的下肢分为 3 部分，以帮助指导治疗：

- 上 1/3：带蒂腓肠肌瓣。
- 中 1/3：带蒂半比目鱼肌瓣。
- 下 1/3：游离组织移植。

然而，随着现代显微外科技术包括基于穿支皮瓣（如螺旋桨皮瓣和逆流皮瓣）及游离组织移植的改进，四肢的每个区域都存在许多选择。分析下肢缺损的一种更现代的理念是关注缺损的性质、缺少什么以及需要更换什么，存在哪些局部或远处的选择来实现良好的血管化伤口闭合，而不考虑具体位置。同时，所有重建成功的关键是通过彻底的清创来为后期治疗做准备。

4.4　清创的作用和时机

4.4.1　下肢开放性骨折清创的时机

紧急使用抗生素可预防开放性骨折的感染，延迟 > 3 h 导致感染概率增加 1.63 倍。然而手术清创的时机仍有争议。既往建议开放性骨折在受伤后 6 h 内行急诊清创，然而这种结论是根据静脉注射抗生素之前的数据推断的，并且在最近的文献中受到了质疑。大多数挑战 "6 h 规则" 的临床研究都是少于 200 例患者的小型回顾性研究，也存在一些前瞻性研究。一项含 237 例患者的前瞻性研究表明，在 6 h 之内或之外进行清创感染率没有显著差异。另一项含 736 例患者的前瞻性研究中，Weber 等学者证明了更高的 Gustilo 和胫骨骨折分级与更高的感染风险相关，但与手术时机无关。此外一些 Meta 分析也表明初次清创延迟 > 6 h 感染率没有差异。然而最近的一些研究仍然主张 6 h 内清创。一项含 404 例患者的前瞻性研究表明，下肢骨折的延迟冲洗 > 8 h、较高的 Gustilo 分级和较高的损伤严重程度评分会增加感染风险，但对上肢没有影响。在 2009 年英国整形、重建和美容外科医生协会修改了他们的指南，建议在受伤后 24 h 内进行清创。

4.4.2　冲洗液的类型

开放骨折中使用的各种冲洗液的类型有很大差异。高压和低压冲洗都可采用。高压冲洗在清除伤口污染物方面更有效，但支持低压冲洗的学者认为高压冲洗可能会对骨折后的骨块造成潜在损伤，并导致细菌扩散到软组织或股管中。然而，2016 年一项大型前瞻性多中心研究表明不同的冲洗液压力对临床结果没有影响。同时还证明与生理盐水相比，在冲洗溶液中使用橄榄皂具有不利影响。

4.4.3　伤口闭合的时间

目前还没有客观的临床指南来确定伤口闭合的时间。如果伤口污染严重或软组织包裹薄弱，可能需要多次清创。这种情况下，延迟闭合伤口为再次评估伤口、制订更精确的手术计划，彻底清洁组织床提供了缓冲时间。Lenarz 等学者制定了一项方案，在伤口培养结果出来前对开放性骨折进行连续清创，直到培养结果阴性。闭合的平均天数从 Gustilo Ⅰ 级的 0.76 天到 Ⅲ C 级的 18.5 天不等，表明随着伤口复杂性的增加，清创次数增加。使用这种方法，患者的感染率低至惊人的 4.3%。Russell 等学者在一项早期研究中发现与延迟闭合的伤口相比，首次清创后闭合伤口的感染风险显著更高（20% vs. 3%）。然而最近越来越多的研究对这种结论提出了挑战，并一致表明重建伤口覆盖的延迟与感染、皮瓣失败率的增加有关。Godina 的经典研究表明延迟重建 > 72 h 会导致感染率从 1.5% 增加到 17.5%，同时游离瓣失败率更高。Fischer 等学者的研究表明损伤 10 天以上的软组织覆盖术将面临更高的感染率（69% vs. 18%）。同时必须认识到软组织损伤的严重程度也会影响预后。如 Hohmann 等学者发现低级别胫骨开放性骨折一期闭合和延迟闭合之间的感染率没有差异，但一期闭合的成本显著降低。

在我们的实践中，下列冲洗、清创和覆盖原则已经证明是成功的：

- 尽快将患者送往手术室（同时考虑血管状况、污染程度、是否有联合伤、是否有胜任手术的人员等）。

• 进行"根治性坏死切除术"，将伤口作为"假肿瘤"处理，去除所有失去活力的软组织、骨骼和表面污染的组织。

• 如果伤口外形不乐观（持续细菌定植、化脓性外观或持续坏死或纤维性碎片），给患者进行第二次或第三次检查。

• 用生理盐水行低压冲洗。

• 进行表面净化或浅表清创时使用带抽吸的脉冲冲洗装置。

• 始终保持伤口湿润。

• 负压创面治疗可保持创面清洁，以争取更多的时间。

• 早期覆盖是可取的。

• 管理肢体水肿。

• 预防马蹄足畸形。

图 4.1 介绍了 1 例 8 岁 Gustilo ⅢC 下肢损伤的

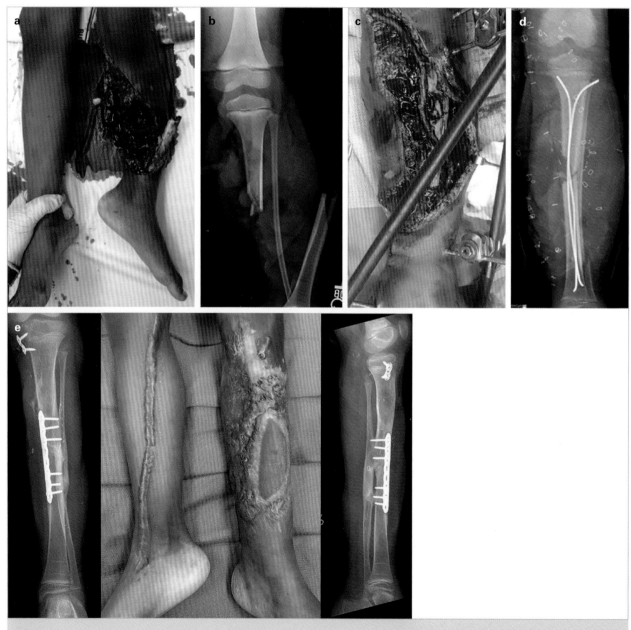

图 4.1 a、b. 一名 8 岁儿童被汽车撞击后的严重危及肢体的 Gustilo ⅢC 型损伤及治疗。c. 这需要使用外固定器立即稳定并使用反向大隐静脉移植物进行血运重建。d. 多次清创后，转换为内固定，进行游离背阔肌皮瓣重建。e. 尽管患者出现了肥厚性瘢痕并需要切开复位内固定翻修并植骨，但伤口最终愈合，并获得了可接受的结果

病例，采用了这种原则。这个骨整形理念保证肢体存活同时获得满意的预后。

4.5　骨折固定的基本原理

伴有软组织缺损的开放性骨折需要协同护理，以实现骨愈合，防止感染，并最大限度地发挥功能。20 世纪 50 年代末 AO 协会制定了 4 项骨折手术治疗的基本原则，包括：

1. 骨折复位和固定以恢复解剖关系。

2. 骨折固定可根据骨折、患者或损伤的需要提供绝对或相对稳定性。

3. 通过温和的复位技术和小心的操作保存软组织和骨骼的血液供应。

4. 受伤部位和患者整体的早期活动及康复。

这些原则的发展强调了软组织的重要性，并使人们认识到成功的重大骨科创伤处理与软组织覆盖是分不开的。

肢体创伤通常涉及严重的骨碎裂和污染，需要临时外固定和反复的冲洗清创。如果骨的污染严重或担心后续的感染，有些骨折需要外固定作为终极治疗直到骨愈合。在放置外固定针和连接杆时，必须考虑以下重要的软组织重建原则：

- 在保持骨折稳定性的同时，针道应尽可能远离伤口。
- 连接杆不得阻挡损伤区域周围的软组织窗。
- 在下肢，前正中置针比内侧或外侧置针更有利于游离皮瓣、旋转肌肉和穿支皮瓣的血供。
- 连接框架必须容易拆解，以便在重建期间进行调整。

对已彻底清创并立即行软组织覆盖的开放性骨折，已证明将外固定架转换为钢板或髓内钉在治疗严重的四肢创伤中是有效的（图 4.1）。内固定的方法是更理想的，因为进行重建时可以不受外固定装置的干扰。

骨科医生和重建整形医生都必须熟悉对方的需求和方法，以优化患者的功能预后。虽然有时在开始漫长的保肢之前必须考虑截肢，但这种整形理念可以达到最好的效果。

4.6　保肢 vs. 截肢

已进行了许多研究试图确定预测保肢成功的因素，其中最大的一项研究是下肢评估项目（LEAP）研究的子项目。该研究使用 5 种不同的损伤严重程度评分系统评估了 556 例患者，但没有一个指标可用于决定是否需要截肢或能成功保肢。他们确实发现较低的分数可以预测伤肢具有更高的修复潜力，然而反之却不然。他们的结论是这些评分的敏感度过低，不能有效支持其作为截肢的预测因子。另一项研究检查了 7 个下肢损伤严重程度指标，发现没有一个指标能预测 2 年后的最终功能预后。LEAP 研究组调查了保肢与重建的结果，发现接受保肢与初次截肢的患者的长期预后没有差异且都不理想。但重要的是，与治疗过程本身相比，患者的经济、社会和情感支持对整体功能的影响更大。预后不良的相关因素包括贫穷、缺乏医疗保险、社交支持差、卷入诉讼、非白人种族和吸烟。

鉴于这些信息以及缺乏能对结果准确预测的评分系统，重建或截肢的决定通常必须根据多学科整形团队的判断以及患者的意见做出。在我们的实践中，鼓励截肢的因素包括下肢碾压伤及以下情况：

- 热缺血时间过长（＞ 3 h）。
- 严重的肌肉损伤。
- 包括同侧胫骨和足挤压伤的多节段损伤。
- 近端或严重的胫神经损伤，即使修复也会影响足底感觉。
- 缺乏社会心理支持和应对机制。
- 严重并发伤，使患者有重大手术风险。

如果要进行截肢手术，整形外科医生应尝试保持足够肢端长度和感觉以便有效地使用假体，并根据需要利用残肢反取皮、剔骨皮瓣、带蒂岛状皮瓣和游离皮瓣。

4.7　整形手术的其他应用

整形原则可应用于多种重建方式。整形外科最令人兴奋的特点之一就是能将促进骨愈合的原则和微血管手术相结合，来填补创伤、缺血性骨坏死、肿瘤切除或骨髓炎后的大骨缺损。显微外科通过使用带蒂骨移植彻底改变了大节段性骨缺损的治疗。自 Taylor 等学者 1975 年描述以来，带血管的腓骨由于其大小、供体部位发病率的可接受性以及解剖的可预测性而被广泛使用。带血管蒂游离腓骨已被用于治疗上肢和下肢的节段性缺损，并在创伤重建中发挥巨大作用。游离血管化

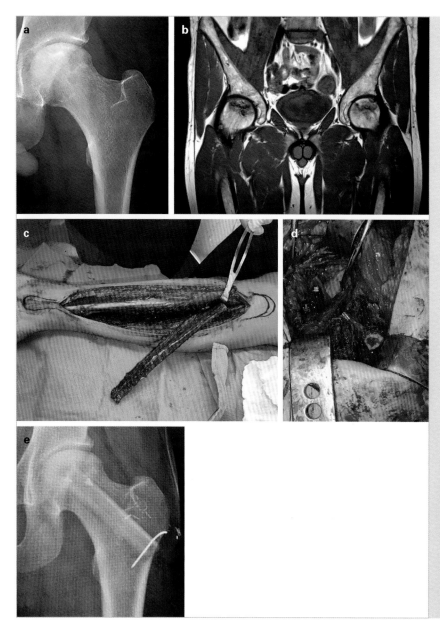

图 4.2 髋关节缺血性坏死的游离血管化腓骨置入。一名 27 岁男性，双侧特发性股骨头缺血性坏死，如 X 线片（a）和 T1 加权 MRI（b）所示。为避免该年轻患者进行全髋关节置换术，在股骨头和颈部原位放置一个游离的血管化腓骨骨瓣（c）以恢复骨活力，腓骨血管与旋股外侧动脉的升支吻合（d）。股骨颈和股骨头内骨瓣的 X 线片（e）

腓骨瓣对年轻患者股骨头坏死具有独特的整形应用价值（图 4.2）。对这种技术的长期随访表明，它是最有效的保关节方法，最终行全髋关节置换术的手术率更低。

股内侧髁游离带蒂骨移植的多功能性和普及性正在增加。股骨内侧髁瓣或膝内侧动脉骨瓣作为带蒂骨移植的来源，在各类骨重建中得到了广泛的应用，已越来越多地用于较大的骨移植手术，并已成为中至大量骨缺损中游离腓骨移植的可靠替代方案。最近研究发现这种骨瓣还是一种为皮质骨骨膜提供良好血运的方法，可治疗全身顽固性骨不连，包括足踝、胫骨、股骨、舟骨、桡骨、尺骨、肱骨和锁骨。我们发现这是一种具有可靠解剖结构的多功能骨瓣，具有广泛的整形应用（图 4.3）。

4.8 结论

骨整形理念将骨科稳定的骨重建修复原则和整形手术的微血管软组织重建美学原则结合在一起，以最大限度地提高四肢重建的结果。清楚地理解和应用这两种原则重建和保肢的结果就会最大化。骨整形的关键包括有效清创和建立稳定的骨折固定，然后根据需要进行血管化的骨移植或软组织覆盖，从而成功地治疗下肢复合损伤。

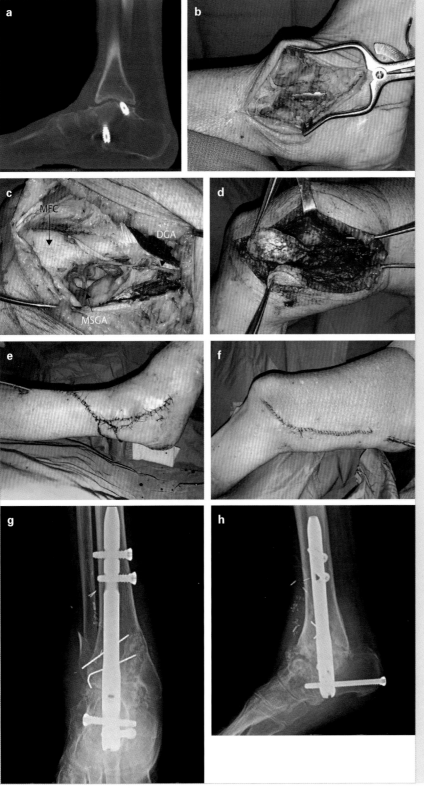

图 **4.3**　胫距融合骨不连的膝内侧动脉骨瓣。一名 75 岁女性，在进行踝关节融合术后 1 年后出现骨不连，如 CT 所示（a）。通过清创不愈合部位并放置髓内踝关节融合钉（b）来进行修复融合。行股骨内侧髁（MFC）骨皮瓣以促进骨愈合。在这种特殊情况下，膝降动脉（DGA）非常小。因此，膝上内侧动脉（MSGA）被用作血管蒂（c）。原位皮瓣作为嵌合岛状皮瓣（d），后者插入足踝并用作监测皮瓣（e）。膝关节供区闭合（f）。融合部位骨瓣的 X 线片（g、h）

参考文献

[1] Levin LS. The reconstructive ladder. An orthoplastic approach. Orthop Clin North Am. 1993; 24(3):393–409.

[2] Levin SL. Orthoplastic reconstruction of the hand. Curr Opin Orthop. 1993; 4(4):10–13.

[3] Heitmann C, Levin LS. The orthoplastic approach for management of the severely traumatized foot and ankle. J Trauma. 2003; 54(2):379–390.

[4] Lerman OZ, Kovach SJ, Levin LS. The respective roles of plastic and orthopedic surgery in limb salvage. Plast Reconstr Surg. 2011; 127 Suppl 1:215S–227S.

[5] Tsai TM, Breyer JM, Panattoni JB. History of microsurgery: curiosities from the sixties and seventies. Microsurgery. 2013; 33(2):85–89.

[6] Tintle SM, Levin LS. The reconstructive microsurgery ladder in orthopaedics. Injury. 2013; 44(3):376–385.

[7] Tamai S. History of microsurgery. Plast Reconstr Surg. 2009; 124(6) Suppl: e282–e294.

[8] Tamai S. History of microsurgery–from the beginning until the end of the 1970s. Microsurgery. 1993; 14(1):6–13.

[9] Buncke HJ, Buncke GM, Kind GM. The early history of microsurgery. Plast Reconstr Surg. 1996; 98(6):1122–1123.

[10] Taylor GI. The angiosomes of the body and their supply to perforator flaps. Clin Plast Surg. 2003; 30(3):331–342, v.

[11] Shores JT, Malek V, Lee WPA, Brandacher G. Outcomes after hand and upper extremity transplantation. J Mater Sci Mater Med. 2017; 28(5):72.

[12] Sosin M, Rodriguez ED. The face transplantation update: 2016. Plast Reconstr Surg. 2016; 137(6):1841–1850.

[13] Gustilo RB, Mendoza RM, Williams DN. Problems in the management of type III (severe) open fractures: a new classification of type III open fractures. J Trauma. 1984; 24(8):742–746.

[14] Gustilo RB, Anderson JT. Prevention of infection in the treatment of one thousand and twenty-five open fractures of long bones: retrospective and prospective analyses. J Bone Joint Surg Am. 1976; 58(4):453–458.

[15] Ricci JA, Stranix JT, Lee ZH, et al. Comparing reconstructive outcomes in patients with Gustilo Type IIIB fractures and concomitant arterial injuries. Plast Reconstr Surg. 2019; 143(5):1522–1529.

[16] Levin LS. Discussion: comparing reconstructive outcomes in patients with Gustilo Type IIIB fractures and concomitant arterial injuries. Plast Reconstr Surg. 2019; 143(5):1530.

[17] Rozell JC, Connolly KP, Mehta S. Timing of operative debridement in open fractures. Orthop Clin North Am. 2017; 48(1):25–34.

[18] Patzakis MJ, Wilkins J. Factors influencing infection rate in open fracture wounds. Clin Orthop Relat Res. 1989(243):36–40.

[19] Crowley DJ, Kanakaris NK, Giannoudis PV. Debridement and wound closure of open fractures: the impact of the time factor on infection rates. Injury. 2007; 38(8):879–889.

[20] Sungaran J, Harris I, Mourad M. The effect of time to theatre on infection rate for open tibia fractures. ANZ J Surg. 2007; 77(10):886–888.

[21] Srour M, Inaba K, Okoye O, et al. Prospective evaluation of treatment of open fractures: effect of time to irrigation and debridement. JAMA Surg. 2015; 150(4):332–336.

[22] Khatod M, Botte MJ, Hoyt DB, Meyer RS, Smith JM, Akeson WH. Outcomes in open tibia fractures: relationship between delay in treatment and infection. J Trauma. 2003; 55(5):949–954.

[23] Tripuraneni K, Ganga S, Quinn R, Gehlert R. The effect of time delay to surgical debridement of open tibia shaft fractures on infection rate. Orthopedics. 2008; 31(12). DOI: 10.3928/01477447–20081201–27.

[24] Al-Arabi YB, Nader M, Hamidian-Jahromi AR, Woods DA. The effect of the timing of antibiotics and surgical treatment on infection rates in open longbone fractures: a 9-year prospective study from a district general hospital. Injury. 2007; 38(8):900–905.

[25] Weber D, Dulai SK, Bergman J, Buckley R, Beaupre LA. Time to initial operative treatment following open fracture does not impact development of deep infection: a prospective cohort study of 736 subjects. J Orthop Trauma. 2014; 28(11):613–619.

[26] Schenker ML, Yannascoli S, Baldwin KD, Ahn J, Mehta S. Does timing to operative debridement affect infectious complications in open long-bone fractures? A systematic review. J Bone Joint Surg Am. 2012; 94(12):1057–1064.

[27] Prodromidis AD, Charalambous CP. The 6-hour rule for surgical debridement of open tibial fractures: a systematic review and meta-analysis of infection and nonunion rates. J Orthop Trauma. 2016; 30(7):397–402.

[28] Malhotra AK, Goldberg S, Graham J, et al. Open extremity fractures: impact of delay in operative debridement and irrigation. J Trauma Acute Care Surg. 2014; 76(5):1201–1207.

[29] Longmire AW, Broom LA, Burch J. Wound infection following high-pressure syringe and needle irrigation. Am J Emerg Med. 1987; 5(2):179–181.

[30] Barnes S, Spencer M, Graham D, Johnson HB. Surgical wound irrigation: a call for evidence-based standardization of practice. Am J Infect Control. 2014; 42(5):525–529.

[31] Bhandari M, Adili A, Lachowski RJ. High pressure pulsatile lavage of contaminated human tibiae: an in vitro study. J Orthop Trauma. 1998; 12(7):479–484.

[32] Hassinger SM, Harding G, Wongworawat MD. High-pressure pulsatile lavage propagates bacteria into soft tissue. Clin Orthop Relat Res. 2005; 439(439):27–31.

[33] Bhandari M, Jeray KJ, Petrisor BA, et al. FLOW Investigators. A trial of wound irrigation in the initial management of open fracture wounds. N Engl J Med. 2015; 373(27):2629–2641.

[34] Lenarz CJ, Watson JT, Moed BR, Israel H, Mullen JD, Macdonald JB. Timing of wound closure in open fractures based on cultures obtained after debridement. J Bone Joint Surg Am. 2010; 92(10):1921–1926.

[35] Russell GG, Henderson R, Arnett G. Primary or delayed closure for open tibial fractures. J Bone Joint Surg Br. 1990; 72(1):125–128.

[36] Melvin JS, Dombroski DG, Torbert JT, Kovach SJ, Esterhai JL, Mehta S. Open tibial shaft fractures: II. Definitive management and limb salvage. J Am Acad Orthop Surg. 2010; 18(2):108–117.

[37] Godina M. Early microsurgical reconstruction of complex trauma of the extremities. Plast Reconstr Surg. 1986; 78(3):285–292.

[38] Fischer MD, Gustilo RB, Varecka TF. The timing of flap coverage, bonegrafting, and intramedullary nailing in patients who have a fracture of the tibial shaft with extensive soft-tissue injury. J Bone Joint Surg Am. 1991; 73(9):1316–1322.

[39] Hohmann E, Tetsworth K, Radziejowski MJ, Wiesniewski TF. Comparison of delayed and primary wound closure in the treatment of open tibial fractures. Arch Orthop Trauma Surg. 2007; 127(2):131–136.

[40] Gopal S, Majumder S, Batchelor AG, Knight SL, De Boer P, Smith RM. Fix and flap: the radical orthopaedic and plastic treatment of severe open fractures of the tibia. J Bone Joint Surg Br. 2000; 82(7):959–966.

[41] Bhandari M, Guyatt GH, Swiontkowski MF, Schemitsch EH. Treatment of open fractures of the shaft of the tibia. J Bone Joint Surg Br. 2001; 83(1):62–68.

[42] Bosse MJ, MacKenzie EJ, Kellam JF, et al. A prospective evaluation of the clinical utility of the lower-extremity injury-severity scores. J Bone Joint Surg Am. 2001; 83(1):3–14.

[43] Ly TV, Travison TG, Castillo RC, Bosse MJ, MacKenzie EJ, LEAP Study Group. Ability of lower-extremity injury severity scores to predict functional outcome after limb salvage. J Bone Joint Surg Am. 2008; 90(8):1738–1743.

[44] MacKenzie EJ, Bosse MJ. Factors influencing outcome following limbthreatening lower limb trauma: lessons learned from the Lower Extremity Assessment Project (LEAP). J Am Acad Orthop Surg. 2006; 14(10 Spec No): S:205–210.

[45] Taylor GI, Miller GD, Ham FJ. The free vascularized bone graft. A clinical extension of microvascular techniques. Plast Reconstr Surg. 1975; 55(5):533–544.

[46] Jupiter JB, Gerhard HJ, Guerrero J, Nunley JA, Levin LS. Treatment of segmental defects of the radius with use of the vascularized osteoseptocutaneous fibular autogenous graft. J Bone Joint Surg Am. 1997; 79(4):542–550.

[47] Korompilias AV, Lykissas MG, Beris AE, Urbaniak JR, Soucacos PN. Vascularised fibular graft in the management of femoral head osteonecrosis: twenty years later. J Bone Joint Surg Br. 2009; 91(3):287–293.

[48] Hayashi A, Maruyama Y. The medial genicular artery flap. Ann Plast Surg. 1990; 25(3):174–180.

[49] Sakai K, Doi K, Kawai S. Free vascularized thin corticoperiosteal graft. Plast Reconstr Surg. 1991; 87(2):290–298.

[50] Kazmers NH, Thibaudeau S, Steinberger Z, Levin LS. Upper and lower extremity reconstructive applications utilizing free flaps from the medial genicular arterial system: A systematic review. Microsurgery. 2018; 38(3):328–343.

[51] Deng AD, Innocenti M, Arora R, Gabl M, Tang JB. Vascularized small-bone transfers for fracture nonunion and bony defects. Clin Plast Surg. 2017; 44(2): 267–285.

第 5 章　小儿骨与软组织肿瘤的外科手术技术

Rachel M. Clancy, Karen W. Wong, Ronald M. Zuker

摘要

　　来源于间叶组织如骨骼，软骨，肌肉，血管或淋巴组织的恶性肿瘤统称为肉瘤。化疗技术的不断发展有效地提高了患者的生存率，保肢术也慢慢地取代了截肢术，成为目前诊疗的新标准。由于需要在手术之前明确肿瘤性质与分期，因此，需要在不影响后续手术的位置，对肿瘤进行穿刺活检或切开活检。手术切除肿瘤时，通常需要有良好的外科边界，医生要充分认识到，患儿将需要对骨骼、肌腱、神经和（或）软组织进行重建，并确保重建后的稳定性和耐用性，以满足预期的高功能需求，同时降低患儿在生长期和成年期时肢体不等长的可能。在下肢手术的术式中，瘤段切除术，在保留骨骺的同时，又要进行了血管与软组织的修复，还有关节内肿瘤切除合并假体置换、旋转成形术、截肢术。所有的重建修复手术经常会需要行局部皮瓣转位或者游离皮瓣覆盖切口部位的皮肤缺损。

　　关键词：小儿肉瘤，骨肉瘤，尤文氏肉瘤，横纹肌肉瘤，滑膜肉瘤，瘤段切除术，旋转成形术

5.1　引言

　　肉瘤是一类来源于间叶组织（如骨、软骨、肌肉、血管或淋巴组织）的恶性肿瘤的统称。骨肉瘤、尤文氏肉瘤和横纹肌肉瘤是儿童肉瘤中发病率最高的 3 种肉瘤。

　　随着化疗技术的发展，儿童肉瘤患者的长期生存率显著提高。随着生存率提高的同时，保肢技术也得到不断的发展，逐渐取代了截肢术成了目前治疗的新的标准。手术治疗的首要目标是确保肿瘤的不复发。为了防止肿瘤的复发，通常需要对骨或软组织进行扩大切除。其次考虑的是患肢的功能、假体与内固定物的耐用性和外观美观性。由于需要扩大切除，儿童未成熟的骨骼通常需要用骨骼、肌腱、神经和软组织进行牢固的重建来维持其持久稳定性，以解决其高功能的需求，

同时也降低了在儿童生长期和成年期出现肢体长度不等的可能性。为了达到以上的目标，多学科、多方面的联合治疗是必不可少的，其中包括有：围绕患者本人和其家属的喜好，以及广泛的外科专业知识，肿瘤内科、放射科、病理科、康复科的联合诊疗、护理支持和社会心理支持。随着生存时间的不断延长，生活质量已经成为一个更加重要的考虑因素。本章节的目的在于概述小儿骨和软组织肿瘤的手术技术，并阐述如何选择下肢缺陷的重建方法。

5.2　肉瘤类型

5.2.1　骨肉瘤

　　骨肉瘤是一种侵袭性的原发性骨肿瘤，以长骨的发病率最高（图 5.1），在多数情况下，该病的患者无电离辐射接触史和遗传病史。骨肉瘤好发于 16 岁左右，即青春期。这样的发病年龄，常提示我们，骨肉瘤的发生或与骨骼的快速生长有

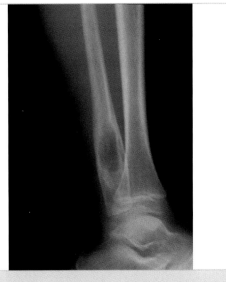

图 5.1　骨肉瘤：这是原发性恶性骨肿瘤。在 X 线片上，典型的溶骨性破坏，及周围明显的骨膜反应

关。大约有 20% 的患者会出现远端转移，其中又以肺转移的发病率最高。骨肉瘤通常对放疗不敏感，然而，化疗联合广泛的外科切除显著的提高了患者的生存率。

5.2.2　尤文氏肉瘤

人们常把尤文氏肉瘤归类于"尤文氏肉瘤家族肿瘤"（Ewing Sarcoma Family of Tumors，ESFT）。ESFT 还包括 Askin 瘤和外周原始神经外胚层肿瘤。尤文氏肉瘤通常被归类为骨肿瘤，最常见于长骨的骨骨干、长骨干骺端以及骨盆（图 5.2）。软组织肿瘤中，也经常出现具有相似特征的中胚层和外胚层起源的肿瘤，使其难以分类。尤文氏肉瘤的患者中，大约 25% 的患者出现了肺、骨髓或骨的转移。尤文氏肉瘤发病年龄较广，从婴儿到成人几乎任何年龄均可发病，绝大多数患者的发病年龄在 20 岁。尤文氏肉瘤患者采用广泛的多学科联合治疗，其中包括：联合化疗、放疗和手术治疗，使得其生存率从低于 10% 提高到约 50%。

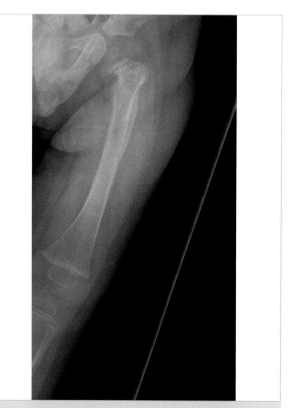

图 5.2　尤文氏肉瘤：位于股骨近端，存在广泛的骨破坏，外观呈虫噬样改变。可见边界不清的骨膜反应，呈层叠样改变，通常被描述为"圆葱皮"样改变

5.2.3　横纹肌肉瘤

横纹肌肉瘤是儿童最常见的软组织肿瘤。它几乎在任何软组织中均可发生（图 5.3）。根据解剖位置进行分类，在四肢和泌尿生殖系统最为常见。好发年龄为 2~6 岁和 15~19 岁。有 15%~20% 的患者存在广泛的远处转移。除手术治疗之外，横纹肌肉瘤对放疗、化疗均敏感，3 种治疗都可作为有效的治疗手段。

5.2.4　非横纹肌肉瘤

"非横纹肌肉瘤"是一大类肿瘤的统称，所有除横纹肌来源的软组织肉瘤均包括在内，这其中以滑膜肉瘤最常见，而它却是一种在骨与软组织肿瘤中相对罕见的肿瘤（图 5.4）。这类肿瘤通常采用手术切除的方法进行治疗，目前，专家们对于放疗与化疗的方法和疗效尚未达成共识。

5.3　肿瘤的分期

对于肉瘤的分期通常有两种方法：一种是肌肉骨骼肿瘤学会（又称作 Enneking 分期）的分类方法，另一种是美国癌症联合委员会（AJCC）的分类方法。Enneking 分期方法是根据肿瘤的侵袭能力，肿瘤的位置，在间室内还是间室外，或者是否出现远端转移等方面确定。这个系统因为考虑到解剖特性，对于指导医生手术切除有非常大

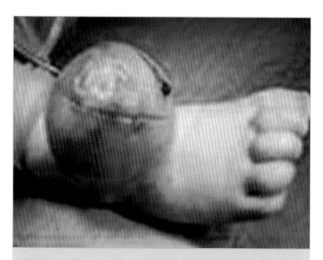

图 5.3　横纹肌肉瘤：一种最常见的软组织肉瘤，可发生于全身各处。其表现为形状不规则的巨大软组织包块，病变有可能累及周围骨组织

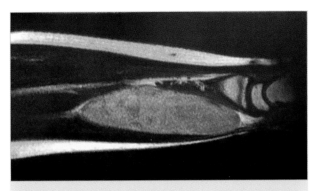

图 5.4　滑膜肉瘤：虽然发病率较低，但其是非横纹肌肉瘤中最常见的软组织肉瘤。它通常是生长缓慢，位于深层软组织内，常通过 MRI 检查来评估肿瘤范围及周围受累情况，如上图所示

的意义。而 AJCC 分类方法利用肿瘤、淋巴结、转移、分级（TNMG）分期肉瘤。在这个系统中，与肉瘤有关的信息可分为 4 个阶段，以便进行更简单的分类。组间使用改良的 AJCC TNM 对软组织肿瘤进行分类。

5.4　诊断

肉瘤的临床表现因组织来源的不同而有所不同，软组织肉瘤通常表现为逐渐肿胀、活动度差、无痛、范围较大的可触及肿块。它们也可以表现出压迫症状。骨肿瘤可表现为病理性骨折，更常见的症状是肿胀和疼痛。在评估存在恶性肿瘤的患者时，医生应明确症状的持续时间、近期肿块是否发生质量和体积上的变化、伴随的各种症状：包括发热、感觉异常、外伤或手术史；以及任何其他相关的环境因素。

影像学检查的选择通常要根据肿瘤的类型和部位。全身检查以及患肢的影像学检查是必不可少的。X 线、CT、MRI 检查必须在活检前进行。对于软组织肿瘤可以选择超声检查。对患肢进行影像学检查后，也应进行全身检查，特别是评估淋巴结的 MRI 检查，胸部和腹部的 CT 检查，PET 检查以及全身骨扫描，以评估是否存在转移。在局部成像后，应进行全身成像，特别是利用 MRI 以评估淋巴结，拍摄胸部和腹部的 CT 来确定是否存在原发灶或转移灶，通过正电子发射计算机断层扫描（PETCT）、全身骨扫描来评估肿瘤是否存在远端转移。

血液检验：应包括全血计数、红细胞沉降率、C- 反应蛋白、电解质（包括钙、镁和磷酸盐）、血清碱性磷酸酶和血清乳酸脱氢酶。

应该进行活组织检查，并仔细设计最终手术切除的切口位置。对于肢体肿瘤，活检应纵向定位，尽可能采用可延长的切口。在手术切除肿瘤过程中，应切除活检针道，防止肿瘤发生转移与局部复发。

5.5　外科手术技术

无瘤生存是小儿肿瘤手术治疗中首要的也是最基本的原则。其他的原则也必须要强调，其中包括保持假体的功能性、耐用性、外观的美观性的同时，尽量减少并发症的发生。切除手术式式的选择取决于肿瘤的临床特征。常用于切除肉瘤的手术方式有 4 种，分别为：囊内切除、边缘切除（切除边缘在肿瘤边缘）、扩大切除（边缘包括肿瘤周围正常组织的一部分）和根治性切除（切除包含肿瘤的整个腔室）。新辅助化疗是一种术前常用的治疗方法，因为它在理论上增加了安全性，缩小了肿瘤边缘，降低了手术切除的难度，使手术切缘的病理结果更容易为阴性，并且新辅助化疗的靶向多为全身性肿瘤，可以使患者获得全身性的治疗。

5.5.1　手术方法

有几个关键因素需要考虑，以及一些外科医生在计划肉瘤切除时需要问的关键问题，其中最重要的是确保足够的外科切缘，并确定哪些组织可以被保留。然后考虑是否涉及该处的关节。如果关节部位不能保留，是否可以保留支撑结构？如果关节部位可以保留，是否支撑结构会受到影响，出现僵直？手术后肢体的功能是否比假体提供的功能更多或更好？手术部位术后的外观美观与否？患者及其家属的意愿是什么？

5.5.2　我们四肢肿瘤切除后手术重建的方法

缺损的大小、位置、组织组成和关节受累的问题决定了实现足够的覆盖和形式和功能恢复所需的重建类型（表 5.1）。

表 5.1 肉瘤切除后肢体重建方法的实用指南

软组织重建

植骨重建
- 仅限骨骼
  - 同种异体移植物（尸体骨）
  - 自体移植物（腓骨）
  - 同种异体移植物和自体移植物组合
- 骨骼和软组织
  - 同种异体移植物和血管覆盖
  - 自体移植物和血管覆盖

关节切除重建
- 骨重建
  - 同种异体移植物（尸体关节）
  - 自体移植物（带血管的腓骨头）
- 用假体重建

旋转成形术
- 由小腿肌肉提供动力的新膝关节（股骨远端肿瘤）
- 由大腿肌肉提供动力的新膝关节（胫骨近端肿瘤）

截肢

5.5.3 仅有软组织重建的情况

肉瘤切除后的软组织重建有多种方案可供选择（表 5.1）。闭合方式可以从直接游离缝合到游离皮瓣覆盖关键结构和骨骼。Zenn 和 Jones 为下肢重建提供了有指导性意义的见解，这将在本书的其余部分中阐述。

大腿的软组织重建

当重建大腿时，需要用游离皮瓣覆盖的情况极少，往往常用局部肌肉对骨骼和关键结构进行覆盖。最常使用的局部肌肉分别为：缝匠肌、股薄肌和阔筋膜张肌。如果需要游离皮瓣，在受体部位应始终保持皮瓣的侧支动脉的吻合，以保留远端血供。

膝关节周围软组织重建

外科医生在重建膝关节时需要考虑的最重要的因素之一，是与关节相关的运动。膝关节有较大的表面积，因此，一些外科医生提倡在手术前保持患者屈膝位。腓肠肌内侧头是一种理想的膝关节重建肌肉，因为它与外侧头部相比有更大的体积，在供体部位有更小的发病率，以及更加容易转位的特点。与此同时，也具有一些不可避免的缺点，一是较大的手术瘢痕，二是永久的外观轮廓缺陷。有时也有另一种替代方法，就是基于远端的大腿前外侧每个穿支皮瓣或股外侧肌，但

可能不那么可靠。

小腿软组织重建

重建方式的选择取决于肿瘤的位置和小腿缺损的部位。通常可以使用局部肌皮瓣重建小腿上 2/3 的缺损。对于小腿的下 1/3，虽然可以存在一些局部选择，但根据缺损的大小，该区域通常使用游离皮瓣。如果条件允许，应进行两次静脉吻合（同时使用深静脉和浅静脉系统）。在这种情况下，最好使用端侧吻合，用来保留已经被肿瘤切除术破坏的静脉回流。

足部软组织重建

由于足部静脉压较高，该区域的重建充满了挑战，比如末梢血供薄弱以及术后大范围的肿胀。由于足部需要长久负重，因此在选择转位的肌皮瓣时，必须要考虑皮瓣的耐用性。伤口愈合、术后并发症和患者的行走能力与植皮覆盖的游离肌肉皮瓣和游离皮瓣相似。患者通常在手术时即使没有骨损伤或切除也需要一个外部固定器来保持脚的位置。

5.5.4 瘤段切除和游离重建

当医生认为相邻的骨骺未被肿瘤侵袭或未出现水肿，我们通常会考虑进行保留骨骺的瘤段截骨。许多高度恶性的儿童骨膜肿瘤，起始于干骺端，最终侵犯到骨骺。如果在新辅助化疗后，患者的核磁显示骨骺未出现水肿，则外科医生可以认为该区域不存在卫星病灶。

之前，同种异体骨的移植是瘤段切除后的重建方法之一。但是，随着显微外科技术的发展，使用带血管蒂的腓骨瓣（FFF）移植的重建方法已经成为主流，彻底改变了之前的重建方式，并且有效地改善了患者的预后情况。腓骨提供了足够使用的长骨，并且如果治疗需要，还可以行带肌皮瓣的腓骨移植。在手术中，腓骨既可以作为单个支柱，也可以作为双管状结构。因为 FFF 是类似骨折愈合的愈合方式而不是爬行替代的愈合，可以填充大段的骨缺损，所以它是目前最理想的骨移植物。FFF 提供了自体骨，并且积极参与骨愈合过程，与周围组织迅速的融合，保持了骨组织的稳定性，同时，降低了感染率，增加了恢复独立行走的潜力，使患者获得良好的功

能康复。FFF 保持了足够的血供，避免了单纯骨移植可能出现的骨吸收问题。在骨骼发育尚未结束的儿童人群中，在重建位置的近端合并移植腓骨的骨骺，可以保持重建处的自体移植物随着骨骼发育不断生长。此外，带血管蒂的移植物可以通过自身的膨胀来增加强度。但是，在自体移植物未发生膨胀时，自身强度很可能不足，目前，因自体移植物强度不足而出现骨折的病例已有报道。

5.5.5　关节的切除与重建

如果肿瘤累及骨骺，则需要考虑进行囊内切除。如果可以保留间室外结构，那么选择带骨关节重建是一种明智的选择。腓骨，包括腓骨头，均可以作为活骨和关节进行移植。移植物的血供以腓血管和（或）胫前血管为基础。随着时间进展，腓骨头将重塑以模拟重建的关节表面。但是，必须在此重申一点：无瘤原则是首要的准则。而且，如果某个关节因肿瘤切除而导致无血运，保肢手术是毫无意义的。相反，在规划关节重建时，应积极考虑未来肢体的生长、健侧与患侧肢体长度的差异。在儿童中，预期的短肢将引起功能受限，在下肢尤其明显，通常还需要手术干预。手术方法有：健侧骺阻滞术、健侧骨短缩术、患侧肢体延长术。

小儿关节切除术后，常用的重建方法有两种：假体置入术和旋转成形术。对于巨大肿瘤的患者，后者是唯一的选择，因为保肢手术通常是无效的，或者无法保证患肢无瘤。在这些情况下，家属以及患者向医生咨询后，必须根据他们如何选择外观的美观度和患肢功能的持久性来做出决定，而无瘤原则是最重要的指导原则。

关节切除的患者最佳的选择就是关节假体重建。它最适合于那些满足于不从事高强度的活动和可以进行保肢手术的患者。但是接受关节假体置换的患者有可能需要多次手术和关节翻修，以解决由局部感染引起的假体松动或其他意外的并发症，比如：全身性的感染、假体置入失败。

假体置换术

使用假体，可以使患者快速的下床活动。然而，置入的假体需要良好的软组织覆盖，与髋关节或股骨近端的假体置换不同，膝关节的铰链型

关节相对简单。由于假体的损伤和假体的寿命不足，儿童患者可能在后期需要行关节假体翻修术。考虑到肢体的生长，我们可以选择可延长的假体。这些假体以一种闭合的方式延长，减少了所需的开放手术的次数。但是这种假体的机械强度比固定长度的假体的要弱。定制固定长度的假体也是一种选择，但是必须要合理计算所需长度以调整肢体长度。为了预防假体的感染，我们需要在假体周围覆盖血供丰富的软组织。软组织覆盖最好在一期手术中进行。股骨近端的位置较深，即使是那些需要进行肿瘤扩大切除的患者，也有足够的自身软组织覆盖。膝关节可能需要额外的软组织进行覆盖，比如可以用到腓肠肌内侧肌瓣。如果局部组织已被切除，需要行游离肌皮瓣转移术，以确保假体的充分覆盖。

旋转成形术

旋转成形术是关节切除术后的关节假体内重建的一种可接受的替代方案。旋转成形术通常在膝关节水平进行，通常切除胫骨近端和股骨远端。旋转成形术包括切除整个膝关节在内的下肢，将小腿和踝关节旋转 180°，然后将胫骨远端重新连接到股骨近端。随着踝关节成为新的膝关节，就不再需要膝关节假体了。因为胫神经推动膝关节伸展，所以肿瘤累及胫神经是旋转成形术的禁忌证。

假体重建术和旋转成形术必须考虑到未来的腿部长度差异。对于进行旋转成形术的患者，残留的重建侧的股骨通常比健侧肢体更长，以适应双下肢未来的骨骼生长和骨骼成熟。解决肢体长度差异的方法包括使用骨搬运延长术，较长肢体的骺阻滞术，对侧肢体的肢体短缩术。

如果外科医生需要切除长骨，如胫骨或股骨，也将需要切除相应的主要血管段。然而，人们通常可以切除血管并继续进行动脉和静脉吻合，因为几乎总是有足够的血管可以保留，所以通常不需要进行血管移植。

5.5.6　截肢术

对于下肢的巨大肿瘤，如果切除肿瘤将牺牲多个重要结构，就不宜进行保肢治疗。在这些情况下，截肢成了最佳的治疗方案。在需要截肢的地方，保留一部分永久的残肢，对于尽快恢复

未来的活动和预防疼痛的神经瘤形成是至关重要的。

5.6　结论

儿童患者肿瘤切除后的下肢重建需严格遵守无瘤原则，同时要优化患肢功能和患儿的生活质量。肢体肿瘤最常见的切除类型包括：瘤段切除与带血管的骨瓣重建、关节切除与假体置换或旋转成形术以及截肢。在儿童患者中，很重要的一个问题就是要考虑患儿骨骼成熟度。外科医生重建肢体的目标，就是与多学科团队提供最好的功能康复和最低的治疗负担。

参考文献

[1]　HaDuong JH, Martin AA, Skapek SX, Mascarenhas L. Sarcomas. Pediatr Clin North Am. 2015; 62(1):179–200.

[2]　Piper M, Irwin C, Sbitany H. Pediatric lower extremity sarcoma reconstruction: a review of limb salvage procedures and outcomes. J Plast Reconstr Aesthet Surg. 2016; 69(1):91–96.

[3]　Ver Halen JP, Soto-Miranda MA, Hammond S, Konofaos P, Neel M, Rao B. Lower extremity reconstruction after limb-sparing sarcoma resection of the proximal tibia in the pediatric population: case series, with algorithm. J Plast Surg Hand Surg. 2014; 48(4):238–243.

[4]　Wong KY, Hopyan S, Borschel GH, Zuker RM. Pediatric soft tissue and bony sarcomata of the extremities: considerations and reconstruction. In: Bentz M, Bauer B, Zuker R, eds. Principles and Practice of Paediatric Plastic Surgery. 2nd ed. Boca Raton, FL: CRC Press; 2016:1683–1706.

[5]　Meyer WH, Spunt SL. Soft tissue sarcomas of childhood. Cancer Treat Rev. 2004; 30(3):269–280.

[6]　Longtin R. Ewing's sarcoma: a miracle drug waiting to happen? J Natl Cancer Inst. 2003; 95(21):1574–1576.

[7]　Hawkins DS, Spunt SL, Skapek SX, COG Soft Tissue Sarcoma Committee. Children's Oncology Group's 2013 blueprint for research: soft tissue sarcomas. Pediatr Blood Cancer. 2013; 60(6):1001–1008.

[8]　Rivera-Valentin RK, Zhu L, Hughes DP. Bone sarcomas in paediatrics: progress in our understanding of tumour biology and implications for therapy. Paediatr Drugs. 2015; 17(4):257–271.

[9]　Enneking WF, Spanier SS, Goodman MA. A system for the surgical staging of musculoskeletal sarcoma. Clin Orthop Relat Res. 1980(153):106–120.

[10]　Jawad MU, Scully SP. In brief: classifications in brief: Enneking classification: benign and malignant tumors of the musculoskeletal system. Clin Orthop Relat Res. 2010; 468(7):2000–2002.

[11]　Morrison BA. Soft tissue sarcomas of the extremities. Proc Bayl Univ Med Cent. 2003; 16(3):285–290.

[12]　Zenn MR, Jones G. Guide to flap selection. In: Zenn MR, Jones G, eds. Reconstructive Surgery; Anatomy, Technique and Clinical Applications. St. Louis, MO: Quality Medical Publishing; 2012:81–151.

[13]　San-Julian M, Aquerreta JD, Benito A, Cañadell J. Indications for epiphyseal preservation in metaphyseal malignant bone tumors of children: relationship between image methods and histological findings. J Pediatr Orthop. 1999; 19(4):543–548.

[14]　Belt PJ, Dickinson IC, Theile DR. Vascularised free fibular flap in bone resection and reconstruction. Br J Plast Surg. 2005; 58(4):425–430.

[15]　Taylor GI, Wilson KR, Rees MD, Corlett RJ, Cole WG. The anterior tibial vessels and their role in epiphyseal and diaphyseal transfer of the fibula: experimental study and clinical applications. Br J Plast Surg. 1988; 41(5):451–469.

[16]　Mastorakos DP, Disa JJ, Athanasian E, Boland P, Healey JH, Cordeiro PG. Softtissue flap coverage maximizes limb salvage after allograft bone extremity reconstruction. Plast Reconstr Surg. 2002; 109(5):1567–1573.

[17]　Longhi A, Errani C, De Paolis M, Mercuri M, Bacci G. Primary bone osteosarcoma in the pediatric age: state of the art. Cancer Treat Rev. 2006; 32(6):423–436.

[18]　Kotz R, Salzer M. Rotation-plasty for childhood osteosarcoma of the distal part of the femur. J Bone Joint Surg Am. 1982; 64(7):959–969.

[19]　Borggreve J. Kneiegelenksersatz durch das in der Beinlängsachse um 180° gedrehte Fußgelenk. Arch. Orthop. Trauma Surg. 1930; 28:175–178.

[20]　van NES CP. [Some cases of reparative and reconstructive surgery]. Brux Med. 1950; 30(41):2093–2115.

[21]　Salzer M, Knahr K, Kotz R, Kristen H. Treatment of osteosarcomata of the distal femur by rotation-plasty. Arch Orthop Trauma Surg. 1981; 99(2):131–136.

[22]　Krajbich JI. Modified Van Nes rotationplasty in the treatment of malignant neoplasms in the lower extremities of children. Clin Orthop Relat Res. 1991 (262):74–77.

第 6 章　截肢取材移植手术

Marco Innocenti, Eric Santamaria, Young Chul Suh

摘要

利用无用的组织进行重建被称为"截肢取材手术"。利用其他多余的组织是一个重要的策略。尽管没有核心的原则或技术，但通过理解皮瓣和移植物的基本概念，可以取得成功的应用。

关键词：截肢取材移植手术，重建，创伤，显微外科手术

6.1　引言

肢体缺损或肿瘤根治性截肢，这些对于外科医生恢复患者上肢或下肢有效功能和外观是一个巨大的挑战。当需要从供体部位收集组织进行重建时，可能是以单一组织移植的形式，如皮肤、骨、神经、静脉、带血管蒂的复合皮瓣。这种方法不可避免的需要影响身体多个部位，引起供区损伤。外科医生需要在重建受损的肢体中获得的功能和未受伤的供体部位的损伤之中权衡利弊。另一种方法就是从截肢的部分选取合适的组织进行重建。

"截肢部分"（Spare Parts）的概念包括使用部分截肢或其他无法挽救的肢体上的未受到肿瘤侵袭的组织，允许截取皮瓣进行重建，而没有额外的供体部位的损伤发生。这些未受到肿瘤侵袭的和潜在可用的组织包括皮肤、骨骼、神经、肌腱、血管或含有复合功能组织的部分。别骨皮瓣是可保留组织的概念的一部分，它既可以作为带蒂的皮瓣使用，也可以作为游离的皮瓣使用。在严重的创伤中，一个很好的选择就是利用带蒂的别骨皮瓣来进行重建。但在癌症重建时，近端肢体和躯干的肿瘤受累的情况往往导致无法使用肢体别骨皮瓣作为有蒂的皮瓣。因此，我们需要用游离的别骨皮瓣来进行重建。

可保留部分代表那些被认为不可使用和残缺的组织中被忽视的成分。肢体的每一种创伤性损伤都是不同的；外科医生必须衡量肢体残骸的价值，以仔细区分可保留的部分和无法保留的部分。对于可用的部分，医生必须预估剩余成分对肢体的整体功能和外观的作用。

在创伤中保留组织手术的独特之处在于，外科医生必须在现场进行评估并制订行之有效的手术计划，以最大限度地从被丢弃的组织中保留可用的部分。这需要医生在初次手术时就具备相应的技术、经验和计划。在决策中应该考虑到的这些因素中，首先必须满足的先决条件是，外科医生考虑实施截肢取材手术。

6.2　清创术

清创术是每一个截肢手术的第一步，也是早期重建手术中减少细菌污染的唯一方法。清创的目的是通过清除所有被剥离的组织，包括具有边缘活力的损伤区域，将受污染的伤口转化为干净的手术切口。该方法在概念上与肿瘤的切除手术相似。但分期清创术对于截肢保留手术尤其没有作用。因为在急诊手术进行紧急组织重建前，清创的机会只有一次。Büchler 认为，保留挫伤和部分失血运组织的保守方法，会导致伤口出现纤维化和瘢痕愈合，最终损害了肢体的功能。

在所有危及生命的紧急情况已解决，患者生命体征稳定后，可以开始手术清创和冲洗。彻底去除所有坏死的皮肤、软组织、肌肉、骨骼和异物对于获得干净的伤口、减少细菌污染和防止并发的感染至关重要。

然而，在截肢部分，无法通过质地、组织颜色、收缩力、供血情况确定肌肉活力。由于没有新鲜出血的皮肤边缘，也很难评估皮肤的切除量。保留组织的手术通常在肢体受到严重挤压伤后进行，而不是在明确的截肢手术中，所以清创量只能取决于外科医生的个人临床经验。

在手术结束时，应用大量的生理盐水冲洗伤口，最好是使用脉冲灌洗或清创水刀（Versajet）。Versajet 水疗手术系统（Smith & Nephew，Key Largo，FL）提供了一种独特的清创方法：平行于伤口表

面的高压流体喷射器将失活软组织拉入切割室进行切除和排出。

6.3 体外膜氧合技术

保留组织的手术可以说是一块"烫手的山芋"，在肢体伤口边缘支离破碎的情况下，很难明确决定是紧急再植、保留部分组织的手术还是残端翻修，也更难说明哪一种是患者的最佳选择。即使在明确有长时间边缘缺血并且确实需要进行截肢的情况下，对于究竟选择实施保留部分组织的手术还是实施紧急再植手术，医生仍然很难做出决定。因为使用截肢部分的机会只有一次，医生无法预料到尚未发生的事情。即使是在肢体损伤的边缘整齐、伤口清晰、缺血时间短的情况下，患者在经历长时间全身麻醉后也需要几天才能稳定病情。

Greaney 等报道，使用体外膜氧合（ECMO）技术可以使肢体延长数天的存活时间，为患者病情的稳定争取到了一段时间。ECMO 优化氧合、诱导冷却和滴定浓度的能力，使得在离体肢体中的血红蛋白获得了更多的存活时间，更多的细胞因此获益。由于 ECMO 的复杂性和在实施该技术时必须考虑的许多变量，在此需要对该技术进行深入的讨论。与心外科的体外循环团队一起仔细评估以优化该患者肢体组织灌注的因素，其中包括回路大小、氧供情况、抗凝效果、灌注温度和 ECMO 层流。

目前，通过使患肢进行独立的血液循环以防躯体受到损害的概念已经不新鲜了。但是，现在这项技术被越来越多的用于预防骨肿瘤的远端转移。孤立患肢的血液灌注主要用于治疗不能通过手术切除的黑色素瘤和肉瘤。它也可用于应对广泛的动脉或静脉血栓形成，为栓塞部位运输溶栓药物。

在清洗截肢部分后，在使用 ECMO 时，在等待患者稳定的几天内，可以对截肢的部分进行清创术，以清除如前所述的所有被剥离的组织、坏死的肌肉和皮肤等。

即使被截肢部分最终可保留时间的极限尚未确定，但对其实施 ECMO 技术可能有助于延长灌注时间、减缓新陈代谢和（或）在灌注期间修复受损组织。即使剔骨皮瓣或再移植的成功率降低，此技术也有助于提高如动脉或静脉移植物、神经移植物和骨移植物等多种组织移植物的存活率。

6.4 软组织移植术

软组织移植术是最常见的保留组织的手术形式。截肢的部分组织和一些无法保留的部分通常是组织移植物的来源。这些移植组织包括皮肤移植、神经移植、动脉或静脉移植，以及骨移植。这些成分来源于损伤部位，必须要仔细评估组织活力。特别是对于血管和神经移植，如果使用受损的部分，手术的失败率极高。

截肢部位的皮肤移植物最多可保存 14 天。该移植物不仅可以用于紧急手术，也可以用于截肢残肢稳定后的择期移植（图 6.1）。骨对缺血的耐受也可达 48 h，短段的自体骨可以用来做非血管化的自体骨移植。然而，神经移植物应该仔细选择，因为它的缺血阈值有限（仅 6 h），而且比任何其他类型的组织移植物都更容易出现牵拉伤。

动脉或静脉移植物也适用于用皮瓣重建残肢，它们有助于预防因血管挤压损伤而导致的残端挛缩的情况。根据缺血的时间，血管移植物需要用肝素或尿激酶强力冲洗，以确保清除移植物中所有形成的血栓。虽然血管缺血的阈值没有明确的数据，但移植物腔内血栓的形成是移植物可用性的主要限制因素。

6.5 剔骨皮瓣

根据定义，剔骨皮瓣是轴向模式的皮瓣，可以作为复合组织进行移植。它们可以作为带蒂皮瓣或游离皮瓣使用，只要这些缺陷附近有可用的组织，对重要缺损部位进行修复是极其有益的。剔骨皮瓣的使用可以扩展到重建肿瘤切除引起的主要缺陷或治疗复发性压疮。

下肢的剔骨皮瓣已被用于挽救下肢截肢患者的截肢残端。患肢保留的长度在下肢截肢术中是至关重要的，因为患者的术后情况和生活质量与截肢平面有显著的相关性。截肢平面对患者的康复有显著影响，公认膝下截肢（BKA）在功能和美学上优于膝上截肢（AKA）。在功能上，可以使患者更好的恢复后期行走能力的因素有：单侧截肢、远端截肢和年龄较小。比较使用假体行走时的代谢需求也表明，经胫骨截肢者的能量消耗最低，经股骨截肢者的能量消耗最高。因此，在可能的情况下，BKA 仍然是截肢的最佳选择。这需要一个功能良好的膝关节，足够的胫骨长度和足

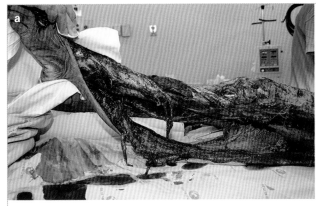
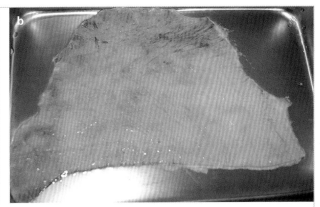
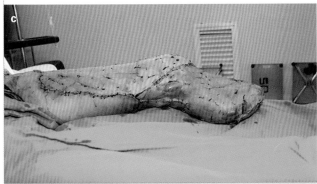

图 6.1　a. 男性，51 岁，下肢严重损伤，无保肢可能。b. 在膝下截肢的情况下，无足够的皮肤包裹。因此，取截肢部位的正常皮肤，作为皮肤移植物。c. 膝下截肢后，移植皮肤包裹缺损部位

够的软组织覆盖，以提供一个软组织充盈，有力，并且感觉理想的残肢，能够承受强度较高的行走活动。如果无法提供足够的软组织，那么通过经膝关节截肢、AKA 或游离组织移植进一步缩短胫组织长度，成为唯一剩下的选择。

6.5.1　带蒂的剔骨皮瓣

剔骨的足底皮瓣可以很容易通过胫后神经血管蒂形成，并提供足够大小的皮瓣、足量的软组织、适宜的稳定性和强度，以承受与行走相关的剪切力。应用保留部分组织的手术可以提供一期重建，并且这种手术的皮瓣的游离相对更加容易，同时，已经接受大手术的患者没有进一步的供体部位损伤。采用两组医生同时进行，通过在边桌上进行截肢后肢体的皮瓣采集，可以进一步缩短手术时间。

而该皮瓣作为带蒂皮瓣，可以有效地保持胫神经的连续性。但是这将带来炎症组织残留、血管蒂冗余、插入皮瓣时出现皮瓣扭转等风险。感觉的恢复有助于早期负重，在步态训练中提供更

好的本体感觉反馈，并减少与假肢相关的并发症，如溃疡、神经瘤和疼痛。

这些皮瓣的稳定性是非常可靠的，技术难点在于：在大腿远端或在皮瓣下放置多余的神经血管束。

成功案例

一名 64 岁男性，右手患有复发性横纹肌肉瘤。肿瘤同时延伸到第二和第三掌骨头（图 6.2 a）。在腕掌关节水平进行根治性切除术，包括皮肤、切缘均为阴性。采用桡侧神经血管束的带蒂剔骨皮瓣，包括皮肤和第二列近指间关节，将其转移到第三列掌骨处（图 6.2 b、c）。用钢板和螺钉进行骨固定（图 6.2 d、e）。重建手术后，患者的掌指关节活动度在 6 个月后达到了 80°（图 6.2 f、g）。

6.5.2　游离的剔骨皮瓣

适应证与禁忌证

切除部分和受体部位必须均为可接受游离剔骨皮瓣的条件。下肢与上肢的剔骨皮瓣也有可能适合儿童。儿童的神经具有更好的再生能力，这

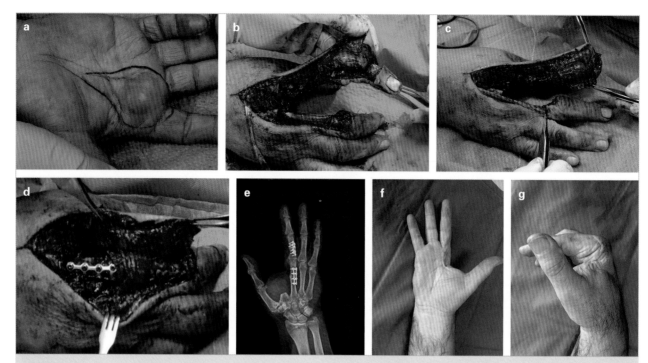

图6.2 a. 一名手部恶性肿瘤的患者，病变累及第二和第三掌骨，并有双指截肢的风险。b. 在广泛切除受累骨后，保存两根手指的远端结构。c~e. 第二手指的指骨被转置以重建第三手指的缺损部分。f、g. 重建后手指功能恢复情况

种能力可能对截肢平面的残肢功能恢复有所帮助。一些多指断指的患者也值得考虑运用游离的剔骨皮瓣。在上肢创伤中，单指损失对于功能的影响较小。有多指损失的患者多伴有明显的残疾。一只残缺的手，如果能够抢救性再植一到两根手指，就能保留住手的部分功能。在进行多指截肢时，也应考虑进行保留部分组织的手术。如果截肢是通过中指食指的掌指关节和食指的更近端，将食指再置入中指部分，保留关节，可能会增加患肢的整体功能。

使用剔骨皮瓣的绝对禁忌证是患者生命体征不稳定，无法耐受长时间手术的情况。如果患者有威胁生命体征的疾病，或多发内科情况，导致其无法耐受长时间的手术，那么不适用剔骨皮瓣的移植手术。除此之外，肿瘤侵袭到剔骨皮瓣也是移植手术的绝对禁忌证。如果患者不肯配合治疗，也属于显微手术的禁忌证之一。对于急性创伤威胁生命的患者，患肢将会被冷藏，并且医生需要在24 h内重新进行显微外科手术的评估。如果患者病情趋于稳定，可以接受手术，医生可以考虑延期再植。

游离剔骨皮瓣移植手术的禁忌证包括：
- 危及生命的损伤。
- 肿瘤侵袭到皮瓣。
- 全身性疾病（如小血管疾病）。
- 较高的麻醉风险。
- 精神不稳定的患者。
- 被截肢的部位存在多重节段损伤。
- 组织的严重毁损或撕脱。
- 极端污染的伤口。
- 截肢部分存在既往手术或创伤。
- 热缺血时间过长。
- 丝带标志和红线标志。
- 肢体坏死。

手术技术

手术应该以一种有计划和精细的方式进行。当游离剔骨皮瓣移植可行时，将切除的部分带到手术室，仔细识别神经血管结构。这甚至可以在患者仍在急诊室接受评估和治疗时进行。

如果有两个手术团队（至少在手术中可以短时间同时工作），那么断肢部分和患者可以分别同时进行手术。如果患者因种种原因无法尽快进入手术室，那医生需要将断肢部分先送进手术室。使用放大镜，仔细对断肢的结构进行检查。在进行游离剔骨皮瓣时，首先用高倍显微镜检查血管

与神经。在操作显微镜下，检查皮瓣的适用性、评估组织缺损程度、确定截肢平面。神经和血管需要仔细评估撕脱程度，丝带征和红线征均提示该处组织不适合进行吻合。这些体征多沿着动脉血管的纹理走行，多提示存在撕脱伤。

剔骨皮瓣多来源于穿支皮瓣，取皮瓣的过程与清创术类似。由于没有动脉搏动，为了避免血管损伤，寻找合适的穿支血管较为困难。因此，在一个剔骨皮瓣中捕获尽可能多的穿支点，有利于提供足够的血管分布。动脉和神经应用 7-0 聚丙烯缝线或微夹进行识别和标记。

一旦患者处于麻醉状态下，我们将探查近端的损伤水平。游离剔骨皮瓣的手术通常在全身麻醉下进行。插入导尿管，使用暖毯和加热手术室确保患者适当体温。所有的压力点都应被充分地垫好，以避免压力损伤；其中包括枕骨，以避免头皮脱发。

动脉的清理范围应到损伤区域以外。医生需要探索动脉管腔，以确保没有可引起血栓形成的内膜皮瓣。在止血带充气前，必要时应检查并切断动脉。用浓度为 100 U/mL 的稀释肝素溶液冲洗输液器。

如果在充分清创后，无法进行一期修复，此时应选用静脉进行移植。理论上，由于有两个微血管进行吻合，使用静脉移植时血栓形成的可能性大大增加。然而，临床研究否认了血栓形成发生率的增加的理论。当使用静脉移植时，静脉直径差异可以通过多种技术来处理，如鱼口切口、袖套吻合、端侧吻合或缩径静脉移植等。

静脉的修复是剔骨皮瓣最关键的步骤之一。在一个完全截肢的过程中，静脉的修复是至关重要的。静脉通常在动脉修复后进行修复。根据需要，使用移植静脉来连接静脉丢失的节段。在动脉夹松开前，至少应修复一条静脉。如果在被截肢部分的初始探查中不能确定任何一条静脉，松开动脉夹，使背侧静脉充满血液时，即可见到静脉，但由此产生的出血可能会掩盖清晰的术野。

几位作者已经提到了通过神经支配的游离皮瓣的移植对四肢的感觉恢复的帮助。重新植的手指的敏感性是影响最终功能结果的一个重要因素。灵敏度甚至比运动范围更重要。如果保持神经连续性，可以获得更好的结果。如果存在供体和受体神经，应考虑再神经支配的可行性。神经的初级修复可以在大多数清洁锐性损伤中进行。

神经移植物或神经鞘管可用于治疗小的神经缺陷。神经鞘管可以使用多种材料建造，比如静脉血管、胶原蛋白、硅胶、Gore-Tex、聚酯和聚甘列利酯。导管最好仅限于长度 < 2 cm 的缺陷。有些导管硬度较强，如果放置在关节上，可能会阻碍运动，或有将覆盖的皮肤侵蚀的风险。神经鞘管最常用于感觉神经缺损，对于运动神经的缺损，大家多用神经移植来挽救。神经移植物可以从各种供体部位获取。在上肢，这些神经包括骨间后神经或前臂正中皮神经。腓肠神经是下肢标准供体移植物。腓肠神经束结构与指神经拓扑结构很匹配。

成功案例

一名 51 岁男性患者，双腿严重挤压伤。右腿因腘动脉断裂而严重缺血，胫骨和腓骨多处骨折（图 6.3 a）。右腿进行 AKA。切取右侧胫后血管体区支配的剔骨皮瓣（图 6.3 b、c）。对供体胫后动脉和左胫后动脉进行端 – 侧吻合。伴随静脉与胫后静脉吻合。进行皮瓣置入，从截肢部位获取皮肤，并覆盖残端缺损（图 6.3 d、e）。

6.6　术后护理

对于再植和血管重建的药物管理，专家们仍然是存有争议。血小板聚集是动脉血栓形成最常见的潜在原因。而静脉血栓形成通常是由纤维蛋白凝血引起的。血栓形成的风险在术后前两天最高，80% 的血栓形成在此期间出现。各种药物管理方案已被使用。医生对于显微手术后抗凝治疗尚无共识。最常用的药物是肝素、低分子量右旋糖酐和阿司匹林，但几乎没有证据表明这些方案的有效性。一项对显微外科医生的调查显示，90% 的医生会在游离皮瓣和微血管手术后使用抗凝治疗。

6.7　并发症

再植和血运重建术后，最重要的并发症是血管吻合失败。术后密切观察患者是否有血栓形成迹象以及及时、有效地进行紧急探查是一个成功的再探查术的第一步。在病房里，应去掉伤口敷料，如果皮肤缝线似乎阻碍了静脉血流，也应进行拆线处理。在对患者进行肝素注射的同时，应联系手术室进行手术前的准备工作。打开吻合口，

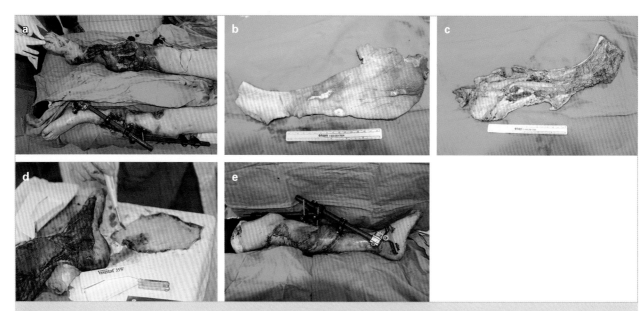

图6.3 a.双侧胫腓骨开放性骨折。b.评估右腿无法保肢；因此，在截肢前从右腿取下皮瓣。c.用于左小腿的重建的皮瓣组织。d.将脂肪移除后，部分皮肤用于植皮。e.小腿重建术后的即刻大体像

彻底清除凝块。可考虑使用引流管，但引流管会造成严重的内膜损伤。如果存在白色血栓或内膜损伤，应用静脉移植物进行桥接手术。考虑使用血管内组织纤溶酶原激活剂；然而，临床数据和实验结果表明其有效性非常的有限。在成功建立血液灌注后，应强烈考虑使用阿司匹林或肝素的预防性治疗。

参考文献

[1] Peng YP, Lahiri A. Spare-part surgery. Semin Plast Surg. 2013; 27(4):190–197.

[2] Ver Halen JP, Yu P, Skoracki RJ, Chang DW. Reconstruction of massive oncologic defects using free fillet flaps. Plast Reconstr Surg. 2010; 125(3):913–922.

[3] Büchler U. Traumatic soft-tissue defects of the extremities. Implications and treatment guidelines. Arch Orthop Trauma Surg. 1990; 109(6):321–329.

[4] Greaney PJ, Jr, Cordisco M, Rodriguez D, Newberger J, Legatt AD, Garfein ES. Use of an extracorporeal membrane oxygenation circuit as a bridge to salvage a major upper-extremity replant in a critically ill patient. J Reconstr Microsurg. 2010; 26(8):517–522.

[5] Brady MS, Brown K, Patel A, Fisher C, Marx W. Isolated limb infusion with melphalan and dactinomycin for regional melanoma and soft-tissue sarcoma of the extremity: final report of a phase II clinical trial. Melanoma Res. 2009; 19(2):106–111.

[6] Quiñones-Baldrich WJ, Colburn MD, Gelabert HA, Barcliff LT, Moore WS. Isolated limb thrombolysis with extracorporeal pump and urokinase. J Surg Res. 1994; 57(3):344–351.

[7] Kueckelhaus M, Dermietzel A, Alhefzi M, et al. acellular hypothermic extracorporeal perfusion extends allowable ischemia time in a porcine whole limb replantation model. Plast Reconstr Surg. 2017; 139(4):922e–932e.

[8] Berggren A, Weiland AJ, Dorfman H. The effect of prolonged ischemia time on osteocyte and osteoblast survival in composite bone grafts revascularized by microvascular anastomoses. Plast Reconstr Surg. 1982; 69(2):290–298.

[9] Küntscher MV, Erdmann D, Homann HH, Steinau HU, Levin SL, Germann G. The concept of fillet flaps: classification, indications,

[10] and analysis of their clinical value. Plast Reconstr Surg. 2001; 108(4):885–896.

[10] Niazi ZB, Salzberg CA. Operative repair of pressure ulcers. Clin Geriatr Med. 1997; 13(3):587–597.

[11] Foster RJ, Barry RJ, Holloway A, Burney DW, III. A 50-cm fillet flap for preservation of maximal lower extremity residual limb length. Clin Orthop Relat Res. 1983(178):216–219.

[12] Frieden RA. Amputation after tibial fracture: preservation of length by use of a neurovascular island (fillet) flap of the foot. J Bone Joint Surg Am. 1989; 71(7):1109–1110.

[13] Katsaros J, Proudman TW. The very long posterior tibial artery island flap. Br J Plast Surg. 1991; 44(8):599–601.

[14] Holden D, Shayan R, Edwards E, Bruscino-Raiola F. Elective spare parts free flap-calcaneal fillet of foot flap. Eur J Trauma Emerg Surg. 2013; 39(4):415–419.

[15] Erdmann D, Sundin BM, Yasui K, Wong MS, Levin LS. Microsurgical free flap transfer to amputation sites: indications and results. Ann Plast Surg. 2002; 48(2):167–172.

[16] Chung KC, Saddawi-Konefka D, Haase SC, Kaul G. A cost-utility analysis of amputation versus salvage for Gustilo type IIIB and IIIC open tibial fractures. Plast Reconstr Surg. 2009; 124(6):1965–1973.

[17] Göktepe AS, Cakir B, Yilmaz B, Yazicioglu K. Energy expenditure of walking with prostheses: comparison of three amputation levels. Prosthet Orthot Int. 2010; 34(1):31–36.

[18] Tancharoen C, Ek E, Ramakrishnan A.. Spare parts surgery: salvage of a below knee amputation stump. Modern Plastic Surgery. 2012; 2:28–30.

[19] Waikakul S, Sakkarnkosol S, Vanadurongwan V, Un-nanuntana A. Results of 1018 digital replantations in 552 patients. Injury. 2000; 31(1):33–40.

[20] Suri MP, Ahmad QG, Yadav PS. Managing venous discrepancy: simple method. J Reconstr Microsurg. 2009; 25(8):497–499.

[21] Goldberg JA, Trabulsy P, Lineaweaver WC, Buncke HJ. Sensory reinnervation of muscle free flaps for foot reconstruction. J Reconstr Microsurg. 1994; 10(1): 7–9.

[22] Potparić Z, Rajacić N. Long-term results of weight-bearing foot reconstruction with non-innervated and reinnervated free flaps. Br J Plast Surg. 1997; 50(3): 176–181.

[23] Yamauchi T, Yajima H, Kizaki K, Kobata Y, Fukui A, Tamai S. Sensory reconstruction in sensate radial forearm flap transfer. J Reconstr Microsurg. 2000; 16(8):593–595.

[24] Arnez ZM, Valdatta L, Sassoon E, Planinsek F, Ahcan U. Salvage of a below knee amputation stump with a free sensate total sole flap preserving continuity of the posterior tibial nerve. Br J Plast Surg. 1998; 51(6):470–472.

[25] Houschyar KS, Momeni A, Pyles MN, et al. The role of current techniques and concepts in peripheral nerve repair. Plast Surg Int. 2016; 2016:4175293.

[26] Askari M, Fisher C, Weniger FG, Bidic S, Lee WP. Anticoagulation therapy in microsurgery: a review. J Hand Surg Am. 2006; 31(5):836–846.

第 7 章 利用皮瓣和血管体区理念优化功能性小腿和足截肢

Christopher Attinger

摘要

在考虑小腿或足的保肢或截肢时，关键因素是最大化适合患者年龄和活动水平的功能。在任何情况下，首先，确保足够的血液供应，从而有利愈合和消除任何残余感染。然后需要连续的根治性清创，去除任何生物膜，同时保留血管网之间的任何联系。保留所有可用的有活性组织，应该是初次清创的常规操作，特别是在足部，因为这可能是以后伤口愈合时健康软组织的来源。一旦这些条件得到满足，截肢水平确定，实际操作中必要时允许经足趾，跖骨，跖趾关节（Lisfranc），跗中关节（Chopart），踝关节（Syme），或膝下截肢。

关键词：足趾截肢，经跖骨截肢，跖趾关节截肢，跗中关节截肢，踝关节截肢，膝下截肢，改良 Ertl 截肢

7.1 引言

当保肢治疗时，评估重建肢体可能实现的功能类型是至关重要的。医生必须准确地确定患者想要的活动以及最终身体上能够做的活动。这就决定了什么最符合这些目标：计划重建肢体还是截肢。仅仅为了抢救肢体而抢救肢体不再是一个可接受的目标。无论是重建肢体还是截肢肢体，都要抢救符合患者现实目标的功能性肢体。患者越年轻，对假肢的需求就越大。因此，重建的肢体可能不能满足患者的期望，而选择截肢可能更合适。然而，患者年龄越大，对假肢的要求就越少，只要能完成日常生活及活动，生活独立即可。

这里的目的不是讨论足和小腿的基本截肢技术。相反，本讨论将从整形外科的角度使用皮瓣和肌肉固定术来优化功能。因为整形外科医生已经掌握了塑造软组织的艺术，并且对处理骨头和肌腱都很熟练，所以他们完全有资格实现最有功能的截肢手术。因此，计划是否保肢或进行足或小腿截肢，回顾每次截肢时需要考虑的关键因素，

以优化这些功能结果是至关重要的。

7.1.1 术前准备

由于可用的软组织或骨骼不足以重建功能肢体，血运障碍，或存在毁灭性的感染，需要决定是否进行截肢。为了评估腿部是否有可能进行重建，我们必须完成 3 件事：确保足够的血运利于愈合，消除任何残留感染，并在头脑中有一个功能结果。

当患者是糖尿病患者或接受过放射治疗的患者时，通常很难在临床上评估血流。必须始终记住血管体区的概念，以确保有问题的区域灌注良好。糖尿病和肾衰竭患者的踝肱指数不可靠，因为他们的血管钙化。多普勒信号可能会误导人，但多普勒波形更可靠。最值得信赖的是对足部进行放大的血管造影。这可以让外科医生看到每个动脉的血流速度。可以用很少的造影剂完成（< 10 mL），特别是在肾功能有危险的患者。这可以展示 3 个来源动脉对足部的血供，以及动脉和动脉之间的相互联系。原有方案的截肢可能会导致一些动脉连接的切断，而这将破坏足部的侧支循环导致不好的结果，所以修改计划是有必要的。

为了确保受损肢体得到最好的血管供应，有一个良好的血管外科团队是至关重要的。他们必须擅长血管成形术，搭桥手术和静脉手术。与相应的血管介入医生一起回顾血管造影是很重要的，这样手术医生才能准确地了解为了手术成功需要什么样的血流。如果具备显微手术技术进行重建，就更好了。与搭桥相比，血管成形术的半衰期往往更短，这必须在所需重建的时间内充分考虑。搭桥手术到下肢足部的最佳流量［通过总二氧化碳（TCO_2）测量］为 5~8 天，而血管成形术为 30 天。任何与大动脉的显微外科吻合都应始终采用端侧吻合的方式，以免牺牲远端血流，因为远端血流可能已经受到损害。例外情况是，当受体部位是一个小的血管口径时，最好采用超显微手术

43

端到端吻合。在进行微血管手术时，还必须评估静脉流量，以确保从皮瓣返回的静脉通过阻力最小的静脉系统（浅静脉或深静脉）。

处理感染可能很困难，因为准确的诊断将受到标本收集方式、实验室处理方式、生物膜的存在以及对聚合酶链反应（PCR）数据的评估的影响。此外，还必须考虑宿主因素，内科情况越严重的患者，更容易残留感染。

清创术的质量常常不同。我们建议在伤口喷涂蓝色染料后，将所有暴露的组织去除。只有切除至对正常的红、黄、白组织，才能确定表面的细菌已全部清除。越厚的切除，越有可能去除任何潜在的生物膜，可深至表面下 4 mm。在伤口边缘切除任何硬化组织也有助于去除所有潜在的炎症组织。清创前后的组织培养（vs. 培养拭子）对评估清创质量至关重要。一旦清创结果出来，外科医生就可以决定是否缝合伤口。与此同时，需要传染病部门进行详细的动态评估，确保最初的广谱抗生素和随后的特异性抗生素是适当的，以最大限度地减少任何抗生素的潜在毒性。如果感染骨已被切除，请注意，根据美国传染病学会（IDSA）和国际传染病学会（ISID）的指导方针，只需要抗生素治疗 1 周。

在完成术前准备后，最后必须决定哪种类型的重建最好。请记住，如果糖尿病足溃疡愈合，2 年后溃疡复发的概率可高达 80%。因此，最终的结果必须是一个功能性足，这也将复发的风险降到最低。如果外科医生认为被抢救的肢体的功能不能满足患者的功能和期望，那么就必须考虑截肢。这可以是足部截肢或膝关节以下截肢（BKA）。不仅应该同患者，也应和他整个家庭或他的其他护理人员充分讨论可能的手术和选择。行截肢的医生与患者的讨论可能是非常有帮助的，因为患者更有可能了解截肢的含义。同样重要的是，修复师和矫形师要告诉患者更短的足部截肢相对于 BKA 的后果。所有这些因素将辅助患者和他们的家人做出最明智的选择。

7.1.2　足趾截肢

跖趾关节远端截趾术（MTP）远端头部应该做垂直或水平翻盖皮瓣。关键是设计的时候要保留直接流向皮肤的血液，而缝合不会导致足趾头变成球状。闭合后的直径应与较近端的完整足趾

的直径相同。应尽量保持近节指骨的一部分完整，以防止相邻足趾的内侧或外侧偏移。当只切除远端足趾时，必须去除甲床的生发基质，以避免新指甲在闭合线的部位异常生长。

在进行踇趾截肢时，首先要确定踇僵直是否存在。如果是，最好在 MTP 关节切除踇趾，而不是保留部分近节指骨。踇僵直患者在部分踇截肢时，远端复发性溃疡的发生率为 3~4 倍。否则，保留尽可能多的踇趾就会很好。

如果跖骨头暴露，而相邻的足趾完好无损，可以考虑用现有或相邻的足趾剔骨皮瓣来覆盖缺损，而不是将跖骨头剪短以闭合缺损。剔骨的足趾是不需要做皮瓣的。削尖脚趾的关键是在不破坏现有血液供应的情况下切除骨头。切口可以是内侧的，也可以是外侧的，沿着一条线将足趾的上 1/3 和下 1/3 分开（图 7.1 a）。然后在远节指骨周围切开，靠近生发基质，暴露指间（IP；踇趾）或远端 IP（DIP）关节（足趾；图 7.1 b）。使用巾钳抓取远端趾骨，可使其从近端向远端翻转 180°，同时剥离软组织（图 7.1 c、d）。近节指骨也做同样的处理（图 7.1 e、f）。将剪刀置于屈肌腱鞘内（图 7.1 g），以切断 IP 关节下的掌板，并一分为二。小心地取出每一块半掌板，以避免损伤仅通过其外侧和下方的足底趾血管。然后去除屈肌腱（图 7.1 h）。去骨的趾可以翻转（图 7.1 i、j）。剔骨的趾头对于保存近端趾骨（图 7.1 k）或修复经跖骨截肢时可能出现的大的前足缺损非常有用（运动能力评估测验；图 7.2）。

7.1.3　经跖骨截肢术（TMA）

在计划 TMA 前，外科医生必须确定背侧和足底皮肤是否有动脉流入。必须知道血流的方向和来源动脉。足背和足底之间任何重要的动脉连接都发生在 Lisfranc 关节的远端。其中最主要的是足背动脉，它位于第一和第二跖骨近端之间并与足底外侧动脉相连。如果足背动脉和足底外侧动脉都有良好的独立流入，就可以不受约束地设计足背和足底皮瓣，因为每个皮瓣都有直接的内部血流。然而，如果只有两条动脉中的一条为整个足部供血，则必须保持足背动脉和足底外侧动脉之间的动脉弓完整。当需要近端 TMA 或 Lisfranc 截肢时，尤其需要注意这一点。在这种情况下，为了避免损伤这个弓，在不探查暴露第一跖骨和第

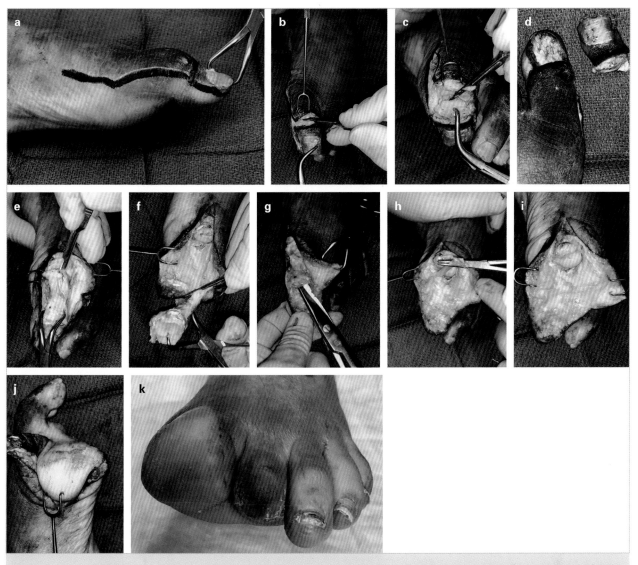

图 7.1 踇趾剥骨皮瓣。a. 沿着足趾内侧无毛连接处画一条线，向外侧延伸，然后将这条线的两侧在背侧与甲床生发基质近侧相连。b. 切开无毛连接处，然后在生发基质近侧的背侧线暴露趾间关节。c. 用巾钳钳住远端指骨，可向术者翻转 180°，同时从近端到远端将骨从下面的软组织中解放出来。d. 远端指骨已从踇趾移除，而远端足底组织完好无损。e. 同样，近节指骨已从覆盖的组织中解脱出来，进入跖趾关节。f. 现在用巾钳抓住近节指骨，再次将其向外科医生翻转 180°，使骨能从下面的软组织中解脱出来，损伤最小。g. 用剪刀识别掌侧板，进入屈肌腱鞘，沿其中心切开，在小心保持在足底掌板表面完整的同时切开两半，以避免损伤指总动脉。h. 抓住踇长屈肌腱并切除。将剥骨后踇趾皮瓣展开（i）并向后旋转以覆盖保留下来的踇跖骨头（j）。k. 采用水平翻盖皮瓣闭合远端踇趾剥骨皮瓣伴第二趾截肢的临床结果

二跖骨近端软组织的情况下，从内侧切除第一跖骨以避免损伤它。第二至第五跖骨从外侧切除，同样没有探查背侧和足底之间的循环。

最初对即将进行截肢的足部进行清创时，应保留任何可存活的软组织（图 7.2 a~d）。这意味着只切除坏死的部分，保留其他部分，这样就可以为后续重建手术提供可能选择，以保持长度。保留的脚趾甚至部分脚趾对于前足截肢的闭合均非常有价值（图 7.2，图 7.3）。在皮肤闭合时，切除跖

骨以重建正常的跖骨头弓（图 7.2 e、f）。剩余的足趾被剥骨使用覆盖骨暴露，提供足够的软组织覆盖（图 7.2 g~j）。这使得足部更长，从而足底表面积在步态周期中承受的压强更低（图 7.2 k、l）。

在二期 TMA 手术中，在初始清创后，将所有暴露的组织涂上蓝色染料，并再次清创至清洁健康组织（图 7.3 a、b）。然后将跖骨截骨成拱形，第二跖骨最长（图 7.2 e、f）。截骨面通常垂直于骨干轴线，然而一些观点认为斜形截骨，将跖侧

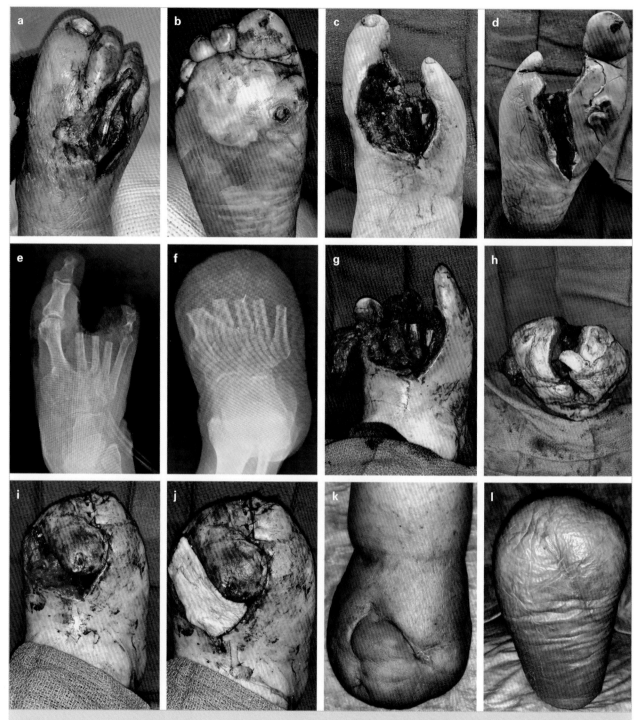

图7.2 经跖骨截骨术伴足趾腓骨覆盖。坏死性筋膜炎累及右背侧（a）和足底中前足（b）。在初始的非活组织清创过程中，大部分跗趾和第五趾在背侧（c）和足底（d）表面没有受累。它们被保存下来以备最终的重建。e. 右脚软组织和骨清创后的X线片。f. 拟行经跖骨截技术（TMA）。正常的跖骨头部抛物线是通过切断近端跖骨，保持第二趾的最长。g. 跗趾和（h）第五趾都被剔骨，因此它们可以作为软组织皮瓣来帮助闭合TMA，同时保持长度。i. 将脚趾剔骨皮瓣向背侧旋转以关闭TMA缺损。j. 在足背内侧剩余的开放部位放置皮肤移植物。3个月后愈合的TMA的背侧（k）和足底位（l）

保留的稍短更好。第一跖骨和第五跖骨远端也轻微分别向近端和远端斜形截骨，因此断端内侧和外侧将不那么突出。然后用巾钳夹住近端切断的

跖骨头，翻转180°，将其从下方软组织中小心地游离出来，同时不破坏血液供应，将跖骨头取出（图7.3c）。一般情况下，掌板从中间切开并小心

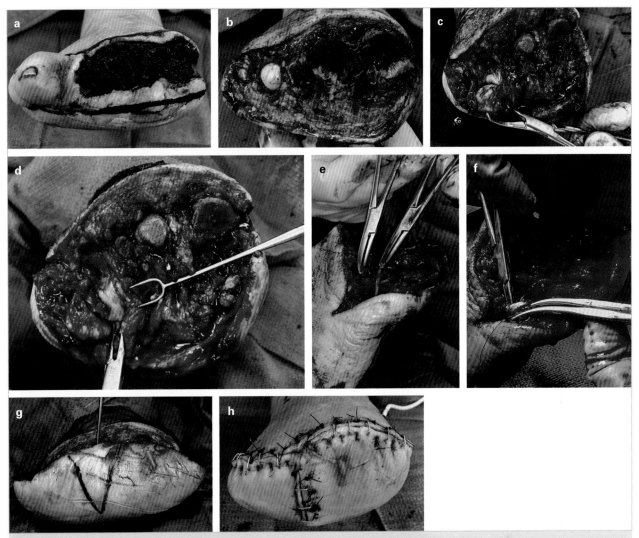

图 7.3 常规经跖骨截肢（TMA）。a. 右脚清创开放区域涂亚甲基蓝，确保 TMA 完成前二次清创充分，并已标记计划切口线。b. 第四和第五趾已脱落。c. 用毛巾夹夹住第五跖骨头，向外垂直翻转 180°，将其游离，使其能从足底软组织上剥离，而不破坏任何底层血液供应。注意足部的其余部分已经进行了切除性清创。d. 用剪刀进入屈肌腱鞘显露跖趾关节掌板。然后沿着其中心切开，并小心地将两半切除，以保持在足底侧，避免损伤趾动脉。注意，跖骨被切割成抛物线，第二跖骨是最长的。e. 为恢复因趾伸肌腱被切断而丧失的足背屈，计划进行第五趾屈伸肌腱的融合术。f. 在温和的牵引下，缝合在一起，以完成肌腱固定术，踝关节保持在 90°或中立位置。g. 足底皮瓣通常比背侧皮瓣有更长的弧度。这种不平衡会导致猫耳在残端内侧和外侧突出。这可以通过从足底平面的中心做一个大的楔形来平衡弧度来避免。h. 这样就有可能实现简单、顺利的闭合

移除，以免损伤足底跖骨血管（图 7.3 d）。从踇趾底部取下籽骨。一旦伤口被彻底清创并准备好闭合，就要用所选的冲洗液进行灌洗，并更换手术工具以减少污染。

由于在清创手术中不可避免的将脚趾的深浅伸肌被切断，足部将丧失大量的背屈能力。由于足屈肌的力量过大，将导致足慢慢进入马蹄内翻的位置，并最终破坏第五跖骨下方的跖底皮肤。这可以通过将第四和第五趾的屈肌腱和伸肌腱移位，固定足在中立位来避免，以部分恢复失去的

伸肌肌力（图 7.3 e、f）。另外，经皮跟腱延长术会削弱足跖屈力。最后，足底皮瓣的直径通常会比背侧皮瓣的直径大，所以当闭合时，两边都有"猫耳朵"。可以楔形修剪足底皮瓣的中心，使两侧周长相等，以避免这种情况（图 7.3 g、h）。如果可能，尽量避免深层缝合，因为它们可能加剧感染。

术后，用舒适的后侧夹板保持踝关节中立。至少在术后 3 周内避免负重。皮钉保留 1 周，缝线保留 4 周。只有这样，患者才会适应矫形鞋和

正常的鞋底摩擦。然而，从手术日期起，足部将在凸轮行走器中持续行走6周，以保护皮肤闭合和跟腱（如果经皮延长）免受过度应力和断裂。

7.1.4 Lisfranc 截肢术

如果感染或组织坏死更近端，需要进行Lisfranc 截肢，同样，必须评估血流情况，以确保背侧和足底组织都有独立供应。如果情况并非如此，而且任何一侧都取决于动脉弓是否开放，那么在任何剥离过程中都不要损伤动脉弓就更重要了。重申一下，必须在不破坏足弓的情况下从内侧切除第一跖骨，然后从外侧切除第二至第五跖骨，同时还要避免损伤动脉弓周围软组织。

在决定修剪哪一侧皮瓣（背侧或足底）以获得足够的闭合时，应该始终保留血运良好一侧的组织，并修剪另一侧的组织。如果直接闭合，背侧皮瓣和足底皮瓣的周长可能不同，并在两侧形成猫耳朵。这可以通过常规的方式去除或从足底皮瓣中央进行楔形修剪来避免，使两侧的周长相等。

就像足部手术中通常操作一样，在初次清创时，应保留所有可用的可存活组织，为外科医生提供最健康的软组织，以便日后进行缝合（图7.4）。保留尽可能长的背侧和足底皮瓣，经Lisfranc 关节分离跖骨。从近向远游离跖骨，从而减少对底层组织的损伤。第二跖骨近端可在楔骨水平切除以保持稳定。如果要保留血管弓就必须非常小心地进行截骨。当皮瓣闭合时，一定要切除血运差的组织，而选择血运较好的组织。显然，无毛的足底组织更能抵抗反复磨损，如果可行的话，应该尽可能多地保留，用来覆盖 Lisfranc

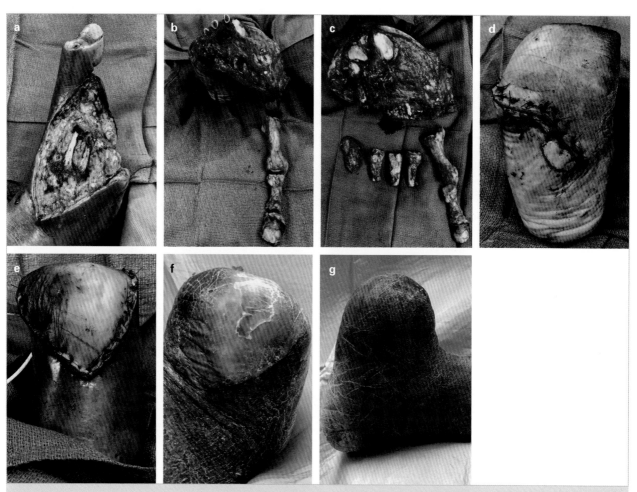

图7.4 Lisfranc 截肢。a. 跛趾未受累的外侧前足坏死性筋膜炎。b. 跛趾被剔骨。c. 所有跖骨在 Lisfranc 关节处断开。足底（d）和足部（e）外观，跛趾剔骨皮瓣侧向旋转以闭合缺损。f. 术后3个月，切除跟腱远端2 cm。g. 截肢残端内侧视图显示预防了马蹄内翻畸形

关节。

Lisfranc 截肢后的跟腱是一个难点。因为没有拮抗，将会导致马蹄内翻畸形，最终导致骰骨远端的皮肤破裂。由于两个原因，直接切除远端跟腱止点上方 1~2 cm 的跟腱是一种解决方案（图 7.5）。第一是可以完全防止马蹄内翻畸形的发生。第二是防止跟腱自身愈合并引起迟发性马蹄内翻畸形。对于非感染的患者，也可以考虑将胫前肌腱保留，并分离一束，使用锚钉将其固定在骰骨外侧。这将充分加强足背屈曲，可能有助于平衡来自跟腱过度的跖屈力。

7.1.5　Chopart 截肢术

Chopart 截肢术对于那些想要继续日常生活的患者来说是一个非常有用的选择。对于运动患者来说，它的功能不太好。它需要佩戴踝足矫形器（AFO）。由于整个足底表面的剩余面积很小，很容易形成一个压力点。因此，它只对于那些运动不太多的患者存在价值。

正如任何有计划的足部截肢的情况一样，必须重新评估血流量，以确保背侧和足底的血流量。

当考虑近端截肢时，可能很难保持完整的动脉弓。背侧和足底皮瓣是通过沿着两侧皮肤界限做切口来创建的。两个皮瓣都是直接在骨头表面游离。首先要做背侧剥离，因为皮肤薄比较容易；然后用巾钳夹持骨头后，逐渐向远端分离，并将骨头翻转 180° 以尽可能保持足底组织完整。假设足底皮瓣有良好的血运，则尽可能多的保留足底皮肤，来覆盖距骨和跟骨前部。将背侧皮瓣在与足底皮瓣会合的地方修剪，形成剪裁良好的截肢残端。同样，在计划闭合时，尽可能保留血管化良好的组织（背侧或足底），牺牲血管化程度较低的组织。尽可能多的保留无毛的足底组织总是更好的，因为它将更好地在步行时承受反复的摩擦。通常，外科医生必须创造性地使用尽可能好的组织来关闭截肢（图 7.6）。跟腱造成的问题与 Lisfranc 截肢造成马蹄内翻畸形相同。最好的预防方法是在跟腱止点切除 1~2 cm 的跟腱，以避免复发（图 7.5）。

7.1.6　Syme 截肢术

这是一种极好的截肢手术，前提是有一个能适配这种截肢手术的义肢技师。这种截肢可以在

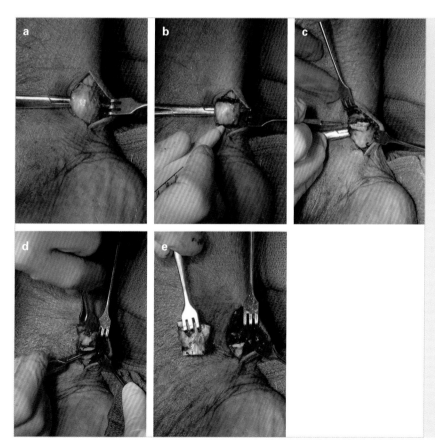

图 7.5　跟腱切除术预防马蹄内翻畸形。a. 在可触及的跟腱内侧做切口。然后用血管钳将跟腱在其插入点附近分离。b. 标出将被切除的跟腱 1.5 cm 的切面。c. 先切开上标记，因为近端肌腱将收缩头。d. 钳住远端跟腱，切下远端标记。e. 完成节段性跟腱切除

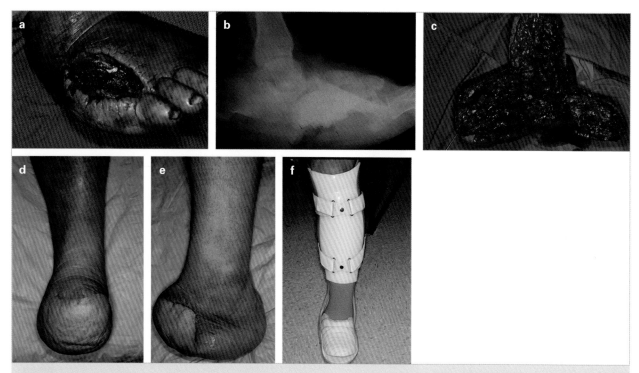

图 7.6 Chopart 截肢。a. 广泛的开放性伤口延伸至右足中部。b. X 线片显示慢性骨髓炎和夏科关节病。c. 将足部切成 3 个近端皮瓣，以简化所有感染骨的切除。只有完整的距骨和跟骨没有感染。d. 内侧皮瓣用于关闭截肢前部。e. 侧位图。舍弃了其他两个瓣。f. 行跟腱切除术。6 个月时，穿踝足矫形器可以行走

没有假肢的情况下进行短时间的冲刺，也可以让患者不戴假肢就可以去厕所。它确实需要残端的维护，并且由于残端末端和足底之间缺乏空间，将很难创建一个带关节人工踝关节。Syme 截肢需要通畅的胫后和腓动脉的跟骨分支，以确保良好的足跟血供。计划切口在踝穴前，与马镫类似。用一个大骨钳将距骨扭转，并在不破坏周围组织的情况下切断韧带。在不损害周围软组织的情况下切除跟骨是很困难的。这可以简单地先进行纵向锯开，然后做一个十字形将其切割成 4 块。用凿子将这些碎片扭转，直到每个碎片都能从周围的软组织中游离，而不会破坏血液供应。在关节线上 1~2.5 cm 处去除胫骨关节，以及外踝，形成一个平坦的表面。在胫骨前部钻孔来锚定足跟脂肪垫。将足跟皮瓣向前旋转并缝合至胫骨远端前部，使其不移位。任何"猫耳朵"只修剪皮肤部分，同时要非常小心，不要损伤皮下组织的跟骨分支（图 7.7）。

7.1.7 膝下截肢术（BKA）

BKA 的水平取决于清创或截肢后可用的活

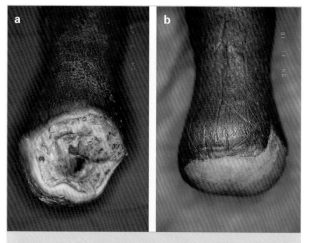

图 7.7 Syme 截肢。a. 不恰当的 Syme 截肢术仍然开放伤口，距骨残留。b. 通过切除距骨、胫骨远端关节面和外踝修复截肢残端。足底组织被重新设计，以覆盖 Syme 截肢的远端

性软组织和骨。如果小腿供血不佳，回顾血管造影有助于更好地评估哪些血管体区灌注良好。即使腘动脉或股浅动脉闭塞，侧支血流也足以使膝下手术愈合。冷热组织的分界线通常与缺血性疼痛的程度一致。选择在疼痛和温度界限以上进行

截肢被证明是非常准确的截肢水平，只有 2% 的 BKA 转换到膝上截肢（AKA）。同样重要的是，患者在术前要见一个义肢技师，这样患者就能完全了解将要发生什么。义肢技师可以给外科医生提供宝贵的反馈，以便设计出理想的残肢。如果可能的话，让患者与另一位经历过截肢的患者和即将经历的截肢者见面也是非常有帮助的。这种截肢前会诊不仅对减轻患者的恐惧很有价值，而且确保最有效的结果。

术前和围手术期的医疗管理与手术技术同样重要，糖尿病、终末期肾病（ESRD）、冠状动脉疾病、任何凝血功能障碍和慢性贫血都与手术并发症的增加有关，应积极治疗。ESRD 患者应在截肢前一天进行透析，β 受体阻滞剂应在手术当天早上服用。围手术期应及时使用抗生素，并根据需要重复给药。围手术期期血糖应控制在 200 以下。

麻醉的水平可能会根据手术计划而有所不同。首选硬膜外麻醉或局部阻滞，配合镇静，术后镇痛可持续 4~5 天。在我们最近的经验中，区域神经阻滞、靶向运动神经再支配（TMR；腓总和胫后神经）、神经切除术（在切口近端 5 cm 处切断神经，并沿原神经路径深埋远端神经残端）已经非常成功地控制了术后疼痛，减少了幻肢痛。

在感染的情况下进行截肢应分两个阶段进行，对缺血性和感染性原因的分次 BKA 已被证明显著降低再手术率。在单次手术完成时，给了淋巴系统 24~48 h 来清除残留的细菌，并限制了可能发生的交叉污染。此外，怀疑的软组织缺血或感染分界会更明显。如果感染只涉及足部，最初的开放截肢应该是踝关节离断。如果踝关节受累，则计划在感染水平以上进行离断。当腿部有淋巴水肿时，清除感染将有助于消肿。此外，物理包裹疗法对引流性残肢效果显著，消除了水肿，使组织更柔韧，便于最终截肢。在引流性截肢后至少 2~3 天进行完全截肢，并在残肢上加压包裹以减少肿胀。

Bickel 于 1943 年推广了后侧肌皮瓣（PMF）的应用。Burgess 等后来对其进行了修改，建议移除后深腔室，以减少后侧皮瓣中不必要的体积，并减轻依赖可能血流不佳的胫后和腓动脉的组织数量。有趣的是，在腘窝或三分支疾病中，腓肠肌的腓肠动脉通常是多余的，但其为后浅皮瓣提供必要的血供。在我们 294 例皮瓣中，其中 BKA 与 AKA 的比例为 4：1，BKA 与 AKA 的最终转化率为 2%。我们机构使用 PMF，其中后腔室浅层为胫骨 / 腓骨截骨端提供了血管化和持久的覆盖。腓肠肌将继续发挥膝关节屈肌的作用，并保持软组织体积，防止肌肉萎缩。PMF 的第二个好处是防止在残端留下缝线和瘢痕。最后一个好处是，保留肌肉组织与止点完整，仍然作为静脉泵，以防止小腿水肿。

手术技术

一般的膝下假体中，接受腔下面的组件与地面至少需要 20 cm 的距离。这为截肢留下了足够的长度，它可以增加杠杆中的力臂，增加软组织与接受腔的相互作用面积，并在需要时提供额外的组织用于 BKA 的修正。在咨询义肢技师后，如果远端有足够的软组织，每个 BKA 计划在离胫骨结节 15~18 cm 处进行胫骨截骨。否则，在 12 cm 处截肢（图 7.8 a）。如果无禁忌证（如近期股腘动脉旁路术），则抬高腿并使用大腿止血带。使用弹力绷带用于隔离远端引流伤口或足部，防止术野和近端清洁组织的污染。

在计划胫骨截骨部位的皮肤前方画一条线，约占腿周长的 2/3（图 7.8 b）。内侧界限在胫骨后方，外侧界限在外侧与后侧筋膜分界处。这给出了一个稍微歪斜皮瓣，其内侧比外侧更偏前。然后绘制实际皮肤切口线，使其从内侧和外侧的同一点开始，但在胫骨最前面部分向前皮肤线的远端延伸 2~4 cm（图 7.8 c）。这将确保最终的皮肤缝线与截骨部位的水平不一致。

在内侧和外侧，皮肤切口在踝关节水平前方略微前倾斜。皮肤切口经过深筋膜要非常小心地结扎或夹住隐静脉和遇到的小动脉和静脉。隐神经被识别并保留。腓浅神经位于前间室和外侧间室分开的筋膜外侧前方，应该被识别和保留。特别注意保留外侧间室的腓骨长肌和短肌远端，这将用于以后的肌肉固定术。然后在计划的骨切口水平用电刀切断前间室内肌肉。识别胫前动脉和静脉并缝合结扎。将腓深神经游离并尽可能长地切断，然后在其远端 5 cm 处毁损，并尽可能深地埋入前腔室。

暴露胫骨，在之前计划的截骨水平确认截骨。将一个甲状腺拉钩置于胫骨后方，截骨垂直于胫骨纵轴（图 7.9）。腓骨截骨短约 1.5 cm，斜面从外侧向内侧略微倾斜（图 7.9）。

两种截骨术完成后，骨钩进入胫骨远端开放

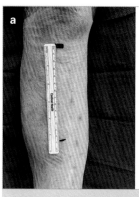
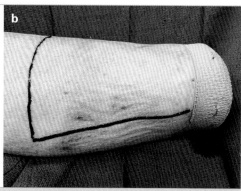
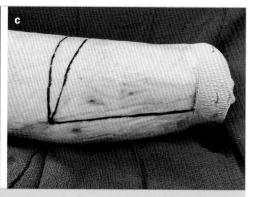

图 7.8 标准的膝下截肢设计。a. 从胫骨结节开始测量截肢的长度。它的长度应为 12~15 cm。b. 画一条水平线，表示骨切线水平。这条线的内缘停在胫骨后部的正下方。外侧边缘会一直延伸到筋膜将后面和外侧间室分开。c. 在骨切线远端 2~4 cm 处绘制实际皮肤切口线，使皮肤切口不位于截骨上

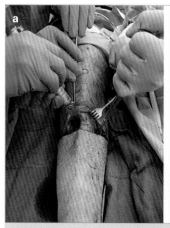
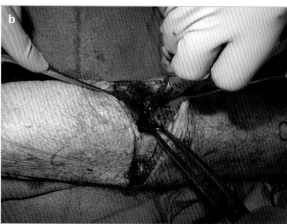
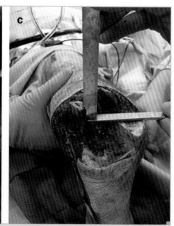

图 7.9 截骨术。牵拉近端皮肤（a），切开胫骨（b），然后切开腓骨（c），腓骨比胫骨短 1~2 cm

端向前牵引，暴露深后腔室。使用 10 号刀片分别从胫骨和腓骨远端锋利地分离外侧和深后间室肌肉（图 7.10 a、b）。然后在一定距离上截断小腿，以保证在向前折叠时足够的后皮瓣长度来关闭切断（图 7.10 c）。弃去远端腿后，沿着横肌间隔从后浅室分离后深室（图 7.10 d、e），小心地将腓动脉和胫后动脉的外侧分支结扎。胫后动脉和腓动脉在远端被扎断，胫后神经保留。然后将腓侧肌从后室浅表肌肉中分离出来一直到腓骨切口。腓骨肌肉的小血管必须结扎。

然后使用矢状锯将胫骨皮质的前半部分倾斜约 1 cm（图 7.11 a），小心保持皮质的剩余厚度至少与胫骨切口的剩余厚度相同。然后用矢状锯子在这个区域上磨光斜面。在胫骨前部钻 3 个孔，从前皮质延伸至髓管，用于比目鱼肌和腓肠肌的肌腱固定术（图 7.11 b）。在胫骨外侧钻两个孔，

用于腓骨肌肉的肌腱固定。

松开止血带，充分止血。然后进行冲洗以洗去骨渣。更换新手套和无菌单，同时使用一套干净的桌子和器械，以避免被切除的远端残端可能造成的污染。

此时，所有的神经末梢都可以被处理。隐神经在离远端 5 cm 处被压碎，并尽可能深地埋入前腔室。然后对腓浅神经和胫骨神经近端运动分支进行 TMR 处理。如果不进行 TMR，这些神经也可以在近端 5 cm 处被压碎，并沿着各自的近端神经束深埋。如果患者术后没有区域阻滞，这些区域也会被注射布比卡因。

然后将腓骨肌向内侧旋转，并在胫骨外侧水平切割，然后使用预钻孔和 2-0 单股线将其缝合到胫骨外侧皮质（图 7.12）。然后用连续水平褥式缝合将最上层的缝线穿过胫骨前肌，使胫骨前肌

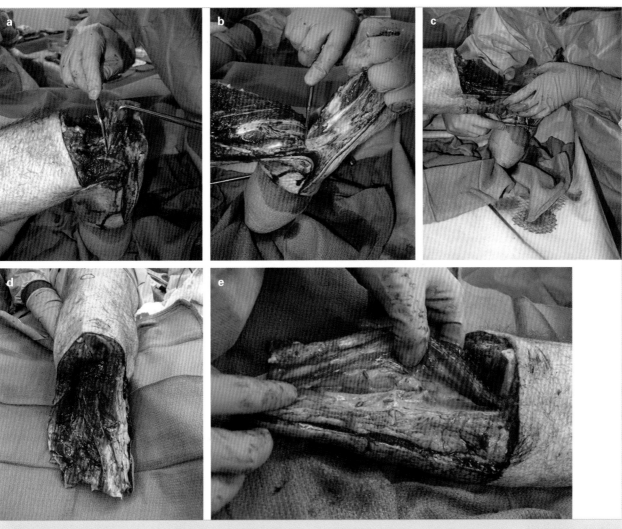

图 7.10　完成腿部截肢。a. 从胫骨和腓骨上分离后软组织。b. 直到达到设计长度，注意保留腓骨肌肉。c. 切开后瓣，以便切断远端腿，其位置应足够长，便于到达覆盖胫骨的前软组织进行闭合。d. 然后沿着横肌间隔将深后间室与浅后间室分开。e. 小心结扎所有交通分支

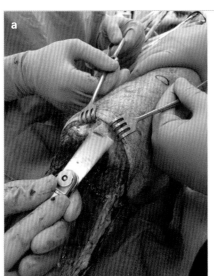
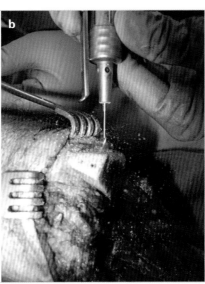

图 7.11　胫骨远端准备。a. 胫骨远端前部呈斜面，所有尖锐边缘均光滑化。必须非常小心，以确保胫骨皮层的周向厚度不受任何影响。b. 在胫骨远端皮层钻 5 个孔：3 个在内侧和前表面，2 个在外侧

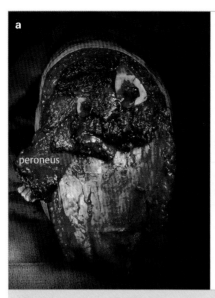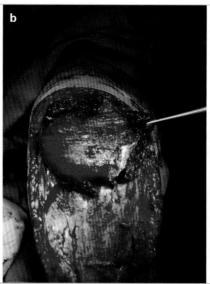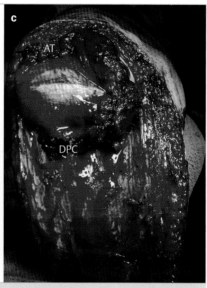

图 7.12 腓骨肌腱和肌纤维固定术。a. 腓骨长肌和腓骨短肌在其能到达的长度处切开。b. 插入胫骨外侧。c. 使用钻孔固定将腓骨肌腱连接到胫骨外侧，然后将胫骨前（AT）肌和来自后深室（DPC）的肌肉依次连接到腓骨肌

与腓骨前肌相连。下方的缝合用以类似的方式处理深后间室肌肉。这种手法为前室和深室肌肉提供一个插入点，以减少随时间的肌肉体积损失。如果肌肉过于庞大，腓骨短肌在腓骨的水平位置被切断，只有长肌用于肌固定术。然后将残余的腓骨短肌固定在长肌上。

将剩余的后侧皮瓣前翻至胫骨前部水平，在比目鱼肌上画一条半月形线标记该连接处（图 7.13 a）。沿皮瓣底部放置一两个引流管，然后沿着画出的线用电刀或 10 号刀片由近至远斜行切开比目鱼肌至跟腱（图 7.13 b），以便当后皮瓣向前转时，使用 0 号线将远端比目鱼肌缝至胫骨前皮质的 3 个预钻孔处（图 7.13 c~e）。

然后将皮肤和皮下组织从远端残肢前方深筋膜上剥离约 2 cm（图 7.14 a）。在比目鱼肌腱末端的以远 1~2 cm 处切下跟腱、腓肠肌腱和周围筋膜（图 7.14 b），然后用 0 号线将跟腱和腓肠肌腱和周围筋膜来回缝到残肢前方筋膜（图 7.14 c）。腓肠神经和小隐静脉位于后方皮瓣中央的远端。神经被压碎，深埋，并注射长效麻醉药。夹住小隐静脉。皮肤用 2-0 线垂直褥式缝合，每一针之间使用皮肤钉以确保皮肤边缘的良好外翻（图 7.14 d）。如果在闭合的内侧和外侧边缘有"猫耳朵"，则将其移除，并将缝线重新塑形，形成一个平滑的锥形末端，以便一旦拆线，就可以进行假体置入。然后包扎伤口，将腿放入膝关节固定器中，以防

止摔倒，并防止可能导致挛缩的膝关节屈曲。皮肤钉于 1 周后拆除，4 周后拆线。

虽然证据水平较差，但 PMF 与斜瓣或矢状皮瓣的比较没有显著差异。然而，在我们的研究中，PMF 在胫骨截骨术上提供了足够的带血管的软组织覆盖，使我们能够成功地对 80% 出现缺血或不能生存或无功能足的患者实施 BKA。80% 的 BKA 最终成为门诊患者。此外，只有 2% 的 BKA 必须进行更高水平的截肢。这是文献中 BKA 相对于 AKA 转换的最高成功率，表明 PMF 的血管供应可能优于其他皮瓣设计。

使用 Ertl 技术进行膝下截肢

另外，标准 BKA 的 Ertl 改良也可以在具有高运动能力的患者中进行。Ertl 改良 BKA 包括在胫骨远端和腓骨截骨点之间放置带血管化的腓骨移植物，以促进两者之间的远端骨融合。远端骨形成一个大 U 形，以便更好地将腿部旋转扭矩传递给义肢 / 足，它还允许远端残端承重时，不戴假肢。

最初的手术技术和标记与传统的 BKA 相同，直到腓骨截骨设计。测量计划截肢点胫骨与腓骨之间的距离（通常为 1.5~2 cm）。第一次腓骨截骨术位于胫骨截骨术的远端，额外的距离比腓骨内侧皮质和胫骨外侧皮质之间的宽度略大（图 7.15 a）。腓骨在那个位置被切开要注意避免损伤腓骨动脉和血管来维持血管化的腓骨移植物。腓骨血管将

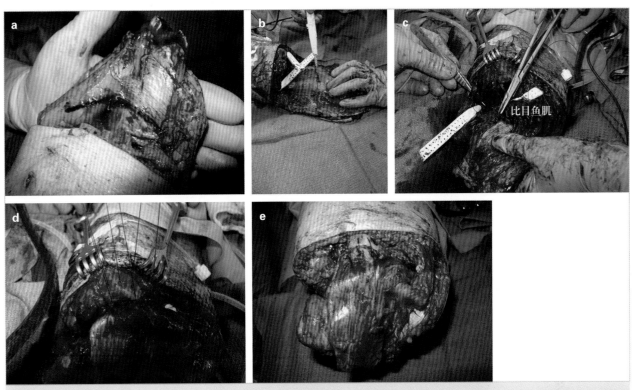

图 7.13　后瓣与比目鱼肌腱固定术的设计。a. 将剩余的复合后瓣向上折叠，并在没有张力的情况下与小腿近端前筋膜相匹配的水平处画一条线。b. 用电刀或刀切除所画皮瓣后线远端所有软组织。非常小心地保存跟腱和筋膜。c. 在比目鱼肌和筋膜下用 0 号单股可溶解缝线缝合 3 针。d. 然后穿过预先钻孔的胫骨前孔或内侧孔。e. 比目鱼肌和筋膜与胫骨前部成腱连接

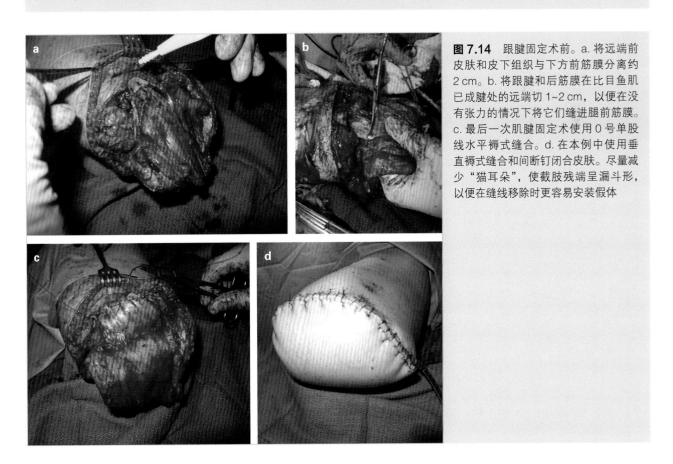

图 7.14　跟腱固定术前。a. 将远端前皮肤和皮下组织与下方前筋膜分离约 2 cm。b. 将跟腱和后筋膜在比目鱼肌已成腱处的远端切 1~2 cm，以便在没有张力的情况下将它们缝进腿前筋膜。c. 最后一次肌腱固定术使用 0 号单股线水平褥式缝合。d. 在本例中使用垂直褥式缝合和间断钉闭合皮肤。尽量减少 "猫耳朵"，使截肢残端呈漏斗形，以便在缝线移除时更容易安装假体

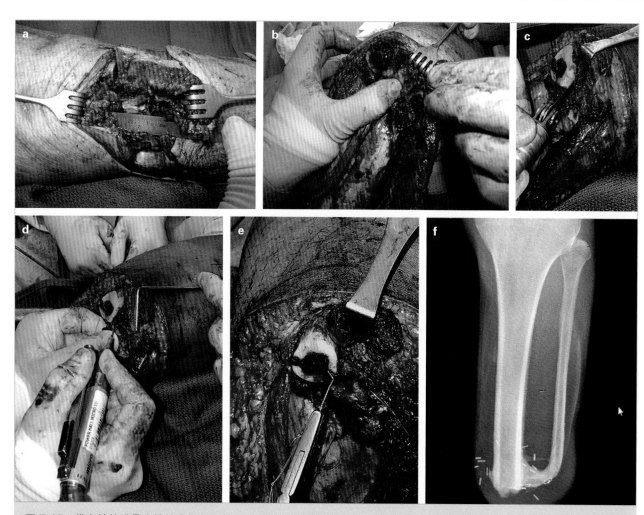

图 7.15 带血管的腓骨支撑的准备和固定。a.胫骨外侧表面和腓骨内侧的距离将决定腓骨初始远端切口的长度。b.按照标准的膝下截肢（BKA）方法，切开腓骨近端后，检查远端腓骨移植物是否合适，现在采用带血管化腓骨移植物。c.用锯子将胫骨外侧和腓骨内侧锯平，以确保更好的接触，并有助于带蒂腓骨移植物融合。d.在胫骨外侧和腓骨内侧以及带蒂腓骨移植物的外侧和内侧前方钻孔。e.带蒂带血管化腓骨移植物固定于腓骨内侧和胫骨外侧。必须将铁丝紧紧地扭到合适的位置，然后剪断并埋头。f.晚期 X 线片中可见融合的腓骨移植物

在远端腓骨截骨术的水平被结扎，然后小腿远端以与之前描述的传统 BKA 相同的方式被移除。

再次确认腓骨移植物的长度与骨间距离相等后进行腓骨近端截骨。我们建议采用外侧入路进行腓骨截骨术，在切开腓骨内侧皮质时要小心，如插入牵开器，以避免损伤腓骨血管。将带血管的腓骨移植物旋转到胫骨和腓骨之间的位置，以确保其吻合良好（图 7.15 b）。打磨胫骨外侧皮质（图 7.15 c）和腓骨远端内侧皮质，因此当与腓骨移植物并列时将提供一个稳定的接触，以帮助骨融合。带血管的腓骨移植物最终被长入腓骨远端和胫骨之间。在腓骨移植物两侧、腓骨内侧远端和胫骨外侧远端相应位置钻孔（图 7.15 d）。通过

这些钻孔使用 24 号钢丝将带血管的腓骨移植物固定在胫骨外侧和腓骨内侧（图 7.15 e）。需要注意的是，在我们使用空心螺钉固定的患者中，有 50% 以上的患者后来不得不将其移除。使用细钢丝固定却没有问题。通常的腓骨移植物与远端腓骨和胫骨之间在 2~3 个月后可发生良好的融合（图 7.15 f）。肌肉固定术和皮肤闭合与正常 BKA 相同。

7.1.8 术后护理

正确的术后护理是所有主要下肢截肢手术的重要组成部分。手术后即刻疼痛控制通常包括患

者自控镇痛静脉麻醉，而不是 5 天硬膜外或区域阻滞。虽然局部阻断是最好的选择，但如果患者正在接受任何形式的抗凝治疗，通常不使用。另外，在进行 BKA 时，强烈推荐术中使用长效局部麻醉（Exparel），麻醉应沿 5 条神经浸润。

截肢后，患者的重心发生了很大的变化，平衡感也会出现很大的问题。护理和物理治疗在保护患者学习移动方面起着重要作用。截肢后跌倒可能是毁灭性的，经常导致再次手术。近 1/5 的截肢者由于术后跌倒需要再次截肢。因此，对残肢的保护十分重要。在每个 BKA 之后立即放置膝关节固定器，既保护远端残端，又防止膝关节挛缩，直到患者准备好假肢。

在术后即刻进行轻微的压迫有助于消肿，但在可能出现缺血的情况下应权衡。严重缺血性疾病患者应避免压迫。术后可在切口上施加切口负压装置保护切口 5~7 天。另外，在第 2 天取下敷料以评估血肿和局部缺血的迹象。应记录引流管引流量。一旦每天的量少于 30 mL，就可以安全地取出引流管。手术钉在出院当天（5 天）拆除，缝线通常在 4 周（肾功能衰竭患者 6 周）拆除。

7.1.9　术后康复

手术后立即在医院进行康复治疗。一般来说，每个患者必须住院 4~5 天，以控制疼痛，并通过物理治疗评估每个患者的力量和安全转移的能力。他们的评估将确定所需助手的数量，并在此基础上建议急性、亚急性或家庭康复。我们更倾向于急症康复机构，它有一个熟悉和训练过的中心来照顾截肢者。医疗的复杂性和频繁随访强调与康复中心开放沟通的重要性，并使用多学科的方法来提供最好的结果。

一旦切口愈合，义肢医生就成为照顾截肢者最重要的人。一旦缝线被拆除，假肢就可以开始安装。患者还应该接受关于残肢护理、加压包扎以及从初始假体安装到最终假体方面的教育。我们提倡在患者安全的情况下尽快进行这种安装和适配。这可以防止进一步功能不良，最大限度地减少摔伤的风险，并促进他们恢复到正常的功能状态。

7.1.10　随访

截肢后再次手术是不幸的，但它是相对常见

的，发生在高达 30% 的截肢患者中。创伤、裂开、感染、伤口愈合问题和局部缺血都是再手术率高发的原因。建议 2 周和 4 周随访 1 次。2 周时，可检查残肢是否有感染、开裂或进行性缺血的迹象。在 4 周的随访中，通常可以拆除缝线并安排假体装配。如果术后过程是平稳的，我们的目标是让每个患者在 6~12 周时能走动。

7.2　结论

当面对受损的下肢时，最重要的一项是，在决定抢救或截肢时，始终牢记什么是功能目标。如果遵循生物力学原则，前足截肢将产生良好的功能。尽可能长地留住一只脚是目标。血管体区原则和皮瓣技术的使用，以确保足够的软组织灌注，是需要整形外科医生与我们同样熟练的骨科和足踝外科医生同行合作，来实现这一结果的独特性。使用 TMA 时，不应忽视马蹄内翻畸形的风险。较短的足截肢（Lisfranc、Chopart 和 Syme 截肢）都需要特殊的 AFO 设备才能行走。对于活动较少的患者，这些足部截肢提供了一个很好的解决方案，使他们能够进行日常生活活动并保持独立。对于活跃的患者来说，对 AFO 的过度依赖，无法让他们做任何他们想做的事情。

如果修复后的足部功能不能满足患者的身体需要，就应该进行更大范围的截肢。我们必须在细节和功能上给予与保肢相同的照顾和关注，因为外科医生实际上是在创造一个新的，但是更短的肢体。专注于肌肉和肌腱固定术可以确保残余肌肉保持功能，残余肢体不会失去灵活性和力量。注意远端神经的重新定位是减少术后疼痛和幻肢痛的关键。缝合处应该有一个平滑的锥形设计，这样一旦缝线被拆除，在假肢准备好的情况下，患者就可以开始戴假肢。请记住，作为重建外科医生，我们有责任为患者提供最好的腿（重建或截肢），使其恢复到他或她所希望的积极的生活方式。

参考文献

[1]　Attinger C, Cooper P, Blume P, Bulan E. The safest surgical incisions and amputations applying the angiosome principles and using the Doppler to assess the arterial-arterial connections of the foot and ankle. Foot Ankle Clin. 2001; 6(4):745–799.

[2]　Janhofer, DE, Lakhiani, C, Kim, PJ, Naz, I, Black, CK, Tefera, EA, Akbari, C, Hashmi, A, Attinger, CE, Evans, KK, The Utility of Preoperative Venous Testing for Lower Extremity Flap Planning

in Patients with Lower Extremity Wounds, Plast Reconstr Surg, 2020;145(1):164e–171e.

[3] Endara M, Attinger C. Using color to guide debridement. Adv Skin Wound Care. 2012; 25(12):549–555.

[4] Lipsky BA, Berendt AR, Cornia PB, et al. Infectious Diseases Society of America. 2012 Infectious Diseases Society of America clinical practice guideline for the diagnosis and treatment of diabetic foot infections. Clin Infect Dis. 2012; 54(12):e132–e173.

[5] Mueller MJ, Sinacore DR, Hastings MK, Strube MJ, Johnson JE. Effect of Achilles tendon lengthening on neuropathic plantar ulcers. A randomized clinical trial. J Bone Joint Surg Am. 2003; 85(8):1436–1445.

[6] Oliver NG, Attinger CE, Steinberg JS, Evans KK, Vieweger D, Kim PJ. Influence of hallux rigidus on re-amputation in patients with diabetes mellitus after partial hallux amputation. J Foot Ankle Surg. 2015; 54(6):1076–1080.

[7] Edlich RF, Rodeheaver GT, Thacker JG, Edgerton MT. Technical factors in wound management. In: Hunt TK, Dunphy JE, eds. Fundamentals of Wound Management in the Surgery. South Plainfield, NJ: Chirugecom Inc.; 1977.

[8] Pinzur MS, Morrison C, Sage R, Stuck R, Osterman H, Vrbos L. Syme's twostage amputation in insulin-requiring diabetics with gangrene of the forefoot. Foot Ankle. 1991; 11(6):394–396.

[9] Brown BJ, Iorio ML, Klement M, et al. Outcomes after 294 transtibial amputations with the posterior myocutaneous flap. Int J Low Extrem Wounds. 2014; 13(1):33–40.

[10] Fisher DF, Jr, Clagett GP, Fry RE, Humble TH, Fry WJ. One-stage versus twostage amputation for wet gangrene of the lower extremity: a randomized study. J Vasc Surg. 1988; 8(4):428–433.

[11] Burgess EM, Romano RL, Zettl JH, Schrock RD, Jr. Amputations of the leg for peripheral vascular insufficiency. J Bone Joint Surg Am. 1971; 53(5):874–890.

[12] Tisi PV, Than MM. Type of incision for below knee amputation. Cochrane Database Syst Rev. 2014(4):CD003749.

[13] Brown BJ, Iorio ML, Hill L, Carlisle B, Attinger CE. Below-knee amputation with a vascularized fibular graft and headless compression screw. Plast Reconstr Surg. 2013; 131(2):323–327.

第 8 章 下肢血管解剖：血管体区、穿支和受体血管选择的实用指南

Alison Wong, Steven F. Morris

摘要

为了在下肢重建中选择合适的皮瓣供区或受体血管，了解该区域单个穿支的血管结构和解剖结构非常重要。下肢有 21 个血管供血区域（或血管体区），可分为 4 个解剖亚区：①臀部；②髋关节和大腿；③膝和小腿部；③踝和足部。在这些解剖亚区内，大约有 180 条穿支血管走行到体表，尽管它们往往分布在主要的源动脉周围，但它们的血管口径或位置变化很大。每个穿支血管体区通过具有纵向或近端到远端方向的 Choke 血管（短路血管）或真吻合血管与相邻血管相连。由单个穿支提供的可用血管供血区域的面积，取决于该穿支的口径大小、解剖位置，以及其他不可预测的患者自身内在因素。由于静脉充血是穿支皮瓣发生的常见现象，因此还应了解静脉解剖结构的变化。值得注意的是，下肢由浅静脉丛和深静脉丛汇流而成，而后者通常是它们所伴随的动脉的镜像，它们是相互依赖和相互联系的。每个源动脉及其穿支都有可能作为其他微血管组织转移的受体部位。

关键词：血管解剖，血管体区，穿支血管，Choke 血管，微血管受体部位

8.1 引言

本篇下肢血管解剖学综述旨在描述重建外科医生最感兴趣的解剖学细节。由于下肢是创伤和重建的常见部位，因此在决定合适的皮瓣供体部位或受体血管的规划之前，对下肢血管结构的了解至关重要。在这方面，了解下肢主要动脉供血的状态以及部分穿支血管的详细走行将对临床有所帮助。

8.2 血管供血区域和血管体区的概念

Taylor 和 Palmer 介绍了血管体区的概念，它指导了我们对人体血管区域的理解。血管体区这个词来源于希腊语 "angeion"，意思是血管或体节，指身体的一部分。根据通往该血管体区的单个源动脉的解剖结构，人体内可以分为一系列血管体区（血管供血区域）。每个血管体区都是由一个主要的来源动脉供应的组织组成的复合块命名，可能包括骨骼、肌肉、筋膜、皮肤以及其他组织。在指定血管体区内的主要来源血管发出多个分支或穿支，这些分支或穿支为每个组织提供血液供应。单个血管体区通过缩小口径的 Choke 血管或真吻合血管与相邻的血管体区相连，这些血管体区受多种生理因素影响（如延迟手术）。指定血管体区的特定解剖结构和单个穿支或分支的存在（或不存在）会影响所获得组织的存活。具有大血管体区和大穿支的可以供应更大的皮瓣，反之亦然。血管体区的最小单位是单个穿支，其提供组织的离散区域或穿支血管体区的血液供应。由单个穿支提供的血管区域的血供大小取决于多种因素，包括穿支的口径大小、走行的分布和可能影响血流的患者内在因素。

8.3 动脉区域

人体的表皮皮肤可分为约 60 个血管供血区域，由约 400 个穿支血管供应。但是，人体的动脉结构实际上是一个巨大的、连续的、互相关联的血管长廊，贯穿所有组织的所有层面。动脉倾向于为它们穿过的每个结构提供一个分支，这衍生出了诸多穿支术语，如筋膜穿支、肌间隔穿支和肌皮穿支。经肌间隙穿过深筋膜到达皮肤是直接穿支，如轴形皮瓣或肌间隔穿支皮瓣。也可以是间接穿支，如那些先经过其他结构，如深层的肌肉后再到达皮肤，如肌皮穿支皮瓣。值得注意的是，肌皮穿支皮瓣与肌间隔穿支皮瓣的比例大致为 2/3：1/3。重要的一点是能够识别单个穿支的分布模式，以便在皮瓣中获取到合适的皮肤血管供血区域。

下肢有 21 个血管供血区域，平均约 180 个穿支（表 8.1）。在一系列的尸体研究报告中总结了这些下肢血管供血区域的具体走行位置（图 8.1）。通常，这些血管供血区域的命名源血管是具有相

表 8.1 下肢血管供血区域

血管供血区域		源血管	穿支直径（mm）	表面长度（mm）	总面积（cm²）	穿支数目≥0.5 mm	总区域/穿支区（cm²）	比率：MC/SC
SGA	臀上动脉	髂内动脉/髂后动脉	0.7（±0.2）	23（±8）	198（±77）	9（±4）	19（±5）	1：0
IGA	臀下动脉	髂内动脉/髂前动脉	0.6（±0.1）	24（±11）	221（±54）	12（±3）	18（±3）	1：0
SFA	股浅动脉	股总动脉	0.8（±0.2）	38（±24）	427（±70）	11（±3）	39（±12）	2：3
SCIA	旋髂浅动脉	股动脉	1.0（±0.1）	81（±26）	66（±20）	1（±0.5）	52（±25）	1：0
LCFA	旋股外侧动脉	股深动脉	0.7（±0.3）	33（±15）	362（±121）	0（±5）	38（±22）	3：1
MCFA	旋股内侧动脉	股深动脉	0.7（±0.2）	34（±25）	191（±52）	4（±2）	43（±18）	1：0
PFA	股深动脉	股总动脉	0.8（±0.3）	34（±15）	296（±118）	8（±7）	38（±18）	3：2
DGA	膝降动脉	股动脉	0.8（±0.3）	46（±23）	133（±39）	3（±1）	42（±22）	1：1
PA	腘动脉	股动脉	0.9（±0.2）	72（±43）	160（±30）	3（±1）	55（±30）	1：1
MSGA	膝上内侧动脉	腘动脉	0.6（±0.2）	27（±14）	79（±21）	2（±1）	44（±19）	0：1
LSGA	膝上外侧动脉	腘动脉	0.8（±0.2）	39（±22）	100（±24）	2（±1）	55（±38）	0：1
MIGA	膝下内侧动脉	腘动脉	0.6（±0.1）	33（±22）	59（±26）	1（±1）	45（±19）	0：1
LIGA	膝下外侧动脉	腘动脉	0.6（±0.2）	34（±16）	57（±27）	1（±1）	48（±17）	0：1
ATA	胫前动脉	腘动脉	0.6（0.2）	29（±13）	187（±66）	6（±3）	33（±8）	1：1
PNA	腓动脉	胫后动脉	0.8（±0.3）	35（±19）	170（±39）	5（±2）	32（10）	1：1
PTA	胫后动脉	腘动脉	0.7（±0.2）	32（±17）	337（±111）	0（±4）	34（±12）	2：1
MCA	跟骨内侧动脉	胫后动脉	0.8（±0.2）	27（±6）	54（±15）	1（±1）	42（±16）	0：1
LCA	跟骨外侧动脉	腓动脉	0.6（±0.1）	21（±9）	48（±14）	1（±1）	38（±8）	1：4
MPA	足底内侧动脉	胫后动脉	0.7（±0.2）	42（±10）	80（±24）	1（±1）	62（±24）	1：2
LPA	足底外侧动脉	胫后动脉	1.1（±0.5）	38（±19）	83（±11）	1（±1）	83（±11）	1：2
DPA	足背动脉	胫前动脉	0.6（±0.1）	22（±15）	134（±42）	1（±1）	134（±42）	1：1

缩写：MC/SC，肌皮穿支皮瓣/肌间隔穿支皮瓣

关联静脉的大动脉。这些血管为身体的许多皮瓣提供血液供应，也可用作游离皮瓣组织转移的受体血管。下肢皮肤的单个皮肤穿支在口径大小和走行位置方面变化很大，但往往以纵向方向聚集在主要源血管周围，这对术者关于穿支血管走行的位置有一定的预测作用。

8.4 静脉回流

　　人体的静脉解剖受到的关注相对较少，但对于成功的重建手术无疑同样重要。静脉功能不全常引起穿支皮瓣失效，这是众所周知的。人体的皮肤由浅静脉丛和深静脉丛回流，它们是相互依存和相互联系的。深静脉的结构通常能够反映动脉主干的结构，并且在大多数区域是相互伴行的。浅静脉丛是完全不同的，它由长命名的静脉通道

组成，这些静脉通道通过交通静脉丛连接到深静脉系统。皮肤相邻静脉区通过没有瓣膜的静脉相互连接，称为振荡静脉或双向静脉（图 8.2）。

8.5 神经血管区

　　下肢皮神经呈纵向排列，每条皮神经都与具有多种方向的动脉供应相关。如一系列的小动脉分支可以以链式的方式营养神经，或者一条动脉可以贯穿伴行整个神经。一般而言，皮神经具有良好的血管纵轴，并有间接的分支到外层，这为获取皮神经营养皮瓣提供了机会（图 8.3）。

8.6 血管解剖学理论在皮瓣设计中的应用

　　数十年来，外科医生依靠诸如长宽比改良和

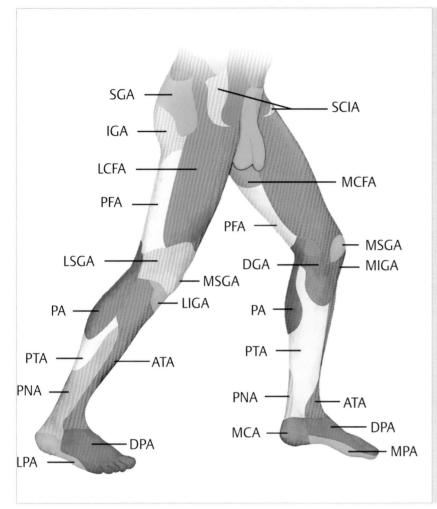

图 8.1　来自人类尸体一系列血管造影的下肢血管体区。体表的血管区域根据特定的来源动脉以不同的颜色显示。缩写：ATA，胫前动脉；DGA，膝降（隐）动脉；DPA，足背动脉；FA，股动脉；GT，大转子；IGA，臀下动脉；L，外上髁；LCA，跟骨外侧动脉；LCFA，旋股外侧动脉；LIGA，膝下外侧动脉；LPA，足底外侧动脉；LSGA，外侧膝上动脉；M，内侧上髁；MCA，跟骨内侧动脉；MCFA，旋股内侧动脉；MIGA，内侧膝下动脉；MM，内踝；MPA，足底内侧动脉；MSGA，内侧膝上动脉；P，髌骨；PA，腘动脉；PFA，股深动脉；PNA，腓动脉；PTA，胫后动脉；SCIA，浅表髂动脉；SGA，臀上动脉

反复试验等方法来预测皮瓣的存活率。所谓的任意皮瓣通常在重建缺损时无法预测存活结果。筋膜皮瓣和肌皮穿支皮瓣逐渐取代了任意皮瓣，因为这些皮瓣有更明确的循环来源，可以获得更一致和可靠的结果。最近对穿支皮瓣的焦点集中在对全身各个皮肤穿支的解剖结构的详细描述上，特别是下肢，这样皮瓣的存活率就提高了。

除了了解皮肤穿支的解剖结构外，了解对组织血供有影响的生理因素也很重要。Cormack 和 Lamberty 关于皮瓣设计的解剖、动态和潜在领域的概念（图 8.4）。基于单一穿支的皮瓣如果设计成包含穿支血管体区或解剖区域，则可以完全存活。一个包含同一穿支和相邻穿支的皮瓣，也可以通过 Choke 血管或真吻合血管完全存活，除非存在危险的生理环境，这是动态区域。通过延迟或等效操作，可以将相邻的第二个穿支纳入潜在

区域（图 8.5）。

遍布全身的穿支分布、口径大小和支配方式的多样性在下肢尤为明显。在下肢的许多区域，穿支走行区域很小，因此可靠的皮瓣也更小。此外，对皮瓣动态或潜在存活区域的生理因素的影响很常见，包括糖尿病或外周血管疾病导致的血管损害、依赖性水肿和创伤。在我们看来，传统上下肢皮瓣的长宽比设计为 1∶1 并不奇怪。

8.7　下肢主要的来源血管

8.7.1　动脉系统

下肢的血液供应主要是髂外动脉的延续，一直延伸到足部，当它经过特定的区域时，命名也会随之发生变化。髂外动脉进入通过腹股沟韧带深方进入大腿后，称为股总动脉（FA）。它继续衍

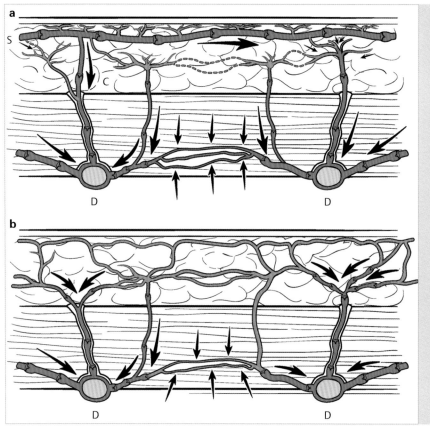

图 8.2 皮肤的静脉解剖：a. 在下肢，有明显的浅静脉丛（S）和深静脉丛（D）组成的静脉网络，汇流至皮肤和肌肉。它们通过有瓣膜的静脉（C）连接，从而伴随静脉提供二次汇流。b. 在身体的其他地方，只有深静脉丛系统，静脉血流主要来自伴随静脉。在身体的所有区域，振荡静脉（小箭头）连接相邻的静脉区域

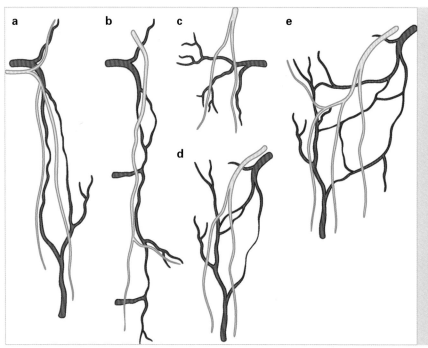

图 8.3 下肢的神经血管分布走行：a. 长动脉与神经一起走行，此外还有穿支血管之间的吻合相通。b. 多条动脉与神经"搭便车"走行系统。c. 神经和动脉在筋膜层分开走行，但在远端汇聚。d. 神经从其伴随动脉分出，然后下行至另一条动脉的主干。e. 神经穿过初级和次级血管弓，然后平行于另一条动脉继续走行

生作为股浅动脉、腘动脉（PA）、胫腓干动脉、胫后动脉（PTA），并最终终止于足底内侧和外侧动脉（表 8.2）。其他已知的下肢动脉是起源于这些

主干的分支（图 8.6）。

髂内动脉也通过臀血管（上和下）对下肢有少量血循环提供，臀血管是髂内动脉的终末分支。

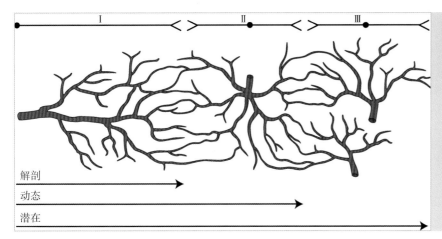

图8.4 Cormack 和 Lamberty 关于皮瓣设计的解剖、动态和潜在领域的概念

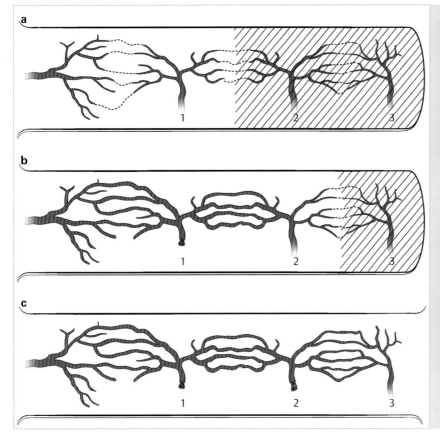

图8.5 a. 单个穿支供血皮瓣，只包括下一个穿支区域将完全存活。b. 在延迟处理至下一个相邻的穿支血管后，两个区域的皮瓣将可靠和持续的存活。c. 延迟处理穿支1和穿支2，3个区域的皮瓣将完整存活。阴影部分指皮瓣坏死

臀动脉分布于臀部，并与旋股内外侧血管在大腿后方形成吻合。

8.7.2 静脉系统

下肢循环有两套静脉系统回流：浅静脉丛和深静脉丛。深静脉系统与它所伴随的动脉一起走行并命名，如前所述。浅静脉系统有两条优势静脉：大隐静脉和小隐静脉，它们都在皮下组织中走行（图8.6）。大隐静脉位于内侧，起于足部，经过内踝前，然后向上移动，最终通过卵圆窝进入股三角并加入股静脉。它的大部分走行至大腿内收肌管的远端，并伴行隐神经。足部和小腿部的外侧部分由小隐静脉回流，小隐静脉在外踝后方离开足部，然后向上行，在多种可能位置上穿透小腿筋膜，沿着腓肠肌的两个头部之间，直到汇入腘静脉。腓肠神经通常在小腿中部变得浅表，并与小隐静脉相邻。

表 8.2 下肢动脉及其解剖位置

	主要血管（边界）	主要分支（边界）	次要分支（边界）
远端边界—近端边界	髂总动脉	髂内动脉	臀上动脉 通过坐骨大孔离开骨盆，在梨状肌上方 浅支：位于臀大肌和臀中肌之间，深支：位于臀中肌和臀小肌之间 臀下动脉 通过坐骨大孔离开骨盆，在梨状肌下方 臀大肌深方
	骶髂关节		
	髂外动脉 腰大肌内侧缘		
	腹股沟韧带		
	股动脉 在缝匠肌、长收肌和腹股沟韧带构成的股三角区内的股鞘内	股深动脉 近端：长内收肌和短收肌 远端：长收肌和大收肌	
	缝匠肌		
	股浅动脉 亨特（内收肌）管：股内侧肌、缝匠肌、长内收肌和大收肌	膝降动脉 内收肌管 隐动脉支 缝匠肌与股薄肌之间，与隐神经伴行	
	收肌裂孔		
	腘动脉 在腘窝，中线，所有肌肉深方	胫前动脉 位于胫后肌的两头之间，然后位于骨间膜的前面，胫前肌深方 腓肠动脉 在股骨髁水平的腓肠肌头深处	足背动脉 内踝前，踇长伸肌腱外侧，内侧楔骨表面
	腘窝远端		
	胫腓干 中线，比目鱼肌深方	腓动脉 踇长屈肌与胫后肌之间，骨间膜后表面的位置	
	胫后动脉 近端：在跟腱和趾长屈肌之间 远侧：内踝后方的踝管内		
	内踝		
	足底内侧 近端：踇外展肌深方 远端：踇外展肌外侧	足底外侧 浅层和中层肌肉之间；踇外展肌、趾短屈肌和小趾外展肌的深方；跖方肌表面	

8.8 下肢血管穿支的区域解剖

下肢可分为 4 个解剖亚区：①臀部；②髋关节和大腿；③膝关节和小腿部；以及④脚踝和足部（图 8.7）。在这些亚区域中，有 21 个皮肤血管供血区域（图 8.1）。表格列出了主要的来源动脉血管，每个主要血管区域的穿支可以根据从皮肤到来源血管的面积、大小、位置和穿支路径来进行描述（表 8.1）。每个源动脉或其穿支都可能用于供应或用作下肢显微外科重建中的受体血管。

在下面的章节中，我们将从穿支的皮肤位置进行描述直到其来源动脉血管。

8.9 解剖区域

8.9.1 臀部区域

导论

臀部区域是指从髂嵴向臀褶、后中线延伸，与髂前上棘和大粗隆相交线的位置。总的来说，

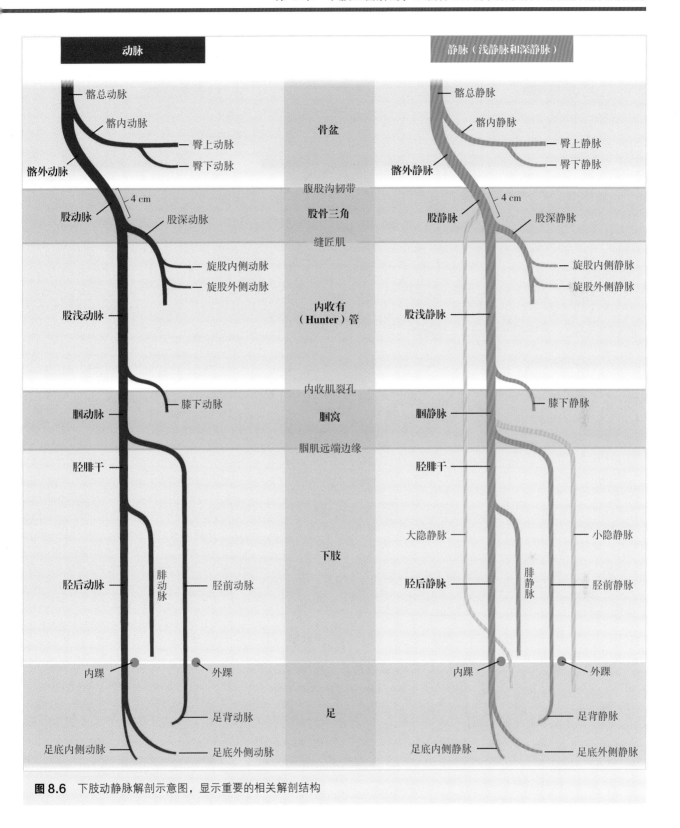

图 8.6 下肢动静脉解剖示意图，显示重要的相关解剖结构

臀部区域占下肢体表面积的 12%。两个主要来源血管分别是臀上动脉和臀下动脉（图 8.8），也有少量来自第四腰椎动脉、骶外侧动脉、阴部内动脉和旋股外侧动脉（LCFA）升支。

臀上区：臀上动脉

臀上动脉（SGA）分布在臀部皮肤上，面积约为 200 cm^2，有 8~10 个穿支，它们都是穿过臀大肌的肌皮支，部分肌旁穿支已经被详细描述，穿

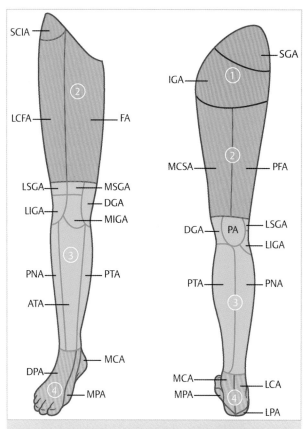

图 8.7 下肢可分为 4 个解剖亚区：①臀部；②髋关节和大腿；③膝关节和小腿部；以及④脚踝和足部。在这些亚区域内，有 21 个皮肤血管供血区域。请参阅表 8.1 以解释首字母缩略词含义

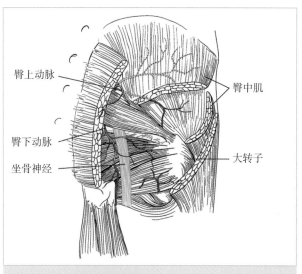

图 8.8 臀部区域的血管供应

支起源于臀上动脉浅支的后支或中间支，蒂部从梨状肌上方的坐骨大孔穿出，臀上动脉还有一个浅表前支和一个深支，只负责供应肌肉的血运。

臀下区和臀外侧区：臀下动脉

臀下动脉（IGA）是臀区皮肤的主要供应（60%），面积约 220 cm²，有 10~15 个穿支。它供应覆盖臀大肌皮肤的内侧和下外侧部分以及大腿后方的一小块皮肤。和臀上动脉一样，所有的穿支都穿过臀大肌。内侧皮肤由臀下动脉内侧支的穿支供血，下外侧皮肤由臀下动脉外侧支供血。有第 3 支伴大腿后方皮神经走行，与股深动脉系统穿支吻合。穿支穿过臀大肌后进入臀下动脉蒂处，穿出坐骨大孔下缘，紧邻梨状肌下缘及坐骨神经内侧。

8.9.2 髋关节和大腿区域

导论

髋关节和大腿区域指从腹股沟韧带和臀襞下部开始延伸到髌骨上极的水平线。它又细分为 4 个区域：①大腿前内侧；②大腿前外侧和转子区；③大腿后内侧；④大腿后外侧（图 8.9）。这些区域由六条主要来源动脉供应，它们都是股浅动脉和股深动脉的分支。髋关节和大腿部有大量穿支（约 50 支），其中部分穿支皮区较大，穿支数量多，供区闭合相对容易，成为穿支皮瓣供区的首选位置。

大腿前内侧：股动脉

大腿前内侧皮肤由股动脉（FA）供血。FA 穿支有 8~15 个，其中大部分位于肌间隔穿支皮瓣，从缝匠肌的内侧、外侧边界衍生出去。股四头肌腱上的皮肤由从股内侧肌出现的远端肌皮穿支供应。肌间隔穿支从 FA 发出后有一个较长的浅蒂。FA 沿着内收肌（Hunter）管与隐神经和股内侧神经在大腿中间 1/3 处走行。在近端 1/3 处，FA 位于股骨（Scarpa）三角区内，而 FA 的最近端 4 cm 被包裹在股骨鞘内。与一些直接穿支一起，股动脉的近端还发出腹壁下浅动脉和阴部浅表外动脉。

大腿前外侧：旋髂浅动脉

旋髂浅动脉（SCIA）供应大腿前外侧近端部分的皮肤血供，有 1~2 个肌皮穿支，通常是占优势的浅表直接穿支。深部穿支通常位于髂前上棘内侧 3 cm，腹股沟韧带下方 1 cm，该血管随后向内侧走行，并与腹股沟韧带平行，穿过缝匠肌深筋膜，向该肌肉深处走行，直至与浅穿支相连，

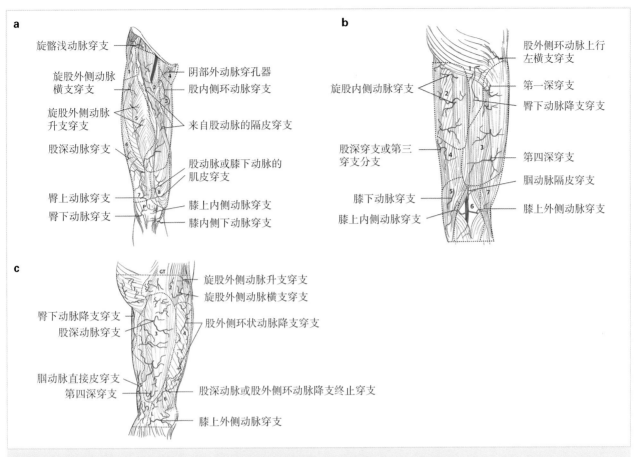

图 8.9　臀部和大腿区域的血管供应：a. 大腿前外侧和前内侧。b. 大腿后方。c. 大腿外侧

最终到达腹壁下浅动脉起始部附近的股动脉，尽管这可能与腹壁下浅动脉起始部位相似。

大腿前外侧：旋股外侧动脉

旋股外侧动脉（LFCA）供应大腿前外侧的大部分皮肤血运，在近端，臀部的外侧由 3~5 个肌皮穿支供应，这些穿支起源于 LFCA 的上升分支并穿透阔筋膜张肌。在远端，大腿外侧有肌皮穿支和肌间隔穿支，它们主要起源于 LFCA 的降支，有时也有少数来自横支。肌皮穿支可能沿着股外侧肌的前缘作为肌间隔分支出现，起源于股直肌和股外侧肌之间的肌间隔。横支然后横向穿过中间肌，而降支深入股直肌，伴随着股神经的分支到达股外侧肌。LCFA 最终水平穿过股神经各分支之间，通常与股深动脉（PFA）相连，作为其继旋股内侧动脉之后的第二支。

大腿后内侧：旋股内侧动脉

大腿后内侧的皮肤主要由旋股内侧动脉（MCFA）供血，来自股内收肌横支和下支的肌皮穿支。这些分支可以回溯到 MCFA，它是股深动脉（PFA）的第一个分支，接近其起源的股动脉（FA）。肌皮穿支的浅蒂长 2~5 cm，深蒂长约 10 cm。

大腿后内侧：微血管的作用

更重要的是，大腿后内侧的皮肤也受到来自闭孔动脉的少量影响。大腿后内侧远端由来自 PFA 和 PA 的穿支供应。

大腿后外侧：股深动脉

股深动脉（PFA）提供覆盖大腿后侧的皮肤，从臀大肌的下外侧边缘到腘窝和股外侧肌间隔的上缘，直至后中线稍内侧的一点。它由 5~10 个穿支供血，这些穿支是肌间隔穿支和肌皮穿支的混合体。肌间隔穿支主要来自股外侧肌和股二头肌之间的后外侧肌间隔。在股二头肌、半腱肌和半膜肌之间，也有一些肌间隔穿支以 5~8 cm 的间隔出现，形成一个伴随股后皮神经的长穿支链（相邻穿支血管体区之间有真正的吻合），由 PFA 的 2~3 个穿支组成。肌皮穿支从股二头肌的短头开始出现，穿支可以回溯到 PFA 的 4 个深分支（传统意义上称为第 1~4 穿支）之一，这些穿支然后汇入位于股骨内侧、股动脉外侧的 PFA。

8.9.3　膝关节和小腿部区域

导论

　　膝关节和小腿区域指的是从环绕髌骨上极的水平线延伸到通过内踝和外踝的圆周线。该区域皮肤由大约 30 个支穿支供应，肌皮穿支和肌间隔穿支的比例相同（图 8.10）。

　　膝关节和其上覆盖的皮肤有着丰富的血液供应，这些血液供应来自 FA 的肌皮穿支和来自 7 个主要动脉的肌间隔穿支：①膝下；②膝上内侧；③膝上外侧；④膝下内侧；⑤膝下外侧；⑥胫前；⑦腘窝的直接皮。髌骨周围的动脉圈，被称为髌骨网，有来自 7 条动脉的血供，它们都有各自的皮肤分支。

　　在膝关节下方，小腿分为 5 个血管区域：①膝降（隐）动脉；②腘（腓肠）动脉；③胫前脉；④胫后动脉；⑤腓动脉。

膝前内侧：膝降动脉、隐动脉分支

　　虽然膝降动脉（DGA）在大腿内收肌裂孔处从 FA 分支出来，但它通过其浅层分支供应膝关节周围的皮肤区域，称为隐动脉。这是一块从膝关节内侧延伸到鹅足直至腓肠肌内侧下缘的皮肤区域。经皮穿支从股内侧肌和股收肌之间与隐神经和静脉一起伴行。穿支直接汇入膝降动脉（DGA），DGA 在通过内收肌裂孔之前自 FA 分支出来。

　　DGA 还有一个关节处分支，它是膝关节周围丰富的吻合血管网的一部分，它在大收肌前下降，与膝内侧上动脉（MSGA）和胫动脉吻合，然后穿过髌骨并与膝上外侧动脉（LSGA）吻合。隐动脉也是吻合血管网的一部分，向后与腓肠动脉吻合，向前与胫前动脉（ATA）吻合，在下方与 PTA 吻合。

膝关节后方：腘动脉及其腓肠分支

　　在膝关节和腿部的中线处分布着大面积的皮肤。腘动脉（PA）在膝关节和腿部的中线后方提供大面积的皮肤血供。虽然 PA 在腘窝的直接穿支贡献很小，但该区域主要由 PA 的浅表腓肠支提供，有 2~4 个穿支。腓肠肌外侧头上一般有 1 条腓肠外侧动脉肌皮穿支，而内侧头下腹内侧部见一般有 2~3 条腓肠内侧动脉穿支。腓肠内侧浅动

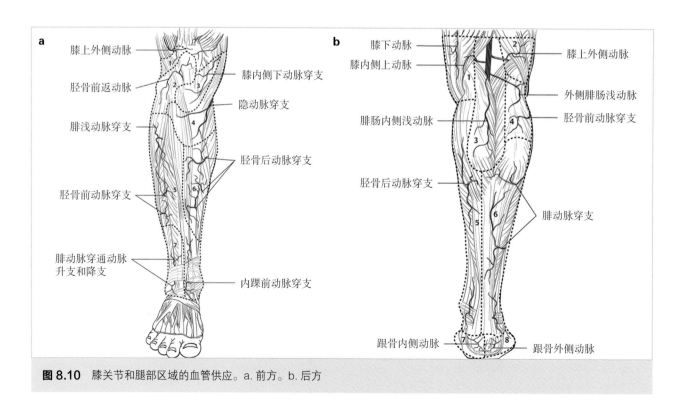

图 8.10　膝关节和腿部区域的血管供应。a. 前方。b. 后方

脉通常伴行有小隐静脉、腓肠内侧皮神经和腓肠神经，它可能直径为（＞1.0 mm），并与外侧腓肠浅动脉内侧吻合。腓肠外侧浅动脉伴发腓肠外侧皮神经，内侧和外侧腓肠深动脉只提供肌肉的血供，对相应的体表皮肤一般不提供血供。

膝关节内侧：膝上内侧动脉

膝上内侧动脉（MSGA）具有（2±1）个肌间隔穿支对髌骨上内侧皮肤提供了血液供应，肌间隔穿支从腘窝的内侧开始走行。MSGA 有两个分支，上分支供应远端股内侧肌并与膝降动脉相吻合，另一个分支向前外侧移动，与 LSGA 相吻合。MSGA 在股骨内侧髁上方弯曲，直到它从 PA 的分支点开始分出。

膝关节外侧：膝上外侧动脉

膝上外侧动脉（LSGA）有 1~3 个穿支提供髌骨上外侧皮肤区域的血供。股外侧肌和股二头肌腱之间有肌间隔穿支穿行。这些穿支起源于 LSGA 的浅支，它也与 LCFA 的降支、膝下外侧动脉（LIGA）、来自股深动脉（PFA）的穿支和来自股内侧肌的肌肉皮肤穿支相吻合，LSGA 的深支分布于股骨和膝关节下部，与膝降动脉和膝下内侧动脉形成弓形吻合。LSGA 的主干位于股骨外侧髁上方，在股二头肌腱下方与 MSGA 相同水平汇入腘动脉（PA）。

膝关节内侧：膝下内侧动脉

膝下内侧动脉（MIGA）有一个穿支供应髌骨下内侧和髌腱区的皮肤血供，该经皮穿支穿过鹅足附近的深筋膜，然后深入腓肠肌内侧头和内侧副韧带。膝下内侧动脉在膝关节线水平与腘动脉（PA）交汇。

膝关节外侧：膝下外侧动脉

膝下外侧动脉（LIGA）有一个穿支对膝关节下外侧的区域提供血供，在髌骨外侧的二头肌腱、腓骨副韧带和腓肠肌外侧头处，可以发现这个肌间隔穿支，然后它通过膝关节前方，在腓骨头上方横向延伸，并在 MIGA 的同一水平面上与腓肠肌深处的腘动脉相连。在远端，LIGA 终止于与膝下内侧动脉、膝上外侧动脉以及胫腓前动脉处吻合的分支。

小腿前方：胫前动脉

胫前动脉（ATA）有 4~8 个穿支为小腿的前方间室提供血运，穿支分为两条路径：第一路径为胫前肌或胫前肌和蹈长伸肌之间的间室，第二路径更加靠近外侧，来自第三腓骨肌和腓骨短肌之间的前内间室或自这两种肌肉中的任何一束中发出。肌皮穿支在肌肉中走行非常短。有一个特别大的皮肤穿支，称为腓骨上外侧支，伴随腓浅神经进入皮肤。

在小腿的下部，穿支可以汇流到胫前动脉（ATA），它位于胫骨上，深入胫骨前肌和蹈长伸肌处。在近端，ATA 位于骨间膜的前表面，其末端前返支穿过胫骨结节下外侧缘的深筋膜，近端继续延伸，动脉位于腓骨颈的内侧，穿过胫骨后肌两个头之间的骨间膜边缘的孔，在腘肌的下缘。ATA 起源于腘动脉（PA）的分叉处。在更远端，ATA 在脚踝前方走行，在该处衍生成足底动脉（DPA）。

小腿外侧：腓动脉

腓动脉（PNA）供应腓骨和外侧间室肌肉，以及覆盖在跟腱上皮肤的血供，有 3~7 个穿支。这些穿支穿过蹈长屈肌的起点，并通过腓骨长肌和比目鱼肌之间的后外侧间室。一个大的分支穿过外踝上方 5 cm 处的骨间膜到达前腿，在该处分为升支和降支。升支与 PNA 的浅表支相吻合，形成腿的前外侧动脉链。穿支可以溯源到腓动脉（PNA），它走行在腓骨后内侧表面上胫骨后肌与蹈长屈肌之间的纤维管内。PNA 近端起源于胫骨干，在腘肌下缘 3 cm 处。在远端，PNA 在下胫腓联合的后面走行并拆分成跟骨外侧支。

小腿内侧：胫后动脉

胫后动脉（PTA）供应小腿内侧皮肤，有 6~12 个穿支。比目鱼肌与趾长屈肌间隔处有 4~5 个肌间隔穿支。这些穿支与膝降动脉上部吻合，形成一条伴随大隐静脉的长血管链。3~4 个肌皮穿支起源于比目鱼肌内侧，其他肌皮穿支出现在比目鱼肌的后部和外侧，并供应跟腱区域周围的皮肤。

胫后动脉（PTA）开始于腘肌的下缘，作为胫腓干的延续，并向小腿内侧斜向下延伸。在小腿的下部，PTA 位于内踝和跟骨结节的内侧突之间，在远端，PTA 在𧿹外展肌起点下方分为足底内侧和外侧动脉。

8.9.4 足踝区域

导论

足踝区域指从围绕内踝和外踝的环线开始向远端延伸，该区域有多个穿支吻合，很难明确定义这些离散的血管供血区域。PTA、ATA 和 PNA 都对脚有血供；在踝关节处，ATA 衍生成为足背动脉（图 8.11）。PTA 发出跟骨内外侧动脉，然后终止为足底内侧和外侧动脉。PNA 通过跟骨血管丛与跟骨内外侧动脉相连接，足的背面由 DPA 的多个小穿支供应。足的底面由足底内侧动脉和外侧动脉供血。

踝关节内侧：跟骨内侧动脉

跟骨内侧动脉（MCA）以 1~2 个穿支供应跟腱、

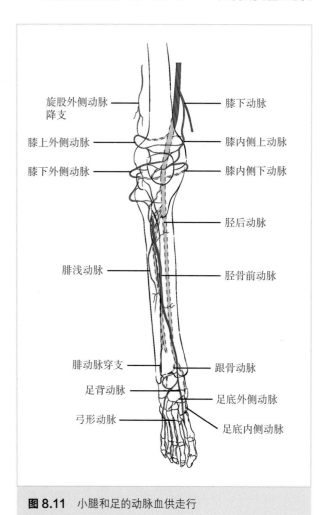

图 8.11 小腿和足的动脉血供走行

旋股外侧动脉降支

膝上外侧动脉

膝下外侧动脉

腓浅动脉

腓动脉穿支

足背动脉

弓形动脉

膝下动脉

膝内侧上动脉

膝内侧下动脉

胫后动脉

胫骨前动脉

跟骨动脉

足底外侧动脉

足底内侧动脉

踝关节内侧、足底和足后跟的皮肤血供。MCA 不是一个独立的动脉，而是在 PTA 最终分支前衍射出的多个血管。穿支穿透韧带并与腓动脉、跟骨内外侧动脉形成多个吻合口。

踝关节外侧：跟骨外侧动脉

跟骨外侧动脉（LCA）通过 1~2 个穿支为踝关节外侧和足跟的皮肤提供血供。穿支位于脚后跟的外侧，在那里 LCA 分支成血管丛，与 PTA 的跟骨外侧分支吻合。LCA 还衍生出踝前外侧动脉，在伸肌支持带下方与 DPA 吻合。

踝关节内侧：足底内侧动脉

足底内侧动脉（MPA）通过 1~2 个穿支对足内侧和足底表面皮肤提供血供，穿支直接通过𧿹外展肌上升。MPA 位于𧿹外展肌和趾短屈肌之间，远端位于𧿹外展肌的浅表。在第一跖骨基部，MPA 沿第一趾内侧缘通过，与第一跖骨背动脉形成弓形吻合。

足外侧：足底外侧动脉

足底外侧动脉（LPA）有 1~2 个穿支为外侧足底的皮肤提供血供，这些穿支是肌间隔穿支和肌皮穿支的混合。这些穿支在跖骨之间向前延伸，在骨间肌分裂成一对足底动脉。在分叉处，每个穿支向上发送一个足底动脉背侧分支，与相应的跖背动脉相连。中足远端的 LPA 位于趾短屈肌和小趾外展肌之间，被足底腱膜和皮肤覆盖。从第五跖骨底部向近心端沿外侧向内侧斜行移动，位于短屈肌和跖方肌之间。在踝关节内侧的 LPA 起源于 PTA，位于跟骨和𧿹外展肌之间。在第一跖骨和第二跖骨之间，LPA 与足背跖深支联合，够成足底弓。

足背：足背动脉

足背动脉（DPA）通过 1~2 个穿支对足背上的皮肤提供血供。DPA 是来自 PNA 和 PTA 广泛吻合的血管穿支的一部分。DPA 是 ATA 的延续，具有 3 个主要分支。在足舟状骨处，第一支是跗外侧动脉，它供应趾短伸肌，来自该支的肌皮穿支与踝前外侧动脉和 PNA 穿支吻合。在到达跖骨之前，DPA 衍生出弓状动脉，弓状动脉横向跨过跖骨基底部，与跗骨外侧动脉和足底外侧动脉吻合，并发出跖动脉。然后 DPA 继续走行至第一跖骨间隙的近端，在那里它分成两支：第一跖背动脉和足底深动脉。然后足底深动脉与 LPA 吻合完成足底弓。

8.10　受体血管的选择

8.10.1　一般原则

在显微外科的下肢局部重建中，术前设计是非常重要的。适合显微外科重建受体血管的选择，在很大程度上取决于缺损的位置和邻近伤口的血管条件。动脉的供应通常是限制因素，但静脉引流有时也具有挑战性。理想情况下，最佳受体动脉具有强劲的流动性、良好的直径（> 1 mm），并且在损伤区域之外。如果该部位有不止一根血管可用，就必须考虑游离的难度，包括患者在取供体皮瓣时的体位。一般而言，最近的来源血管将是目标受体血管，这样就可以在不需要静脉移植的情况下完成显微外科重建。

除非能够进行超显微外科手术，通常用于游离组织移植的血管解剖应在损伤区之外。由于众多的下肢创面在本质上是由于创伤所致，损伤区域就指示着受伤，血栓区远远超过肉眼下正常的区域。在血栓区，血管脆性增加，血栓形成的风险增加，同样，损伤周围的区域也增加了许多诸如此类的风险。因此皮瓣蒂和受体血管须超出该损伤区域以提高皮瓣存活率。

8.10.2　术前评估

临床检查

首先确定缺损的程度和需要覆盖的内容，手动检查外围血管脉冲情况，足背动脉或胫后动脉的缺失需要更进一步的检查完善。

手提式超声多普勒

手提式超声多普勒可用于进一步评估下肢远端的动脉搏动，但无法明确区分诸如正常血流和非闭塞性动脉粥样硬化、近端闭塞，重建或解剖变异这些情况。

CT 血管造影

CT 血管造影（CTA）是评估下肢血管状态的一种重要工具。如果有证据怀疑任何与血管相关

的问题，或者在临床上对血管状况无法确定的，那么做 CTA 不仅有用，而且是明智之选。合适的适应证一般包括一个或多个脉冲搏动消失、神经功能缺损、合并骨折或存在外周血管疾病。高质量的 CTA 检查对手术重建计划非常有用，因为它将显示动脉静脉的通畅情况，是否存在局部狭窄、闭塞，以及其他的任何解剖变异。还有另一个好处是 CTA 能够显示软组织和骨缺损，甚至可以用来生成 3D 图像。与放射科医生沟通需要哪些信息是非常重要的，以确保高分辨率的 CTA 能够良好地显示这些血管的细节，并减少对患者的辐射暴露。与传统的血管造影术不同，CTA 的造影剂是静脉注射而不是动脉注射，从而降低了假性动脉瘤和血栓形成的风险。尽管现代 CT 扫描仪的辐射剂量很低，但 CTA 检查也不完全是无伤害的，它们确实有辐射暴露的风险。有些人可能对造影剂过敏，或者由于肾功能差而不适合该项检查。

磁共振血管造影

磁共振血管造影（MRA）是另一种非侵入性成像方式，可用于更好地显示下肢的血管系统。它的优点是不需要辐射暴露，也不需要造影剂。早期 MRA 的分辨率没有 CTA 高，但现在已经有所改进。MRA 的缺点是检查成本较高而且扫描检查所需的时间较长，这对有些患者来说可能是难以忍受的，特别是幽闭恐惧症的患者。此外，并不是所有的硬件或置入设备都与磁体能够兼容，所以这些接受过身体置入手术的患者可能无法进入磁共振室完成检查。

传统血管造影

传统血管造影不常规用于检查受体血管或穿支，因为它是一种需要动脉穿刺的侵入性手术，有出血、血栓形成、假性动脉瘤、更高的辐射剂量，图像质量较差等风险，新 CTA 技术是明显优于传统血管造影的。

8.10.3　受体血管

根据缺损的程度以及肢体和这些血管的状态，任何已经描述的主要来源血管或穿支血管（表8.1）都可能被用作受体血管。从以往的经验来看，尤其为了保持足远端末梢血流的供应，动脉端吻合提倡端侧吻合，以及静脉端端吻合。最近的文

献表明，如果下肢血管结构完好，或远端血管闭塞，则可以进行动脉端端吻合术，而不会增加血栓形成、皮瓣失败或肢体缺血的风险。不论是过去还是将来，术前有一个完整的腿部血流图是最需要考虑的重要因素，以避免医源性导致的肢体缺血坏死。

除了使用特定血管体区自身的源血管作为受体部位，这通常也允许进行端端吻合，目前越来越多的穿支血管通过穿支对穿支吻合术被用作受体血管。穿支到穿支重建的好处如下：①因为只需要一个短蒂，所以获取皮瓣所需的时间更少；②无须破坏主要的源动脉；③尽管可能会牺牲侧支循环的部分来源血管，但将主要血管损伤和循环中断的风险降至最低。本技术要求的超显微外科技巧在第 17 章中进行了更详细的讨论。

参考文献

[1] Taylor GI, Palmer JH. The vascular territories (angiosomes) of the body: experimental study and clinical applications. Br J Plast Surg. 1987; 40(2): 113–141.

[2] Blondeel PN, Morris SF, Hallock GG, Neligan PC, eds. Perforator Flaps: Anatomy, Technique & Clinical Applications. Boca Raton, FL: CRC Press; 2013.

[3] Geddes CR, Morris SF, Neligan PC. Perforator flaps: evolution, classification, and applications. Ann Plast Surg. 2003; 50(1):90–99.

[4] Cormack GC, , Lamberty BG. A classification of fascio-cutaneous flaps according to their patterns of vascularisation. Br J Plast Surg. 1984; 37(1):80–87.

[5] Wei F-C, Mardini S. Flaps and Reconstructive Surgery. New York, NY: Elsevier Health Sciences; 2009.

[6] Dancey A, Blondeel PN. Technical tips for safe perforator vessel dissection applicable to all perforator flaps. Clin Plast Surg. 2010; 37(4):593–606, xi–vi.

[7] Suh HS, Lee JS, Hong JP. Consideration in lower extremity reconstruction following oncologic surgery: patient selection, surgical techniques, and outcomes. J Surg Oncol. 2016; 113(8):955–961.

[8] Hallock GG. Lower extremity muscle perforator flaps for lower extremity reconstruction. Plast Reconstr Surg. 2004; 114(5):1123–1130.

[9] Neligan PC. Plastic Surgery. London: Elsevier Health Sciences; 2012.

[10] Duymaz A, Karabekmez FE, Vrtiska TJ, Mardini S, Moran SL. Free tissue transfer for lower extremity reconstruction: a study of the role of computed angiography in the planning of free tissue transfer in the posttraumatic setting. Plast Reconstr Surg. 2009; 124(2):523–529.

[11] Pratt GF, Rozen WM, Chubb D, Ashton MW, Alonso-Burgos A, Whitaker IS. Preoperative imaging for perforator flaps in reconstructive surgery: a systematic review of the evidence for current techniques. Ann Plast Surg. 2012; 69(1): 3–9.

[12] Smit JM, Klein S, Werker PMN. An overview of methods for vascular mapping in the planning of free flaps. J Plast Reconstr Aesthet Surg. 2010; 63(9):e674–e682.

[13] Cho EH, Garcia RM, Blau J, et al. Microvascular anastomoses using end-to-end versus end-to-side technique in lower extremity free tissue transfer. J Reconstr Microsurg. 2016; 32(2):114–120.

[14] Cho EH, Garcia RM, Pien I, et al. Vascular considerations in foot and ankle free tissue transfer: analysis of 231 free flaps. Microsurgery. 2016; 36(4):276–283.

[15] Tsai Y-T, Lin T-S. The suitability of end-to-side microvascular anastomosis in free flap transfer for limb reconstruction. Ann Plast Surg. 2012; 68(2):171–174.

[16] Hong JP, Oh TS. An algorithm for limb salvage for diabetic foot ulcers. Clin Plast Surg. 2012; 39(3):341–352.

[17] Hallock GG. The medial approach to the sural vessels to facilitate microanastomosis about the knee. Ann Plast Surg. 1994; 32(4):388–393.

[18] Smith ML, Molina BJ, Dayan E, Kim JN, Kagen A, Dayan JH. Use of distal medial sural vessels as recipient vessels in free tissue transfer. J Reconstr Microsurg. 2017; 33(1):59–62.

[19] Hallock GG. The vascular pedicle of the anterolateral thigh flap as an alternative recipient site for thigh free flaps. J ReconstrMicrosurg. 2008; 24(2):131–136.

第 9 章　下肢重建中血管的重要性及受体血管的选择

Joon Pio Hong, Changsik John Park, Peter Suh

摘要

　　使用游离皮瓣成功地进行下肢重建，首先要确定良好的受体血管，并了解缺损部位周围环境。在选择受体血管时，应考虑多种因素，如轴动脉的持续血流状态，缺损的范围和损伤的严重程度，以及最终选择理想的吻合方式。然而，只有我们在手术台上进行手术，看到实际显露的动脉或静脉，并且有良好的搏动和血流迹象，才能做出最终决定。

　　关键词：显微外科，受体血管选择，四肢血管状况

9.1　引言

　　为了使保肢重建与截肢达到的结果相似，显微外科重建手术发挥了关键作用。然而，由于重建过程中涉及多个因素，如时机、损伤范围、感染、血管状况以及漫长而复杂的愈合过程，直至完全负重，下肢重建仍然困难重重。现在，重建电梯的理念为达到重建的理想阶段，提供了最佳的及时选择，以达到美学和功能的统一，它往往需要思考和使用复杂的显微外科手术程序。尽管事实上恢复正常的功能和外观很难成功，但它可能是支持成功重建并挽救肢体的保证。此外，根据 Xiong 等的 Meta 分析，下肢的显微外科重建现在被认为是一种安全的手术方式，该术式皮瓣失活率在可以接受的范围内。

　　采用游离皮瓣重建下肢的经典方法是：在损伤区外吻合血管，端侧动脉吻合和端侧或端端静脉吻合，先修复软组织，再重建骨性支撑。虽然这些学说仍然很有价值，但它们对于复杂情况可能并不总是可行的，如血管结构差、损伤区域复杂和广泛、受体血管选择困难和混乱。

　　一旦决定显微重建手术，无论复杂或简单，选择受体血管是取得成功的关键因素之一。在选择皮瓣的时候应该考虑受体在哪里，相反，一旦受体部位固定，要根据蒂的长度选择皮瓣的类型。在这一章，我们将回顾如何评估下肢的主要血管，选择受体的位置，以及吻合的方法。

9.2　考虑因素

9.2.1　评估下肢血管状态

　　在决定重建下肢后，第一个术前评估应该从血管状况开始。没有足够的血管供给，显微外科重建是不可能的。对于创伤后的缺血性情况和慢性缺血性创伤尤其如此。最常见的是，体格检查可触及的脉搏、颜色、毛细血管充盈和肢体充盈使我们能够评估初始状态。通过手持多普勒检查，可以获得进一步的信息，当物理 / 多普勒检查显示不确定的血管状况或怀疑有慢性血管疾病时，应考虑使用术前动脉造影进行下肢动脉影像重建。它通常用于患者有一个或多个外周血管搏动丧失，继发性神经功能障碍，或经复位并行内 / 外固定的肢体复合骨折。既往下肢损伤术前常规使用血管造影术是有争议的。然而，根据作者的经验，75%~80% 涉及创伤、慢性创伤和肿瘤相关重建的下肢重建可能需要详细的血管评估。如果需要血管造影，更简单的方法是通过计算机断层扫描（CT）血管造影获得受体区域的血管状态，而无须冒着腹股沟动脉穿刺并发症的风险。此外，在肢体选择供区皮瓣时，可提供供区皮瓣的血管信息，便于计划和手术操作。图 9.1 显示一例糖尿病足的患者，股动脉阻塞，远端血液循环由侧支血管供给。该患者的手持多普勒检查结果显示正常的，因此证明慢性疾病如糖尿病患者的血管造影是合理的。它还能显示出动脉的质量，病变近端是否钙化，可能需要血管成形术以改善远端血流。这种情况常见于糖尿病或其他外周动脉疾病患者。此外，它还能显示受体动脉是否存在钙化，从而帮助您选择缺损附近的动脉。最后，程序化的 CT 血管造影可以看到静脉相，检测到浅静脉和深静脉血栓的存在。然而，有些因为设备硬件的原因，它可能会扭曲图像。在这些病例中，经典的血管

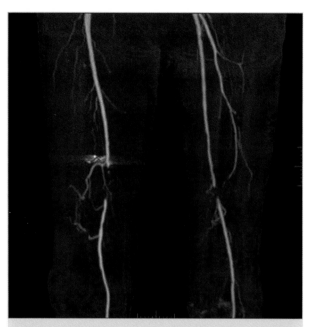

图9.1　一例糖尿病足的患者，股动脉阻塞，远端血液循环由侧支血管供给。该患者的手持多普勒检查结果显示正常的，因此证明慢性疾病如糖尿病患者做血管造影是合理的。如果在不了解这些的情况下就切取股前外侧皮瓣，将对肢体循环产生灾难性后果，因为主要的侧支血管就是旋股外侧动脉的降支

造影术，尽管侵袭性更强，将帮助外科医生确定血管状况。

在这个阶段的评估中，应该考虑哪些主要血管可以用于吻合皮瓣：胫前动脉、胫后动脉或腓动脉。应该记住，大血管可能存在多种变异。一些常见的变异是腓动脉和远端完整（近端损伤）的胫前动脉或胫后动脉，通过侧支循环连接。考虑到这些因素，术前对主要血管的放射学评估将使你获得良好的信息，从而有助于重建过程。

9.2.2　损伤区

相较于烧伤和辐射损伤可能有一个更明确的损伤区，许多由高能量损伤造成的下肢创伤损伤区范围较为模糊。"损伤区"的确切定义仍然不清楚，且无重复性。然而，这个概念在临床上很重要，因为血栓形成区超出了肉眼可见的损伤范围，不能识别这个区域的真实范围是导致显微外科吻合失败的主要原因。这在进行重建移植手术的亚急性期更为明显。在此区域内，血管脆性增加、血管周围瘢痕组织增多等血管周围变化可能

导致受体血管剥离困难，吻合后血栓发生率增高。关于如何通过接近损伤区近端而避开损伤区已经有很多报道。寻找损伤区域近端的受体血管很有意义，因为通常在损伤区域内存在血管损伤，近端血管可以被认为是正常的。一些研究甚至提倡使用旁路移植术或与近端血管相连的动静脉（AV）环，为皮瓣提供血管供应以覆盖缺损。如果有受伤的大血管断端靠近损伤部位，可以探查断端，经常可以看到它是相当有用的。使用这个断端能避免牺牲其他主要血管而保持最大的血流至足部，从而降低后期发生缺血的风险。

多项研究表明，将皮瓣血管吻合到损伤区远端确实对结果没有影响。因此，我们必须思考是否可以在损伤区域进行吻合。同样，在临床上很难知道损伤的范围有多广。损伤区不是一个二维的概念，而是一个三维的概念，通常较深的血管结构在轻微或无损伤的情况下可以免受损伤。Isenberg和Sherman的研究表明，受体血管的临床表现，如血管壁的柔韧性和血管断端流出的血液质量比血管到伤口的距离更重要。Park等也认为损伤部位和下肢血管状况是选择受体血管的最重要因素。在损伤区附近或者内部的穿支血管成功吻合使这一观点得到了进一步支持。随着显微镜、显微外科器械和技术的进步，人们可以在损伤区域内解剖瘢痕血管并利用它们。基于这些发现，选择受体血管最重要的因素之一可能是血管本身的质量，只要受体血管是健康的，有搏动的，开放血管后有足够的流出量，就可以认为是有用的（图9.2）。

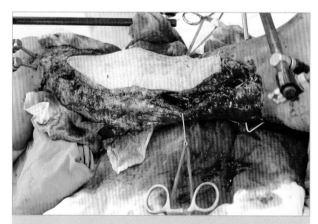

图9.2　选择受体血管最重要的因素之一可能是血管本身的质量，只要受体血管是健康的，有搏动，开放血管后有足够血流量的。从图中可以看出，旋髂动脉穿支皮瓣与损伤区域内的胫前动脉端侧吻合

9.2.3　吻合类型

经典的端端吻合和端侧吻合在皮瓣成功与否上没有区别，两者的效果相当。如果结果没有差异，应该思考哪个对下肢重建更有好处。Godina主张端侧吻合重建肢体，基于保留远端血管、避免受体动脉收缩和痉挛、避免血管不匹配引起的血流干扰等优点。我们的实践发现这是正确的，当有吻合问题时它能更好的解决问题，并通过保留轴动脉增加翻修时的选择机会。此外，皮瓣的血管阻力对皮瓣的成功也有影响。有报道表明，肌肉的血管阻力较小，而皮瓣的血管阻力较大，这意味着在进行端端吻合时，应使用阻力较小的皮瓣，以便吸收大量的血流到皮瓣中。在使用穿支皮瓣和皮瓣时，应考虑到这一点，采用端侧吻合以获得最佳的生理血流，除了这两种主要的吻合方式外，T 形或 Flow-Through 式吻合在保留或重建远端血流方面也有重要作用。根据我们的经验，最大限度地桥接血管重建受伤的大动脉血流对治疗感染伤口（如慢性骨髓炎）有积极的作用。因此，如果轴向动脉存在缺损，应考虑采用桥接吻合或旁路开通的方法重建动脉缺损（图 9.3）。

9.2.4　穿支血管作为受体

在下肢重建中，轴动脉有问题的情况频繁出现。外伤可能会导致只有单一动脉，老年人群和糖尿病患者因动脉粥样硬化而灌注不良，存在缺血现象并导致严重后果。因此，受体动脉的可用性和可靠性对下肢重建至关重要。使用穿支血管作为受体，可以替代难以到达的深部大血管，可以避免前面提到的问题。由于单个穿支可以为大面积皮肤提供足够的灌注，使用穿支血管作为受体血管为穿支皮瓣提供灌注是可行的。同时避免了需要进行激进的解剖以获得受体血管以及皮瓣的长血管蒂。关键是确定一个好的有搏动的穿支。在放大镜下定位穿支位置后，可以使用显微镜进一步解剖并确认穿支动静脉的搏动和血流（图9.4）。当有外固定器的占位限制了操作空间时，这种微创血管吻合术尤其有用。有了穿支到穿支的超显微手术，潜在的受体血管数量就增加了，不再限于几条主要血管。穿支动脉是一种末端血管，其供应来源有多种，不仅有主要动脉，也有多个分支。即使在糖尿病足的缺血肢体中，主要动脉慢慢地发生动脉粥样硬化，导致血流阻塞，侧支成为主要血管，能够为穿支提供足够的灌注。此外，受体血管蒂可能只要有多普勒可追踪的足够口径的穿支，而不再需要其他可预见的受体血管。当然，这种方法也有其局限性，如将其作为受体血管用于合理的穿支皮瓣，而不是用于需要大量血流灌注的大皮瓣或嵌合皮瓣。

9.3　受体血管选择方法

使用游离皮瓣进行一例成功的下肢重建首先要确定一个良好的受体血管。在这一章中，我们讨论了有关损伤血管、损伤区域和吻合类型的各种问题。图 9.5 展示了选择规则。需要注意的是，在出现动脉缺损的情况下，所有的努力都是为了重建轴动脉供应，同时也要保留远端血流。尽管有损伤区的概念，但无论受体血管在哪里，吻合后重建的成功取决于受体血管状态的质量而不是

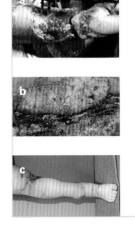
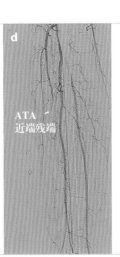
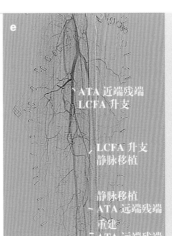

图 9.3　a. 一例下肢缺损的患者，合并有软组织缺损、骨折、胫前动脉缺损。b. 采用带长降支和静脉移植物的股前外侧皮瓣重建动脉缺损，实现血流重建。c. 患者 3 年无骨感染发生，效果良好。d. 注意术前血管造影显示清晰的胫前动脉（ATA）残端。e. 术后血管造影显示重建的胫前动脉远端血流良好。LCFA，旋股外侧动脉

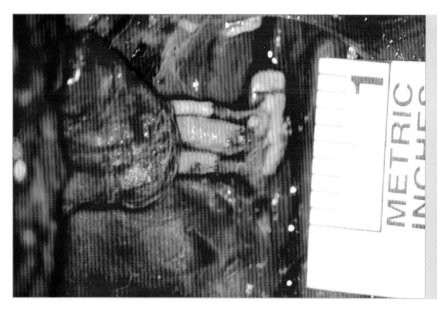

图9.4 最重要的步骤是在显微镜下找到搏动的穿支。然后皮瓣内穿支与受体血管端端吻合

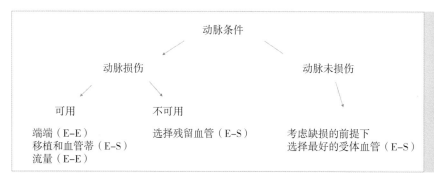

图9.5 选择轴动脉作为受体血管的规则。E-E，端端吻合；E-S，端侧吻合

位置。如果可以获得血管造影，人们可以通过术前预判可能的受体血管来更好地设计手术。我们还应该考虑皮瓣的组成，因为血管阻力可能是不同的，因此应该避免太多的血流进入皮瓣。使用穿支可以避免变量，在微创重建的同时为中等大小的皮瓣提供理想的血流。在过去18年的实践中，我们使用这个选择方法，能够避免使用交腿手术。不过，以对侧腿作为受体的交腿方法仍然是最终的备用方案。

9.4 结论

如前所述，在选择受体血管时应考虑多个因素：如轴动脉的持续血流状态，缺损的范围和严重程度，以及最终选择理想的吻合方式。然而，我们在手术台上进行手术时，只有看到实际显露的动脉或静脉，并且有良好的搏动和血流迹象，才能做出最终决定。

参考文献

[1] Bosse MJ, MacKenzie EJ, Kellam JF, et al. An analysis of outcomes of reconstruction or amputation after leg-threatening injuries. N Engl J Med. 2002; 347(24):1924–1931.

[2] Chung KC, Saddawi-Konefka D, Haase SC, Kaul G. A cost-utility analysis of amputation versus salvage for Gustilo type IIIB and IIIC open tibial fractures. Plast Reconstr Surg. 2009; 124(6):1965–1973.

[3] Gottlieb LJ, Krieger LM. From the reconstructive ladder to the reconstructive elevator. Plast Reconstr Surg. 1994; 93(7):1503–1504.

[4] Xiong L, Gazyakan E, Kremer T, et al. Free flaps for reconstruction of soft tissue defects in lower extremity: a meta-analysis on microsurgical outcome and safety. Microsurgery. 2016; 36(6):511–524.

[5] Serafin D, Voci VE. Reconstruction of the lower extremity. Microsurgical composite tissue transplantation. Clin Plast Surg. 1983; 10(1):55–72.

[6] Abdelfattah U, Power HA, Song S, Min K, Suh HP, Hong JP. Algorithm for free perforator flap selection in lower extremity reconstruction based on 563 cases. Plast Reconstr Surg. 2019; 144(5):1202–1213.

[7] Lutz BS, Ng SH, Cabailo R, Lin CH, Wei FC. Value of routine angiography before traumatic lower-limb reconstruction with microvascular free tissue transplantation. J Trauma. 1998; 44(4):682–686.

[8] Reddy V, Stevenson TR. MOC-PS(SM) CME article: lower extremity reconstruction. Plast Reconstr Surg. 2008; 121(4) Suppl:1–7.

[9] Heller L, Levin LS. Lower extremity microsurgical reconstruction. Plast Reconstr Surg. 2001; 108(4):1029–1041, quiz 1042.

[10] Dublin BA, Karp NS, Kasabian AK, Kolker AR, Shah MH. Selective use of preoperative lower extremity arteriography in free flap reconstruction. Ann Plast Surg. 1997; 38(4):404–407.

[11] Duymaz A, Karabekmez FE, Vrtiska TJ, Mardini S, Moran SL. Free tissue transfer for lower extremity reconstruction: a study of the role of computed angiography in the planning of free tissue transfer in the

posttraumatic setting. Plast Reconstr Surg. 2009; 124(2):523–529.

[12] Haddock NT, Weichman KE, Reformat DD, Kligman BE, Levine JP, Saadeh PB. Lower extremity arterial injury patterns and reconstructive outcomes in patients with severe lower extremity trauma: a 26-year review. J Am Coll Surg. 2010; 210(1):66–72.

[13] Wang Z, Yi X, He J, et al. Catheter-based computed tomography angiography in anterolateral thigh perforator mapping of Chinese patients. J Reconstr Microsurg. 2019; 35(3):221–228.

[14] Mun GH, Lee SJ, Jeon BJ. Perforator topography of the thoracodorsal artery perforator flap. Plast Reconstr Surg. 2008; 121(2):497–504.

[15] Masia J, Clavero JA, LarraC1aga J, Vives L, Pons G. Preoperative planning of the abdominal perforator flap with multidetector row computed tomography: 3 years of experience. Plast Reconstr Surg. 2008; 122(2):80e–81e.

[16] Gaillard J, Bourcheix LM, Masquelet AC. Perforators of the fibular artery and suprafascial network. Surg Radiol Anat. 2018; 40(8):927–933.

[17] Loos MS, Freeman BG, Lorenzetti A. Zone of injury: a critical review of the literature. Ann Plast Surg. 2010; 65(6):573–577.

[18] Arnez ZM. Immediate reconstruction of the lower extremity: an update. Clin Plast Surg. 1991; 18(3):449–457.

[19] CelikC6z B, Sengezer M, Isik S, et al. Subacute reconstruction of lower leg and foot defects due to high velocity-high energy injuries caused by gunshots, missiles, and land mines. Microsurgery. 2005; 25(1):3–14, discussion 15.

[20] Godina M. Early microsurgical reconstruction of complex trauma of the extremities. Plast Reconstr Surg. 1986; 78(3):285–292.

[21] Hallock GG. Liability of recipient vessels distal to the zone of injury when used for extremity free flaps. J Reconstr Microsurg. 1996; 12(2):89–92.

[22] Freedman AM, Meland NB. Arteriovenous shunts in free vascularized tissue transfer for extremity reconstruction. Ann Plast Surg. 1989; 23(2):123–128.

[23] Lin CH, Mardini S, Lin YT, Yeh JT, Wei FC, Chen HC. Sixty-five clinical cases of free tissue transfer using long arteriovenous fistulas or vein grafts. J Trauma. 2004; 56(5):1107–1117.

[24] Yazar S, Lin CH. Selection of recipient vessel in traumatic lower extremity. J Reconstr Microsurg. 2012; 28(3):199–204.

[25] Samaha FJ, Oliva A, Buncke GM, Buncke HJ, Siko PP. A clinical study of end-toend versus end-to-side techniques for microvascular anastomosis. Plast Reconstr Surg. 1997; 99(4):1109–1111.

[26] Stompro BE, Stevenson TR. Reconstruction of the traumatized leg: use of distally based free flaps. Plast Reconstr Surg. 1994; 93(5):1021–1025, discussion 1026-1027.

[27] Kolker AR, Kasabian AK, Karp NS, Gottlieb JJ. Fate of free flap microanastomosis distal to the zone of injury in lower extremity trauma. Plast Reconstr Surg. 1997; 99(4):1068–1073.

[28] Park S, Han SH, Lee TJ. Algorithm for recipient vessel selection in free tissue transfer to the lower extremity. Plast Reconstr Surg. 1999; 103(7):1937–1948.

[29] Stranix JT, Borab ZM, Rifkin WJ, et al. Proximal versus distal recipient vessels in lower extremity reconstruction: a retrospective series and systematic review. J Reconstr Microsurg. 2018; 34(5):334–340.

[30] Isenberg JS, Sherman R. Zone of injury: a valid concept in microvascular reconstruction of the traumatized lower limb? Ann Plast Surg. 1996; 36(3):270–272.

[31] Hong JP. The use of supermicrosurgery in lower extremity reconstruction: the next step in evolution. Plast Reconstr Surg. 2009; 123(1):230–235.

[32] Albertengo JB, Rodriguez A, Buncke HJ, Hall EJ. A comparative study of flap survival rates in end-to-end and end-to-side microvascular anastomosis. Plast Reconstr Surg. 1981; 67(2):194–199.

[33] Cho EH, Garcia RM, Blau J, et al. Microvascular anastomoses using end-to-end versus end-to-side technique in lower extremity free tissue transfer. J Reconstr Microsurg. 2016; 32(2):114–120.

[34] Godina M. Preferential use of end-to-side arterial anastomoses in free flap transfers. Plast Reconstr Surg. 1979; 64(5):673–682.

[35] Takanari K, Kamei Y, Toriyama K, Yagi S, Torii S. Differences in blood flow volume and vascular resistance between free flaps: assessment in 58 cases. J Reconstr Microsurg. 2009; 25(1):39–45.

[36] Sasmor MT, Reus WF, Straker DJ, Colen LB. Vascular resistance considerations in free-tissue transfer. J Reconstr Microsurg. 1992; 8(3):195–200.

[37] Ono M, Takanari K, Toriyama K, et al. Effects of tissue component volumes on vascular resistance in free flaps. J Reconstr Microsurg. 2017; 33(1):32–39.

[38] Kim JT, Kim CY, Kim YH. T-anastomosis in microsurgical free flap reconstruction: an overview of clinical applications. J Plast Reconstr Aesthet Surg. 2008; 61(10):1157–1163.

[39] Verhelle NA, Heymans O. How to deal with difficult microsurgical end-to-side anastomoses. Microsurgery. 2005; 25(3):203–208.

[40] Hong JPJ, Goh TLH, Choi DH, Kim JJ, Suh HS. The efficacy of perforator flaps in the treatment of chronic osteomyelitis. Plast Reconstr Surg. 2017; 140 (1):179–188.

[41] Fernandez-Garrido M, Lopez Penha TR, Qiu SS. Flow-through flaps in the absence of an arterial gap for extremity defect reconstruction: minimizing the donor-site morbidity. J Reconstr Microsurg. 2019; 35(5):329–334.

[42] Toia F, Zabbia G, Roggio T, Pirrello R, D'Arpa S, Cordova A. Vascular grafts and flow-through flaps for microsurgical lower extremity reconstruction. J Reconstr Microsurg. 2017; 33 S 01:S14–S19.

[43] Saint-Cyr M, Wong C, Schaverien M, Mojallal A, Rohrich RJ. The perforasome theory: vascular anatomy and clinical implications. Plast Reconstr Surg. 2009; 124(5):1529–1544.

[44] Kim KN, Hong JP, Park SW, Kim SW, Yoon CS. Overcoming the obstacles of the ilizarov device in extremity reconstruction: usefulness of the perforator as the recipient vessel. J Reconstr Microsurg. 2015; 31(6):420–425.

[45] Hong JP, Koshima I. Using perforators as recipient vessels (supermicrosurgery) for free flap reconstruction of the knee region. Ann Plast Surg. 2010; 64 (3):291–293.

[46] Suh HS, Oh TS, Lee HS, et al. A new approach for reconstruction of diabetic foot wounds using the angiosome and supermicrosurgery concept. Plast Reconstr Surg. 2016; 138(4):702e–709e.

[47] Suh HP, Kim Y, Suh Y, Hong J. Multidetector computed tomography (CT) analysis of 168 cases in diabetic patients with total superficial femoral artery occlusion: is it safe to use an anterolateral thigh flap without CT angiography in diabetic patients? J Reconstr Microsurg. 2018; 34(1):65–70.

[48] Suh HS, Oh TS, Hong JP. Innovations in diabetic foot reconstruction using supermicrosurgery. Diabetes Metab Res Rev. 2016; 32 Suppl 1:275–280.

[49] Van Boerum MS, Wright T, McFarland M, Fiander M, Pannucci CJ. Cross-leg flaps for lower extremity salvage: a scoping review. J Reconstr Microsurg. 2019; 35(7):505–515.

[50] Manrique OJ, Bishop SN, Ciudad P, et al. Lower extremity limb salvage with cross leg pedicle flap, cross leg free flap, and cross leg vascular cable bridge flap. J Reconstr Microsurg. 2018; 34(7):522–529.

第10章　创面的准备和治疗时机的选择

Casey T. Kraft, Ibrahim Khansa, Jeffrey E. Janis

摘要

　　大多数下肢组织缺损在初次就诊时不适合进行手术重建。术前患者调理，如戒烟、营养支持、控制血糖（糖尿病患者）以及矫正血管功能不全，将有助于创面愈合并降低并发症的发生率。对于闭合创面的具体时机尚存争议，最好在亚急性期开始之前，或是经过反复多次清创，去除所有无活性成分和生物膜后。

　　关键词：营养，清创，生物膜，创面闭合时机

10.1　引言

　　导致下肢需要进行手术重建的病因多种多样，从外伤到肿瘤切除再到感染和骨髓炎。除在肿瘤切除后可立即行手术重建，创面很少能够立即进行终极修复。创面的准备和重建的时机是优化治疗结果最重要的两个变量。

10.2　患者优化

　　尽可能的优化患者可以产生实质性的积极影响。如众所周知，吸烟对创面愈合和组织血管有害。术前和术后戒烟已被证明可以降低手术并发症的发生率。尽管临时禁烟永远都不如不吸烟，但在任何择期手术前、后4周患者应禁烟，以将并发症发生率降到最低。

　　营养是另一个需要考虑在内的重要因素，蛋白质缺乏，特别是精氨酸和甲硫氨酸的缺乏会影响创面愈合。术前营养支持已被证明可降低感染性和非感染性手术并发症的发生率。因此，应在术前检查并优化血清营养标志物，目标是将人血白蛋白调整至 > 3.25 g/dL，血清前白蛋白 > 15 mg/dL。

　　对于下肢溃疡的糖尿病患者，围手术期血糖控制至关重要。血糖高于 110 mg/dL 时，手术部位的感染风险成正比增加，围手术期单次血糖高于 200 mg/dL 会显著增加创面裂开的风险。为优化手术结果，在进行任何择期手术之前应当将糖化血红蛋白控制在 ≤ 7.5%。

　　下肢血供存在异常的患者，无论是由疾病还是外伤所致，都必须在重建之前仔细评估下肢的血管情况并予以优化。当创面周围经皮氧分压 ≥ 40 mmHg 时，愈合的潜力会增强。

　　在对创伤患者进行任何重建手术之前，首先要保证内环境稳定。对各个系统进行标准的创伤评分并重复评估。如果发现下肢血管损伤，术前血管造影可以提供宝贵的诊断依据，并确定是否需要进行手术干预。根据筋膜室综合征的情况和风险，必要时进行筋膜切开术，然后复位并固定骨折。创面的彻底冲洗和清创是成功的根本和关键步骤。重建方式的最终选择必须要结合重要结构如肌腱、骨骼、神经和血管的暴露情况。

10.3　创伤后下肢软组织覆盖的时机

　　几十年来，对于创伤后下肢重建的时机一直存在争议。Godina 于 1986 年展开了一项具有里程碑意义的研究，极大地影响了开放性胫腓骨骨折创伤后下肢重建时机的选择。在这项研究中，532 例患者根据创伤后游离皮瓣重建的时间被分为 3 组：< 72 h（急性）、72 h 至 3 个月（亚急性）和 > 3 个月（慢性）。Godina 发现，急性期行创面覆盖的术后感染率和皮瓣失败率最低、骨愈合时间和住院时间最短。亚急性期行创面覆盖的结果最差。因此，开放性胫腓骨骨折的理想重建时间是在伤后 72 h 内。

　　同样，Byrd 等强调了对开放性胫腓骨骨折进行彻底清创和急性（定义为 5 天内）显微外科技术覆盖创面的重要性。他们根据创伤能量大小、骨粉碎程度和软组织损伤程度对开放性胫骨骨折进行分类。损伤的级别越高，意味着更严重的粉碎骨折和更多的细菌定植，因此预后更差。

　　有学者尝试在非急性期行创面覆盖。Francel

等认为，在 Gustilo ⅢB 级胫腓骨骨折重建时限最多可延长至伤后 15 天，仍可获得良好的手术和功能结果。然而，这些良好的结果取决于创面的清创情况，清除所有坏死组织或碎片后需反复冲洗，失活骨的清创是其重点，否则可能形成死骨和随后的感染病灶。最近的战地医学经验也表明，将重建推迟到亚急性期，通过系列清创，并发症发生率未明显升高。

负压创面治疗（NPWT）是使得下肢重建得以延迟实施的诸多技术之一。NPWT 已被证明可促进肉芽组织形成及创面缩小，去除炎性细胞因子和金属蛋白酶，并减少细菌。通过使用 NPWT 延迟重建，可以减少组织水肿，并明确坏死范围。因此在系列清创间隙，NPWT 作为一种重要的敷料为创面提供临时覆盖，但其仅仅是为最终重建做准备的一种过渡手段，最终都需要进行重建手术。NPWT 的一个新进展是增加了滴注治疗，即间歇性地中断负压几分钟，然后将生理盐水或局部消毒剂滴入创面，让其停留，然后将其吸出。NPWT 加滴注治疗可以显著的降低创面细菌污染程度。

在系列清创时，外科医生应获取一定的组织进行细菌培养。培养结果阳性提示在重建前可能需要进一步清创，因为在阳性培养的情况下实施重建已被证明有更高的并发症发生率。

10.4　创面床的准备

创面床的准备是确保下肢重建成功的最关键步骤。清洁创面的方法多种多样，但所有创面床准备方法的最终焦点都将清除异物和失活组织作为治疗的基本原则。

冲洗是清洁污染或感染创面的第一步。它可以初步去除异物和污染组织。生理盐水是最常用的冲洗液，几乎没有证据表明添加抗生素或消毒液有益。冲洗液可以以低压（1~15 psi）的形式冲洗创面，如膀胱镜检查管，或以高压的形式冲洗创面，如脉冲冲洗（35~70 psi）。文献表明，高压冲洗在减少细菌数量和降低创面感染率方面可能更有效。然而，也有学者认为高压冲洗可能会导致软组织损伤，将细菌冲至更深的组织当中，如骨骼。

创面准备的第二步是彻底清除坏死组织。清创的目标是清创后剩余组织清洁、有活力且无污染（图 10.1）。清创术的目标同时包括去除细菌生

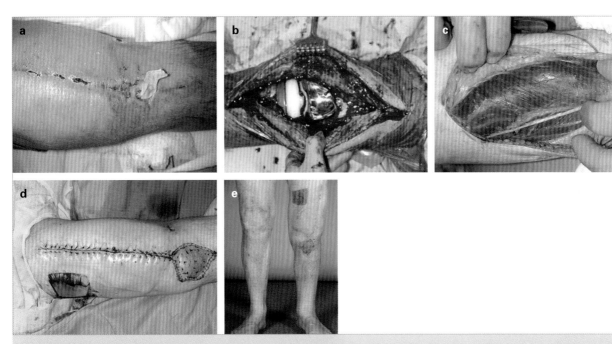

图 10.1　全膝关节置换术后感染的创面覆盖。a. 左全膝关节置换术后，手术切口持续渗出，不愈合。b. 彻底的锐性切除创面。切除所有坏死组织。创面最终追踪至植入物，但植入物似乎没有感染。大量生理盐水低压冲洗创面。c. 选择内侧腓肠肌肌瓣用于重建。d. 转位后的内侧腓肠肌瓣为植入物提供了健康、血供良好的组织覆盖，并填充所有无效腔。肌肉上予中厚植皮。e. 患者最终痊愈并能够正常行走

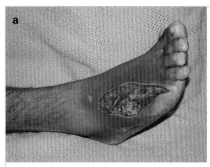
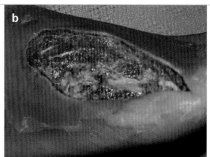
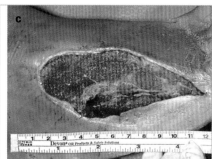
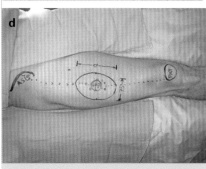
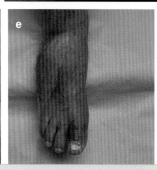

图 10.2 糖尿病足溃疡的准备和覆盖。a. 该糖尿病患者血糖控制不佳,之前行小脚趾截趾。随后,足背外侧逐渐出现溃疡,跖骨外露。b. 对创面进行更为仔细的评估发现不仅跖骨外露,还有部分坏死组织和纤维蛋白渗出物。c. 在控制血糖后,使用水刀清除创面上所有的纤维蛋白和坏死组织,直至整个创面底部均为健康的出血组织。d. 为了覆盖外露的骨骼,选择了大腿前外侧游离皮瓣。e. 最终创面愈合,可以完全负重下地行走

物膜。包裹在生物膜中的细菌能够耐受抗生素。手术清创将生物膜中的细菌暂时转化为游离状态,使它们更容易被抗菌药物杀灭。

能够熟练应用重建手术技术的外科医生在清创时可能会更激进,因为他们能够覆盖由此产生的缺损。在创伤性创面中,锐性切除清创术最为常用,可以使用传统的手术器械操作,如手术刀、剪刀和刮匙,也可以用清创水刀(Versajet,Smith & Nephew,Cambridge,UK)实现清创。清创水刀使用高速水流通过文丘里效应在局部产生真空(图 10.2),随后去除未黏附的组织。与传统的锐器清创术相比,水刀清创术更有效,失血量更少。还有研究证明水刀清创比单独的机械清创或高压脉冲灌洗更能有效地解决生物膜问题。

在非创伤性创面中,如压疮、糖尿病性溃疡和静脉性溃疡,锐性切除清创术也是主要的治疗方法。然而,当不能手术时,也可以使用其他非手术清创方法,如使用胶原酶或木瓜蛋白酶进行酶清创。

10.5 结论

即使是最有经验的重建外科医生,下肢重建也是极具挑战性的。术前准备和选择适当的手术时机对重建的整体预后有着巨大影响。执行患者优化、彻底清创、清除感染以及在健康创面床上快速重建等几项基本原则可为最终成功奠定基础。

参考文献

[1] Krueger JK, Rohrich RJ. Clearing the smoke: the scientific rationale for tobacco abstention with plastic surgery. Plast Reconstr Surg. 2001; 108(4):1063–1073, discussion 1074–1077.

[2] Harrison B, Khansa I, Janis JE. Evidence-based strategies to reduce postoperative complications in plastic surgery. Plast Reconstr Surg. 2016; 137(1):351–360.

[3] Møller AM, Villebro N, Pedersen T, Tønnesen H. Effect of preoperative smoking intervention on postoperative complications: a randomised clinical trial. Lancet. 2002; 359(9301):114–117.

[4] Veterans Affairs Total Parenteral Nutrition Cooperative Study Group. Perioperative total parenteral nutrition in surgical patients. N Engl J Med. 1991; 325(8):525–532.

[5] Jie B, Jiang ZM, Nolan MT, et al. Impact of nutritional support on clinical outcome in patients at nutritional risk: a multicenter, prospective cohort study in Baltimore and Beijing teaching hospitals. Nutrition. 2010; 26(11–12): 1088–1093.

[6] Ramos M, Khalpey Z, Lipsitz S, et al. Relationship of perioperative hyperglycemia and postoperative infections in patients who undergo general and vascular surgery. Ann Surg. 2008; 248(4):585–591.

[7] Endara M, Masden D, Goldstein J, Gondek S, Steinberg J, Attinger C. The role of chronic and perioperative glucose management in high-risk surgical closures: a case for tighter glycemic control. Plast Reconstr Surg. 2013; 132(4): 996–1004.

[8] Arsenault KA, McDonald J, Devereaux PJ, Thorlund K, Tittley JG, Whitlock RP. The use of transcutaneous oximetry to predict complications of chronic wound healing: a systematic review and meta-analysis.Wound Repair Regen. 2011; 19(6):657–663.

[9] Godina M. Early microsurgical reconstruction of complex trauma of the extremities. Plast Reconstr Surg. 1986; 78(3):285–292.

[10] Byrd HS, Spicer TE, Cierney G, III. Management of open tibial fractures. Plast Reconstr Surg. 1985; 76(5):719–730.

[11] Francel TJ, Vander Kolk CA, Hoopes JE, Manson PN, Yaremchuk MJ. Microvascular soft-tissue transplantation for reconstruction of acute open tibial fractures: timing of coverage and long-term functional results. Plast Reconstr Surg. 1992; 89(3):478–487, discussion 488–489.

[12] Pollak AN, Ficke JR, Extremity War Injuries III Session Moderators. Extremity war injuries: challenges in definitive reconstruction. J Am Acad Orthop Surg. 2008; 16(11):628–634.

[13] Baechler MF, Groth AT, Nesti LJ, Martin BD. Soft tissue management of war wounds to the foot and ankle. Foot Ankle Clin. 2010; 15(1):113–138.

[14] Kumar AR, Grewal NS, Chung TL, Bradley JP. Lessons from operation Iraqi freedom: successful subacute reconstruction of complex lower extremity battle injuries. Plast Reconstr Surg. 2009; 123(1):218–229.

[15] Parrett BM, Matros E, Pribaz JJ, Orgill DP. Lower extremity trauma: trends in the management of soft-tissue reconstruction of open tibia-fibula fractures. Plast Reconstr Surg. 2006; 117(4):1315–1322, discussion 1323–1324.

[16] DeFranzo AJ, Argenta LC, Marks MW, et al. The use of vacuum-assisted closure therapy for the treatment of lower-extremity wounds with exposed bone. Plast Reconstr Surg. 2001; 108(5):1184–1191.

[17] Argenta LC, Morykwas MJ. Vacuum-assisted closure: a new method for wound control and treatment: clinical experience. Ann Plast Surg. 1997; 38(6): 563–576, discussion 577.

[18] Mouës CM, van Toorenenbergen AW, Heule F, Hop WC, Hovius SER. The role of topical negative pressure in wound repair: expression of biochemical markers in wound fluid during wound healing. Wound Repair Regen. 2008; 16(4):488–494.

[19] Morykwas MJ, Argenta LC, Shelton-Brown EI, McGuirt W. Vacuum-assisted closure: a new method for wound control and treatment: animal studies and basic foundation. Ann Plast Surg. 1997; 38(6):553–562.

[20] Hou Z, Irgit K, Strohecker KA, et al. Delayed flap reconstruction with vacuumassisted closure management of the open IIIB tibial fracture. J Trauma. 2011; 71(6):1705–1708.

[21] Davis K, Bills J, Barker J, Kim P, Lavery L. Simultaneous irrigation and negative pressure wound therapy enhances wound healing and reduces wound bioburden in a porcine model.Wound Repair Regen. 2013; 21(6):869–875.

[22] Phillips PL, Yang Q, Schultz GS. The effect of negative pressure wound therapy with periodic instillation using antimicrobial solutions on Pseudomonas aeruginosa biofilm on porcine skin explants. Int Wound J. 2013; 10 Suppl 1: 48–55.

[23] Shuck J, Nolan J, Kanuri A, et al. The effect of positive post-debridement cultures on local muscle flap reconstruction of the lower extremity. Plast Reconstr Surg. 2015; 136 Suppl 4S:9–10.

[24] Petrisor B, Sun X, Bhandari M, et al. FLOW Investigators. Fluid lavage of open wounds (FLOW): a multicenter, blinded, factorial pilot trial comparing alternative irrigating solutions and pressures in patients with open fractures. J Trauma. 2011; 71(3):596–606.

[25] Sullivan SR, Engrav LH, Klein MB. Basic surgical and perioperative considerations: acute wound care. ACS Surgery: Principles and Practice. Philadelphia, PA: ACS; 2007.

[26] Brown LL, Shelton HT, Bornside GH, Cohn I, Jr. Evaluation of wound irrigation by pulsatile jet and conventional methods. Ann Surg. 1978; 187(2):170–173.

[27] Stevenson TR, Thacker JG, Rodeheaver GT, Bacchetta C, Edgerton MT, Edlich RF. Cleansing the traumatic wound by high pressure syringe irrigation. JACEP. 1976; 5(1):17–21.

[28] Boyd JI, III, Wongworawat MD. High-pressure pulsatile lavage causes soft tissue damage. Clin Orthop Relat Res. 2004(427):13–17.

[29] Hassinger SM, Harding G, Wongworawat MD. High-pressure pulsatile lavage propagates bacteria into soft tissue. Clin Orthop Relat Res. 2005; 439(439): 27–31.

[30] Anghel EL, DeFazio MV, Barker JC, Janis JE, Attinger CE. Current concepts in debridement: science and strategies. Plast Reconstr Surg. 2016; 138(3) Suppl:82S–93S.

[31] Janis J, Harrison B.Wound healing: Part II. Clinical applications. Plast Reconstr Surg. 2014; 133(3):383e–392e.

[32] Klein MB, Hunter S, Heimbach DM, et al. The Versajet water dissector: a new tool for tangential excision. J Burn Care Rehabil. 2005; 26(6):483–487.

[33] Liu J, Galiano JH, Chukwu CS, Krol J. Comparing the Versajet hydrosurgery system to conventional debridement techniques for the treatment of delayed healing wounds: a prospective, randomized clinical trial to investigate clinical efficacy and cost-effectiveness. Plast Reconstr Surg. 2012; 130:41.

[34] Davis SC, Martinez L, Kirsner R. The diabetic foot: the importance of biofilms and wound bed preparation. Curr Diab Rep. 2006; 6(6):439–445.

[35] Granick MS, Posnett J, Jacoby M, Noruthun S, Ganchi PA, Datiashvili RO. Efficacy and cost-effectiveness of a high-powered parallel waterjet for wound debridement.Wound Repair Regen. 2006; 14(4):394–397.

[36] Lee LK, Ambrus JL. Collagenase therapy for decubitus ulcers. Geriatrics. 1975; 30(5):91–93, 97–98.

[37] Alvarez OM, Fernandez-Obregon A, Rogers RS, Bergamo L, Masso J, Black M. A prospective, randomized, comparative study of collagenase and papain-urea for pressure ulcer debridement. Wounds. 2002; 14:293–301.

第 11 章　阶梯式重建与电梯式重建的关系

Patrick L. Reavey, Lawrence J. Gottlieb

摘要

　　如果救治下肢的目标是仅仅闭合伤口，那么可以考虑采用从重建阶梯的底部开始的方法，首先选择最简单和手术上最安全的选择，只有在不可避免的情况下才向上朝着更复杂的选择去发展。然而，阶梯式重建是一个有缺陷的概念，因为目标的初衷应该是解决长期问题的最好方案，而不仅仅是解决当下的问题。这可以通过电梯式重建直达最佳方案阶层，在该阶层，可以仔细审核所有可用的选择，以得到最佳方案，然后获得预期耐用的、具有功能的以及美观的结果。

　　关键词：阶梯式重建，电梯式重建，长期解决方案

11.1　引言

　　阶梯式重建的描述和定义渗透到文献和重建外科的每一个讨论中。医学生、外科住院医师和主治医生们仍然经常被教导在重建阶梯的框架内处理伤口、创伤甚至先天性畸形（图 11.1）。然而，重建阶梯是一个有缺陷的概念，因为它意味着我们的重建思维过程应该依次逐级"向上"，而不是直接到达最佳重建选项。"电梯式重建"一词最初是为了更好地描述整形外科的深思熟虑的原则和实践而引入的。在整形外科领域中，几乎没有电梯式重建的权重和影响与下肢重建一样重要。

　　阶梯式重建和电梯式重建之间的区别似乎只是语义上的细微差别。然而，语义很重要。它们塑造了我们的认知，并构建了我们的讨论。如果使用得当，它们可以拓展我们的视野。当使用不当时，它们会限制我们的视野。请记住，最好的长期解决方案应该是最初选择的，而不仅仅是一个解决方案。这需要考虑所有因素，利用电梯式重建达到最佳效果。

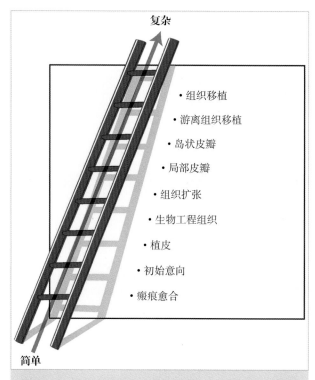

复杂

- 组织移植
- 游离组织移植
- 岛状皮瓣
- 局部皮瓣
- 组织扩张
- 生物工程组织
- 植皮
- 初始意向
- 瘢痕愈合

简单

图 11.1　重建阶梯有一个节段性伤口闭合方法，从最简单的选择开始，如果需要的话，再向上进行更复杂的选择

11.2　从伤口闭合到重建

　　要了解阶梯式重建的缺陷和电梯式重建的优势，我们必须了解这些术语的起源。阶梯式重建是对于众所周知的伤口闭合阶梯概念的不当延伸。伤口闭合阶梯表示用于决定伤口闭合技术的逐步方法。它要求从最简单、最不复杂的可能性开始，然后只有在需要的时候才逐步上升。如一个干净的，开放的伤口，不能直接缝合，接下来才会用皮肤移植来闭合。如果创面不支持皮肤移植，就好像因为暴露的骨头没有骨膜，那么人们通常会走到伤口闭合阶梯的下一级，用皮瓣来闭合伤口。

这种伤口闭合阶梯的概念源于古埃及人。Smith Papyrus（公元前 2600—200 年）教授了治疗不同类型伤口的方法。其建议简单的伤口应该"用缝合物缝合在一起"其他伤口应该用带有树胶合剂的"Awy"条封闭，而感染的伤口不能立即封闭，应该用包括蜂蜜和梧桐叶在内的局部敷料治疗。

从仅仅闭合伤口到真正重建的转变始于公元前 600 年左右的印度，当时苏什鲁塔描述了用前额皮肤为蒂的鼻子重建——这是对这种技术的第一次描述，该技术已经发展成为现代整形外科。他们对形态和功能的保留与古印度人的这些原则联系在一起，标志着现代整形外科时代的开始。伤口闭合阶梯的概念在今天和古埃及人一样准确，重建梯的概念在古印度人那里已经过时，现在仍然如此。

真正的下肢重建的发展是随着对伤口愈合的理解和先进外科技术的发展而发展的。由于其复杂的解剖结构和广泛的损伤范围，下肢重建已经落后于其他领域。从 Hippocrates 时代（公元前 460—370 年）到 Ambroise Pare 时代（1509—1590 年），下肢截肢是最严重的下肢创伤。Ollier（1825—1900 年）发展了"闭塞技术"，利用石膏来治疗受伤的肢体。第一次世界大战期间，Winnett Orr 将"封闭石膏疗法"与伤口切开引流相结合。Joseph Trueta 在西班牙内战（1935—1938 年）中，通过在放置石膏夹板之前对伤口进行外科清创，扩展了伤口闭合治疗。进步是缓慢的。创面逐渐肉芽肿化，进行二期愈合。截肢率可能已经显著下降，但近 80% 的患者发生了骨折后骨髓炎。在第二次世界大战期间，当抗生素加入到 Trueta 技术中时，骨髓炎的发生率降低到 25%。

这些历史上较差的结果证明了下肢重建阶梯的不足。下肢创伤经常累及并仍然存在潜在骨折，或重要结构暴露在缺乏足够血管软组织的区域内。虽然伤口可能已经用 Trueta 方法"闭合"了，但最终的结果往往并不令人满意。早期弥补软组织不足的方法包括 Hamilton 描述的交腿皮瓣和 Gilles 描述的管状蒂皮瓣。然而，这些技术耗时长，需要多次手术，而且经常导致关节挛缩和降低行走功能，并不是更好的选择。

11.3　现代下肢重建术

直到 20 世纪 60 年代发现了区域性下肢皮瓣，才真正实现了下肢重建术。20 世纪 70 年代显微外科的发展，20 世纪 80 年代下肢筋膜皮瓣的重新引入以及血管体区概念的扩展，导致了游离穿支皮瓣和局部随意穿支皮瓣的出现，增加了皮瓣的选择，同时降低了供区的发病率。筋膜上薄脂肪皮瓣和利用超级显微外科技术的穿支游离组织移植是这一经验的最终延伸。在许多情况下，这些现已确立的技术可以闭合原本可能需要截肢的下肢伤口。

随着局部穿支皮瓣和穿支 - 穿支游离皮瓣的出现，可以说重建阶梯上增加了更多的阶梯。然而，这一进步更恰当地被视为是电梯式重建的并行思维（图 11.2）。如果目标不只是关闭伤口，还要美观和功能，将供体部位损伤降至最低，可以通过乘坐重建电梯来选择可能的最佳楼层，选择相似但不同的方案更合适。

11.4　电梯式重建与下肢重建

在这个以美观和功能为目标的时代，电梯式重建的概念暗示最简单不一定是最好的。循序渐进地思考下一个更好的重建方案已经不够了。现代先进技术已经使这种思维过时了。我们现在所知的重建手术需要并行的创造性思维过程，而不是简单的顺序思维。整形外科医生必须能够跳过梯子的一级，在必要时乘坐电梯上到下一层或两层。

当使用重建升降机的概念处理具有挑战性的下肢缺损时，外科医生最重要的一步是考虑对特定患者进行手术干预可能产生的结果。手术的目的是使伤口闭合，使患者的额外发病率或麻醉时间降至最低吗？手术的目的是为了使患者获得最大限度的美观和功能结果吗？手术的目的是闭合伤口并重建其他重要结构，如肌腱、骨骼或神经吗？这些问题的答案往往不仅取决于伤口的特征，还取决于患者特有的因素，如麻醉风险、潜在的功能状态，以及未来手术或术后辅助治疗（如放射治疗）的需要。

有时候，临床例子会更好地阐明这些观点。以肿瘤切除后软组织缺损的患者为例（图 11.3）。如果唯一的目标是闭合伤口，通过二期愈合闭合创面的 Trueta 技术可能就足够了。或者，皮肤移植可以用来缩短愈合时间，减少瘢痕挛缩的风险。然而，如果目标不仅是闭合伤口，而且要提供长期稳定的覆盖，最大限度地耐受下肢不断的剪切力，恢复最佳的软组织外观，并将关节挛缩的可

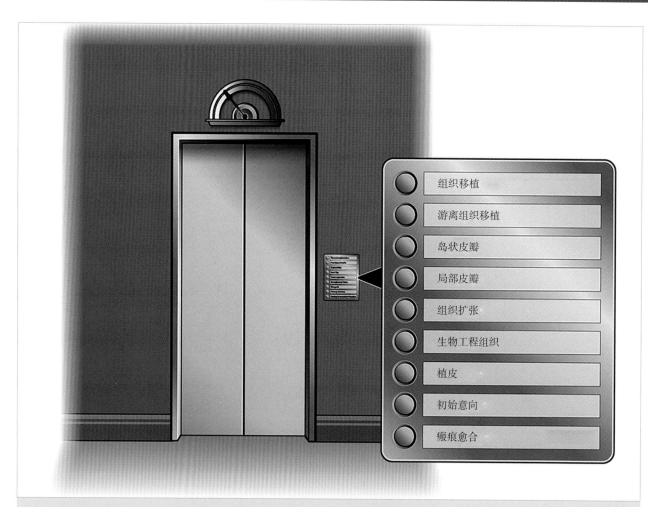

图 11.2　尽管从底层到顶层，重建方案从简单到复杂排列，但在每个阶层都可以找到多个类似复杂程度的备选方案。电梯式重建将为你选择最符合重建目标的手术方案

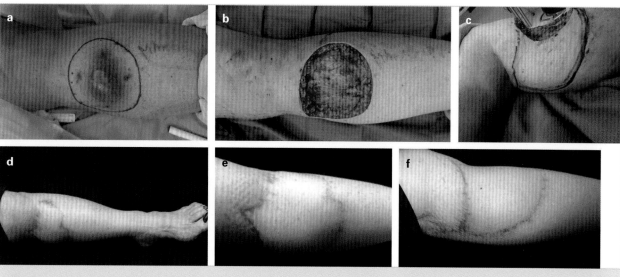

图 11.3　左侧胫前近端黑色素瘤的老年女性。a. 计划切除。b. 造成胫骨上 10 cm × 12 cm 的缺损。c. 侧位可见外观畸形，采用以腓肠肌内侧为基础的前移皮瓣，闭合伤口，恢复外观差异。d~f. 6 个月稳定结果的多张照片。使用重建阶梯，植皮可以提供足够的伤口覆盖，但是会引起胫骨表面较差的耐用性，外观也不美观

能性降至最低，那么跳过梯子的较低阶梯，电梯直达至皮瓣覆盖将是合适的。

　　另外，如果一名患者他的损伤导致跟腱及其上的软组织节段性丢失。使用重建阶梯的顺序计划可能表明，下一步最合适的方法是用逆行腓肠瓣闭合伤口，但不重建肌腱。然而，这可能导致终生使用踝足矫形器或多次手术来重建跟腱。或者，你也可以跳上电梯，同时闭合伤口，使用游离的股前外侧皮瓣以及阔筋膜张肌一次性重建跟

腱（图 11.4，图 11.5）。在这些例子中，选择更好的方案进行形式和功能优化，即使简单但不太理想的选择是可行的。

11.5　结论

　　当面对任何病因的下肢缺损或畸形时，必须仔细检查任何重建计划的优先次序和目标。目标是闭合伤口还是重建功能？如果目标仅仅是闭合

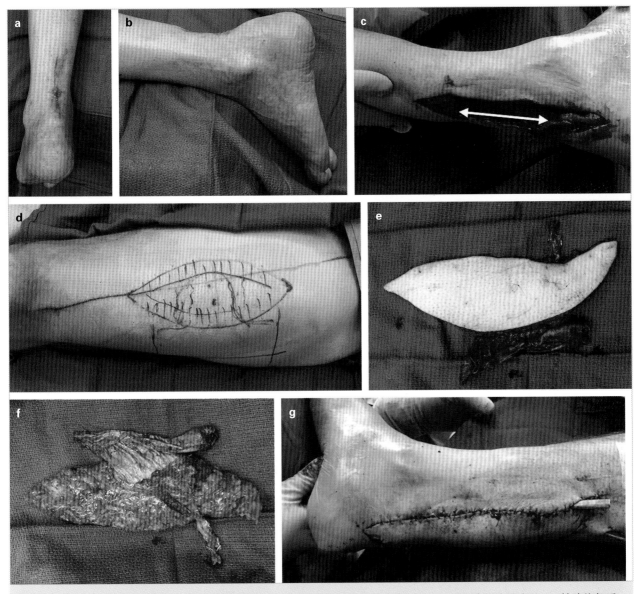

图 11.4　a、b. 中年男性患者，一期跟腱修复后感染，需要广泛清创和二次伤口闭合，从而残留外观畸形。c. 缺陷修复后。箭头显示了一个 8 cm 的跟腱缺损。d. 设计复合股前外侧皮瓣（ALT），以及矩形血管化阔筋膜（TFL），将其卷起后重建跟腱。e、f. 修薄的股前外侧游离皮瓣以及管状 TFL。g. 皮瓣嵌入。如果使用重建阶梯理论，术前结果（a、b）将被认为是足够的，尽管患者可能随后需要踝关节矫正器来保持稳定和正常行走

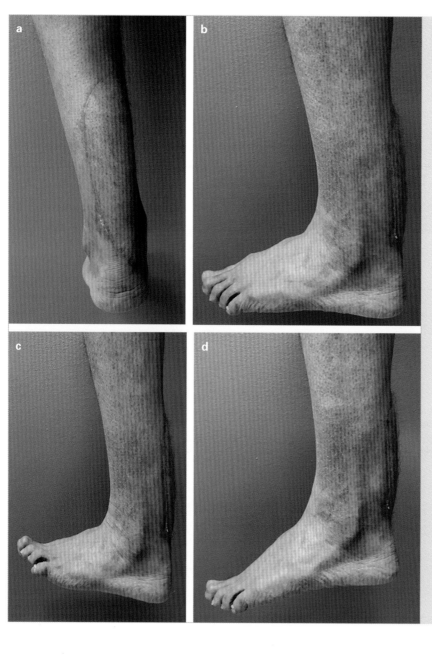

图 11.5 随访 1 年，患者行走良好，恢复正常体力活动。a、b. 只突起很小的愈合皮瓣外观。c、d. 在踝关节背屈和跖屈时，活动范围表明跟腱功能充分。与其用重建阶梯，二次重建联合游离股前外侧（ALT）和阔筋膜张肌（TFL）皮瓣不仅恢复了跟腱功能，还恢复了小腿轮廓，提高了患者的生活质量

伤口，那么就用闭合伤口阶梯的顺序思维过程来选择最简单、损伤最小的方法。然而，如果目标是重建一个缺失的功能，那么应该采取电梯达到的"最佳"方法来获得期望的美学、功能和机械效果。

这本教科书的目的是包括大量的实用选项来重建下肢的缺陷，诚然，它是以从简单到复杂的顺序方式组织的。然而，这种安排是为了简洁明了，所以不要被误认为这意味着一个人应该总是使用顺序或重建阶梯方法进行下肢重建。严格遵守重建阶梯概念束缚了整形外科医生。相比之下，

电梯式重建提供更广泛的选择，通常会带来更好的结果。这种平行思考过程更加复杂和激烈，因为它需要仔细评估所有选项的属性和缺点，并需要更多的解决问题的技能。但只有这样，才有可能获得最优的外观和功能。

对于学生、住院医师和主治医师来说，电梯式重建是一个特别重要的概念，需要吸收和理解。为了培养优秀的思考者、创新的问题解决者，从而培养优秀的重建外科医生，带教必须让学生意识到所有可供他们选择的方案。必须强调创造性和卓越性。诚然，培养一个人有创造力是很难的，

但扼杀人的创造力却很简单。在当今这个技术爆炸和手术技术飞速发展的时代，用梯子的横档所象征的僵化和束缚的教条来禁锢年轻的重建外科医生的思想将是一种伤害。

参考文献

[1] Gottlieb LJ, Krieger LM. From the reconstructive ladder to the reconstructive elevator. Plast Reconstr Surg. 1994; 93(7):1503–1504.

[2] Majno G. The Swnw (Egypt). In: The Healing Hand: Man and Wound in the AncientWorld. Cambridge, MA: Harvard University Press; 1975.

[3] Brown RF. The management of traumatic tissue loss in the lower limb, especially when complicated by skeletal injury. Br J Plast Surg. 1965; 18:26–50.

[4] Pontén B. The fasciocutaneous flap: its use in soft tissue defects of the lower leg. Br J Plast Surg. 1981; 34(2):215–220.

[5] Pan W-R, Taylor GI. The angiosomes of the thigh and buttock. Plast Reconstr Surg. 2009; 123(1):236–249.

[6] Taylor GI, Pan W-R. Angiosomes of the leg: anatomic study and clinical implications. Plast Reconstr Surg. 1998; 102(3):599–616, discussion 617–618.

[7] Hallock GG. Direct and indirect perforator flaps: the history and the controversy. Plast Reconstr Surg. 2003; 111(2):855–865, quiz 866.

[8] Hallock GG. A paradigm shift in flap selection protocols for zones of the lower extremity using perforator flaps. J Reconstr Microsurg. 2013; 29(4):233–240.

[9] Koshima I, Urushibara K, Inagawa K, Hamasaki T, Moriguchi T. Free medial plantar perforator flaps for the resurfacing of finger and foot defects. Plast Reconstr Surg. 2001; 107(7):1753–1758.

[10] Koshima I, Nanba Y, Tsutsui T, et al. Superficial circumflex iliac artery perforator flap for reconstruction of limb defects. Plast Reconstr Surg. 2004; 113(1): 233–240.

[11] Wei F-C, Jain V, Suominen S, Chen H-C. Confusion among perforator flaps: what is a true perforator flap? Plast Reconstr Surg. 2001; 107(3):874–876.

[12] Hong JP. The use of supermicrosurgery in lower extremity reconstruction: the next step in evolution. Plast Reconstr Surg. 2009; 123(1):230–235.

[13] Hong JP, Choi DH, Suh H, et al. A new plane of elevation: the superficial fascial plane for perforator flap elevation. J Reconstr Microsurg. 2014; 30(7):491–496.

第 12 章 非皮瓣的闭合创面方案：植皮、皮肤替代物、皮肤伸展和负压创面治疗

Hyunsuk Peter Suh

摘要

随着创面闭合技术的发展，涌现出多种不同的创面闭合方法。非皮瓣闭合方法可用于覆盖多种创面。负压创面治疗改变了我们在准备和闭合某些创面的方式。皮肤替代品可以促进肉芽组织形成，皮肤伸展装置可以用于闭合一些不适用重建手术的小创面。本章对上述替代方法以及手术方式展开介绍。

关键词： 负压创面治疗，皮肤伸展装置，皮肤替代品

12.1 引言

皮肤是人体最大的器官，表面积为 1.2~2.0 m²，占体重的 8%。皮肤保护身体免受病原体和过度失水的损害。它还可以控制体温、感知外部刺激、阻挡紫外线并具有美容功能。皮肤是由表皮和真皮组成的复杂器官，包括毛囊、感觉神经和汗腺。当皮肤损伤深达真皮层，汗腺，毛囊皮脂腺被破坏时，皮肤的再生能力就会丧失。

负压创面治疗（NPWT）、一期闭合和植皮等二期愈合方法在阶梯性的传统重建方法里系基本治疗方法。虽然是基本方法，但当此类方法应用不当时，会比高阶方法引发更多的并发症。

小创面可以通过创面挛缩和创面边缘上皮化二期愈合。但是，如果缺损是全层缺损并且范围较广，愈合需要很长时间，最终会形成广泛瘢痕畸形，而且有时创面会出现不愈合。即使我们一期缝合创面，但由于张力较大，创面也不能很好地愈合，还会产生影响美观的瘢痕。因此，如果创面范围较广，必须使用植皮或皮瓣覆盖创面。

植皮是覆盖浅表缺损的最常见和最简单的方法。植皮是一项古老的技术。早在公元前 2500 年就已被用于覆盖鼻部皮肤缺损。然后，在接下来的几千年里，只有少数报道报告了使用植皮来覆盖创伤性缺损。在博洛尼亚，Gaspare Tagliacozzi（1545—1599 年）在其 1597 年著名的医学论文中提到了植皮。尽管植皮已有数百年的历史，直到 19 世纪，植皮才被重新发现、改进和推广。

植皮适用于覆盖外伤、烧伤、肿瘤切除所致的皮肤缺损，为避免一期闭合失败，要求创面床有良好的肉芽和血运。

12.2 负压创面治疗

NPWT 几乎适用于所有创面，包括压疮、外伤引起的软组织缺损、烧伤、糖尿病足和术后创面。尽管 NPWT 应用广泛，但仍然没有具有高确定性证据的随机临床试验（RCT）证明其有效性优于传统敷料，还有少数人质疑其有效性。NPWT 的应用范围越来越广，主要目的是促进肉芽组织形成。

12.2.1 开放性创面中 NPWT 的应用指征

NPWT 的适应证：
- 较深的开放性创面。
- 创面床准备（图 12.1，图 12.2）：
  - 刃厚皮片移植（STSG）或游离皮瓣手术前。
- 感染创面治疗：
  - 可以使用滴注系统。
  - 手术创面裂开。
- 一期闭合或皮瓣手术均不适用时。

12.2.2 在伴有坏死组织的感染创面中 NPWT 的应用规程

NPWT 是一种非常有效的方法，可以去除大量分泌物并最大限度地减少创面的细菌量。在对伴有大量坏死组织的感染创面进行创面处理的早期阶段，需要进行反复的手术清创，使用适当的抗生素和敷料。在连续清创手术之间，NPWT 可用作创面敷料。对于感染创面，滴注 NPWT 优于

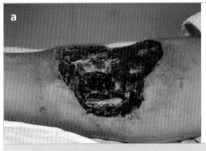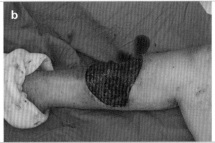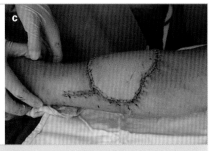

图 12.1　a. 被狗咬伤首次清创术后残留的坏死组织和生物膜。b. 对创面进行负压创面治疗一周后。c. 用游离穿支皮瓣覆盖创面

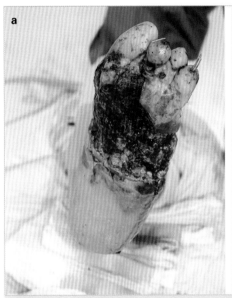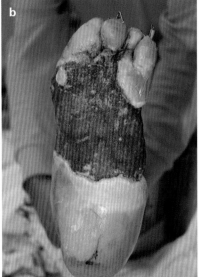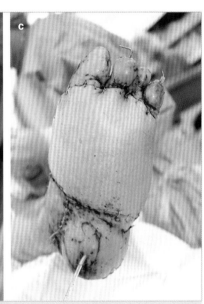

图 12.2　a. 初次清创后可见表面的坏死组织。b. 经过序列清创和负压创面治疗，在初始清创 11 天后，表面可见健康的肉芽组织覆盖。c. 用游离穿支皮瓣覆盖创面

标准 NPWT，作为滴注溶液，生理盐水与其他消毒液效用等同。

12.2.3　局限性

NPWT 只是一种应用于连续清创手术之间的过渡敷料。NPWT 不能取代预定的创面评估或任何外科手术，包括坏死组织的清除和脓液引流。如在感染糖尿病创面护理的早期阶段，对严重感染的肢体需要进行每天手术清创。清创的间隔时间可以根据创面情况进行调整。

12.2.4　负压创面治疗的陷阱

NPWT 能够促进肉芽组织生长。有时，以前只能用皮瓣覆盖的创面也可以通过使用 NPWT 后实现二期愈合或植皮予以覆盖。由于文献报道众多，越来越多的人使用 NPWT 治疗更深的创面。在一些骨或韧带外露的创面中，NPWT 可能会使肉芽组织覆盖上述组织，但刃厚皮片移植治疗最终在外观或功能方面并不令人满意。如果经过数周的 NPWT 治疗仍没有足够的肉芽形成，则最终需要皮瓣覆盖，这就意味着治疗延迟，创面护理的成本增加。

12.3　刃厚皮片移植

受区软组织床需要有良好的血供，没有失活组织。皮片可以移植到健康的肉芽组织、脂肪、肌肉和筋膜上，但是在没有骨膜的骨、没有软骨膜的软骨和没有腱旁组织的肌腱上，由于缺乏营养，移植皮片会最终坏死。然而，即使没有血管

分布，如果缺损区域较窄，移植皮片也可以存活。皮肤缺损边缘距离 0.5 cm 以内，移植皮片可通过桥接滋养。在临床实践中，0.5 cm 宽的软骨或肌腱外露可以单独使用游离植皮覆盖。如果受体部位有坏死组织，则需要手术清创。去除坏死组织后，必须彻底止血。肉芽组织覆盖缺损后予以植皮。

12.3.1 皮瓣与植皮

植皮和皮瓣之间的选择主要取决于受区状态、缺损大小、位置和术后美观。植皮成功与否取决于受区部位的血管状态。血供良好的软组织床是植皮的最佳适应证。游离组织瓣或局部皮瓣，包括螺旋桨皮瓣，更适用于骨或植入物外露或缺损处死腔较大的病例（图 12.3）。

当我们考虑关闭创面时，皮片和皮瓣的颜色、质地的匹配程度也很重要。

12.3.2 刃厚植皮的优点

STSG 的优点如下（表 12.1）：
- 可以覆盖大面积缺损。
- 供区愈合后可再次取材。
- 皮片网状处理后可将皮片面积扩大，覆盖更大的缺损。
- 操作时间短。
- 无须显微操作。

12.3.3 刃厚植皮的缺点

STSG 的缺点如下（表 12.1）：
- 质地不规则。
- 无毛发。
- 无真皮内感觉器。
- 柔韧性和弹性较差。
- 挛缩严重。

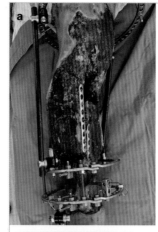
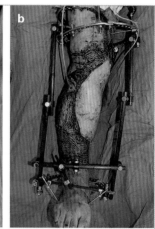
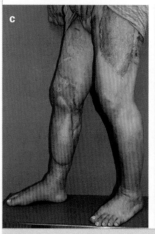
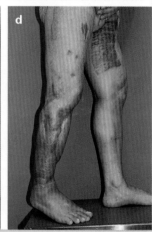

图 12.3 合并骨缺损和肌肉坏死的大面积缺损。a. 使用游离皮瓣覆盖暴露的骨骼并填充无效腔。b. 刃厚皮片用于覆盖外露的肌肉和肉芽组织。c、d. 术后 18 个月，皮片和皮瓣状态稳定，植皮供区可见增生瘢痕

- 供区瘢痕明显。
- 在老年和长期使用类固醇的患者取皮困难。

12.3.4 受体床准备

植皮成功的最重要条件之一就是创面床准备。创面必须没有失活组织、炎症及生物膜。如果创

表 12.1 刃厚皮片移植（STSG）和全厚皮片移植（FTSG）的特征

		厚度	受体部位	挛缩	供区位置	血管重建	手术操作
刃厚皮片移植	薄的	8~12/1000 in（1 in=2.54 cm）	大腿，臀部，头皮，后背，胸壁	多	快速上皮化	快	简单
	中厚	12~18/1000 in					
	厚的	18~25/1000 in			缓慢上皮化		
全厚皮片移植		取决于供区位置	耳后，腹股沟，腕部，肘部	少	推荐一期闭合创面	慢	难

面一直开放并敷料覆盖，尤其是慢性创面，则应清创。保证受体床血管化和清创充分的最重要表现是整个创面床的针点样出血。同时，细致的止血对于预防植皮下方的血肿形成至关重要（图 12.4）。

12.3.5　刃厚皮片的切取

取皮过程中最重要的是厚度均匀。建议使用带深度计的气压控制的手持式取皮刀。选择容易获取的区域作为供区。为了尽量减少可见瘢痕，可以选择臀部或大腿后部。可以通过改变宽度板来选择获取的皮肤宽度。由于宽度板有几毫米的厚度，切取的皮肤的宽度比宽度板上标记的实际宽度窄。供区通过润滑油润滑。供区整个表面应处于张力状态，以便在取皮中产生均匀的摩擦。最好助手能用纱布牵拉侧缘，同时术者用非惯用手牵拉皮肤进行反向牵引。取皮刀以 45°角切入供区，并在移动过程中施加均匀而温柔的压力。在取皮期间可以在刀片上看到获取的皮肤。在老年患者或长期使用类固醇的患者中，如供体皮肤较薄，应调整厚度计，并格外小心，不要在取皮过程中施加过大的压力。完成后，提起取皮刀，将

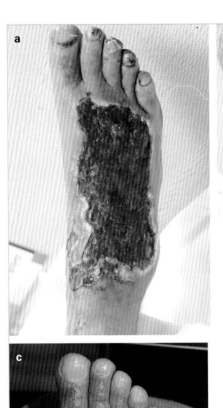
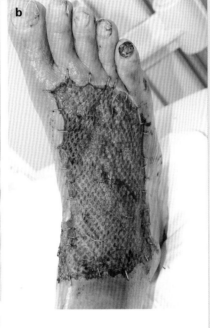
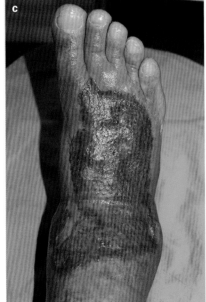

图 12.4　创面床被生物膜和坏死组织覆盖。a. 植皮前清创。b. 植皮后 2 周。c. 创面覆盖 4 个月后

皮肤与供体部位分离。如果计划对皮肤进行网格处理，则停止取皮操作后不移走取皮刀，将人工载体置于取皮刀下方，然后移走取皮刀，将皮肤铺在载体之上。

减少植皮下的血肿，促进成活。但是，由于植皮通过开口部分的上皮化二次愈合，网状植皮愈合时会留下更多瘢痕。网状植皮通常应用于面积较大的浅表缺损（图 12.5）。

12.3.6　网状刃厚皮片移植

通过网格处理皮片，可以将皮片面积扩大，

12.3.7　皮片的固定和制动

取皮后将皮片真皮面朝向创面放置。创面边缘

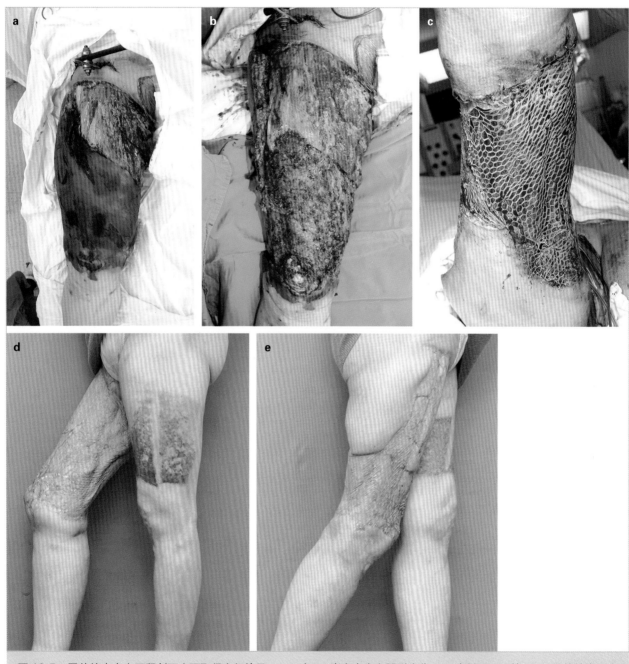

图 12.5　网状植皮在大面积创面也可取得良好效果。a. 一名 67 岁患者右大腿脱套伤。b. 清创后。c. 按 1∶3 网状植皮，大部分创面得到覆盖。d、e. 由于大部分网状植皮覆盖在脂肪组织上，因此增生和挛缩均不明显

应予以处理，以尽量减少增生性瘢痕产生。移植物可与皮肤边缘重叠。用缝线或钉书钉固定移植物。

NPWT 是固定皮片的一种有效方法。维持 125 mmHg 的压力适用于大部分创面。NPWT 可在移植术后使用 5~10 天。保持密封至关重要。空气泄漏会使皮片变湿或变干，从而难以成活。如果不能使用 NPWT，特别是靠近外固定架的创面，可选用打包敷料或用缝合器和纱布加强固定的敷料。敷料应维持至皮片血运重建并牢固固定在创面床上。通常，在第五天第一次换药，操作过程中要格外小心，避免将皮片从创面床上剥离。如果皮片下存在血肿，则应加压，充分引流以清除血肿。

12.4　更厚的皮肤替代品

当皮肤全层缺损的创面通过二期愈合或 STSG 覆盖愈合，不可避免的丧失真皮再生。为了增加移植皮肤的厚度和黏弹性，可以使用皮肤替代品。皮肤替代品可以用作植入物，作为框架，允许宿主成纤维细胞向皮肤替代品内生长并逐渐被宿主细胞外基质取代。同种异体皮肤替代品，包括 AlloDerm、Graftjacket 和合成材料（Integra 和 Matriderm），可用于辅助真皮再生。一些异种移植和同种异体皮肤产品用作生物敷料，以保护创面免于液体流失和感染（表 12.2）。

皮肤替代品结合薄层 STSG 已广泛应用，胶原蛋白是其主要成分。为了控制粘连和抗原潜能，使用冻干法将其进行处理。通过用糖胺聚糖调整

取代基和交联来确定特性。同种异体和动物源性皮肤替代品已商品化。大多数皮肤替代物都可以实现一期手术，也可以使用 NPWT 进行固定（图 12.6，视频 12.1）。

12.5　创面的序列闭合

当无法或不可能进行植皮或皮瓣手术时，可以通过分期手术来逐步闭合创面。通过机械蠕变（在持续拉力下牵引皮肤）和应力松弛，皮肤将在拉伸数天或数周后并实现无张力闭合。欧洲有市售产品，无须移植或皮瓣手术即可闭合大面积的软组织缺损，效果良好。也可以使用简单的橡胶绳或钢丝连续收紧缝合。由于创面保持开放数天到数周，创面感染的可能性更高，需要更频繁的门诊复诊，并且有可能出现缝合装置失效或在皮肤拉伸时出现溃疡。

12.6　植皮治疗慢性溃疡

在静脉源性溃疡中，植皮手术前后局部加压非常重要。对于静脉源性溃疡，即使用皮瓣覆盖，加压也是必不可少的。在糖尿病性溃疡中，缺血和骨髓炎是导致植皮成活困难的主要原因。

12.7　结论

植皮和 NPWT 是简单的治疗方法，但如果在

表 12.2　基于供体来源的定义

组织来源	供体	类型	产品	功能/机制	风险
自体移植	自体			移植成活	
		表皮	Epicel，Laserskin，Cell Spray	移植成活或宿主表皮替代	移植失败
同基因移植	同基因（双胞胎）			移植成活	
同种异体	同种	无细胞	AlloDerm，Graftjacket，GammaGraft，DermaMatrix，Neoform	组织内生长构架	疾病传播
		表皮	StrataGraft	生物敷料	
		成纤维细胞	Dermagraft		
异种移植	异种		Biobrane，EZ-derm，Permacol，Oasis Matrix	生物敷料	疾病传播
		脱细胞胶原蛋白	Matrierm，Integra	组织内生长模板	
异种移植 + 同种异体		具有脱细胞牛胶原蛋白的同种异体表皮	Apligraf	脱细胞牛胶原蛋白作为模板	疾病传播

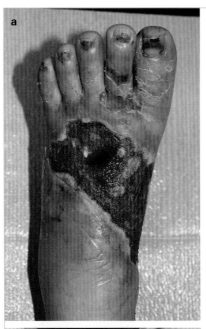
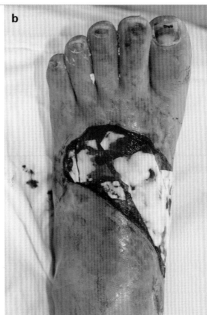
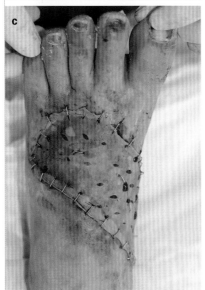
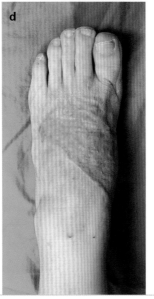

图 12.6 a. 足背创面肌腱外露。b. 创面床和边缘清创后，使用合成异种移植物覆盖创面。在皮肤替代物上覆盖刃厚皮片。c. 将移植物覆盖整个缺损并仔细与边缘对齐，以尽量降低增生性瘢痕及二期愈合。d. 移植后 6 个月，边缘无增生

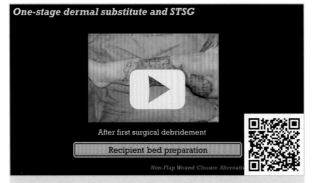

视频 12.1 应用皮肤替代物结合游离植皮实现一期手术。
https://www.thieme.de/de/q.htm?p=opn/cs/20/7/12265262-1f735bbd

没有适当的创面准备的情况下应用于深部创面，可能会导致更多的并发症，延迟创面愈合并增加治疗成本。应根据缺损大小位置和创面深度选择重建方法，包括植皮或 NPWT，为每个创面选择正确的手术方案。

参考文献

[1] Millington P, Wilkinson R. Skin (Biological Structure and Function Books). Cambridge: Cambridge University Press; 2009.

[2] Gantwerker EA, Hom DB. Skin: histology and physiology of wound healing. Clin Plast Surg. 2012; 39(1):85–97.

[3] Gottlieb LJ, Krieger LM. From the reconstructive ladder to the reconstructive elevator. Plast Reconstr Surg. 1994; 93(7):1503–1504.

[4] Davis JS. Address of the president: the story of plastic surgery. Ann Surg.

1941; 113(5):641–656.

[5]　Tagliacozzi G. De curtorum chirurgia per insitionem. Venice: Gaspare Bindoni; 1597.

[6]　Hauben DJ, Baruchin A, Mahler A. On the history of the free skin graft. Ann Plast Surg. 1982; 9(3):242–245.

[7]　Boudana D,Wolber A, Coeugniet E, Martinot-Duquennoy V, Pellerin P. History of skin graft. Ann Chir Plast Esthet. 2010; 55(4):328–332.

[8]　Singh M, Nuutila K, Collins KC, Huang A. Evolution of skin grafting for treatment of burns: Reverdin pinch grafting to Tanner mesh grafting and beyond. Burns. 2017; 43(6):1149–1154.

[9]　Liu Z, Dumville JC, Hinchliffe RJ, et al. Negative pressure wound therapy for treating foot wounds in people with diabetes mellitus. Cochrane Database of Systematic Reviews. 2018; 10.

[10]　Dumville JC, Owens GL, Crosbie EJ, Peinemann F, Liu Z. Negative pressure wound therapy for treating surgical wounds healing by secondary intention. Cochrane Database Syst Rev. 2015; 6(6):CD011278.

[11]　Dumville JC, Land L, Evans D, Peinemann F. Negative pressure wound therapy for treating leg ulcers. Cochrane Database Syst Rev. 2015(7):CD011354.

[12]　DeFranzo AJ, Argenta LC, Marks MW, et al. The use of vacuum-assisted closure therapy for the treatment of lower-extremity wounds with exposed bone. Plast Reconstr Surg. 2001; 108(5):1184–1191.

[13]　Anghel EL, Kim PJ. Negative-pressure wound therapy: a comprehensive review of the evidence. Plast Reconstr Surg. 2016; 138(3) Suppl:129S–137S.

[14]　Kim PJ, Attinger CE, Steinberg JS, et al. The impact of negative-pressure wound therapy with instillation compared with standard negative-pressure wound therapy: a retrospective, historical, cohort, controlled study. Plast Reconstr Surg. 2014; 133(3):709–716.

[15]　Anghel EL, Kim PJ, Attinger CE. A solution for complex wounds: the evidence for negative pressure wound therapy with instillation. Int Wound J. 2016; 13 Suppl 3:19–24.

[16]　Kim PJ, Attinger CE, Oliver N, et al. Comparison of outcomes for normal saline and an antiseptic solution for negative-pressure wound therapy with instillation. Plast Reconstr Surg. 2015; 136(5):657e–664e.

[17]　Brinkert D, Ali M, Naud M, Maire N, Trial C, Téot L. Negative pressure wound therapy with saline instillation: 131 patient case series. Int Wound J. 2013; 10 Suppl 1:56–60.

[18]　Robert N. Negative pressure wound therapy in orthopaedic surgery. Orthop Traumatol Surg Res. 2017; 103 1S:S99–S103.

[19]　Shaheed N, Chowdhury AJ, Mondal AR, et al. Negative pressure wound therapy (NPWT) in open wound management: a study of 16 cases in Orthopaedic Department of Faridpur Medical College Hospital. Faridpur Med Col J. 2012; 7 (2):63–66.

[20]　Lahouel N, Mokwatlo P, Ndobe E. Coverage of extensive tibial bone exposure in burn patients with three local flaps. S Afr J Surg. 2016; 54(4):58–64.

[21]　González Alaña I, Torrero López JV, Martín Playá P, Gabilondo Zubizarreta FJ. Combined use of negative pressure wound therapy and Integra® to treat complex defects in lower extremities after burns. Ann Burns Fire Disasters. 2013; 26(2):90–93.

[22]　Verbelen J, Hoeksema H, Pirayesh A, Van Landuyt K, Monstrey S. Exposed tibial bone after burns: flap reconstruction versus dermal substitute. Burns. 2016; 42(2):e31–e37.

[23]　van Wingerden JJ, Lapid O, van der Horst CM. Bridging phenomenon: simplifying complex ear reconstructions. Head Neck. 2014; 36(5):735–738.

[24]　Kim EK, Hong JP. Efficacy of negative pressure therapy to enhance take of 1-stage allodermis and a split-thickness graft. Ann Plast Surg. 2007; 58(5):536–540.

[25]　Webster J, Scuffham P, Stankiewicz M, Chaboyer WP. Negative pressure wound therapy for skin grafts and surgical wounds healing by primary intention. Cochrane Database Syst Rev. 2014(10):CD009261.

[26]　Suh H, Hong JP. One Stage Allogenic Acellular Dermal Matrices (ADM) and Split-Thickness Skin Graft with Negative Pressure Wound Therapy. London: IntechOpen; 2013.

[27]　Harley BA, Leung JH, Silva EC, Gibson LJ. Mechanical characterization of collagen-glycosaminoglycan scaffolds. Acta Biomater. 2007; 3(4):463–474.

[28]　Widjaja W, Tan J, Maitz PKM. Efficacy of dermal substitute on deep dermal to full thickness burn injury: a systematic review. ANZ J Surg. 2017; 87(6):446–452.

[29]　van der Veen VC, Boekema BK, Ulrich MM, Middelkoop E. New dermal substitutes. Wound Repair Regen. 2011; 19 Suppl 1:s59–s65.

[30]　Schneider J, Biedermann T, Widmer D, et al. Matriderm versus Integra: a comparative experimental study. Burns. 2009; 35(1):51–57.

[31]　Sando IC, Chung KC. The use of dermal skin substitutes for the treatment of the burned hand. Hand Clin. 2017; 33(2):269–276.

[32]　Mustoe TA, Bartell TH, Garner WL. Physical, biomechanical, histologic, and biochemical effects of rapid versus conventional tissue expansion. Plast Reconstr Surg. 1989; 83(4):687–691.

[33]　Liu Z, Yeung K. The preconditioning and stress relaxation of skin tissue. J Biomed Pharmaceut Eng. 2008; 2(1):22–28.

[34]　Topaz M, Carmel NN, Topaz G, Li M, Li YZ. Stress-relaxation and tension relief system for immediate primary closure of large and huge soft tissue defects: an old-new concept: new concept for direct closure of large defects. Medicine (Baltimore). 2014; 93(28):e234.

[35]　Cheng LF, Lee JT, Hsu H, Wu MS. Simple skin-stretching device in assisted tension-free wound closure. Ann Plast Surg. 2017; 78(3) Suppl 2:S52–S57.

第 13 章　下肢皮瓣的选择

Geoffrey G. Hallock

我们修复和重建，使那些自然给予但被命运夺走的部分变得完整，与其说为了赏心悦目，不如说是为了给伤者振奋精神，帮助其心灵。

——*Gaspare Tagliocozzi（图 13.1）*

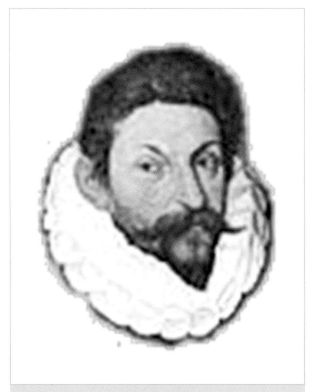

图 13.1　重建外科先驱：Tagliocozzi

摘要

需要修复的创面，或者需要重建的组织缺损，可能不需要带血管皮瓣就可以处理。确切的解决方案首先需要详尽的术前评估患者问题的复杂程度，并发症情况，医疗机构和重建医生的技术能力。结合所有因素后，每一个患者都应该得到个体化的评估。与此同时，如果计划的最佳方案需要使用皮瓣，也必须个体化的设计。皮瓣的组成部分包括肌肉、皮肤、骨以及其他软组织，选择

时不仅应考虑满足受区的最佳适配，同时要尽量减少供区的畸形。与传统的观点不同，扩展的下肢区域理念不设固定的边界，并根据特定的因素来决定皮瓣的选择，如受体部位的大小和复杂性，是否必须恢复功能，可供选择的方案，以及认识到患者寻求尽可能接近正常恢复的同时，最终的外观也是一个重要因素。

关键词：重建阶梯，重建电梯，重建矩阵，扩展区域概念，嵌合皮瓣

13.1　引言

下肢损伤创面的修复有时需要重建缺损组织。传统方法，根据重建阶梯选择治疗方法，从简单的二期闭合创面开始逐级向上，再到植皮，接着真皮基质移植，最后到各种类型皮瓣移植。Levin 扩展了骨整形阶梯，将处理骨损伤与缺损包含在内。Gottlieb 和 Krieger 用他们的"重建电梯"理念挑战了这种传统的方法，这种"重建电梯"允许他们可以跳到他们认为既能解决眼前问题，也能解决长期问题的最佳方案的任何层次。最佳的选择策略可能是重建矩阵模型，因为它强调了提供最佳总体结果所需的关键术前决策分析的所有方面。对于下肢，不仅要保证骨结构稳定和足够的软组织覆盖，更重要的是保留功能和活动。仔细观察这个三维结构的矩阵，可以发现 3 个轴线分别对应患者的手术风险因素，如并发症，需要解决的问题的复杂性，以及医疗机构的技术能力，这可能在某种程度上对应于重建阶梯的层次（图 13.2）。所有因素同步分析及评估相互影响，这对于为每个患者制定最佳的重建策略至关重要。如果确定使用带血管皮瓣，不同患者绝对不是千篇一律的，因为所有这些参数的结果都有无限的可变性，因此最终的选择必须个性化，以达到最佳的预期效果。

Rausky 等认为，为确保更好的功能保留，下肢重建必须强调实效性以获得更好的功能保留，

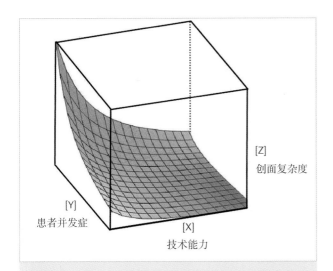

图13.2　最佳的重建策略必须针对每个患者使用重建矩阵。这要求外科医生评估伤口或缺损的复杂性，然后考虑所有可能的修复方式，包括重建所需的皮瓣，同时也考虑患者固有风险因素的限制。这个矩阵中的三维曲线表示在考虑了这3个变量参数后可能的最佳结果（Erba 等的指南）

确保在穿鞋时不产生障碍，获得最终可接受外观，尽量减少供区部位功能障碍。正确设计的皮瓣是唯一可能满足所有这些需求的选择。骨缺损的治

疗方案选择将在第 23 章讨论。在下肢区域，软组织的重建需求可能更为常见，接下来我们将重点介绍最实用或称为主力皮瓣（图 13.3），我们需要认识到，不可能列出所有可用的皮瓣的详细清单，最佳选择依赖于外科医生的熟悉程度和特殊的偏好。

无论是否使用肌皮瓣或筋膜皮瓣，原始骨折和皮肤愈合的概率、下床活动的时间以及保肢概率都是相似的。筋膜皮瓣包括穿支皮瓣，相较于肌皮瓣，能提供更好的外观，更灵活的后续处理，同时，由于不切取肌肉组织，最大限度地减少供区组织的功能丢失（表 13.1）。基于此理念，在下肢损伤中局部皮瓣或随意型皮瓣中穿支皮瓣较游离皮瓣使用率有迅速的增长，游离皮瓣可能存在更高的失败风险，特别是伴有多种并发症的患者，另外也因对治疗时间，环境条件和技术有更高要求而难以普及。然而，即使是一个小的缺损，如果相邻组织已经损坏，穿支皮瓣无法使用或不可靠，那么使用显微外科技术转移组织得到良好覆盖可能会更好，尽管有人认为并非最适选择，但它肯定是下肢所有区域的一种解决方案（图 13.4）。

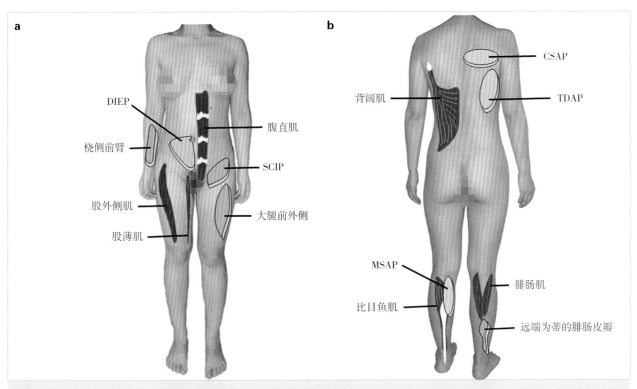

图13.3　下肢常用的已命名皮瓣和主力皮瓣。a. 前供区。b. 后供区。CSAP，旋肩胛动脉穿支皮瓣；DIEP，腹壁下深动脉穿支皮瓣；MSAP，内侧腓肠动脉穿支皮瓣；SCIP，旋髂浅动脉皮瓣；TDAP，胸背动脉穿支皮瓣

表 13.1 常用穿支皮瓣特点

	ALT	CSAP	DIEP	远端腓肠肌	拱顶石	MSAP	半岛	螺旋桨	前臂桡侧	SCIP	TDAP
切取难易度	困难	中等	困难	中等	容易	困难	容易	中等	中等	困难	困难
解剖变异	有	轻微	有	轻微	无	有	无	有	无	有	有
表面积	大	大	巨大	中等	可变	小	中等	小	小	中等	大
血管蒂长度	长	中等	长	短	n/a	长	n/a	短	长	短	长
血管口径	大	大	大	n/a	n/a	中等	n/a	小	中	小	大
下肢局部皮瓣	是	否	否	是	是	是	是	是	否	是	否
旋转弓	大	n/a	大	中等	n/a	大	小	大	n/a	大	n/a
下肢游离皮瓣	是	是	是	否	否	是	否	否	是	是	是
联合皮瓣	MSBFL	MSB	MS	MS	无	MS	无	无	无	MSFL	MSB
最佳适应证	所有区域	大腿,小腿近端	大腿	足部、踝部	活动皮肤区域	膝部、足部、踝部	所有区域	所有区域	足部、踝部	所有区域	所有区域
主力皮瓣	是	否	否	可能	是	可能	是	可能	否	可能	是
供区损伤 轻微	轻微	无	可能	可能	无	中等	可能	可能	可能明显	无	无

缩写：ALT，大腿前外侧；B，骨；CSAP，旋肩胛骨动脉皮瓣（肩胛骨和肩胛旁皮瓣）；DIEP，腹壁下动脉穿支皮瓣；FL，阔筋膜；M，肌肉；MSAP，腓肠内侧动脉穿支皮瓣；n/a，不适用；S，皮肤；SCIP，旋髂浅动脉穿支皮瓣；TDAP，胸背动脉穿支皮瓣

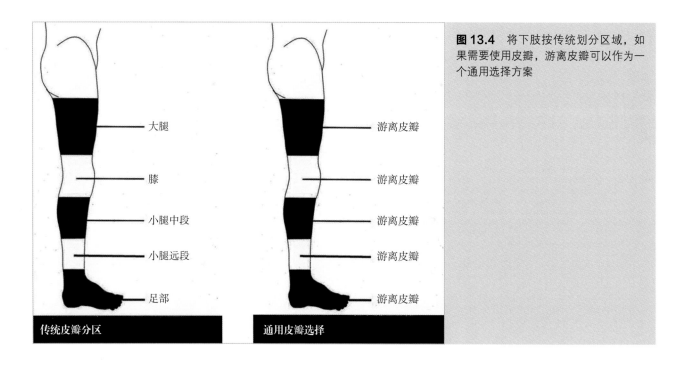

图 13.4 将下肢按传统划分区域，如果需要使用皮瓣，游离皮瓣可以作为一个通用选择方案

13.2 根据受区的选择

以前，下肢被划分为多个区域，皮瓣选择该区域带蒂皮瓣或游离皮瓣。Mathes 和 Nahai 在他们关于肌皮瓣的书中列举了 22 块下肢可用的肌肉作为局部皮瓣，但大多数存在过小和血供无法保证的问题。仍然广泛使用的包括覆盖转子区域的股外侧肌或阔筋膜张肌，覆盖腹股沟区的股薄肌和

股直肌，偶尔也有缝匠肌，但其血供可能不可靠，用于膝关节和小腿近端 1/3 的腓肠肌，用于小腿中段 1/3 的比目鱼肌（见第 14 章；表 13.2）。腹直肌尽管较远，仍可以覆盖大腿上段和腹股沟区，但可能会付出腹壁缺损的代价。近来，模式逐渐发生转变，开始使用带或不带穿支的局部皮瓣（图 13.5），包括螺旋桨皮瓣，半岛状皮瓣，岛状皮瓣，推进皮瓣包括拱顶石皮瓣（见第 15 章）。对于更

远端的组织缺损，很多医生会根据评估方案，考虑使用远端蒂皮瓣作为半岛皮瓣甚至螺旋桨皮瓣以替代游离皮瓣。

Lachica 提出"扩展区域概念"以更好地评估下肢软组织修复需求（图 13.6）。同时，由于穿支皮瓣的使用，传统的区域概念显得过于严苛，缺乏对于软组织缺损类型，创面大小和复杂程度特异性的考虑。"扩展下肢区域"不受任意边界的

表 13.2 常用肌皮瓣特点

	腓肠肌	股薄肌	LD	Rec abd	Rec fem	缝匠肌	比目鱼肌	TFL	Vas lat
切取难易度	中等	中等	中等	困难	容易	中等	中等	困难	中等
解剖变异	无	无	无	无	无	有	可变	无	可能
表面积	小	更小	大	小	小	更小	小	小	中等
血管蒂长度	短	中等	长	长	中等	短	短	短	长
血管口径	中等	中等	大	大	大	小	小	中等	大
下肢局部皮瓣	是	是	否	是	是	是	是	是	是
旋转弓	中等	宽	无	宽	中等	窄	中等	中等	宽
下肢游离皮瓣	否	是	是	是	否	否	否	可能	是
联合皮瓣	否	否	MSB	MS	否	否	否	FL	MSFL
最佳适应证	小腿近端 1/3	腹股沟区，游离皮瓣	大型游离皮瓣	腹股沟区，游离皮瓣	腹股沟区	腹股沟区	小腿中段 1/3	髋关节	髋关节，腹股沟区，游离皮瓣
主力皮瓣	是	是	是	否	否	否	是	否	否
供区损伤	轻微	无	轻微	可能	可能	无	中等	可能	轻微

缩写：B，骨；FL，筋膜；LD，背阔肌；M，肌肉；n/a，不适用；Rec abd，腹直肌；Rec fem，股直肌；S，皮肤；TFL，阔筋膜张肌；Vas lat，股外侧肌

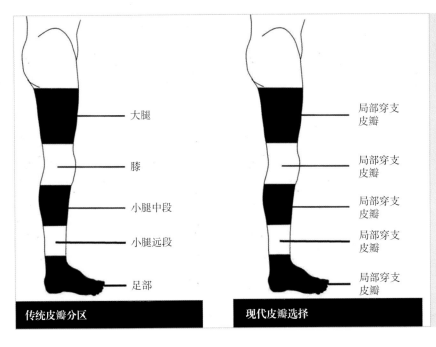

图 13.5 随着穿支皮瓣的出现，在下肢所有区域选择皮瓣的新式方法可能是局部穿支皮瓣

传统皮瓣分区：大腿　膝　小腿中段　小腿远段　足部

现代皮瓣选择：局部穿支皮瓣　局部穿支皮瓣　局部穿支皮瓣　局部穿支皮瓣　局部穿支皮瓣

限制，在整个区域内根据软组织解剖和功能需求进行区分，来决定合适的皮瓣选择（表13.3）。被肌肉密集包裹的区域如大腿、小腿，没有功能方面的限制，尽管植皮或肌瓣足以处理，但较薄的穿支皮瓣修复可以提供更美观的外形，而不是看上去还行。腿部其他大部分区域同样仅需要软组织覆盖即可处理，通常穿支皮瓣是最佳选择（表13.3）。任何在膝关节使用的皮瓣，需要满足不限制髌骨及关节活动的要求，由于局部存在负重压力，同样需要更坚实有弹性的覆盖。对于足部和踝部的软组织重建，有着相似的原则，选用较薄的皮瓣以适合穿鞋，不同的是，足底、后跟、前足需要更耐磨的皮瓣以适应体重压力和行走的

应力。

如果由于某种原因无法使用局部皮瓣，游离皮瓣可能是一个选择。将供区限制在同一个肢体，可以最大限度减少对身体其他部位带来的瘢痕和负担。股前外侧皮瓣是符合条件的理想游离皮瓣（表13.1）。供区组织可以被设计，修薄到适合的形态，可以制作较大尺寸的皮瓣或者制作多个小型皮瓣，有着长且可靠的血管蒂，需要时可以和邻近的组织如阔筋膜、肌肉一起使用。游离腓肠内侧动脉穿支皮瓣是另外一个选择，特别对于较小的创面，它拥有潜在的长蒂和相对较大的血管直径，可到达任意的受区血管，从而避免使用静脉移植。前臂桡侧皮瓣同样有着长蒂，尽管

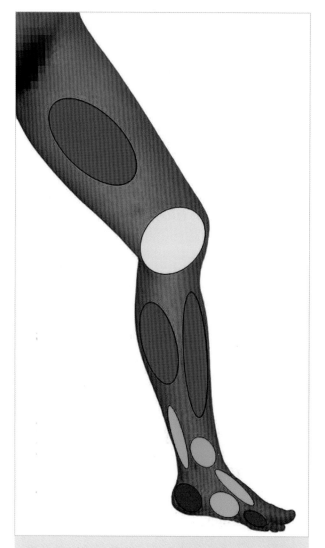

图 13.6 扩展区域的概念没有严格的解剖边界，下肢皮瓣的选择要考虑软组织的相似性和功能需求后做出决定

表 13.3 扩展区域理念下根据缺损大小可供选择的皮瓣列表

 大腿，小腿肚，胫骨前方

小：拱顶石皮瓣，半岛皮瓣，螺旋桨皮瓣，比目鱼肌皮瓣（胫骨前方中段），股薄肌皮瓣，股外侧肌皮瓣（大腿）
大：ALT，TDAP，SCIP，LD

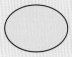 膝

小：半岛皮瓣，螺旋桨皮瓣，MSAP，腓肠肌皮瓣
大：ALT，TDAP，SCIP，LD

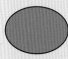 跟腱，足踝非负重部

小：拱顶石皮瓣，螺旋桨皮瓣，半岛皮瓣，股薄肌皮瓣，逆行腓肠皮瓣
大：ALT，TDAP，SCIP，LD

 足负重区

小：拱顶石皮瓣，半岛皮瓣，股薄肌皮瓣，前臂桡侧皮瓣
大：修薄的 ALT 或 TDAP

所有皮瓣按照合适程度排序
缩写：ALT，大腿前外侧；LD，背阔肌；MSAP，腓肠内侧动脉皮瓣；SCIP，旋髂浅动脉穿支皮瓣；TDAP，胸背动脉穿支皮瓣；

会对供区造成明显的影响，但在西方国家常见的肥胖人群中，这可能是唯一能获取的较薄的皮瓣。对于重度肥胖的患者，经过良好规划与设计的肌皮瓣仍然是一个选择，背阔肌作为填充大缺损的主力皮瓣，股薄肌皮瓣则应用于较小的缺损（表13.2）。其他来自胸背筋膜的皮肤皮瓣，如旋肩胛动脉穿支皮瓣（也称为肩胛皮瓣或肩胛旁皮瓣）或胸背动脉穿支皮瓣（TDAP）可能与背阔肌皮瓣一样多用，但前者在重要的情况下可以保留功能。还需要注意的是，许多人更喜欢 TDAP 皮瓣而不是肩胛皮瓣或肩胛旁皮瓣，因为血管蒂更容易剥离，而且可以更长（见第 16 章）。

如果需要三维填充或需要更广泛的软组织覆盖，结合不同组织类型的多种皮瓣组合可能是正确的选择。嵌合皮瓣是一个最好的例子，多个相邻的皮瓣由一个共同的供血血管连接，每个组成部分可以独立地置入任何需要的地方。也可以减轻单一皮瓣置入的张力，或覆盖外露的显微吻合口。嵌合皮瓣的另一个优点是其由一个共同供血血管，因此仅需要进行受体部位单一血管显微吻合，这在血管毁损或创伤患者中很重要。Hong 等使用嵌合的肌肉和穿支皮瓣来治疗骨髓炎，肌肉填充骨骼清创后的空隙，然后穿支皮瓣完成皮肤闭合。肩胛下动脉和旋股外侧动脉系统是嵌合皮瓣最常用的供体部位。此外，任何由一根肌皮穿支血管供血的穿支皮瓣，由于肌肉在剥离后依然保持相对完整，都可以作为嵌合穿支肌皮瓣。

13.3 根据供区的选择

由于现在下肢皮瓣的选择非常丰富，因此越来越多关注在如何减少供体部位的并发症。如果唯一的后遗症是线性瘢痕，那么这将是金标准。这通常可以通过切取肌瓣来实现，但缺点是即使使用功能保留技术也会丧失功能。穿支皮瓣的优点是不需要包括肌肉，但如果需要进行肌肉内剥离，尽管很轻微，仍会有一定功能损失。如果穿支皮瓣或肌皮瓣的皮肤浆部的宽度超过了闭合供体部位要求的宽度，就需要进行皮肤移植，导致外观不那么美观。这甚至可能在术前计划中被认为是使用腓肠内侧动脉穿支皮瓣的禁忌证，尤其是对于女性。一个可接受的替代方案是腹壁下动脉深支皮瓣（DIEAP），不仅因为可切取的皮瓣表面积最大，而且可以通过美容整形技术关闭腹部供区，改善外观（图 13.7）。旋髂浅动脉穿支皮瓣（SCIP）可以把供区瘢痕设计在腹股沟区，很容易被衣服隐藏（见第 22 章）。

为了外观而额外切取皮瓣来闭合供体部位通常会导致更多的瘢痕（见第 16 章）。相反，"Kiss"原则使用多个狭窄相连的嵌合穿支皮瓣可以减少供体部位的畸形，完成一期关闭创面。但当不同的皮瓣嵌在一起时，会在受体部位造成更明显的不规则和瘢痕。然而，当获得多个皮瓣但只产生单个供区畸形作为重点考虑时，嵌合皮瓣通常是唯一的方法。

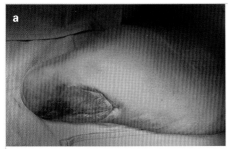
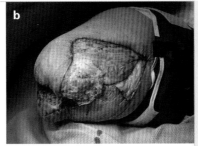
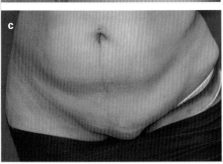
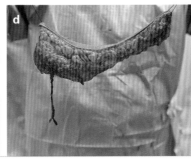

图 13.7 常用皮瓣在特殊情况下不一定是最佳选择，这就要求皮瓣的选择的灵活性。如这名年轻女性在 8 岁时遭受了右膝下和左膝上的创伤性截肢。a. 她现在主诉左大腿疼痛，由于假体的摩擦，初始覆盖远端股骨的移植皮肤受损。b. 彻底清创后残留的大缺损。c. 选择她的下腹部作为特殊的供区，获取一个大皮瓣，可以提供足够的软组织填充。该供体部位具有一个长血管蒂可以连接受体部位的旋股外侧动脉降支。d. 取自左下腹的腹壁下动脉穿支游离皮瓣

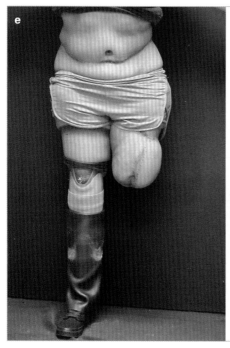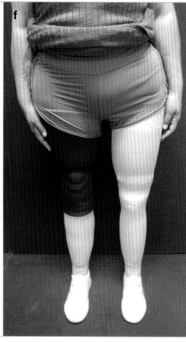

图 13.7（续） e. 左大腿残端的良好覆盖，美容修复改善腹部供区外形。f. 左膝佩戴膝上假肢可无痛行走

参考文献

[1] Tagliacozzi G. De Curtorum Chirurgica per Insitionem. Venetiis: G Bindonus; 1597.

[2] Lineaweaver WC. Problem analysis in reconstructive surgery: up and beyond the reconstructive ladders. In: Wei, FC, Mardini, S, eds. Flaps and Reconstructive Surgery. Philadelphia, PA: Saunders Elsevier; 2009:3–6.

[3] Janis JE, Kwon RK, Attinger CE. The new reconstructive ladder: modifications to the traditional model. Plast Reconstr Surg. 2011; 127 Suppl 1:205S–212S.

[4] Levin LS. The reconstructive ladder. An orthoplastic approach. Orthop Clin North Am. 1993; 24(3):393–409.

[5] Gottlieb LJ, Krieger LM. From the reconstructive ladder to the reconstructive elevator. Plast Reconstr Surg. 1994; 93(7):1503–1504.

[6] Erba P, Ogawa R, Vyas R, Orgill DP. The reconstructive matrix: a new paradigm in reconstructive plastic surgery. Plast Reconstr Surg. 2010; 126(2): 492–498.

[7] Patel KM, Mantell M, Sosin M, Ramineni P. Chimeric functional latissimus flap transfer to restore ankle dorsiflexion following a traumatic defect of the lower leg: a case report. J Reconstr Microsurg. 2014; 30(4):279–282.

[8] Töpel I, Betz T, Uhl C, Steinbauer MG. The impact of superficial femoral artery (SFA) occlusion on the outcome of proximal sartorius muscle transposition flaps in vascular surgery patients. J Vasc Surg. 2011; 53(4):1014–1019.

[9] Rausky J, Binder JP, Mazouz-Dorval S, Hamou C, Revol M. Perforator-based chimaeric thoracodorsal flap for foot reconstruction. J Plast Reconstr Aesthet Surg. 2013; 66(12):1798–1800.

[10] Hallock GG. Flap selection. In: Wei, FC, Mardini, S, eds. Flaps and Reconstructive Surgery. Philadelphia, PA: Saunders Elsevier; 2009:17–29.

[11] Cho EH, Shammas RL, Carney MJ, et al. Muscle versus fasciocutaneous free flaps in lower extremity traumatic reconstruction: a multicenter outcomes analysis. Plast Reconstr Surg. 2018; 141(1):191–199.

[12] Hallock GG. Utility of both muscle and fascia flaps in severe lower extremity trauma. J Trauma. 2000; 48(5):913–917.

[13] Mardini S, Tsai FC, Wei FC. The thigh as a model for free style free flaps. Clin Plast Surg. 2003; 30(3):473–480.

[14] D'Arpa S, Cordova A, Pignatti M, Moschella F. Freestyle pedicled perforator flaps: safety, prevention of complications, and management based on 85 consecutive cases. Plast Reconstr Surg. 2011; 128(4):892–906.

[15] Hwang KT, Kim SW, Sung IH, Kim JT, Kim YH. Is delayed reconstruction using the latissimus dorsi free flap a worthy option in the management of open IIIB tibial fractures? Microsurgery. 2016; 36(6):453–459.

[16] Mathes S, Nahai F. Clinical Applications for Muscle and Musculocutaneous Flaps. St. Louis, MO: Mosby; 1982:3.

[17] Mathes SJ, Nahai F. Vastus Lateralis, Clinical Atlas of Muscle and Musculocutaneous Flaps. St. Louis, MO: C.V. Mosby; 1979:7–307.

[18] Ishida LH, Munhoz AM, Montag E, et al. Tensor fasciae latae perforator flap: minimizing donor-site morbidity in the treatment of trochanteric pressure sores. Plast Reconstr Surg. 2005; 116(5):1346–1352.

[19] Chatterjee A, Kosowski T, Pyfer B, Fisher CS, Tchou JC, Maddali S. A cost-utility analysis comparing the sartorius versus the rectus femoris flap in the treatment of the infected vascular groin graft wound. Plast Reconstr Surg. 2015; 135(6):1707–1714.

[20] Soltanian H, Garcia RM, Hollenbeck ST. Current concepts in lower extremity reconstruction. Plast Reconstr Surg. 2015; 136:815e–829-e.

[21] Hallock GG. A paradigm shift in flap selection protocols for zones of the lower extremity using perforator flaps. J Reconstr Microsurg. 2013; 29(4):233–240.

[22] Parrett BM, Pribaz JJ, Matros E, Przylecki W, Sampson CE, Orgill DP. Risk analysis for the reverse sural fasciocutaneous flap in distal leg reconstruction. Plast Reconstr Surg. 2009; 123(5):1499–1504.

[23] Hallock GG, Morris SF. Skin grafts and local flaps. Plast Reconstr Surg. 2011; 127(1):5e–22e.

[24] Lachica RD. Evidence-based medicine: management of acute lower extremity trauma. Plast Reconstr Surg. 2017; 139(1):287e–301e.

[25] Millard DR Jr. Tissue losses should be replaced in kind. In: Principalization of Plastic Surgery. Boston, MA: Little, Brown & Co; 1986:191–228.

[26] Li Z, Li P, Tan Q. Reconstruction of soft tissue defects around the knee with pedicled perforator flaps. Ann Plast Surg. 2018; 81(4):462–467.

[27] Hollenbeck ST, Woo S, Komatsu I, Erdmann D, Zenn MR, Levin LS. Longitudinal outcomes and application of the subunit principle to 165 foot and ankle free tissue transfers. Plast Reconstr Surg. 2010; 125(3):924–934.

[28] Hallock GG. Evidence-based medicine: lower extremity acute trauma. Plast Reconstr Surg. 2013; 132(4):1733–1741.

[29] Wei FC, Jain V, Celik N, Chen HC, Chuang DCC, Lin CH. Have we found an ideal soft-tissue flap? An experience with 672 anterolateral thigh flaps. Plast Reconstr Surg. 2002; 109(7):2219–2226, discussion 2227–2230.

[30] Hallock GG. The preexpanded anterolateral thigh free flap. Ann Plast Surg. 2004; 53(2):170–173.

[31] Kimura N, Satoh K, Hasumi T, Ostuka T. Clinical application of the free thin anterolateral thigh flap in 31 consecutive patients. Plast Reconstr Surg. 2001; 108(5):1197–1208, discussion 1209–1210.

[32] Tsai FC, Yang JY, Mardini S, Chuang SS,Wei FC. Free split-cutaneous perforator flaps procured using a three-dimensional harvest technique for the reconstruction of postburn contracture defects. Plast Reconstr Surg. 2004; 113(1):185–193, discussion 194–195.

[33] Wei FC, Celik N, Jeng SF. Application of "simplified nomenclature for

compound flaps" to the anterolateral thigh flap. Plast Reconstr Surg. 2005; 115(4): 1051–1055, discussion 1056–1057.

[34] Hallock GG. Medial sural artery perforator free flap: legitimate use as a solution for the ipsilateral distal lower extremity defect. J Reconstr Microsurg. 2014; 30(3):187–192.

[35] Weinzweig N, Davies BW. Foot and ankle reconstruction using the radial forearm flap: a review of 25 cases. Plast Reconstr Surg. 1998; 102(6):1999–2005.

[36] Rautio J, Asko-Seljavaara S, Laasonen L, Härmä M. Suitability of the scapular flap for reconstructions of the foot. Plast Reconstr Surg. 1990; 85(6):922–928.

[37] Nassif TM, Vidal L, Bovet JL, Baudet J. The parascapular flap: a new cutaneous microsurgical free flap. Plast Reconstr Surg. 1982; 69(4):591–600.

[38] Kuo YR, Kuo MH, Chou WC, Liu YT, Lutz BS, Jeng SF. One-stage reconstruction of soft tissue and Achilles tendon defects using a composite free anterolateral thigh flap with vascularized fascia lata: clinical experience and functional assessment. Ann Plast Surg. 2003; 50(2):149–155.

[39] Hallock GG. The chimera flap: a quarter century odyssey. Ann Plast Surg. 2017; 78(2):223–229.

[40] Hallock GG. Permutations of combined free flaps using the subscapular system. J Reconstr Microsurg. 1997; 13(1):47–54.

[41] Hong JPJ, Goh TLH, Choi DH, Kim JJ, Suh HS. the efficacy of perforator flaps in the treatment of chronic osteomyelitis. Plast Reconstr Surg. 2017; 140(1): 179–188.

[42] Koshima I, Yamamoto H, Hosoda M, Moriguchi T, Orita Y, Nagayama H. Free combined composite flaps using the lateral circumflex femoral system for repair of massive defects of the head and neck regions: an introduction to the chimeric flap principle. Plast Reconstr Surg. 1993; 92(3):411–420.

[43] Mathes SJ, Nahai F. Muscle flap transposition with function preservation: technical and clinical considerations. Plast Reconstr Surg. 1980; 66(2):242–249.

[44] Kimata Y, Uchiyama K, Ebihara S, et al. Anterolateral thigh flap donor-site complications and morbidity. Plast Reconstr Surg. 2000; 106(3):584–589.

[45] Hallock GG. Abdominoplasty as the patient impetus for selection of the deep inferior epigastric artery perforator free flap for knee coverage. Microsurgery. 2014; 34(2):102–105.

[46] Marsh DJ, Chana JS. Reconstruction of very large defects: a novel application of the double skin paddle anterolateral thigh flap design provides for primary donor-site closure. J Plast Reconstr Aesthet Surg. 2010; 63(1):120–125.

[47] Zhang YX, Hayakawa TJ, Levin LS, Hallock GG, Lazzeri D. The economy in autologous tissue transfer: part 1. The kiss flap technique. Plast Reconstr Surg. 2016; 137(3):1018–1030.

第 14 章　常用下肢局部肌瓣

Geoffrey G. Hallock

摘要

　　有关肌瓣和皮肤皮瓣用于治疗下肢功能重建的研究结果显示，二者无显著性差异。毫无疑问，肌瓣应用是不会过时的，这一点在动力结构移植上得以充分体现！肌肉具有高度的可塑性，可以进行三维嵌入。由于肌瓣的厚度适中，因此不会明显突出于组织缺损区。肌瓣的血管走行较少发生变异，所以切取肌瓣是一个相对简单的过程。实践证明，股薄肌、腓肠肌和比目鱼肌是非常有用的下肢局部肌瓣来源。股外侧肌由于和"主力皮瓣"股前外侧皮瓣的密切关系而为大家所熟知。尽管还有许多其他的下肢肌肉可用于下肢功能重建，但这 4 种肌瓣技术应该是每个重建外科医生应该掌握的基本技能（图 14.1）。

　　关键词：股薄肌，内侧和外侧腓肠肌，比目鱼肌，股外侧肌，肌瓣

14.1　引言

　　当前用于下肢软组织重建的方式转变为应用穿支组织瓣，这使一些人认为肌瓣现在已经过时了。我们需要注意的是最佳的重建策略要考虑的不仅是选择哪类组织瓣。有许多因素需要被全面考量，包括医生的能力和偏好，可获得的技术资源，合理评估患者的并发症以及特定的组织需求。

　　请注意如果最终目标是肢体的挽救，研究表明使用肌瓣或皮瓣无显著性差异。然而，选择肌瓣的绝对适应证是是否需要动力重建（见第 20 章）。肌瓣具有高度可塑性且相对较薄，外形上更易与受区三维嵌合。肌瓣的血管蒂在解剖学上更一致，而穿支组织瓣的血管蒂更容易发生变异。基于这点，可以更快地切取肌瓣，这点对于危重患者的救治显得尤为重要。一般来说，肌瓣的切取相对简单。供区除了会发生肌肉功能丧失、留有线性瘢痕，一般不会产生其他问题。肌瓣与其相应的穿支皮瓣结合应用，可以发挥出嵌合组织瓣的最大优势。最后，如果基于肌皮穿支的穿支

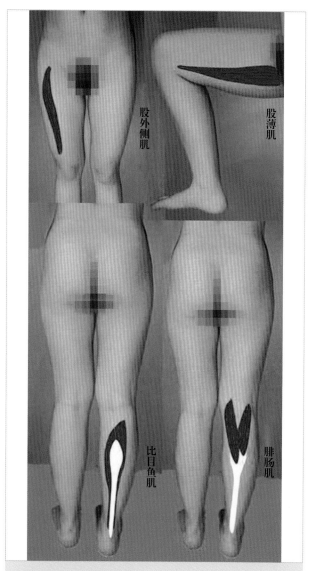

图 14.1　下肢基础内在肌

股外侧肌

股薄肌

比目鱼肌

腓肠肌

皮瓣不成功，根据定义进行过肌内血管分离的肌肉应该仍保留有足够的功能，仍可作为后备组织瓣的选择。

　　回顾一下由 Mathes 和 Nahai 先前撰写的关于肌瓣的书，里面描述了 22 块下肢内在肌的解剖以及肌瓣的切取方法。随着时间的推移，它们中的

大部分已被证明存在着体积太小、有节段或血管变异等问题，因此它们对于治疗大多数下肢问题的疗效并不可靠。基于某些原因，许多外科医生在手术中喜欢采用的一些肌瓣将不在本章阐述。逆行的腓骨短肌瓣是否总是可靠的？在有明显周围血管疾病的患者中，应用仅有节段性血液供应的缝匠肌瓣是否具有危险？应用股直肌瓣会导致膝关节伸直丧失 15°，这对于运动员来说可以吗？有比腹直肌瓣更好的选择吗？如股前外侧皮瓣，可以避免疝气及其他腹壁并发症的风险？应用不带肌肉的阔筋膜张肌皮瓣治疗可行走的患者是不是更好？至少从传统观点来说，应用腓肠肌皮瓣和比目鱼肌皮瓣作为小腿局部皮瓣治疗下肢疾病的价值早已被证实，掌握其应用方法已成为每个修复重建外科医生需要掌握的基本技能之一。股薄肌皮瓣作为"主力皮瓣"，由于其动力功能的多样而被广泛应用，不仅适用于下肢问题，也适用于全身问题的治疗。将股前外侧皮瓣作为理想的软组织皮瓣使用，需要对股外侧肌及其穿支的紧密联系有着全面的了解。基于这些原因，本章的目的是讲解相关基础知识，以便对大家对下肢肌肉在下肢重建中的作用有一个基本的了解。

参考文献

[1] Hallock GG. In an era of perforator flaps, are muscle flaps passé? Plast Reconstr Surg. 2009; 123(4):1357–1363.

[2] Hallock GG. A paradigm shift in flap selection protocols for zones of the lower extremity using perforator flaps. J Reconstr Microsurg. 2013; 29(4):233–240.

[3] Erba P, Ogawa R, Vyas R, Orgill DP. The reconstructive matrix: a new paradigm in reconstructive plastic surgery. Plast Reconstr Surg. 2010; 126(2): 492–498.

[4] Soltanian H, Garcia RM, Hollenbeck ST. current concepts in lower extremity reconstruction. Plast Reconstr Surg. 2015; 136(6):815e–829e.

[5] Cho EH, Shammas RL, Carney MJ, et al. Muscle versus fasciocutaneous free flaps in lower extremity traumatic reconstruction: a multicenter outcomes analysis. Plast Reconstr Surg. 2018; 141(1):191–199.

[6] Hallock GG. Utility of both muscle and fascia flaps in severe lower extremity trauma. J Trauma. 2000; 48(5):913–917.

[7] Hallock GG. Restoration of quadriceps femoris function with a dynamic microsurgical free latissimus dorsi muscle transfer. Ann Plast Surg. 2004; 52(1):89–92.

[8] Hallock GG. Relative donor-site morbidity of muscle and fascial flaps. Plast Reconstr Surg. 1993; 92(1):70–76.

[9] Hallock GG. Simultaneous transposition of anterior thigh muscle and fascia flaps: an introduction to the chimera flap principle. Ann Plast Surg. 1991; 27(2):126–131.

[10] Hallock GG. Sequential use of a true perforator flap and its corresponding muscle flap. Ann Plast Surg. 2003; 51(6):617–620, discussion 621–622.

[11] Ishida LH, Munhoz AM, Montag E, et al. Tensor fasciae latae perforator flap: minimizing donor-site morbidity in the treatment of trochanteric pressure sores. Plast Reconstr Surg. 2005; 116(5):1346–1352.

[12] Mathes SJ, Nahai F. Vastus Lateralis, Clinical Atlas of Muscle and Musculocutaneous Flaps. St. Louis, MO: C.V. Mosby; 1979:7–307.

[13] Hallock GG. Sagittal split tibialis anterior muscle flap. Ann Plast Surg. 2002; 49(1):39–43.

[14] Eren S, Ghofrani A, Reifenrath M. The distally pedicled peroneus brevis muscle flap: a new flap for the lower leg. Plast Reconstr Surg. 2001; 107(6): 1443–1448.

[15] Barr ST, Rowley JM, O'Neill PJ, Barillo DJ, Paulsen SM. How reliable is the distally based peroneus brevis muscle flap? Plast Reconstr Surg. 2002; 110(1): 360–362.

[16] Chatterjee A, Kosowski T, Pyfer B, Fisher CS, Tchou JC, Maddali S. A cost-utility analysis comparing the sartorius versus the rectus femoris flap in the treatment of infected vascular groin graft wound. Plast Reconstr Surg. 2015; 135(6):1707–1714.

[17] Töpel I, Betz T, Uhl C, Steinbauer MG. The impact of superficial femoral artery (SFA) occlusion on the outcome of proximal sartorius muscle transposition flaps in vascular surgery patients. J Vasc Surg. 2011; 53(4):1014–1019.

[18] Qi F, Gu J, Shi Y. Difficult groin reconstruction using contralateral rectus abdominis myocutaneous flap. Plast Reconstr Surg. 2008; 121(3):147e–148e.

[19] Combs PD, Sousa JD, Louie O, Said HK, Neligan PC, Mathes DW. Comparison of vertical and oblique rectus abdominis myocutaneous flaps for pelvic, perineal, and groin reconstruction. Plast Reconstr Surg. 2014; 134(2):315–323.

[20] LoGiudice JA, Haberman K, Sanger JR. The anterolateral thigh flap for groin and lower abdominal defects: a better alternative to the rectus abdominis flap. Plast Reconstr Surg. 2014; 133(1):162–168.

[21] Arnold PG, Mixter RC. Making the most of the gastrocnemius muscles. Plast Reconstr Surg. 1983; 72(1):38–48.

[22] Hallock GG. Getting the most from the soleus muscle. Ann Plast Surg. 1996; 36(2):139–146.

[23] Hussey AJ, Laing AJ, Regan PJ. An anatomical study of the gracilis muscle and its application in groin wounds. Ann Plast Surg. 2007; 59(4):404–409.

[24] Zuker RM, Bezuhly M, Manktelow RT. Selective fascicular coaptation of free functioning gracilis transfer for restoration of independent thumb and finger flexion following Volkmann ischemic contracture. J Reconstr Microsurg. 2011; 27(7):439–444.

[25] Wei FC, Jain V, Celik N, Chen HC, Chuang DC, Lin CH. Have we found an ideal soft-tissue flap? An experience with 672 anterolateral thigh flaps. Plast Reconstr Surg. 2002; 109(7):2219–2226, discussion 2227–2230.

14.2 14A 章：内外侧腓肠肌瓣

Geoffrey G. Hallock

14.2.1 腓肠肌皮瓣的概述

在过去的半个世纪中，当考虑小腿的肌瓣覆盖问题时，腓肠肌（图 14.2）和比目鱼肌（图 14.3）被认为是"活力二人组"。实际上，腓肠肌的内侧头和外侧头本身就是一对"活力双体"，被认为是小腿的"主力"皮瓣。Stark 在很早之前就已经认识到应用带蒂腓肠肌治疗骨折合并感染的患者具有重要价值。但直到 Barfod 和 Pers 以及 Ger 和 Efron 再次报道类似的结果后，这一观点才

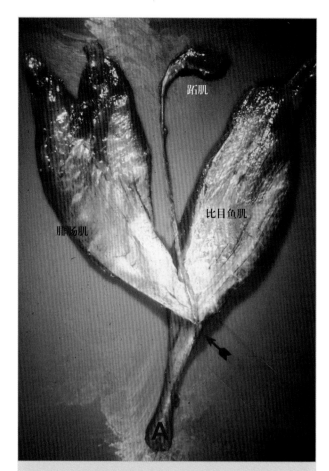

图 14.3 腓肠肌和比目鱼肌的腱膜连接形成小腿三头肌（箭头所示），小腿三头肌末端延续为跟腱（A）。注：夹在这两块肌肉之间的为跖肌腱

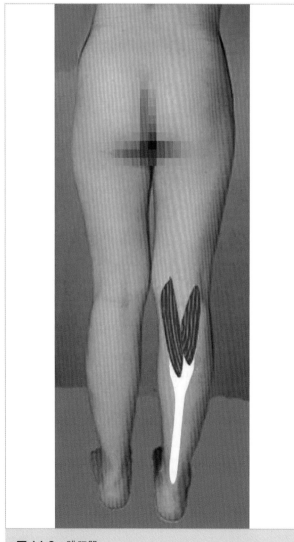

图 14.2 腓肠肌

被外科医生所接受。McCraw 等界定了他们认为可靠的肌皮瓣区域，因为其覆盖范围显著扩大，所以应用起来更加灵活。腓肠肌还曾被用作交腿的局部皮瓣使用。随着显微外科手术能力提高，腓肠肌还被证明在特殊情况下可作为游离瓣的供区，修复下肢远端区域。事实上，有神经支配的带蒂腓肠肌瓣也被尝试用作治疗足下垂的一种简单方法。

由于腓肠肌内侧头（MHG）通常更大更长（图 14.4），因此常被用来解决大腿远端、髌骨和膝关节区域以及大腿近 1/3 的问题（图 14.5）。腓肠肌外侧头（LHG）较少使用，但对于膝关节外侧或腓骨近端周围缺损仍是较好的选择（图 14.6）。腓肠肌不仅可以协助足跖屈，而且是屈膝肌，可以稳定膝关节。

比目鱼肌对于踝关节运动控制力更强，因此许多患者即使在腓肠肌内、外侧头都转位后仍能

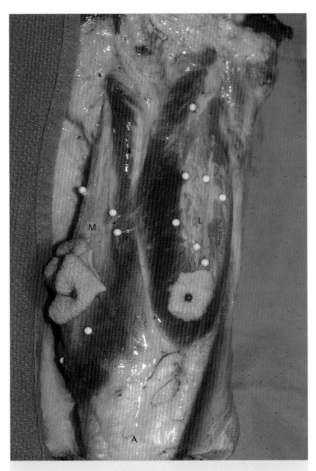

图14.4　新鲜标本腓肠肌后面观，通常腓肠肌内侧头（M）的肌纤维在腓肠肌外侧头（L）的肌纤维远端汇聚形成跟腱（A）

正常行走，因此使用腓肠肌的一个头或两个头都是可以的。然而，Daigeler 等在对他们的病例进行了广泛性回顾后发现：即便只有一个头被用作肌瓣，患者在日常活动如上楼、站立或踮着脚尖跳，尤其是跑步方面也有一些限制。

14.2.2　优点与缺点

优点

　　• 可作为大腿下 1/3、膝关节区域和小腿三头肌近端的局部覆盖。

　　• 可全部切取。

　　• 易于切取。

　　• 可用于跟腱修复。

　　• 供区损伤较小。

缺点

　　• 不适用于运动员。

　　• 皮瓣切取处不美观。

　　• 外侧头的切取有造成腓总神经麻痹的风险。

14.2.3　解剖要点

　　腓肠肌俗称"小腿肚子"，即小腿后间室最表浅的肌肉。它有两个头，每个头都有独立的神经血管供应。内侧头起自股骨腘面内侧髁的上方，

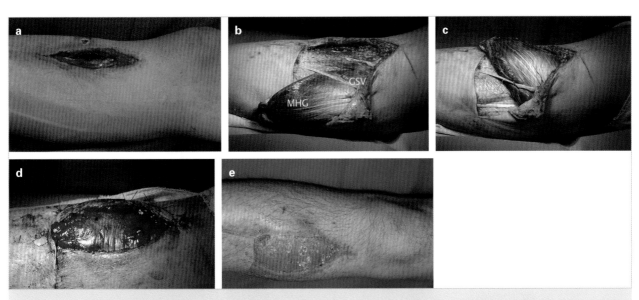

图14.5　a. 右胫骨近端慢性骨髓炎。b. 从创口远端向后正中线做一横向深达肌层的切口［注意保护大隐静脉（GSV）和隐神经］，显露腓肠肌内侧头（MHG），切取腓肠肌内侧头。c. 将 MHG 在 GSV 下向前旋转移位填充骨缺损区。d. 安全起见，将肌肉边缘完全嵌入周围皮肤下方，同时需覆盖整个外露骨。e. 修复后的 MHG 皮瓣

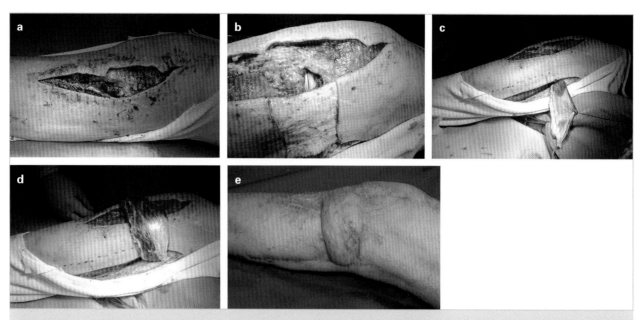

图 14.6　a. 全膝关节置换术后采用髌旁外侧切口清创。b. 内植物显露于关节囊外侧切口。标记并予以皮下分离，延伸至开放关节，并可与用于切除腓肠肌外侧头（LHG）的后方切口相连接，之所以选择该切口是因为腓肠肌外侧头最接近需要覆盖的皮肤缺损区。c. LHG 从腓骨下 2~3 cm 纵向的切口中切取（腓骨用虚线标记）。d. LHG 经皮下转位，避免筋膜下隧道受压风险，无张力的覆盖关节囊。e. 修复后的 LHG 皮瓣，假体得以保留。皮瓣供区已愈合

而外侧头起自股骨的外上髁。

腓肠肌内、外侧头的近端形成腘窝下三角的边。腓肠肌的内、外侧头在中线处融合在一起，如果没有腓肠内侧皮神经和小隐静脉的分支伴行穿过两者之间的凹槽，很难将二者区分开来。当内、外侧头的肌纤维汇入其腱膜后方时，二者的分界再次明显（图 14.4），并与来自比目鱼肌的腱膜连接，形成小腿三头肌（图 14.3）。这一联合腱最终形成跟腱附着于跟骨。尽管 Andejeklov 等在最近的尸体解剖研究中证实，腓肠肌内、外侧头的大小没有统计学差异，但大多数人仍认为内侧头更大、更长。

腓肠肌内、外侧头的动脉供血通常源自膝关节后上方的腘动脉，有时源自一根主干血管分出两分支供血，也可源自两根不同的血管供血。但最常见的情况是，每个头都有一个独立的分支供血，这样的每块肌肉即为 Mathes 和 Nahai 定义的 I 型肌肉。这些动脉在分叉口的直径为 2~3 mm，潜在的蒂长度为 2~5 cm。在进入每块肌肉后，每个主干血管就开始发出两个或更多的分支，纵向贯穿整块肌肉，这是安全分离肌肉的前提。通过远端的肌肉融合区，内、外侧头之间的交通支将提供充足的血液循环，这样一个头可以依靠另一个提供的血液得以存活。源自肌皮瓣纵向穿支血

管的主干主要位于肌肉的近端。大量的静脉汇合并与动脉伴行最后汇入腘静脉。

腓肠肌的支配神经来自胫神经的一个固定分支，该分支伴行主要滋养血管共同进入腓肠肌内、外侧头。从一个神经干发出多条神经分支支配整个腓肠肌，根据 Taylor 等的标准，这应属于 III 型神经支配模式。但这里有个引发争议的地方，如果把每个头认为是一个独立个体的话，即为神经主干直接进入肌肉，这将被认为是 I 型肌肉。在评估腓肠肌外侧头的使用时，必须了解的是，腓总神经将出现在腓骨的头颈部附近，位于该肌肉的表面和股二头肌的深处。

14.2.4　解剖变异和缺陷

肌皮瓣

穿支

腓肠肌每个头的穿支，大致与该部位的尺寸相对应。腓肠肌内侧头的穿支从后中线延伸至胫骨内侧边界，而腓肠肌外侧头穿支从后中线延伸至腓骨外侧边界。如果跟腱腱鞘、腱周疏松组织或更近端的所累肌肉可以与复合瓣皮肤的筋膜层保持贴附，那么任何远端超出了腓肠肌内侧头或

外侧头在小腿三头肌的范围都将会是安全的，否则超出那部分将雷同于一个长宽比大于 1：1 随机皮瓣，将不太可能存活。McCraw 等研究认为，肌皮瓣即便没有腱鞘覆盖，腓肠肌内侧头瓣的皮肤可以延伸至内踝以上 5 cm，腓肠肌外侧头瓣皮肤可延伸至外踝近端 10 cm。这些可以证明扩大这些皮瓣可以延伸覆盖到胫骨的 1/3 处。Agarwal 等采取了一系列延迟覆盖的策略后，可以使用腓肠肌外侧肌皮瓣覆盖达到股骨的中外侧。

供区损伤

尽管可能有一些方法可以用来改善肌皮瓣臃肿的外观，但对大多数人来说这些变化在供区的外观改变上，在审美上是不能接受的，尤其是在跟腱外露时。Pico 等还发现，与单独使用肌瓣相比，肌皮瓣引起的外周水肿和皮肤感觉减退程度更甚。为了减少上述症状的发生，Elghamry 通过使用没有皮肤成分的"肌腱鞘瓣"来解决这一问题。虽然这种方法比肌皮瓣的覆盖范围小，但有时也足以覆盖到小腿中部。

分叶瓣

由于腓肠动脉分别在进入腓肠肌的内、外侧头后不久便发出分支，因此围绕任意肌肉头部纵向分支的节段性垂直分离是可能的。这使得在合适的情况下切取小部分肌肉组织进行转位，为多个缺损创建多个皮瓣，或保留部分肌肉组织以保留某些功能成为可能。这些节段的近端分离需要了解每个头主干动脉的分支走行，因为其可能在近端 1/3，或者直到肌肉的上半部分。不小心的分离可能会使分支有断流的危险。

次级血管供血皮瓣

大量的血管束或分支在腓肠肌内、外侧头远端的肌肉汇合区形成侧支循环。如果仅保留最远端的一个或两个完整的分支，一个腓肠肌头可以不依赖其主要供血动脉而翻转至更远端直至胫骨中部。翻转的一侧腓肠肌头部会通过来自对侧头部的血管的分支灌注得以存活。如果对通过这些连接血管的潜在流量估计不足，就会导致转位肌头有缺血坏死的危险。

嵌合瓣

以腓肠肌任一头的肌皮穿支为基础的皮瓣可

与肌瓣同时切取。腓肠肌外侧头的穿支通常不可靠，所以腓肠肌内侧头更常与腓肠内侧动脉穿支（MSAP）皮瓣一起使用。只要仍有肌肉组织的分支存在，腓肠内侧动脉穿支皮瓣的血管蒂可以根据需要延长。由于肌肉具有更强的延展性，可以用来填充缺损区，然后覆盖穿支皮瓣以恢复缺损区的皮肤覆盖。

跟腱修复

Linton 描述了利用腓肠肌结合处延伸与小腿三头肌的腱膜结合进行跟腱重建。这需要一个大的岛状肌皮瓣的 V-Y 推进，考虑到推进的距离瓣的使用会受限。虽然腓肠肌下方的跖肌腱显露出来，也可以用来加强修复跟腱。但究竟供区能提供多少跟腱也是一个问题。

扩大皮瓣覆盖范围

即便应用传统的方式利用腓肠肌皮瓣覆盖膝关节周围缺损区也是十分困难的。通过切割肌皮瓣或游离肌肉表面的筋膜是一种可以增加肌皮瓣长度和宽度的简易方法。将肌肉瓣切割成小块可能会使其长度得以延伸，但这会受到这部分血液循环位置的限制，而这通常是不确定的。这种方法对于以来自对侧头部的交通支为基础的皮瓣也可能是不安全的。鹅足分离可以使腓肠肌内侧头近端移动度增加较多，而对功能的影响较小。翻转腓肠肌外侧头到腓总神经的下方，同样可以延长其覆盖范围。切下每个头部的起点，然后剥离血管蒂，尽管有损伤血管的风险，但这或许是最可靠的延长肌皮瓣方法。一些对肌肉头旋转弧度的分析表明，如果这样做成功的话，可以增加 30%~50% 的延长率。

功能障碍

传统观点认为切取腓肠肌任何一个头作为肌皮瓣，甚至将两者都用作肌瓣都是没有问题的。因此，这些肌肉在理论上是可以被切取的。然而，Daigeler 等在对几百例患者的随访中发现了一些意料之外的长期变化，这些变化也得到了其他人的证实。像跳跃、踮着脚尖站立和上楼等活动都受到限制。只有 42% 的患者在跑步方面没有问题。踝关节最大跖屈力比未手术的腿降低 25%。每一块肌肉都有自己的功能，因此，在可能的情况下，都要考虑如何保护肌肉，这点必须牢记。

腓总神经麻痹

如果选择腓肠肌外侧头作为肌瓣时，在切取皮瓣时要注意腓总神经的位置和距离。即便仅仅是抬高神经使腓肠肌外侧头通过，也会导致短暂的腓总神经麻痹。Daigeler 等研究发现当选取腓肠肌外侧头作为肌瓣时，有 4.5% 的人会发生腓总神经麻痹，有时可能会造成永久性麻痹。

14.2.5 肌瓣的设计

需要重建的缺损区将决定肌瓣的设计，首先要选择用哪个头作为肌瓣。除肥胖患者外，让患者术前踮起脚尖，让踝关节最大限度地跖屈，这样通常可以观察到腓肠肌内、外侧头的轮廓。通常选择长度较长，最可能到达缺损区的肌肉。

如果仅切取肌肉作为肌瓣，切取区的不良反应较小，但切取复合皮瓣、嵌合皮瓣或其他类型的变异皮瓣，供区的并发症发生率较高；在前一节中已经给出了这些解剖变异的概述。通过使用垂直于小腿中线斜跨腘横纹向远端一直延伸到小腿三头肌的长袜缝切口，很容易显露出腓肠肌的内、外侧头和它们的血管来源。这对于俯卧位的患者是最容易的，但大多数髌旁和小腿近端 1/3 的缺损更常让患者采用仰卧位，这也可以简化麻醉管理和护理人员准备。根据缺损区范围（图 14.5），弧形切口从膝关节开始在距离胫骨内后缘 2 cm 处垂直于小腿三头肌走行，这样最容易显露腓肠肌内侧头。显露外侧头需要类似的切口（图 14.6），但要在距离腓骨后外缘约 2 cm 处。

14.2.6 切取肌瓣

正如先前皮瓣的设计一节所说的，标记选取适合的腓肠肌皮瓣取决于缺损区的位置、患者在手术台的体位，以及选取使用哪个头。在大多数病例中，患者可以采用仰卧位或侧卧位，仅允许切取一个头的皮瓣，这将最大限度地减少供区功能并发症的发生。在大腿中部上止血带将提供最清晰的术野，利于解剖细节评估。

腓肠肌内侧头

对于胫骨近端和膝关节内侧的缺损区，由于腓肠肌内侧头通常较长，因此可以很好的覆盖缺损区（图 14.4）。患者仰卧于手术台上，髋关节屈

曲 70°，大腿外展，膝关节弯曲至舒适位置（视频 14.1）。在胫骨后内侧下 2~3 cm 处做一个弧形的纵向切口，从膝关节内侧一直延伸到小腿肚，即肌纤维汇入小腿三头肌处。此处通常可以在术前患者踮脚站立时被标记出来。切口深达深筋膜，完整切取深筋膜与其上方的皮下组织。通常，在腓肠肌的内侧缘有一层脂肪组织将其与深层的比目鱼肌分隔开。肌肉表面进行相对无血的筋膜下剥离，其间对少数肌皮穿支进行必需的结扎或电凝，直到在后中线附近停止，此处腓肠内侧皮神经和小隐静脉的属支并行出现，后者非常重要，其持续位于中缝浅表位置直至内、外侧头汇合。

内侧头的最远端区域可以通过汇入小腿三头肌的椭圆形肌纤维区分出来（图 14.4）。沿着腓肠肌内侧头的前缘，将手指插入其下方疏松的软组织间隙，将其与下方的比目鱼肌分离。远端分离要更加小心，在小腿三头肌腱膜的肌纤维汇入处切开长约几厘米的切口（图 14.5），这样的处理有利于牵引，同时腱膜质地坚韧，在最终的皮瓣插入时有利于缝线的固定。

有了这个袖带状牵引，肌肉近端分离的唯一限制就是它在中线处与外侧头的交叠区。肌肉的分离必须采用锐性分离，分离时需要注意保护腓肠内侧皮神经。一旦分离达到腘窝下三角时，分离就容易了，因为两个头再次分开成为各自的独立体。

当肌瓣能无张力覆盖缺损区时，近端剥离就可以停止了。虽然在肌筋膜上做横向切口会增加一些伸展距离，但这并不能指望。如果鹅足妨碍肌瓣翻转可将其剥离并进行功能性边缘修复。如果无论将肌肉拉到其下方或鹅足重建，会造成其

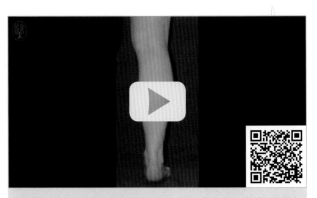

视频 14.1 腓肠肌内侧头皮瓣。https://www.thieme.de/de/q.htm?p=opn/cs/20/7/12265265-ad3519f8

下方的肌肉压迫，则都是不利的。从股骨的腘窝面分离肌肉的起始部是一种明确增加皮瓣长度的方法。血管蒂可能就在前方附近，所以这是一个危险且不那么容易的操作。首先切断最明显的腱膜起始部分，尽可能靠近近端，同时始终留意肌肉下表面的血管。一旦完全分离，这就成为一个岛状瓣，更容易识别和游离血管蒂。Pico 等也建议分离腓肠内侧神经，因为去神经肌肉不太可能因肌肉痉挛而撕裂，并最终萎缩以减少臃肿并获得更好的外观，也可以消除足底屈曲时可能诱发的疼痛。肌瓣岛状化可进一步延展 30%~50%，以实现缺损区域的覆盖，最好在膝关节伸直时完成操作，以确保无论患者采取何种体位缺损区都能无张力闭合。直接闭合供皮区切口是有可能的。

腓肠肌外侧头

对于膝关节外侧或腓骨近端缺损，腓肠肌外侧头可以达到很好的覆盖（视频 14.2）。患者取仰卧位，采取侧卧位或许会更好，腓骨后缘 2~3 cm 的纵向切口从膝关节外侧切至腓肠肌外侧头汇入小腿三头肌处，更易显露腓肠肌外侧头（图 14.6）。之后的分离几乎是相同的，就像前面描述的腓肠肌内侧头的镜像方式。二者的主要区别在于，在进行腓肠肌外侧头近端剥离操作前，在腓骨头颈附近必须仔细识别和保护腓总神经。如果在转位前小心地牵拉腓总神经下方的肌肉而不过度牵拉腓总神经，就可以增加延展范围。将肌肉留在神经表面，也可以预防神经受压。当然，如果腓肠肌外侧头起点从股骨外上髁剥离，则可以达到更大延长范围。如果可能，可以将腓肠外侧神经分离从而将肌肉去神经，这种做法的好处已

经在先前腓肠肌内侧头中讲述。此外，在伸膝状态下缝合皮瓣将减少下肢过伸导致皮瓣裂开的风险。直接闭合供区切口是可能的。

14.2.7　术后护理

通常采用负压引流，以消除腓肠肌头切除后造成的空腔，这是一种合理的常规做法。特别是皮瓣的起始部保持完整，或肌肉已转移跨越膝关节，在愈合满意之前，长腿后托支具固定膝关节伸直位是必要的，以防止由于意外产生的膝关节屈曲或过伸导致皮瓣开裂。还应注意保证踝关节处于中立位，以防止发生马蹄足畸形。

14.2.8　结论

腓肠肌有两个头，具有独立的神经血管蒂，可以使用其中的一个或两个作为肌瓣，有效地覆盖大腿远端、膝关节或小腿近端 1/3 的区域。虽然被认为是可以使用的，但有时会留下相当大的功能障碍，影响日常活动。每个头的皮瓣的设计和切取都很简单，因为肌肉位于小腿的浅表位置，解剖位置固定。作为肌皮瓣的使用实际上已经被放弃了，主要是因为在供区和受区外观美学考虑。虽然可用作局部或游离皮瓣的供区，但使用腓肠肌作局部带蒂肌瓣使用仍是最有效的。

参考文献

[1] Hallock GG, Morris SF. Skin grafts and local flaps. Plast Reconstr Surg. 2011; 127(1):5e–22e.
[2] Arnold PG, Mixter RC. Making the most of the gastrocnemius muscles. Plast Reconstr Surg. 1983; 72(1):38–48.
[3] Masquelet AC, Sassu P, Innocenti M. Gastrocnemius flap. In: Wei FC, Mardini S, eds. Flaps and Reconstructive Surgery. Edinburgh: Elsevier; 2017:570–580.
[4] Stark WJ. The use of pedicled muscle flaps in the surgical treatment of chronic osteomyelitis resulting from compound fractures. J Bone Joint Surg Am. 1946; 28:343–350.
[5] Barfod B, Pers M. Gastrocnemius-plasty for primary closure of compound injuries of the knee. J Bone Joint Surg Br. 1970; 52(1):124–127.
[6] Ger R, Efron G. New operative approach in the treatment of chronic osteomyelitis of the tibial diaphysis. A preliminary report. Clin Orthop Relat Res. 1970; 70(70):165–169.
[7] McCraw JB, Fishman JH, Sharzer LA. The versatile gastrocnemius myocutaneous flap. Plast Reconstr Surg. 1978; 62(1):15–23.
[8] de Roche R, Vögelin E, Regazzoni P, Lüscher NJ. How does a pure muscle cross-leg flap survive? An unusual salvage procedure reviewed. Plast Reconstr Surg. 1994; 94(3):540–543.
[9] Potparić Z, Colen LB, Sućur D, Carwell GR, Carraway JH. The gastrocnemius muscle as a free-flap donor site. Plast Reconstr Surg. 1995; 95(7):1245–1252.
[10] Keller A, Allen R, Shaw W. The medial gastrocnemius muscle flap: a local free flap. Plast Reconstr Surg. 1984; 73(6):974–976.
[11] Liu XY, Ge BF, Win YM, Jing H. Free medial gastrocnemius myocutaneous flap transfer with neurovascular anastomosis to treat

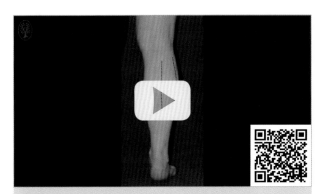

视频 14.2　腓肠肌外侧头皮瓣。https://www.thieme.de/de/q.htm?p=opn/cs/20/7/12265264–026e8167

Volkmann's contracture of the forearm. Br J Plast Surg. 1992; 45(1):6–8.

[12] Mathes SJ, Nahai F. Gastrocnemius, Clinical Atlas of Muscle and Musculocutaneous Flaps. St. Louis, MO: C.V. Mosby; 1979:141–155.

[13] Cohen BE, Ciaravino ME. Gastrocnemius muscle and musculocutaneous flaps. In: Strauch B, Vasconez LO, Herman CK, Lee BT, eds. Grabb's Encyclopedia of Flaps. 4th ed. Philadelphia, PA:Wolters Kluwer; 2016:1358–1364.

[14] Zenn MR, Jones G. Gastrocnemius Flap, Reconstructive Surgery: Anatomy, Technique, and Clinical Applications. St. Louis, MO: Quality Medical Publishing; 2012:1682–1705.

[15] Veber M, Vaz G, Braye F, et al. Anatomical study of the medial gastrocnemius muscle flap: a quantitative assessment of the arc of rotation. Plast Reconstr Surg. 2011; 128(1):181–187.

[16] Elsahy NI. Cover of the exposed knee joint by the lateral head of the gastrocnemius. Br J Plast Surg. 1978; 31(2):136–137.

[17] Daigeler A, Drücke D, Tatar K, et al. The pedicled gastrocnemius muscle flap: a review of 218 cases. Plast Reconstr Surg. 2009; 123(1):250–257.

[18] Serafin D. The gastrocnemius flap. In: Atlas of Microsurgical Composite Tissue Transplantation. Philadelphia, PA: W.B. Saunders; 1996:303–310.

[19] Andjelkov K, Atanasijevic TC, Popovic VM, Sforza M, Atkinson CJ, Soldatovic I. Anatomical aspects of the gastrocnemius muscles: a study in 47 fresh cadavers. J Plast Reconstr Aesthet Surg. 2016; 69(8):1102–1108.

[20] Mathes SJ, Nahai F. Classification of the vascular anatomy of muscles: experimental and clinical correlation. Plast Reconstr Surg. 1981; 67(2):177–187.

[21] Feldman JJ, Cohen BE, May JW, Jr. The medial gastrocnemius myocutaneous flap. Plast Reconstr Surg. 1978; 61(4):531–539.

[22] Moscona RA, Fodor L, Har-Shai Y. The segmental gastrocnemius muscle flap: anatomical study and clinical applications. Plast Reconstr Surg. 2006; 118(5): 1178–1182.

[23] Tsetsonis CH, Kaxira OS, Laoulakos DH, Spiliopoulou CA, Koutselinis AS. The arterial communication between the gastrocnemius muscle heads: a fresh cadaveric study and clinical implications. Plast Reconstr Surg. 2000; 105(1): 94–98.

[24] Tsetsonis CH, Kaxira OS, Laoulakos DH, Spiliopoulou CA, Koutselinis AS. The inferiorly based gastrocnemius muscle flap: anatomic aspects. Plast Reconstr Surg. 2000; 106(6):1312–1315.

[25] Hallock GG. Anatomic basis of the gastrocnemius perforator-based flap. Ann Plast Surg. 2001; 47(5):517–522.

[26] Taylor GI, Gianoutsos MP, Morris SF. The neurovascular territories of the skin and muscles: anatomic study and clinical implications. Plast Reconstr Surg. 1994; 94(1):1–36.

[27] Elghamry AH. The medial gastrocnemius muscle with an Achilles tendon sheath extension flap as a versatile myo-tendon sheath flap for coverage of the upper two-thirds of the tibia and pre-tibial area: a preliminary report. J Plast Reconstr Aesthet Surg. 2014; 67(2):252–256.

[28] Agarwal RR, Broder K, Kulidjian A, Bodor R. Lateral gastrocnemius myocutaneous flap transposition to the midlateral femur: extending the arc of rotation. Ann Plast Surg. 2014; 72 Suppl 1:S2–S5.

[29] Kroll SS, Marcadis A. Aesthetic considerations of the medial gastrocnemius myocutaneous flap. Plast Reconstr Surg. 1987; 79(1):67–71.

[30] Pico R, Lüscher NJ, Rometsch M, de Roche R. Why the denervated gastrocnemius muscle flap should be encouraged. Ann Plast Surg. 1991; 26(4):312–324.

[31] Bashir AH. Inferiorly-based gastrocnemius muscle flap in the treatment of war wounds of the middle and lower third of the leg. Br J Plast Surg. 1983; 36 (3):307–309.

[32] Hallock GG. Chimeric gastrocnemius muscle and sural artery perforator local flap. Ann Plast Surg. 2008; 61(3):306–309.

[33] Linton PC. The combined medial and lateral gastrocnemius musculocutaneous V-Y island advancement flap. Plast Reconstr Surg. 1982; 70(4):490–493.

[34] Lamaris GA, Carlisle MP, Durand P, Couto RA, Hendrickson MF. Maximizing the reach of the pedicled gastrocnemius muscle flap: a comparison of 2 surgical approaches. Ann Plast Surg. 2017; 78(3):342–346.

14.3　14B 章：股薄肌瓣

Geoffrey G. Hallock

14.3.1　股薄肌皮瓣的概述

　　肌瓣和肌皮瓣的历史中存在许多但仍零星的先驱。作为皮瓣的股薄肌也不例外（图 14.7）。Pickrell 等将股薄肌瓣作为再造直肠括约肌的一种选择。值得注意的是，在 Orticoche 展示了大面积半岛皮瓣无须任何二期处理即可安全切取后，各种类型的肌皮瓣的应用在 20 世纪 70 年代和 80 年代得以再次兴起。他的技巧是在皮瓣切取的过程中包含皮下肌肉，他通过保持股薄肌附着形成一个复合皮瓣，并进行踝关节分期覆盖。Orticochea 声称来自肌肉的穿支血管可以更好地灌注皮瓣，来维持更大面积的皮瓣存活，尽管他在说这些话时并没有真正了解其解剖过程。

　　在重建外科医生的领域，股薄肌已经真正成为一种"主力皮瓣"，它可以解决"皮肤及附属物"中所有可能的问题。作为一种局部皮瓣，它可以覆盖生殖器、会阴、耻骨、腹股沟、坐骨，有时如果以远端为蒂，甚至可以覆盖膝关节。股薄肌的功能是使大腿内收、膝关节和髋关节屈曲和髋关节内旋，但切取后只有少量的功能丧失，所以它被认为是可被牺牲的。潜在的供区损伤低，而且大腿内侧的瘢痕通常可以被很好地隐藏。这些特点要求所有可能使用它的人都需要全面掌握这个供体部位的全部知识。

14.3.2　优点和缺点

优点

- 全能型"主力皮瓣"。
- 可被牺牲。
- 解剖恒定。
- 切取容易。
- 可覆盖大腿上部的中小型缺损。
- 可在仰卧位、截石位或俯卧位切取。
- 即使对于过度肥胖患者也可放心使用。
- 几乎不存在供体部位的损伤。
- 供区瘢痕易于隐藏。

缺点

- 比通常预想的大腿中部更靠后的多。
- 不适合大的缺损区。
- 如果闭孔神经皮支受伤，大腿内侧远端感觉异常。
- 如果选择作为肌皮瓣，垂直皮瓣切割可靠性不一致。

14.3.3　解剖注意事项

　　股薄肌位于大腿内侧较后方。是内收间室最表浅的内收肌，纵向延伸大约 30 cm，腱膜起始于耻骨联合和耻骨弓，末端构成鹅足腱，位于胫骨内侧髁，缝匠肌的下方，半腱肌的上方。在主血管汇入水平，肌肉的宽度可达约 7 cm，然后向远端其长肌腱逐渐变细，总体上形成一个类似于三角形的外观（图 14.8）。

　　股薄肌的主要的血液供应通常被认为是来自旋股内侧动脉（MCFA），虽然也有人认为可能是股深动脉的内收肌分支，甚至是第一穿支，但本质的根源是股深动脉。然后旋股内侧动脉在长收

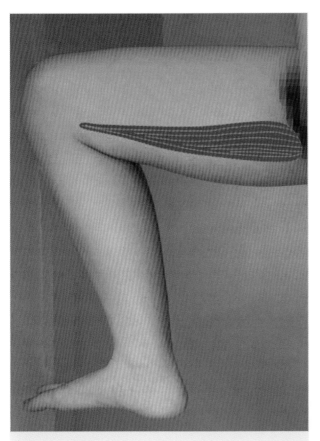

图 14.7　股薄肌

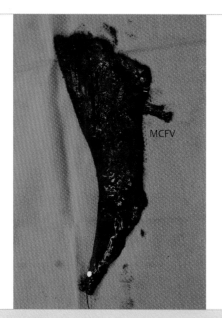

图 14.8 股薄肌呈三角形，从其起点宽的基部延伸至远端肌腱附近变窄（黄色圆点）。其中旋股内侧血管（MCFV）为主要的血管蒂

肌和大收肌之间走行，在耻骨结节下约 10 cm（范围：5~14 cm）处进入股薄肌前外侧下表面。动脉直径为 1.5~3 mm，伴行静脉直径更大。蒂的潜在长度约为 7 cm。与大多数肌肉一样，副血管蒂可在起始处和附丽点附近发现。如 Tremp 等描述了一个更近端的蒂，它是旋股内侧动脉的深支。Cavadas 等发现平均 2.2 个远端次级蒂起源于股浅动脉或膝降动脉，其最近端通常位于肌肉中部附近。尽管有这些次级蒂，但通常仅通过优势蒂即可给整个肌肉可靠的血供，根据 Mathes 和 Nahai 的分类，股薄肌被认为是 II 型肌肉。

支配股薄肌的运动神经是闭孔神经的前支，它经长收肌和大收肌之间在股薄肌优势血管的上方进入股薄肌。

进入肌肉后，神经逐渐分支，允许肌肉进行节段性功能收缩，根据 Taylor 等神经支配模式将其划分为 I 型肌肉。

14.3.4 解剖变异和缺陷

蒂部延长术

许多人认为股薄肌的血管蒂长度非常短。然而，如果可以剥离到达股深血管的起始处，可能会延长几厘米。Hasen 等建议最好显露股薄肌血管蒂起点的方法，是在浅筋膜下长收肌肌肉水平的

后上面观察股薄肌蒂，然后向外侧拉开缝匠肌和股内侧肌显露其在股深血管的起点。

皮肤穿支和股薄肌穿支

股薄肌上既有皮肤穿支，也有肌皮穿支，主要分布在血管门附近。单一且通常较大的肌皮穿支通常起源于优势蒂入口点上方的肌肉，这为找寻其位置提供了良好的线索。不幸的是，在典型的病例中，存在着多个穿支且口径较小，难以单独分离。如果考虑使用股薄肌皮瓣，最好包括长收肌和股薄肌之间的所有筋膜，以确保包含所有穿支。从前，随股薄肌切取的纵向皮岛都不可避免伴有远端坏死。然而，如果仔细保护上述的筋膜，大腿中部以上的纵向皮瓣通常是可靠的。Yousif 等在尸体和临床研究中发现，股薄肌皮肤穿支为横行向前方走行，分布从缝匠肌和长收肌至大腿近端 1/3 的后侧。这是横行股薄肌上瓣（TUG）或解剖上同源的横行股薄肌皮瓣（TMG）的基本原理。

次级蒂和节段肌皮瓣

股薄肌可分为多个节段肌皮瓣，至少有一个节段以次级血管蒂为基础。如 Cavadas 等将近端以最近端次级蒂供血的部分肌肉向下返折，作为膝关节覆盖的局部皮瓣。

14.3.5 皮瓣设计

如果患者为仰卧位，将髋、膝屈曲，大腿外展，除非是极度肥胖的患者外，均可从耻骨结节到股骨内髁摸到内收肌的走行。在这两点之间的连线后面可以看到股薄肌。如果需要一个垂直方向的肌皮瓣，皮瓣应该在这条线以下，以股薄肌为中心，宽度要能将主要供区闭合。横向椭圆形的设计前缘不应超过股深血管表层的投影区域，此处可在长收肌前缘外侧辨识。椭圆的上边缘应该在腹股沟下面几厘米，这样就不会使其发生扭曲，继续向后延伸到臀折痕直到坐骨粗隆。皮瓣的下缘取决于供区皮肤的冗余程度，允许供区皮肤直接缝合关闭。

14.3.6 皮瓣的切取

对于会阴缺损区，最好采用截石位，但对于

局限于下肢的缺损，采用仰卧位，屈髋屈膝，大腿外展，以利于股薄肌作为局部皮瓣切取和使用。尽管截石位更适合会阴伤口，但对于下肢的局部伤口，仰卧位（屈曲髋、膝，外展大腿）完全可以使用股薄肌作为局部皮瓣。由于股薄肌位于长收肌的正后方，而长收肌正对应于从耻骨结节到股骨内侧髁的连线，在大腿内侧沿着这条线下方取长纵行切口，或平行于腹股沟褶皱的横向切口，就像掀起大腿上部一样，几乎将整个肌肉充分暴露出来。不过，先在膝关节附近大腿内后方取一个短的垂直切口，可以更好地减少瘢痕长度（图14.9，视频14.3）。向下切开深筋膜，通常可以看到平行于股骨的缝匠肌纤维。如果在皮下组织中首先看到大隐静脉，应再向下解剖，牢记，在这一水平上股薄肌位于缝匠肌下后方。就像腹股沟疝修补术中游离输精管一样，缝匠肌下方用手指

分离周围组织，解剖游离股薄肌腱。

采用硅胶引流管绕行股薄肌腱向内侧和远端牵拉，可以在大腿近端观察到股薄肌收缩。在皮肤表面进行标记，并在该线上方距离耻骨结节远端 10 cm 处标记箭头，用作主要血管蒂位置的预估。以该点为中心，做小的纵向切口，切开深筋膜，即可确定肌肉的前缘。向内侧牵拉肌肉，通过仔细解剖，可以确定血管蒂的准确位置。然后，切口以曲线方式向上延伸到近端的腹股沟切迹，可以更好地暴露起点，必要时还可以暴露长收肌。

对于大多数局部皮瓣，只需仔细地将血管蒂远端肌肉从任何筋膜连接处游离。切口需要向远端延伸，直至可以采用手指通过已做的两个切口，向更远端剥离未暴露的肌肉。这时通常会暴露出次级血管分支，必须进行结扎。将一根长的丝线缝在肌腱上，然后用长弯钳穿过筋膜下隧道进入

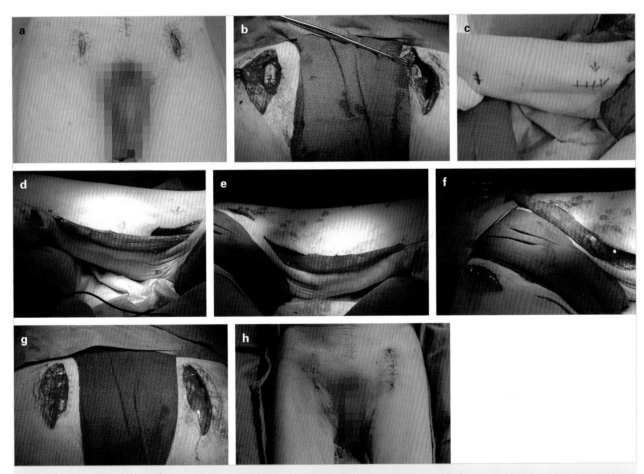

图 14.9　a. 因髂主动脉闭塞，行双侧股主动脉搭桥术，术后双侧腹股沟切口裂开。b. 双侧股骨假体外露。c. 计划在大腿远端后内侧垂直切口，露出股薄肌腱；箭头表示血管蒂的预计区域。d. 右侧股薄肌游离后的长度，近端切口仅适用于旋股内侧血管（MCFV）。e. 左侧股薄肌。f. 因受其 MCFV 蒂（黄点）限制，左侧股薄肌充分游离才能到达左侧腹股沟伤口的上方。g. 双侧股薄肌通过各自同侧皮下隧道进入腹股沟，包裹各自股骨假体。h. 双侧股薄肌局部皮瓣术后 1 期伤口愈合，未感染

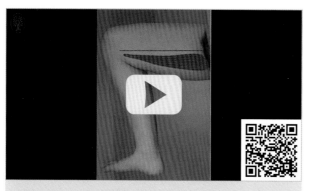

视频 14.3 骨薄肌局部皮瓣。https://www.thieme.de/de/q.htm?p=opn/cs/20/7/12265263-9c9a5e50

近端切口。肌腱在远端被切断，通过缝线的牵引将远端肌肉导入近端切口。

然后可以将股薄肌直接放在需要的地方（图14.10），或通过宽敞的皮下通道，避免压迫（图14.9），而不必延长血管蒂，甚至不必在其起点处向近端游离更多的肌肉。如果需更大范围，应切断长收肌的后缘，使其向内侧回缩，以暴露在其方下的内侧旋股血管以及长收肌的任何前支，为增加长度必须离断这些前支。如仍不能满足需求，对于更外侧的缺损，必须将股薄肌蒂从股深血管处游离至其起点处。这需要在筋膜下游离长收肌，

使其可以向内侧收缩，同时向外侧牵拉缝匠肌和股内侧肌，露出股深动脉。股薄肌必须在其血管蒂处与闭孔神经一起游离。作为一个岛状皮瓣，肌肉可以从内收肌下方拉到股深动脉表面的空间，辅助进行无张力置入。

14.3.7　术后护理

绝对禁止髋关节运动牵拉置入的股薄肌。如果肌肉已通过皮下或筋膜下隧道，必须去除可能压迫肌肉或其血管蒂的任何外部压力。

14.3.8　结论

如果下肢近端需要一个小到中等大小的局部皮瓣，并且需要非常柔软的三维置入，已证明股薄肌是非常通用的。这通常可以解决股三角区域血管剥离，腹股沟淋巴结术后以及放疗后遗症等问题。这块肌肉的血管供应是恒定的，并且该血管通常位于受体部位损伤区域之外。即使在伴有严重动脉粥样硬化性血管疾病的情况下，其血供仍足以保障岛状皮瓣进行可靠的移植。而像 IV 型缝匠肌或附近的穿支皮瓣等替代方案往往无法适用。

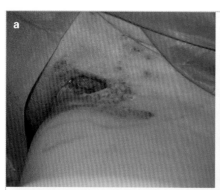
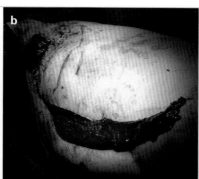
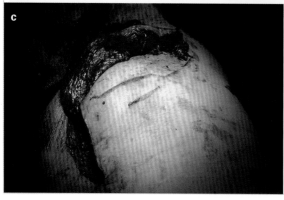
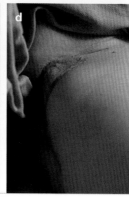

图 14.10　a. 左侧腹股沟区辐射性溃疡。b. 游离的股薄肌范围，终点在近端血管蒂处。c. 由于局部组织硬化，肌肉必须直接翻转上皮化皮肤之上才能到达清创后的溃疡处。d. 局部股薄肌皮瓣转移术后，左侧腹股沟愈合

参考文献

[1] Pickrell K, Masters F, Georgiade N, Horton C. Rectal sphincter reconstruction using gracilis muscle transplant. Plast Reconstr Surg (1946). 1954; 13(1): 46–55.

[2] Orticochea M. The musculo-cutaneous flap method: an immediate and heroic substitute for the method of delay. Br J Plast Surg. 1972; 25(2):106–110.

[3] Ulrich D, Roos J, Jakse G, Pallua N. Gracilis muscle interposition for the treatment of recto-urethral and rectovaginal fistulas: a retrospective analysis of 35 cases. J Plast Reconstr Aesthet Surg. 2009; 62(3):352–356.

[4] Persichetti P, Cogliandro A, Marangi GF, et al. Pelvic and perineal reconstruction following abdominoperineal resection: the role of gracilis flap. Ann Plast Surg. 2007; 59(2):168–172.

[5] Zenn MR, Jones G. Gracilis and TUG/TMG flaps. In: Reconstructive Surgery: Anatomy, Technique, and Clinical Applications. St. Louis, MO: Quality Medical Publishing; 2012:1418–1465.

[6] Hussey AJ, Laing AJ, Regan PJ. An anatomical study of the gracilis muscle and its application in groin wounds. Ann Plast Surg. 2007; 59(4):404–409.

[7] Ducic I, Dayan JH, Attinger CE, Curry P. Complex perineal and groin wound reconstruction using the extended dissection technique of the gracilis flap. Plast Reconstr Surg. 2008; 122(2):472–478.

[8] Cavadas PC, Sanz-Giménez-Rico JR, Landín L, Martínez-Soriano F. Segmental gracilis free flap based on secondary pedicles: anatomical study and clinical series. Plast Reconstr Surg. 2004; 114(3):684–691.

[9] Zuker RM, Bains RD. Gracilis flap. In:Wei FC, Mardini S, eds. Flaps and Reconstructive Surgery. Edinburgh: Elsevier; 2017:559–569.

[10] Huemer GM, Larcher L, Schoeller T, Bauer T. The free gracilis muscle flap in Achilles tendon coverage and reconstruction. Plast Reconstr Surg. 2012; 129(4):910–919.

[11] Carr MM, Manktelow RT, Zuker RM. Gracilis donor site morbidity. Microsur. 1995; 16:598–600.

[12] Deutinger M, Kuzbari R, Paternostro-Sluga T, et al. Donor-site morbidity of the gracilis flap. Plast Reconstr Surg. 1995; 95:1240–1244.

[13] King IC, Obeid N,Woollard AC, Jones ME. Maximizing length and safety in gracilis free flap dissection. J Plast Reconstr Aesthet Surg. 2016; 69(10):1452–1453.

[14] Yousif NJ, Matloub HS, Kolachalam R, Grunert BK, Sanger JR. The transverse gracilis musculocutaneous flap. Ann Plast Surg. 1992; 29(6):482–490.

[15] Tremp M, Oranges CM, Wang WJ, et al. The "nugget design": a modified segmental gracilis free flap for small-sized defect reconstruction on the lower extremity. J Plast Reconstr Aesthet Surg. 2017; 70(9):1261–1266.

[16] Mathes SJ, Nahai F. Classification of the vascular anatomy of muscles: experimental and clinical correlation. Plast Reconstr Surg. 1981; 67(2):177–187.

[17] Taylor GI, Gianoutsos MP, Morris SF. The neurovascular territories of the skin and muscles: anatomic study and clinical implications. Plast Reconstr Surg. 1994; 94(1):1–36.

[18] Hasen KV, Gallegos ML, Dumanian GA. Extended approach to the vascular pedicle of the gracilis muscle flap: anatomical and clinical study. Plast Reconstr Surg. 2003; 111(7):2203–2208.

[19] Hallock GG. The medial circumflex femoral (gracilis) local perforator flap–a local medial groin perforator flap. Ann Plast Surg. 2003; 51(5):460–464.

[20] Serafin D. The gracilis muscle—musculocutaneous flap. In: Atlas of Microsurgical Composite Tissue Transplantation. Philadelphia, PA: W.B. Saunders; 1996:293–299.

[21] Fattah A, Figus A, Mathur B, Ramakrishnan VV. The transverse myocutaneous gracilis flap: technical refinements. J Plast Reconstr Aesthet Surg. 2010; 63(2): 305–313.

[22] Hallock GG, Morris SF. Skin grafts and local flaps. [CME]. Plast Reconstr Surg. 2011; 127(1):5e–22e.

[23] Hallock GG. Minimally invasive harvest of the gracilis muscle. Plast Reconstr Surg. 1999; 104(3):801–805.

14.4　14C 章：比目鱼肌瓣

Geoffrey G. Hallock

14.4.1　比目鱼肌皮瓣的概述

穿支皮瓣成为一种合理的选择，同时又最大限度地保留了功能，因此选择比目鱼肌皮瓣的适应证显著下降。比目鱼肌的主要功能是足屈曲，同时保证踝关节稳定，防止过度背伸。然而，包括腓肠肌、趾长屈肌、跚长屈肌和胫骨后肌在内的协同肌群均有能力维持这一功能，因此可认为其是可切取的（图 14.11 ）。

尽管 Stark 早期使用比目鱼肌作为带蒂皮瓣，许多人认为 20 年后的 GER 将这一传统的皮瓣用来治疗小腿中 1/3 的缺损（图 14.12），包括转位覆盖暴露的跟腱。在急性创伤中，柔韧的肌肉甚至可以包裹在肌腱周围而不被切断（图 14.13），这

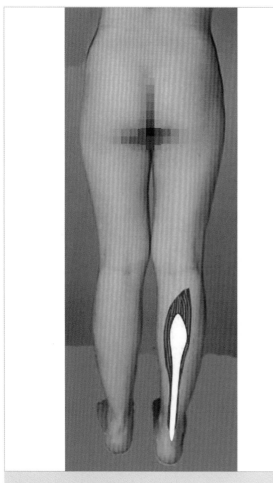

图 14.11　比目鱼肌

能更好地保持血管完整性。如果存在远端副蒂，可以设计一以远端为蒂的或节段性岛状皮瓣，以到达小腿远端 1/3 的部分，代替显微外科组织移植。比目鱼肌也被用作局部交腿皮瓣，以及复合腓骨肌骨皮瓣用于治疗下肢大面积缺损。如图所示，它也可以作为游离动力肌瓣，以恢复上肢功能。然而如今，只有在针对小腿中部 1/3 或远端上 1/3 的创面，皮瓣或游离皮瓣不能派上用场时，这个曾经的主角才能成为次要的选择。

14.4.2　优点和缺点

优点

- 覆盖小腿部中段。
- 偶尔覆盖小腿近 1/3 和远 1/3。
- 可被牺牲的。
- 潜在表面积大。
- 浅层位置容易定位。
- 稳定的血管解剖结构。
- 在保持血液循环的同时近端优势血管蒂可以最大限度地扩大覆盖范围。
- 半皮瓣可以保留一些功能。
- 供体部位发病率最低。

缺点

- 局部肌肉功能丧失对于运动员来说或许是个问题。
- 逆行或远端为蒂的皮瓣或许是不安全的。
- 肌皮瓣可能会导致供体部位的明显畸形。
- 损伤腓肠神经或腓浅神经；如果使用外侧半比目鱼肌皮瓣，可能会损伤小隐静脉。

14.4.3　解剖关注点

比目鱼肌是小腿最大的肌肉，位于后室浅层，在腓肠肌前面，跚肌腱从外到内位于两者之间。比目鱼肌是一块双羽肌，其外侧头部起于腓骨头的后表面和腓骨纵轴的上 1/3。肌腱弓在腓骨和胫骨之间，抵达胫骨比目鱼肌线并汇入内侧头，后者附着于胫骨中部 1/3 的内侧缘。比目鱼肌腱结构插入腓肠肌腱膜形成小腿三头肌跟腱，这两个部分在近端相互融合，在远端有垂直的裂隙将它们分开，直到比目鱼肌腱纤维插入跟腱的下表面（图 14.14，图 14.15）。腱纤维插入的位置变化很

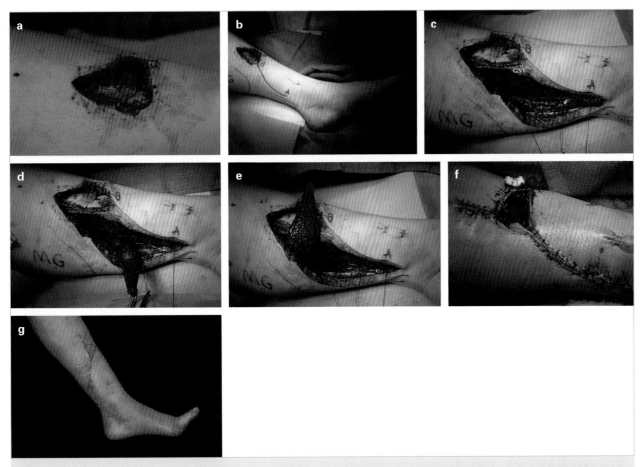

图 14.12　a. 左小腿挤压伤，胫骨中段开放性骨折，骨外露。b. 小腿内侧切口，从缺损的远端后缘（B 点）弯曲至跟腱前方的水平线（A 点），终止在内踝远端。c. 位于跟腱上的内侧半比目鱼肌皮瓣（GSV= 保留的大隐静脉）。d. 跟腱纤维处断开。e. 适当旋转覆盖胫骨骨折端。f. 骨折端内侧半比目鱼肌无张力置入，供区闭合。g. 左腿移植处皮肤愈合，足底存在屈曲能力

大，范围从踝关节上方 12 cm 到踝关节下方几乎到达跟骨。

半比目鱼肌皮瓣切取的可靠的基础是比目鱼肌两分支的神经血管供应是完全分离的（图 14.14），Baudet 等的描述详细了解起来可能相当烦琐，要考虑 3 个不同阶段，简化来说，外侧头的上部有一个来自腘动脉的主蒂，由内侧腘神经支配。中段有来自胫腓动脉主干或腓动脉的分支给养，这些分支通常以轴向向远端延伸至肌肉，那里通常不存在小节段分支。内侧头的中部和远端由胫后动脉供应和胫神经分支支配。下肌区的小分支在内侧头比外侧头更常见，但也经常缺失。大量的肌内连接允许两个头之间相互交叉侧支。这种血供循环符合 Mashes 和 Nahai 提出的Ⅱ型肌肉模式。伴行静脉遵循动脉模式，回流丰富。由于神经支配的方式是通过外周神经干的多个分支，根据 Taylor 等的模式，这是一种Ⅲ型肌肉。

14.4.4　解剖变异和潜在陷阱

确保充分血液循环

在选择比目鱼肌之前，彻底评估下肢血管状态，对于验证比目鱼肌血液循环情况至关重要。通常情况下，只要通过肌肉的大体外观，是否存在外伤伤口，就可以评估，如果其灌注有可能受到任何损害，则不考虑该肌肉。同样担心的是，柔软的肌肉通过皮下通道旋转到缺损处时，可伴有压迫和坏死的风险。常规以曲线切口方式将覆盖皮瓣连接到远端缺损，可避免在其旁边形成双皮瓣，以及在皮肤边缘形成锐角，这两种情况均容易造成血运障碍，同时切开筋膜层，使其不会对置入的肌肉造成压力。

近端延伸

如果选择了优势分支的正向循环，而皮瓣仍

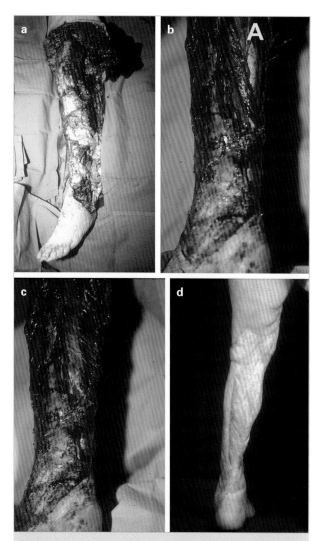

图 14.13 a. 一名女性患者，她的助行器被公共汽车保险杠夹住后拖行。造成左腿从腘窝到脚踝处恐怖的脱套伤。b. 无穿孔皮瓣，且无法使用游离皮瓣覆盖暴露的跟腱（A）。c. 不需要置入任何肌肉纤维，比目鱼肌的内、外侧边界在跟腱周围缝合便可以覆盖肌腱。d. 植皮便完成左腿愈合，并恢复使用助行器行走

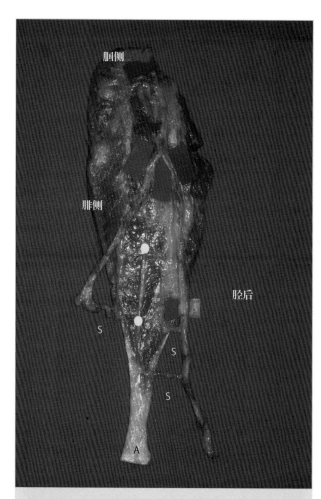

图 14.14 右比目鱼肌前（腹侧）表面，显示所有主要的血管蒂，包括来自腘上，来自腓骨外侧支的中部，来自胫骨内侧支的中部。自胫后动脉到内侧亚分支较低水平处有两个小段分支。在这个非典型的例子中，还发现了一个从腓骨源血管到外侧亚分支较低水平的分支。值得注意的是，突出的垂直肌内间隙（两个黄点之间）将内侧支和外侧支远端分开，内侧支的肌纤维插入跟腱的更远端（A），因此内侧半比目鱼肌皮瓣比外侧半比目鱼肌皮瓣的延伸范围更大

无法到达缺损处，则肌表层的横向切口可使肌肉进行一定程度的延伸。半比目鱼肌瓣注定具有更大的延伸范围因为其不会受到亚分支起点或走行的阻碍，胫骨和腓骨之间的骨间转移可增加皮瓣延伸范围，但这个手术并不简单，同样也可以引起同皮下隧道一样的肌肉压迫。

翻转皮瓣

围绕肌肉远端的次级血管蒂以翻转或旋转的方式将近端肌肉转移到远端的缺损（图 14.14）。Yajima 等报告称，腓动脉不能为比目鱼肌提供这样的血管蒂，而胫后动脉通常可于距内踝尖平均距离为 11.2 mm（范围：6~14.5 mm）的位置发出。根据分支血管情况决定可以切取多少肌肉量。一般来说，如果有一个相对简单或更安全的选择时，翻转瓣不作为首要选择。

复合皮瓣

肌皮瓣

比目鱼肌通常用作肌瓣，但由于比目鱼肌的肌皮穿支确实存在，因此也可作为肌皮瓣使用。

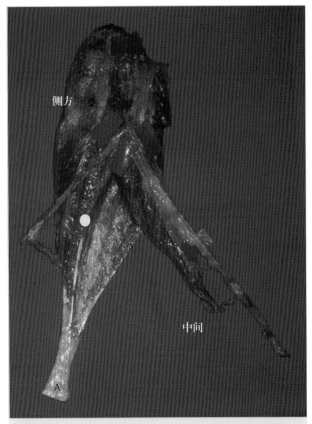

图 14.15　右比目鱼肌的前（腹）视图，其中内侧半比目鱼肌皮瓣已从跟腱离断，垂直的肌内中线（黄点下方），分隔比目鱼内侧支和外侧支

它们的穿支从后中线向内侧或外侧延伸到浅深层之间的筋膜。然而存在供区的闭合困难以及出现胫腓骨或跟腱外露的风险，这种情况完全没有必要。

肌骨瓣

　　带腓骨的复合皮瓣可以提供血管化骨骼、比目鱼肌和足够的软组织衬垫。像任何带腓骨游离皮瓣一样，需要牺牲腓骨血管。与比目鱼肌的小分支不同，该血管具有足够的直径。而比目鱼肌的小分支基本上相对较短，单独作为游离肌瓣很难到达受体部位。

14.4.5　皮瓣设计

　　根据缺损的大小和位置决定比目鱼肌是否是合适的选择。虽然比目鱼肌的平均宽度是可变的（范围：11~17 cm），但由于在旋转过程中，比目

鱼肌始终与缺损处呈钝角，因此很可能比预期有更大的覆盖范围。较窄的缺损可使用半比目鱼肌分支；但如果在计划取皮瓣时发现宽度不够，仍可以选择转换为全比目鱼肌瓣。插入跟腱远端的腹侧肌纤维位置也是可变的。术前 MRI 可以精确定位这个位置。该部位越远，肌瓣就越容易到达更远端的小腿缺损。如果逆行瓣或岛状瓣需要远端小分支，则须先对其进行探查评估。如果不令人满意，至少这可以作为游离皮瓣的受体部位。

　　大多数情况下，瓣的内侧入路是足够的。从缺损远端边缘后部以曲线方式绘制一条线，最终连接一条水平线，该水平线位于胫骨后内侧缘后方约 2 cm 处（图 14.12）。其应该保持在跟腱的前面，使得闭合供区皮肤时不会直接覆盖在跟腱上，故当伤口裂开时，不会导致肌腱外露。外侧入路在腓骨后外侧缘后方 2 cm 处标记相同水平线也是可行的，该水平线的更近端可斜向延伸至腘窝。

14.4.6　切取肌瓣

全比目鱼肌瓣

　　作为小腿的局部肌瓣，患者通常处于仰卧位，臀部略屈，大腿外展，屈膝，膝下置垫。大腿上止血带有助于提高解剖过程中视野。小腿内侧入路是最简单、最常用的入路。从缺损处远端后缘绘制一条曲线，直到其远端与胫骨后内缘后方约 2 cm 处的水平线连接，延伸至内踝膨隆的正上方（图 14.12）。从缺损后方开始，沿着皮下平面，直到大隐静脉和隐神经处进行分离。然后延深筋膜进一步向后，到达相对无血的平面，行皮肤分离直到确定跟腱（视频 14.4）。比目鱼肌就在它的前

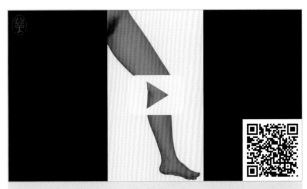

视频 14.4　比目鱼肌瓣切取术。https://www.thieme.de/de/q.htm?p=opn/cs/20/7/12265266–385a111f

面，接下来是相邻的中隔，分隔小腿的浅部和深部间隔。

比目鱼肌位于上述隔膜的后方，可根据需要直接钝性向近端推开，如果出现内侧胫后动脉和外侧腓动脉小分支则要保护。这样就可以看到内侧和外侧亚单位的肌纤维，因为它们在远端插入到跟腱的下表面（图 14.14）。从肌腱中锐性剥离出这些纤维，并沿头侧方向进行分离，直到旋转皮瓣足以覆盖缺损处。如果仍无法覆盖，则需要向近端行更多的分离，这可能需要将比目鱼肌与小腿三头肌分离，当松解进入腓肠肌下的松弛平面时，即使用手指也能很容易地将其分离。然而，最困难的是在肌肉前表面将肌肉纤维从其胫骨和腓骨的起点处游离出来。最终获得一个足够大、平滑、无张力、翻转后不发生扭结的肌瓣，就可以将肌肉置入。通常可以先缝合供区。

内侧半比目鱼肌

该方法与取全比目鱼肌小腿内侧入路的相同。通常，在跟腱内凹陷处可以看到一个垂直方向的肌内中缝，分开两个比目鱼亚单位（图 14.14，图 14.15）。如果不容易看到，所需皮瓣的宽度将决定亚单位纵向分离的位置，因普遍存在肌内血管连接，故即使包括一些外侧亚单位也可完全存活。然后将内侧部分与跟腱完全离断（图 14.15），然后在向上继续进行近端分离，与取全肌一样，只不过不再需要游离腓侧起点，等到达足够的位置后便可以移位。

外侧半比目鱼肌

除使用腓骨后方 2 cm 处的水平线外，该方法将遵循切取内侧半比目鱼肌皮瓣的方法。与取游离腓骨瓣时一样，平卧位会更加困难，需保持髋关节屈曲和内旋、大腿内收和抬高、膝关节屈曲。同样，如果垂直肌内中缝不明显，为形成足够宽的皮瓣，应尽可能多地从内侧取。延伸近端则需要从腓骨起点处松解，到达足够的位置后便可以适当置入。在解剖过程中应注意避免浅表的小隐静脉和腓肠神经，以及腓骨附近腓神经的感觉浅支。

14.4.7 术后护理

如果比目鱼肌皮瓣尚未完全从跟腱上离断，

足底或背屈运动将移动跟腱进而导致置入肌瓣牵拉，可导致置入瓣肌断裂。使用宽松的、非压迫性敷料覆盖。小腿后方踝关节支具防止脚踝移动的同时，可将马蹄畸形发生率降至最低。此外，不需要采取任何特殊的术后预防措施。

14.4.8 结论

尽管目前很少考虑使用比目鱼肌瓣，但只要肌肉本身没有遭受创伤性损伤，或者其血管供应没有因任何原因中断，采用比目鱼肌瓣覆盖小腿中 1/3 的传统作用仍然是一个可靠的次级备选方案。半比目鱼肌瓣的任一亚单位都足以保留一定的功能。在特殊情况下，可以游离到小腿的近端和远端区域。虽然将其作为动力肌肉移位或基础游离皮瓣时有报道，但该肌瓣主要用于没有其他选择或因并发症排除更复杂的方案时的局部伤口覆盖。

参考文献

[1]   Magee WP, Jr, Gilbert DA, McInnis WD. Extended muscle and musculocutaneous flaps. Clin Plast Surg. 1980; 7(1):57–70.

[2]   Stark WJ. The use of pedicled muscle flaps in the surgical treatment of chronic osteomyelitis resulting from compound fractures. J Bone Joint Surg Am. 1946; 28:343–350.

[3]   Ger R. The operative treatment of the advanced stasis ulcer. A preliminary communication. Am J Surg. 1966; 111(5):659–663.

[4]   Ger R. The technique of muscle transposition in the operative treatment of traumatic and ulcerative lesions of the leg. J Trauma. 1971; 11(6):502–510.

[5]   Hallock GG. Multiple, synchronous ipsilateral soleus muscle flaps, including the Achilles' "wraparound" flap. Ann Plast Surg. 1998; 41(1):46–51.

[6]   Townsend PLG. An inferiorly based soleus muscle flap. Br J Plast Surg. 1978; 31(3):210–213.

[7]   Yajima H, Tamai S, Ishida H, Fukui A. Partial soleus muscle island flap transfer using minor pedicles from the posterior tibial vessels. Plast Reconstr Surg. 1995; 96(5):1162–1168.

[8]   Ladas C, Nicholson R, Ching V. The cross-leg soleus muscle flap. Ann Plast Surg. 2000; 45(6):612–615.

[9]   Baudet J, Panconi B, Caix P, Schoofs M, Amarante J, Kaddoura R. The composite fibula and soleus free transfer. Int J Microsurg. 1982; 4:10–26.

[10] Chuang DCC, Chen HC, Wei FC, Noordhoff MS. Compound functioning free muscle flap transplantation (lateral half of soleus, fibula, and skin flap). Plast Reconstr Surg. 1992; 89(2):335–339.

[11] Beck JB, Stile F, Lineaweaver W. Reconsidering the soleus muscle flap for coverage of wounds of the distal third of the leg. Ann Plast Surg. 2003; 50(6):631–635.

[12] Hallock GG. A paradigm shift in flap selection protocols for zones of the lower extremity using perforator flaps. J Reconstr Microsurg. 2013; 29(4):233–240.

[13] Hallock GG. Getting the most from the soleus muscle. Ann Plast Surg. 1996; 36(2):139–146.

[14] Baudet J, Pelissier P, Casoli V, Caix P, Farías FJ, Pawlikowski WD. Soleus flap. In: Wei FC, Mardini S, eds. Flaps and Reconstructive Surgery. 2nd ed. Edinburgh: Elsevier; 2017:581–595.

[15] Serafin D, ed. The fibula flap. In: Atlas of Microsurgical Composite Tissue Transplantation. Philadelphia, PA: W.B. Saunders; 1996:552.

[16] Hallock GG, Lutz DA, Osborne MA. Nonoperative estimation of the soleus musculotendinous junction using magnetic resonance imaging. Plast Reconstr Surg. 1997; 100(4):896–899.

[17] Tobin GR. Hemisoleus and reversed hemisoleus flaps. Plast Reconstr

Surg. 1985; 76(1):87–96.

[18]　Mathes SJ, Nahai F. Classification of the vascular anatomy of muscles: experimental and clinical correlation. Plast Reconstr Surg. 1981; 67(2):177–187.

[19]　Taylor GI, Gianoutsos MP, Morris SF. The neurovascular territories of the skin and muscles: anatomic study and clinical implications. Plast Reconstr Surg. 1994; 94(1):1–36.

[20]　Mathes SJ, Nahai F. Soleus. In: Clinical Atlas of Muscle and Musculocutaneous Flaps. St. Louis, MO: C.V. Mosby; 1979:157–177.

[21]　Unluer Z, Al-Ajam Y, Al-Benna S. Functional outcome after reconstruction of traumatic soft tissue defects in the lower half of the leg with distally based medial hemisoleus muscle flaps: a case series and literature review. Ann Plast Surg. 2018; 81(4):468–471.

[22]　Tobin GR. Soleus flaps. In: Strauch B, Vasconez LO, Herman CK, Lee BT, eds. Grabb's Encyclopedia of Flaps. 4th ed. Philadelphia, PA: Wolters Kluwer; 2016:1368–1373.

[23]　Kuo YR, Shih HS, Chen CC, et al. Free fibula osteocutaneous flap with soleus muscle as a chimeric flap for reconstructing mandibular segmental defect after oral cancer ablation. Ann Plast Surg. 2010; 64(6):738–742.

[24]　Zenn MR, Jones G. Soleus flap. Reconstructive Surgery: Anatomy, Technique, and Clinical Applications. St. Louis, MO: Quality Medical Publishing; 2012:1628–1653.

14.5 14D 章：股外侧肌皮瓣

Geoffrey G. Hallock

14.5.1 股外侧肌瓣的概述

我们大多数人都非常熟悉股外侧肌的位置和相当丰富的细节特点（图 14.16），被称为"理想的软组织皮瓣"的股前外侧皮瓣就覆盖在其上面。股前外侧皮瓣通常需要通过股外侧肌进行烦琐的肌内解剖，发现更常见的肌皮穿支，最终到达其"母"血管。然而，大家还没有充分认识到，股外侧肌本身也是一个有用的组织瓣。事实上，关于

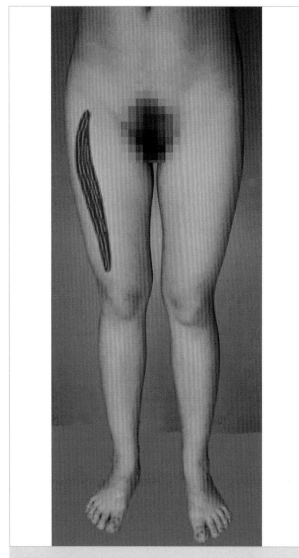

图 14.16 股外侧肌

股外侧肌瓣的记载要早于股前外侧皮瓣。Ger 和 Levine，众所周知的肌肉瓣先驱，使用股外侧肌覆盖股骨粗隆部压疮。Mathes 和 Nahai 关于肌瓣的经典著作提供了股外侧肌使用的所有正确概念，除了"股外侧肌不能用作肌皮瓣"的声明之外。Bovet 等很快证明，此声明是错误的，即便使用股外侧肌肌皮瓣覆盖大转子区也是可行的。

股外侧肌作为股四头肌中最大的一块，其功能非常重要，其在行走中的主要作用不仅仅是下肢伸肌或膝关节外侧稳定器。有些人认为，如果股直肌和阔筋膜张肌保持完整，股外侧肌是可以使用的。如果是这样，则有可能创建一个非常长的大口径血管蒂的局部皮瓣，其可以到达腹股沟、髋臼窝、坐骨、臀部和腹部。远端为蒂的皮瓣甚至可以到达膝关节。因其与股前外侧皮瓣紧密连接，可形成嵌合的穿支肌瓣。通常可以独立使用肌肉包裹腹股沟暴露的血管，同时穿支肌瓣完成皮肤闭合。有时，这些嵌合瓣的任何一个部分都可以是有感觉的，因为事实证明，在特殊情况下，对于截瘫臀部压疮的患者，单独的肌肉对恢复保护性感觉是有意义的。巨大的盆腔伤口可以用仅由肌肉组成的嵌合瓣填充，摆阔股外侧肌、股中间肌和股直肌，因为它们都可以从同一来源血管的分支获得血液供应。Wolffff 和 Grundmann 很久以前就报道过股外侧肌的大表面积、长蒂和大血管口径是游离皮瓣供区的理想特征。然而，Cavadas 等后来指出，尽管上述特征与更常用的背阔肌相似，即便是允许患者更方便地保持仰卧位，但也很少有股外侧肌用于下肢的报道。截止目前，通过采用肌肉保留的技术只需要将一部分股外侧肌作为肌瓣转移，原肌肉保留其功能。

14.5.2 优点和缺点

优点

• 可从骨盆下部延伸至大腿中部的局部皮瓣，覆盖腹股沟、会阴、坐骨和大转子。
  • 可牺牲的。
  • 非常大的潜在表面积。
  • 非常大的三维填充能力。
  • 大口径，容易解剖的独立血管。
  • 仰卧位。
  • 嵌合皮瓣组合，特别是与大腿前外侧穿支皮瓣。

- 作为可靠的游离肌瓣的潜力。

缺点

- 局部肌肉功能丧失对于运动员来说或许是个问题。
- 多变的神经支配路径会使血管蒂剥离困难。
- 如果存在斜血管分支，肌肉皮瓣这两个组成部分均不能保证存活。
- 远端为蒂的皮瓣可能不可靠。

14.5.3　解剖学方面的考虑

一直以来，股外侧肌被描述为单腹肌肉，全部由旋股外侧血管的降支供应，在其起源和附丽处有较小的蒂，根据 Mathes 和 nahai 的模式，这是一种 II 型肌肉。股神经在进入肌肉之前分成多个运动分支，根据其神经支配方式，这将是 II 型肌肉。最近，Toia 等在系统尸体解剖中更好地定义了该肌肉的局部解剖结构，这使得临床上获得肌瓣同时并保留一些功能。

正如 Toia 等再极其复杂的详细展示中，股外侧肌有 3 个明显不同肌肉部分，由两个腱膜分隔。为简单起见，前者被称为浅、中、深间隔，与大腿外侧从前到后的位置相对应。浅腱膜起源于大转子，覆盖近端股外侧肌。浅表隔膜最大，起源于浅表腱膜的深表面，外侧起源于将肌肉从股二头肌分开的外侧肌间隔。中间隔起始于大转子的近端肌肉，然后在浅腱膜下面直到它的中间 1/3 延续为深腱膜。它是唯一贯穿整个肌肉长度的隔膜，插入髌骨。浅隔远端附着在深腱膜和股直肌肌腱上。深隔起源于股骨粗隆的外侧唇和外侧肌间隔。同时其插入股外侧肌腱、髌骨外侧缘和外侧支持带。其表面和中间隔层之间夹着脂肪层。

尽管在整个分区中血管之间相互连接，但每个分区都有不同的血管供应，表浅部分由旋股外侧动脉的降支供应，降支位于旋股外侧动脉的内侧面，进入脂肪层后旋外侧动脉与中间部分开。中间隔由旋股外侧血管的横支向近端供应，而深隔接收来自股深动脉的穿支和膝上外侧动脉的深支，后者是远端皮瓣侧支供应的基础。通常降支占主导地位，其他支仅为小蒂，这就是为什么它被归类为 II 型肌肉。

神经支配通常是来自股神经的一个恒定分支，

在进入肌肉之前分成多个分支，根据 Taylor 等的分类模式，这是一种 II 型肌肉。最外侧分支向近端延伸至中间分区，然后依次延伸至浅分区，最内侧的分支通向深隔。均位于旋股外侧动脉血管分支之后。在 30% 的病例中，股神经的独立分支直接通向每个分区，这种变异将使成为 III 型肌肉。

14.5.4　解剖变异和潜在陷阱

斜分支的范围限制

关于股外侧肌的血管供应，有一个非常重要的变异血管。来自长庚的研究小组以股前外侧皮瓣为重点，他们发现 35% 的病例中存在所谓的斜支，该皮瓣的主要穿支有 14% 来自斜支，而不是来自降支。21 斜支始终位于横支和降支之间，但有时可能穿过整个肌肉内部，Toia 等称此区域为中间分隔的部分。在我们未报告的经验中，有些时候这是股外侧肌的主要蒂，因为降支很小甚至没有。如果这种情况，与通常预期的长度相比，局部股外侧肌皮瓣的血管蒂长度可能延伸得不够。

斜支嵌合体肌皮瓣局限性

35% 的病例斜支来自降支，52% 的病例来自旋股外侧横支。由股前外侧穿支皮瓣和股外侧肌瓣组成的嵌合皮瓣在 87% 的情况下是可行的。还要注意的是，如果计划使用肌皮瓣，其中肌皮瓣的皮肤血液供应来自斜支，但仅保留了供给肌肉的降支，则只能保持肌肉的存活，而皮肤部分可能会坏死。因此，在这种情况下，最好在皮瓣分离完成之前，在不损伤肌血管分支的情况下，仔细确定皮肤穿支的走行和来源。

14.5.5　皮瓣设计

虽然了解股外侧肌复杂的局部解剖很重要，但作为局部皮瓣使用的实际计划要简单得多。对于所有的选择，旋股外侧降支应作为血管蒂。如果需要一个非常大的皮瓣，整个肌肉（包括所有 3 个分区）可以从所有的起止点分离，根据降支带形成一个岛状皮瓣。然后，因局限于后者向近端游离解剖距离，即使是旋股外侧血管本身，也很少超过 10 cm。大多数情况，浅区（很少是整个分区）有足够的肌肉来处理多数缺损。一旦确定了降支进入浅区的位置，就可以估略出所需皮瓣边界尺寸和体积。如果皮瓣设计偏心，且血管入口点位于其近侧缘，可以将血管蒂游离至肌肉层，以获得更大的旋转范围。当然，所需的长度取决于缺损的位置，比如在大腿中部，可以连带浅层肌肉整体切取皮瓣，甚至不需要游离血管蒂本身（图 14.17）。可以根据所需大小、蒂长度和血管直径，以同样的操作步骤来制作游离皮瓣。

如果需要嵌合皮瓣，最常见的是与股前外侧穿支皮瓣结合使用（图 14.18），必须首先游离皮瓣所需的肌皮穿支（详见 16A 章关于股前外侧皮瓣的讨论），以确定是否可行。如果可行，这个穿支通常由降支发出。可以向降支起点远端或其他肌肉侧支远端解剖，直到覆盖整个所需肌肉区域，

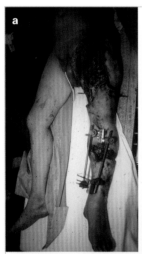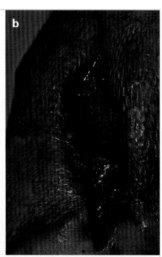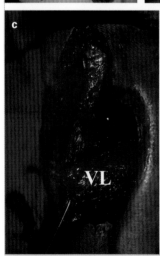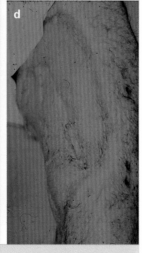

图 14.17 a. 外伤性左胫骨和股骨中段骨折，伴有大腿内侧皮肤撕脱，最初为游离植皮。b. 股骨骨折端骨外露。c. 使用邻近股外侧肌（VL）的岛状皮瓣，旋转覆盖骨外露区域。d. 使用股外侧肌皮瓣最终实现皮肤闭合

同时允许分别移位，最后再如前所述切取皮瓣。

14.5.6　皮瓣切取

最简单的股外侧肌入路可能与更常见的股前外侧皮瓣相同（视频 14.5）。从髂前上棘到髌骨上外侧缘画一条纵线。这条线的中部穿过阔筋膜。股直肌和股外侧肌的交点处通常有一条黄色脂肪组织带通过。向内侧拉开股直肌和这些肌肉之间的隔膜，显露沿股外侧肌内侧走行的旋股外侧动脉的降支。按手术方案向近端游离降支血管。如果可能的话，应保留沿股直肌走行的分支。还应注意保护运动神经及其伴行血管的分支。

如果必须使用整个肌肉，则必须将其与大转子、外侧肌间隔和股骨的止点以及股四头肌腱、外侧髌骨和外侧支持带分离。通常情况下，只要一个很小的肌瓣，这需要使用浅区组织，该组织内的降支向大腿中点远端穿出，可以显而易见的识别其位置。为了延长血管蒂，在不侵犯较大的肌支的同时，降支可以尽可能地解剖到浅层。这时应从新的入点的内侧和远端开始切取，可以切到筋膜深层，这取决于所需的皮瓣厚度。肌肉与腱膜需要锐性分离。在近端解剖过程中，最重要的是确保皮瓣底部位于血管蒂下方，同时应将进入深筋膜的分支予以适当结扎。确认无误后，随着解剖继续向近端进行，外侧边缘也可以切取，直到形成岛状皮瓣。如果将其用作局部皮瓣，则皮瓣通过皮下隧道覆盖外侧缺损。对于更为内侧的缺损，如果通过股直肌和缝匠肌下方，覆盖的范围可能更大。

14.5.7　术后护理

患者必须始终处于适当的体位，以防止局部皮瓣以及其血管蒂通过的通道受压，否则很容易受到挤压。这种限制性体位持续的时间取决于患者的活动能力，需要注意的是皮瓣的血管再生通常早于肌瓣，因此股外侧肌瓣不依赖于血管蒂而形成独立循环的时间将较长。

出于类似的担忧，也必须避免血管蒂处存在张力。血管蒂存在冗余是有利的。应避免髋关节过度弯曲、伸展或旋转，这些动作会阻碍皮瓣的静脉回流，最终导致皮瓣坏死。

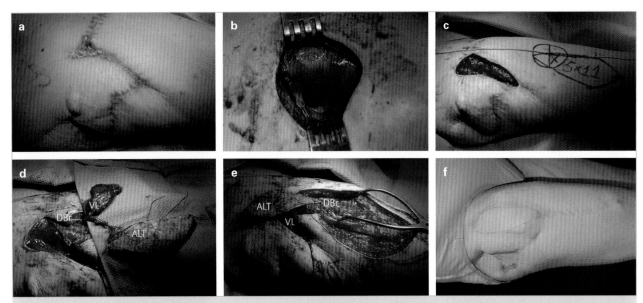

图 14.18　a. 右侧全髋关节置换术后双叶阔筋膜张肌穿支皮瓣失败后脓性引流。b. 假体周围存在深空洞。c. 清创术后髋关节出现皮肤缺损，设计适当大小的股前外侧皮瓣，X 为偏心的穿支。d. 原位嵌合的股前外侧皮瓣（ALT）和股外侧肌（VL）瓣，其独立分支共同起源于旋股外侧源血管（DBr）的降支。e. 两枚皮瓣向 DBr 血管近端转位，更具延展性的 VL 肌瓣填充髋关节假体周围的深腔，ALT 皮瓣独立转位以完成皮肤覆盖和闭合。f. 1 年后愈合

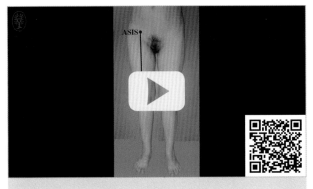

视频 14.5　血管侧肌皮瓣的获取。https://www.thieme.de/de/q.htm?p=opn/cs/20/7/12265267–5f81d6cf

14.5.8　结论

　　股外侧肌与熟知的股前外侧皮瓣的血管蒂相同。一些人认为它的功能是可以牺牲的。肌瓣的优点，可以是一个具有大表面积、大直径、长血管蒂的大型皮瓣。这些固有特性使其成为一个合适的游离皮瓣供区，可用于仰卧位患者。如果将其用作局部皮瓣，可轻易覆盖外侧坐骨和内侧会阴的缺损。股外侧肌瓣也可以与股前外侧皮瓣或其他股四头肌瓣相结合，形成一个嵌合皮瓣，实现更多的用途。

参考文献

[1]　Wei FC, Jain V, Celik N, Chen HC, Chuang DC, Lin CH. Have we found an ideal soft-tissue flap? An experience with 672 anterolateral thigh flaps. Plast Reconstr Surg. 2002; 109(7):2219–2226, discussion 2227–2230.

[2]　Song YG, Chen GZ, Song YL. The free thigh flap: a new free flap concept based on the septocutaneous artery. Br J Plast Surg. 1984; 37(2):149–159.

[3]　Ger R, Levine SA. The management of decubitus ulcers by muscle transposition. An 8-year review. Plast Reconstr Surg. 1976; 58(4):419–428.

[4]　Mathes SJ, Nahai F. Vastus lateralis. In: Clinical Atlas of Muscle and Musculocutaneous Flaps. St. Louis, MO: C.V. Mosby; 1979:51–61.

[5]　Bovet JL, Nassif TM, Guimberteau JC, Baudet J. The vastus lateralis musculocutaneous flap in the repair of trochanteric pressure sores: technique and indications. Plast Reconstr Surg. 1982; 69(5):830–834.

[6]　Toia F, D'Arpa S, Brenner E, Melloni C, Moschella F, Cordova A. Segmental anatomy of the vastus lateralis: guidelines for muscle-sparing flap harvest. Plast Reconstr Surg. 2015; 135(1):185e–198e.

[7]　Zenn MR, Jones G. Vastus lateralis flap. In: Reconstructive Surgery: Anatomy, Technique, and Clinical Applications. St. Louis, MO: Quality Medical Publishing; 2012:1534–1551.

[8]　Ver Halen J, Yu P. Reconstruction of extensive groin defects with contralateral anterolateral thigh-vastus lateralis muscle flaps. Plast Reconstr Surg. 2010; 125(3):130e–132e.

[9]　Shieh SJ, Jou IM. Management of intractable hip infection after resectional arthroplasty using a vastus lateralis muscle flap and secondary total hip arthroplasty. Plast Reconstr Surg. 2007; 120(1):202–207.

[10]　Larson DL, Machol JA, IV, King DM. Vastus lateralis flap reconstruction after Girdlestone arthroplasty: thirteen consecutive cases and outcomes. Ann Plast Surg. 2013; 71(4):398–401.

[11]　Lee JT, Cheng LF, Lin CM, Wang CH, Huang CC, Chien SH. A new technique of transferring island pedicled anterolateral thigh and vastus lateralis myocutaneous flaps for reconstruction of recurrent ischial pressure sores. J Plast Reconstr Aesthet Surg. 2007; 60(9):1060–1066.

[12]　Sahasrabudhe P, Panse N, Baheti B, Jadhav A, Joshi N, Chandanwale A. Reconstruction of complex soft-tissue defects around the knee joint with distally based split vastus lateralis musculocutaneous flap: a new technique. J Plast Reconstr Aesthet Surg. 2015; 68(1):35–39.

[13]　Scaglioni MF, Franchi A, Giovanoli P. Pedicled chimeric sensitive fasciocutaneous anterolateral thigh (ALT) and vastus lateralis muscle (VLM) flap for groin defect reconstruction: a case report. Microsurg. 2018; 38(4):423–426.

[14]　Simón E, Pérez-García A, Lorca-García C, Safont J. Sensate vastus

lateralis muscle flap for reconstruction of complex ischial sore. Microsurgery. 2013; 33(2):164–165.

[15]　Acartürk TO. Treatment of large ischial ulcers communicating with the hip joint with proximal femoral resection and reconstruction with a combined vastus lateralis, vastus intermedius and rectus femoris musculocutaneous flap. J Plast Reconstr Aesthet Surg. 2009; 62(11):1497–1502.

[16]　Wolff KD, Grundmann A. The free vastus lateralis flap: an anatomic study with case reports. Plast Reconstr Surg. 1992; 89(3):469–475, discussion 476–477.

[17]　Cavadas PC, Sanz-Jiménez-Rico JR. Use of the extended-pedicle vastus lateralis free flap for lower extremity reconstruction. Plast Reconstr Surg. 2005; 115(4):1070–1076.

[18]　Mathes SJ, Nahai F. Classification of the vascular anatomy of muscles: experimental and clinical correlation. Plast Reconstr Surg. 1981;

67(2):177–187.

[19]　Rozen WM, le Roux CM, Ashton MW, Grinsell D. The unfavorable anatomy of vastus lateralis motor nerves: a cause of donor-site morbidity after anterolateral thigh flap harvest. Plast Reconstr Surg. 2009; 123(5):1505–1509.

[20]　Taylor GI, Gianoutsos MP, Morris SF. The neurovascular territories of the skin and muscles: anatomic study and clinical implications. Plast Reconstr Surg. 1994; 94(1):1–36.

[21]　Wong CH, Wei FC, Fu B, Chen YA, Lin JY. Alternative vascular pedicle of the anterolateral thigh flap: the oblique branch of the lateral circumflex femoral artery. Plast Reconstr Surg. 2009; 123(2):571–577.

[22]　Millican PG, Poole MD. Peripheral neovascularisation of muscle and musculocutaneous flaps. Br J Plast Surg. 1985; 38(3):369–374.

第 15 章 下肢基本局部穿支皮瓣

Geoffrey G. Hallock, Mouchammed Agko, Hung-Chi Chen, S. Raja Sabapathy, Hari Venkatramani, Madhu Periasamy

摘要

有人认为穿支皮瓣是筋膜皮瓣的变形，它具有一种特殊的循环模式，起源于一些已知的穿透深筋膜的血管。下肢有许多这样的穿支，它们出现在我们可预测的区域或"热点"，但具有较大的个体差异。每个皮瓣都有穿支，这是局部皮瓣的基础。局部皮瓣作为一种可以避免游离皮瓣缺点的方法，越来越受欢迎。然而，必须认识到，即使不需要做微血管吻合，局部穿支皮瓣的获取也需要借助显微外科技术。使用传统命名法定义的局部穿支皮瓣有 4 种基本亚型（图 15.1）。分别是半岛皮瓣、V-Y 推进皮瓣或拱顶石皮瓣、螺旋桨皮瓣以及有长血管蒂的真岛状皮瓣。这一主题的重要变化包括足底皮瓣，它对解决无毛足底的难题很有价值，还有远端腓肠肌皮瓣也同样有用，不需要进行微血管吻合。

关键词：穿支皮瓣，半岛皮瓣，拱顶石皮瓣，螺旋桨皮瓣，带蒂岛状皮瓣，足底内侧皮瓣，远端蒂腓肠神经皮瓣

15.1 引言

有些人可能会说"回到未来"。老式的任意皮瓣在来源不明的真皮下血管丛上"随机"存活。它们只能根据移位的方式（如前移或旋转）或其几何形状（如管状皮瓣）来进行区分。严格的长宽比是为了确保皮瓣存活的可靠性，这根据身体部位的不同而有所不同。延迟随意皮瓣的扩大需要多个费时的阶段。然而 Milton 打破了这些概念，表明血液循环的来源是皮瓣存活的最重要因素。

McGregor 和 Mgan 证明了 Milton 是正确的，他们指出，具有内在动静脉网络的皮瓣可以作为具有更长长度的轴型皮瓣。即使在那时，就像他们在关于三角肌轴型皮瓣的描述中所提到的那样，他们意识到皮瓣是由乳内系统的穿支滋养的。取含有肌肉的肌皮瓣也可以不用延迟立刻获得更大的皮瓣。随后 Pontén 引入了既不含肌肉也不带轴

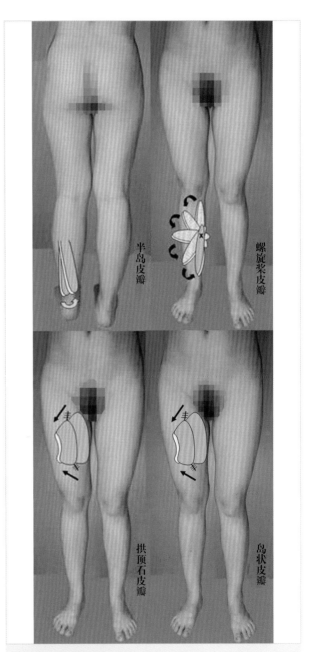

图 15.1 局部穿支皮瓣的基本亚型

型蒂的筋膜皮瓣，取得了类似的结果。Cormack 和 Lamberty 在他们的筋膜皮瓣分类模式中给超级皮瓣取名为任意皮瓣，尽管 Pontén 从未详细说明他

的超级皮瓣的循环来源，但他们很清楚，他们的循环依赖于有多个输入到筋膜丛的筋膜供血动脉。这样的筋膜皮瓣在下肢都很有价值，而 Donski 和 Fogdestam 可能是远端腓肠肌瓣的先驱。

但 Cormack 和 Lamberty 也知道他们的其他筋膜皮瓣亚型不同，因为它们是由离散的肌间隔穿支提供营养的。Song 等发表的股前外侧皮瓣也是由肌间隔穿支灌注提供营养的皮瓣，而目前更多的是通过肌皮穿支。后者被认为是一种"真正的"穿支皮瓣，这种类型很快就被广泛使用，主要是作为一种游离皮瓣。Wei 和 Mardini，在寻找完美的供体位置时，认为只要有足够的穿支就可以设计出所谓的自由式游离皮瓣。然而，为什么不以这种"自由式"的方式使用这些相同的穿支作为下肢局部皮瓣的蒂，来取代复杂的游离皮瓣呢？于是开始了向这个方向的逐步转变，比较了在下肢使用局部和游离穿支皮瓣的风险和好处。没有发现明显的差异，只从技术的角度来看，穿支皮瓣必须通过显微外科技术小心地切取，但局部皮瓣不需要。为了简化这些下肢局部穿支皮瓣的构造和命名，Lu 等根据传统术语将其分为 4 种亚型。最简单的形式是旋转角度有限的半岛皮瓣。V–Y 或拱顶石皮瓣是最实用的推进皮瓣。Hyakusoku 等介绍的基于随机皮下蒂的螺旋桨皮瓣，如果枢纽是穿支，那它在下肢应用中更有用。真岛状皮瓣有一个延伸到穿支之外的蒂，可以达到惊人的转移距离。

毫无疑问，无论出于何种原因，在可行的情况下，选择局部穿支皮瓣来解决整个下肢的覆盖问题已经发生了模范式的转变。这就是进一步强调局部穿支皮瓣在下肢使用的基本亚型的理由，以及这也解释了足部皮瓣和远端腓肠皮瓣在足部和踝部软组织覆盖中的作用。解剖学家发现，在过去的年代里，滋养随意皮瓣的皮下血管丛，实际上密切依赖于深筋膜穿支。现在，这些皮瓣不再叫随意皮瓣，实际上它们是穿支皮瓣。皮瓣的历史经历了完整的一圈。

参考文献

[1] Hallock GG. Classification of flaps. In: Wei FC, Mardini S, eds. Flaps and Reconstructive Surgery. Philadelphia, PA: Elsevier; 2009:7–15.

[2] Webster JP. The early history of the tubed pedicle flap. Surg Clin North Am. 1959; 39(2):261–275.

[3] Bowen J, Meares A. Delayed local leg flaps. Br J Plast Surg. 1974; 27(2):167–170.

[4] Milton SH. Pedicled skin-flaps: the fallacy of the length: width ratio. Br J Surg. 1970; 57(7):502–508.

[5] McGregor IA, Morgan G. Axial and random pattern flaps. Br J Plast Surg. 1973; 26(3):202–213.

[6] McGregor IA, Jackson IT. The groin flap. Br J Plast Surg. 1972; 25(1):3–16.

[7] Orticochea M. The musculo-cutaneous flap method: an immediate and heroic substitute for the method of delay. Br J Plast Surg. 1972; 25(2):106–110.

[8] Pontén B. The fasciocutaneous flap: its use in soft tissue defects of the lower leg. Br J Plast Surg. 1981; 34(2):215–220.

[9] Cormack GC, Lamberty BGH. A classification of fascio-cutaneous flaps according to their patterns of vascularisation. Br J Plast Surg. 1984; 37(1):80–87.

[10] Hallock GG. Local fasciocutaneous flaps for cutaneous coverage of lower extremity wounds. J Trauma. 1989; 29(9):1240–1244.

[11] Hallock GG. Local knee random fasciocutaneous flaps. Ann Plast Surg. 1989; 23(4):289–296.

[12] Donski PK, Fogdestam I. Distally based fasciocutaneous flap from the sural region. Scand J Plast Surg (Oakv). 1983; 17:191–196.

[13] Song YG, Chen GZ, Song YL. The free thigh flap: a new free flap concept based on the septocutaneous artery. Br J Plast Surg. 1984; 37(2):149–159.

[14] Wei FC, Jain V, Suominen S, Chen HC. Confusion among perforator flaps: what is a true perforator flap? Plast Reconstr Surg. 2001; 107(3):874–876.

[15] Hallock GG. Preservation of lower extremity amputation length using muscle perforator free flaps. J Plast Reconstr Aesthet Surg. 2008; 61(6):643–647.

[16] Bravo FG, Schwarze HP. Free-style local perforator flaps: concept and classification system. J Plast Reconstr Aesthet Surg. 2009; 62(5):602–608, discussion 609.

[17] Wei FC, Mardini S. Free-style free flaps. Plast Reconstr Surg. 2004; 114 (4):910–916.

[18] Lee BT, Lin SJ, Bar-Meir ED, Borud LJ, Upton J. Pedicled perforator flaps: a new principle in reconstructive surgery. Plast Reconstr Surg. 2010; 125(1):201–208.

[19] Hallock GG. Lower extremity muscle perforator flaps for lower reconstruction. Plast Reconstr Surg. 2004; 114(5):1123–1130.

[20] Koh K, Goh TLH, Song CT, Suh HS, Rovito PV, Hong JP, Hallock GG. Free versus pedicled perforator flaps for lower extremity reconstruction: a multicenter comparison of institutional practices and outcomes. J Reconstr Microsurg. 2018; 34(8):572–580.

[21] Jakubietz RG, Jakubietz DF, Gruenert JG, Schmidt K, Meffert RH, Jakubietz MG. Reconstruction of soft tissue defects of the Achilles tendon with rotation flaps, pedicled propeller flaps and free perforator flaps. Microsurgery. 2010; 30(8):608–613.

[22] Georgescu AV, Matei I, Ardelean F, Capota I. Microsurgical nonmicrovascular flaps in forearm and hand reconstruction. Microsurgery. 2007; 27(5):384–394.

[23] Lu TC, Lin CH, Lin CH, Lin YT, Chen RF, Wei FC. Versatility of the pedicled peroneal artery perforator flaps for soft-tissue coverage of the lower leg and foot defects. J Plast Reconstr Aesthet Surg. 2011; 64(3):386–393.

[24] Mohan AT, Sur YJ, Zhu L, et al. The concepts of propeller, perforator, keystone, and other local flaps and their role in the evolution of reconstruction. Plast Reconstr Surg. 2016; 138(4):710e–729e.

[25] Brunetti B, Tenna S, Aveta A, Segreto F, Persichetti P. Free-style local perforator flaps: versatility of the V-Y design to reconstruct soft-tissue defects in the skin cancer population. Plast Reconstr Surg. 2013; 132(2):451–460.

[26] Venkataramakrishnan V, Mohan D, Villafane O. Perforator based V-Y advancement flaps in the leg. Br J Plast Surg. 1998; 51(6):431–435.

[27] Behan FC. The keystone design perforator island flap in reconstructive surgery. ANZ J Surg. 2003; 73(3):112–120.

[28] Hyakusoku H, Yamamoto T, Fumiiri M. The propeller flap method. Br J Plast Surg. 1991; 44(1):53–54.

[29] Hallock GG. The propeller flap version of the adductor muscle perforator flap for coverage of ischial or trochanteric pressure sores. Ann Plast Surg. 2006; 56(5):540–542.

[30] Gravvanis AI, Tsoutsos DA, Karakitsos D, et al. Application of the pedicled anterolateral thigh flap to defects from the pelvis to the knee. Microsurgery. 2006; 26(6):432–438.

[31] Hallock GG. The proximal pedicled anterolateral thigh flap for lower limb coverage. Ann Plast Surg. 2005; 55(5):466–469.

[32] Hallock GG. A paradigm shift in flap selection protocols for zones of the lower extremity using perforator flaps. J Reconstr Microsurg. 2013; 29(4):233–240.

15.2　15A 章：岛状穿支皮瓣

Geoffrey G. Hallock

15.2.1　岛状穿支皮瓣的概述

什么是真（True）岛状穿支皮瓣（图 15.2）是一个非常有争议的观点。Theodore Dunham（1892年）首次在临床上使用了这个术语，他将岛状皮瓣定义为有一个具有极窄的轴状基底的皮瓣，然后在皮桥下穿行以覆盖非邻近的缺损。如今，这个术语已经变得不那么具体，通适于任何周边边界与供区完全分离的皮瓣，仅通过其血管来源连接。如 V–Y 或拱顶石"岛状"皮瓣仅通过宽阔的基底与下层深筋膜相连。螺旋桨穿支皮瓣仅在其

枢纽处相连，通常是一个单一的穿支，最多解剖致其源血管，形成通常所说的岛状皮瓣。与其说是"岛状"皮瓣（这有点名不副实），不如用"岛状样"皮瓣来形容后面两个例子。

然而，Dunham 的定义对于描述这种下肢局部穿支皮瓣的亚型仍有价值。"真正的"岛状穿支皮瓣必须以不同的方式进行处理，以获得其独特的属性。不仅所有的皮肤边缘必须在供区断开，而且如果不是来源血管本身，提供皮瓣循环的分支也必须扩展到所需的微小穿支，以囊括主要分支，这部分也应该在供区断开。早期在小腿上遵从 Dunham 定义的例子是筋膜皮瓣，它由胫前、胫后，或腓肠肌血管的穿支维持，但这些源血管本身也与皮瓣一起被转移到相当远的距离。对于足踝部缺损，通常会在穿支皮瓣的近端分割这些主要血管，然后在远端解剖源血管，使其满足所需的旋转点，从而使皮瓣嵌合。逆行的血流对皮瓣的存活至关重要，无论是否有长期后遗症的风险，源血管本身都会被牺牲掉。外周血管疾病的普遍存在会使这种选择在今天变得不能接受，幸运的是，许多其他穿支局部皮瓣亚型现在可以提供同样的益处。

然而，从实用的角度来看，在下肢仍然存在几种真岛状皮瓣的可能性。Zheng 等描述了使用膝降动脉（DCA）的恒定穿支的股前内侧远端皮瓣作为螺旋桨皮瓣，但如果改为基于 DCA 本身，这也可以成为大腿近端转位的岛状皮瓣。Agko 和 Chen（见第 15E 章）讨论了几种局部足底皮瓣，这些皮瓣同样可以延伸至足内侧动脉而成为岛状皮瓣，从而可以到达足部和踝部的许多部位。然而，下肢的两个更实用的选择是股前外侧（ALT）和腓肠内侧动脉穿支（MSAP）皮瓣。众所周知，近端带蒂的 ALT 岛状皮瓣可以向上到达下腹部，向外到达大转子，向内到达会阴部（图 15.3）远端带蒂的 ALT 岛状皮瓣（图 15.3）和近端带蒂的 MSAP 岛状皮瓣（图 15.4）都可以覆盖髌骨或小腿近端。因为这些真岛状皮瓣依赖于其来源血管，即旋股外侧动脉（LCF）或腓肠内侧动脉的降支，这些皮瓣的覆盖范围仅受限于该血管的潜在长度。

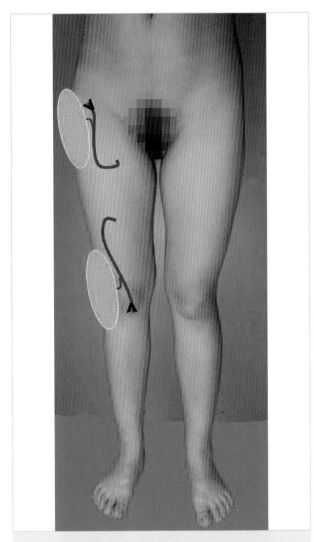

图 15.2　近端和远端岛状皮瓣

15.2.2　优点和缺点

优点

- 局部皮瓣。
- 正常的轮廓和外观。

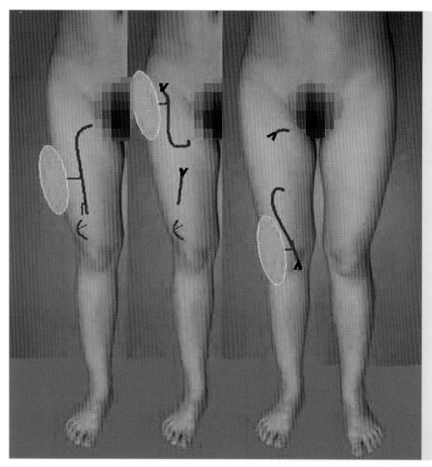

图 15.3 基于旋股外侧动脉降支穿支的大腿前外侧（ALT）皮瓣模型显示，"真正的"岛状皮瓣可以有一个较长的近端蒂用于顺行灌注，或者以远端为基础依靠反向血流。在任何一种情况下，其与任何其他带蒂穿支皮瓣亚型相比，可覆盖范围都要远得多

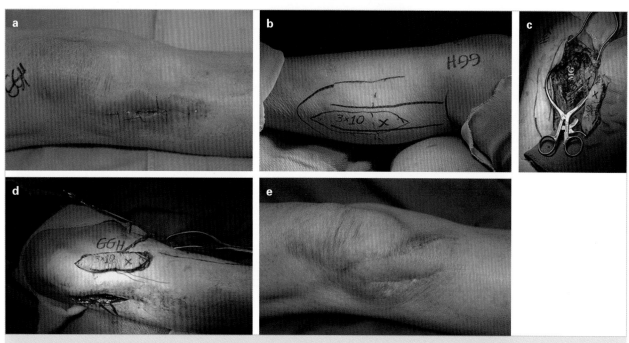

图 15.4 a. 右侧全膝关节置换术后，股四头肌腱暴露后创面裂开。b. 清创后，在被标记出轮廓的腓肠肌内侧（MG）肌上方设计腓肠内侧动脉穿支（MSAP）岛状皮瓣，偏向于穿支远端，用可听式多普勒识别并标记出"X"。c. 穿支通过 MG 肌，穿入腓肠内侧动脉主干（绿色微网），以延长皮瓣的血管束。d. 该岛状 MSAP 皮瓣在通过皮下隧道的较短路径可达缺损处。e. 允许无张力愈合

- 长血管带来的伸展能力增强。
- 根据皮瓣的选择可以覆盖膝关节或髋关节。
- 保留功能。
- 无须显微外科技术。

缺点
- 广泛的血管蒂剥离。
- 源血管被破坏。
- 远端变异造成静脉充血的风险。

15.2.3　解剖学方面的考虑

为了避免重复，ALT 和 MSAP 皮瓣的基本解剖结构详见第 16 章。然而，作为一个局部岛状皮瓣，其不同之处在于需要延长源血管蒂，同时在皮瓣旋转时始终保留在原位。如 MSAP 皮瓣的血管蒂可以延长，通过解剖回到它的起点腘血管处，来提高伸展能力。同样，ALT 皮瓣的蒂也可以汇集到 LCF 血管。一旦完成这一操作技术，经过股直肌下的岛状 ALT 皮瓣会进一步提高到达或超出中线。如果 ALT 皮瓣被用作远端皮瓣，维持 LCF 系统的降支（可能也为皮瓣穿支提供营养支持）的交通是必不可少的，该系统与膝外上血管的侧支进行逆行血流。

15.2.4　解剖变异和潜在陷阱

腓肠肌动脉皮瓣

几乎总是有一个主要的肌皮穿支从腓肠肌内侧头发出。穿支越远，潜在血管蒂就越长，使 MSAP 岛状皮瓣能到达髌骨或胫骨近端。外侧头的肌皮穿支经常缺失，因此必须时刻准备好另一种选择。

远端蒂股前外侧皮瓣

ALT 皮瓣的穿支血管的源血管可能不是 LCF 的降支，而是 LCF 的其他分支。在这种情况下，皮瓣得不到远端来源的血液滋养。Lin 等在他们使用大型远端 ALT 皮瓣用于膝关节或小腿近端时发现，除了那些在初始皮瓣手术时为了顺行静脉流出而有意进行的静脉增压的皮瓣外，其他皮瓣都出现了静脉充血。不仅对皮瓣的源血管进行了远端解剖直至股外侧肌以延展覆盖范围，而且在必要的情况下对同一血管蒂进行了近端解剖，以便能够与大隐静脉进行静脉微吻合，实现顺行静脉流出。

15.2.5　皮瓣设计

ALT 或 MSAP 岛状皮瓣的设计将与第 16 章中概述的作为游离皮瓣使用时相同。尽可能将皮肤边界偏心放置在所选穿支的远端，这样可以使局部岛状皮瓣的蒂尽可能地延伸。

15.2.6　皮瓣获取

建立近端带蒂 MSAP（图 15.4，视频 15.1）或 ALT（图 15.5，图 16.5，视频 15.2）岛状皮瓣与既往描述的没有区别，如果作为游离皮瓣（见第 16 章），患者的体位也是一样的，只是必须根据需要尽可能地靠近蒂部分离以获得所需的覆盖范围。最大的情况是，对于 MSAP 岛状皮瓣，蒂部是腘动脉，对于 ALT 岛状皮瓣，蒂部则是 LCF 动脉。远端蒂 ALT 皮瓣应该同时分离近端蒂。这不仅允许潜在的动脉或静脉增压，而且还可辨识皮瓣的一些穿支，其源血管与 LCF 降支远端以各种方式相连，这样就可以提供逆向血流以维持皮瓣。沿蒂部向远端剥离到股外侧肌以获得足够的长度，以便能够覆盖缺损处，但同时也要保持合理口径的血管，以确保与膝上外侧血管相连接。在转移皮瓣后，Lin 等建议在所有病例中进行静脉增压，将 ALT 近端蒂最大静脉与可以从腿内侧带到皮瓣上的大隐静脉进行端端吻合。

15.2.7　术后护理

这些通常通过皮下或肌肉下隧道的岛状皮瓣

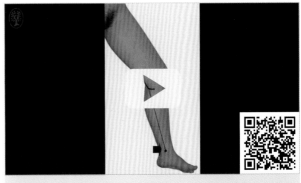

视频 15.1　岛状皮瓣：内侧腓肠动脉穿孔皮瓣。https://www.thieme.de/de/q.htm?p=opn/cs/20/7/12265268–f12f31bb

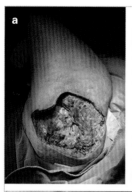
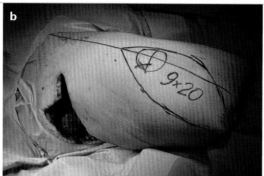
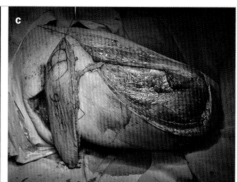
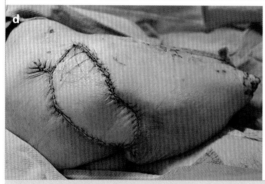
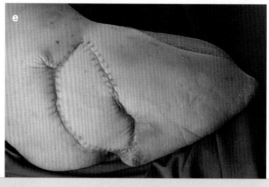

图 15.5 a. 右髋坏死伤口，冻伤后右侧膝上截肢。b. 在连续伤口清创后，计划的大腿前外侧（ALT）岛状皮瓣尽可能偏向穿支"X"残端设计，以最大限度地扩大皮瓣的覆盖范围。c. 近端带蒂 ALT 皮瓣（在微网格上）移向右髋。d. 穿过大腿供区与右髋之间的皮下隧道后置入皮瓣。e. 5 周后右髋关节愈合，关闭供体部位需要皮肤移植

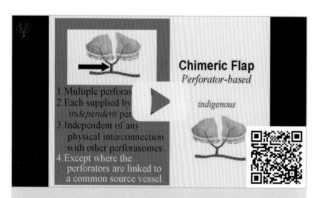

视频 15.2 岛状皮瓣：胫前动脉嵌合穿孔皮瓣。https://www.thieme.de/de/q.htm?p=opn/cs/20/7/12265269–459e13e0

不仅有可能压迫血管蒂，而且还有可能压迫微小的穿支，这就要求对皮瓣的观察要像对游离皮瓣的常规方案一样仔细。如果皮瓣穿过关节，固定肢体是必不可少的，以防止运动导致皮瓣血管栓塞，甚至皮瓣边缘开裂。

15.2.8 结论

一个"真"岛状穿支皮瓣不仅其所有的皮肤边界与供区的皮肤边界断开，而且还会有一个延伸到皮瓣穿支的细长的蒂，否则更应该被称为"岛状样"皮瓣。因此，这就需要将穿支本身的主要分支或源血管作为皮瓣蒂部的一部分。以前，这是通过牺牲胫前动脉、胫后动脉或腓动脉来实现的，但由于担心最终会出现血管破坏或足部缺血，这在任何情况下都不再是可接受的风险。如今，其他更直接的局部穿支皮瓣的选择已经成为优越的选择。然而，ALT 或 MSAP 皮瓣仍然是岛状皮瓣的实用选择，因为与其他局部穿支皮瓣亚型相比，岛状皮瓣对下肢近端或远端缺损可覆盖的距离要远得多。

参考文献

[1] Fraser JF, Halvorson EG, Mulliken JB. Theodore Dunham's discovery of an Island Flap. Ann Plast Surg. 2014; 72:493–497.

[2] Kim JT, Ho SYM, Kim YH. An improved perforator-based island flap: the heart balloon flap. Plast Reconstr Surg. 2015; 135(5):1472–1475.

[3] Akita S, Mitsukawa N, Rikihisa N, et al. Descending branch of the perforating branch of the peroneal artery perforator-based island flap for reconstruction of the lateral malleolus with minimal invasion. Plast Reconstr Surg. 2013; 132(2):461–469.

[4] Behan FC. The keystone design perforator island flap in reconstructive surgery. ANZ J Surg. 2003; 73(3):112–120.

[5] Wee JT. Reconstruction of the lower leg and foot with the reverse-pedicled anterior tibial flap: preliminary report of a new fasciocutaneous flap. Br J

Plast Surg. 1986; 39(3):327–337.

[6] Liu K, Li Z, Lin Y, Cao Y. The reverse-flow posterior tibial artery island flap: anatomic study and 72 clinical cases. Plast Reconstr Surg. 1990; 86(2):312–316, discussion 317–318.

[7] Yoshimura M, Imura S, Shimamura K, Yamauchi S, Nomura S. Peroneal flap for reconstruction in the extremity: preliminary report. Plast Reconstr Surg. 1984; 74(3):402–409.

[8] Lu TC, Lin CH, Lin CH, Lin YT, Chen RF, Wei FC. Versatility of the pedicled peroneal artery perforator flaps for soft-tissue coverage of the lower leg and foot defects. J Plast Reconstr Aesthet Surg. 2011; 64(3):386–393.

[9] Zheng HP, Zhuang YH, Lin J, et al. Revisit of the anatomy of the distal perforator of the descending genicular artery and clinical application of its perforator "propeller" flap in the reconstruction of soft tissue defects around the knee. Microsurgery. 2015; 35(5):370–379.

[10] Gravvanis AI, Tsoutsos DA, Karakitsos D, et al. Application of the pedicled anterolateral thigh flap to defects from the pelvis to the knee. Microsurgery. 2006; 26(6):432–438.

[11] Hallock GG. The proximal pedicled anterolateral thigh flap for lower limb coverage. Ann Plast Surg. 2005; 55(5):466–469.

[12] Lin CH, Zelken J, Hsu CC, Lin CH, Wei FC. The distally based, venous supercharged anterolateral thigh flap. Microsurgery. 2016; 36(1):20–28.

[13] Hallock GG. The medial suralMEDIAL GASTROCNEMIUS perforator local flap. Ann Plast Surg. 2004; 53(5):501–505.

[14] Mohan AT, Sur YJ, Zhu L, et al. The concepts of propeller, perforator, keystone, and other local flaps and their role in the evolution of reconstruction. Plast Reconstr Surg. 2016; 138(4):710e–729e.

[15] Hallock GG. Anatomic basis of the gastrocnemius perforator-based flap. Ann Plast Surg. 2001; 47(5):517–522.

[16] Koshima I, Moriguchi T, Ohta S, Hamanaka T, Inoue T, Ikeda A. The vasculature and clinical application of the posterior tibial perforator-based flap. Plast Reconstr Surg. 1992; 90(4):643–649.

15.3 15B 章：穿支推进皮瓣，包括拱顶石皮瓣

Geoffrey G. Hallock

15.3.1 包括拱顶石皮瓣在内的穿支推进皮瓣的概述

根据定义，推进皮瓣总是向前移动到缺损处，没有任何旋转或侧向移动。一个经典的原型是由一侧皮桥支撑的单蒂四边形随意皮瓣，现在只具有历史意义，因为这种几何结构的设计限制了移动，因此在下肢的覆盖范围不足。穿支皮瓣概念的出现为推进皮瓣的血管化提供了更好的手段，但在下肢实际上仅限于 V-Y 推进皮瓣和拱顶石皮瓣设计。

根据 Niranjan 等的说法，Blasius（1848 年）提出 V-Y 推进皮瓣的想法，在很长一段时间内，该皮瓣是基于皮下蒂，其覆盖范围取决于这些三角形皮瓣的滑动能力。由于实际上皮下组织内的筋膜丛可能相当脆弱，这些皮瓣更有可能是从深筋膜和周围筋膜供体的未被识别的穿支获得血运。同样的评论也适用于最近由 Behan 介绍的变种，即"拱顶石设计的穿支岛状皮瓣（图 15.6）"。这基本上是一个梯形的岛状皮瓣，由两个连在一起的或相反的 V-Y 推进皮瓣组成。虽然通常说是岛状的，但拱顶石皮瓣仍然与它下面的深筋膜保持一定的联系。与此相反，如果皮瓣能被游离在明确的穿支上，就有可能不再依赖皮肤松弛而能够延展到更远的范围，而拱顶石皮瓣的多个穿支从未被专门研究过。

15.3.2 优点和缺点

优点
- 邻近缺损的局部皮瓣。
- 纹理和轮廓相似。
- 设计简单。
- 分离快。
- 非微血管组织转移。
- 供区并发症发生率最低。

缺点
- 通常需要足够的软组织松弛来推进。

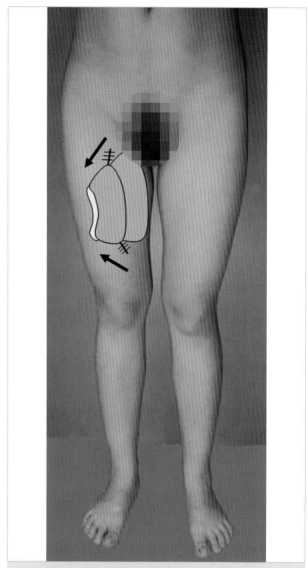

图 15.6 拱顶石皮瓣

- V-Y 推进皮瓣仅限于较小的缺损。
- 虽然巨大的拱顶石皮瓣是可能的，但可能遗留严重的瘢痕残留后遗症。
- 如果深筋膜不易分离，它们可能不容易跨越骨、关节或假体。
- 对于拱顶石皮瓣，下肢缺损更有可能需要环形的深筋膜松解。

15.3.3 解剖学方面的考虑

无论是 V-Y 推进皮瓣还是拱顶石皮瓣，都不一定需要识别特定的穿支。两者均可由深筋膜穿支供血，这些穿支可能只是无处不在的毛细血

管穿支或筋膜营养。因此，这些皮瓣的方向应覆盖已知的穿支或穿支密度高的区域，即"热区"，沿着 3 条源血管的纵向走行到足部。如果使用现有的辅助技术可以在术前准确地定位穿支，那么 V–Y 推进皮瓣可以变成仅与该特定穿支相连的岛状样皮瓣，从而可以到达更远的距离，尽管这仍然受着穿支本身长度的限制。

与任何局部穿支皮瓣一样，必须始终仔细评估局部组织的状况和穿支可能受损的情况。此外，由于下肢的特殊性，推进皮瓣可能更加困难，因为深筋膜上组织可能不够松弛或不足以滑动，但大腿和小腿的肌肉表面的滑动（如果有的话）应该是足够的。因此，横向 V–Y 推进皮瓣的更容易移动，就像是纵向设计的拱顶石皮瓣一样。对于拱顶石皮瓣，这是一个优势，因为根据穿支理论，这可以从来自相邻区域的多个穿支中获得血液循环。

15.3.4　解剖变异和潜在陷阱

扩展覆盖范围

利用固有皮瓣组织

与其修剪切除皮瓣前缘的边角部分，不如将其收拢缝合在一起，从而增加皮瓣的宽度，并因此减少所需的前移量。对于 V–Y 推进皮瓣，这种方法被称为 PAC-Man 技术（图 15.7），而对于拱顶石皮瓣，则称为 Omega 技术（图 15.8）。

深筋膜松解

通常，根据需要切开深筋膜，如此可将连接深部组织的约束部分进行松解，无论是对于 V–Y 推进皮瓣，还是拱顶石皮瓣，将允许更大的移动。通常情况下，这从拱顶石皮瓣的大曲率边界开始，并根据需要向外扩展，以获得所需的皮瓣移动性。为了获得更多的松解，这种解剖的筋膜下延伸最好远离已知的穿支高密的区域，这样他们就不会受到伤害。

筋膜上皮瓣松解

与其切开深筋膜破坏穿支和可能的筋膜营养供体，不如进行筋膜上的剥离，根据需要将 V–Y 推进皮瓣或拱顶石皮瓣的皮下组织从深筋膜上剥离出来，以便进一步推进。这需要仔细保留看见

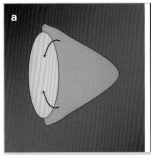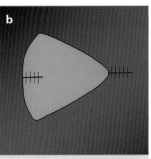

图 15.7　a. PAC-Man 技术：V–Y 推进皮瓣（橙色）底部的两侧沿箭头方向缝合在一起，b. 延长皮瓣，减少所需的推进，其余部分则是 V–Y 方式

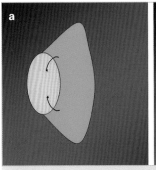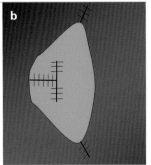

图 15.8　a. Omega 技术：拱顶石皮瓣（绿色）的较小曲率的两侧沿箭头方向结合在一起。b. 然后在较小曲率处相互缝合，形成类似希腊字母"Ω"的形状，从而增加了瓣的整体宽度

的任何小血管，这使得这种方式变得更加困难，因为需要进行显微解剖。V–Y 推进皮瓣应该首先在其顶端和底部松解，而对于拱顶石皮瓣，应该在已知穿支密度最小的地方进行松解。

旋转推进皮瓣

如果打算采用岛状 V–Y 推进皮瓣，但经探查一侧切口行筋膜下剥离时，找不到合适的穿支，则应重新设计皮瓣，保留对侧皮肤的完整性。然后底座可以向前推进，围绕其与保留侧的交叉点进行一些旋转，然后关闭缺损（图 15.9）。这可能需要从皮瓣顶点开始对保留的一侧进行小的切开，以允许充分旋转。

梯形"Plus"皮瓣设计

在连接标准拱顶石皮瓣两翼的弧形大弯中心设计一个"V"形延伸，其宽度为缺损的一半（图 15.10）。在皮瓣推进后，这个供区也以 V–Y 的方

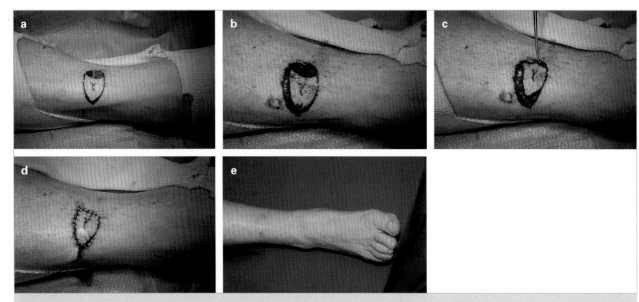

图 15.9 a. 右腿远端皮肤癌切除术，采用横向的 V-Y 推进皮瓣来闭合标有 "y" 的穿支周围。b. 穿过三角形一侧的筋膜下探查切口没有显露出穿支。c. 所以除了短的后切口便于皮瓣旋转和推进以达到缺损处外，另一侧的皮瓣也保持完整。d. 完成皮瓣移植，关闭供区。e. 没有植皮的小腿的最终外观

式关闭，这将缓解整个供区长弧侧的闭合张力。

拱顶石皮瓣桥设计

尽管深筋膜在这个保持完整的皮桥下被全部松解，但未切开拱顶石皮瓣长弧的中央部分（图15.11）。这将不会限制供区的闭合。皮瓣的皮下淋巴管被保留下来，Moncrief 等认为，通过这种连接，皮瓣也将拥有更多的血管。然而，这与 Behan 的观点相矛盾，他认为创建一个完全岛状皮瓣会产生交感神经切除效应，导致皮瓣灌注增强而不是减弱。

15.3.5 皮瓣设计

V-Y 推进

与缺损相邻组织的松弛程度将决定该方案作为皮下带蒂皮瓣的可能性及方向，正如通常使用的拱顶石皮瓣。等腰三角形皮瓣的底部应略微超过缺损的宽度（图 15.12）。皮瓣的高度将垂直于基底延伸至缺损高度的 1.5~2.0 倍，较长的皮瓣可能使三角形皮瓣顶点的供区更容易闭合，该处为最柔韧的供区组织附近。

如果已知皮下组织的弹性不足以达到所需的推进效果，则应在术前寻找附近的穿支。如果穿支离缺损较近，可选择螺旋桨皮瓣。如果穿支离

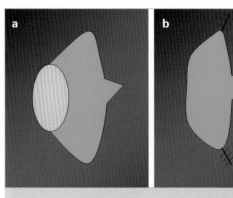

图 15.10 a. 拱顶石皮瓣：拱顶石皮瓣（绿色）较大曲率中心的 "V" 形延伸旨在减少推进后供区闭合的张力。b. 因为延伸供区的关闭具有和 V-Y 推进相同的优势

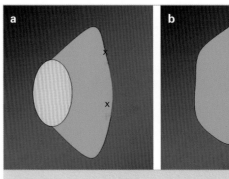

图 15.11 a. 拱顶石皮瓣：拱顶石皮瓣（绿色）较大曲率中心（"X" 之间的区域）的皮肤没有被切开。b. 在置入时，始终保持附着在推进的皮瓣上

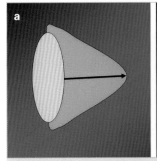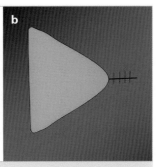

图 15.12　a. V-Y 推进皮瓣（橙色）的基本设计为三角形，底部略大于缺损的宽度（黄色），高度（垂线垂直于尖端）是缺损本身高度的 1.5~2.0 倍。b. 在推进皮瓣关闭缺损后，尖端后面的供区关闭，最终形成整体闭合的 Y 形外观

缺损较远，可能更适合设计 V-Y 推进皮瓣，其尺寸与皮下蒂型相同，但现在是以必要的穿支为中心（图 15.13）。

拱顶石皮瓣

Behan 将拱顶石皮瓣分为四种类型，根据深筋膜的破坏程度、使用皮瓣的数量或对供区的处理而有所不同，而供区很少需要植皮。他的标准型

式是所有亚型的典型代表，也是本文的重点（图 15.14）。尽管过去许多人以椭圆方式扩展原始缺损，使之与皮瓣的小弯弧相吻合，但在下肢，这可能是对宝贵的正常组织的浪费，反而需要改变皮瓣的设计（图 15.15）。应评估缺损处的局部组织是否存在穿支，并与皮肤最松弛的区域进行比较。使用可听式多普勒便于这一工作的进行；但是，应该安全地利用了解到的已知穿支高密度的位置，即"热区"，或者穿支通常沿着源血管的纵向路线发散到足部的这一事实。由于下肢的穿支在纵向上相互连接，拱顶石皮瓣应该符合类似的一个轴线，特别是如果可以同时捕获最柔韧的组织将是最优。

与缺损两侧切线方向的侧翼应以大约 90°角进行，至少达到缺损的高度。这个距离决定了拱顶石皮瓣的宽度。这两条切线由一条圆弧连接在一起，形成梯形或拱形的皮瓣。如果皮瓣的小曲率边缘已经被破坏，其组织质量较差，如受辐射、无弹性或受创伤，则可将皮瓣的翼和宽度增加，甚至达到缺损大小的 5 : 1，以获取具有所需的充分灌注和弹性组织，然后可根据需要推进。

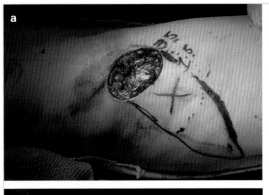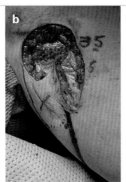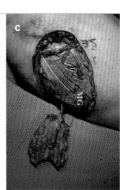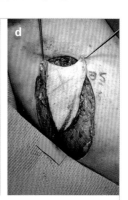

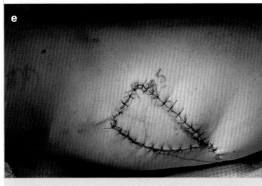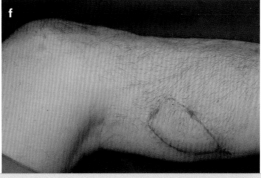

图 15.13　a. 右小腿基底细胞癌切除后，最初计划在腓肠内侧动脉穿支（MSAP）"X"上进行螺旋状皮瓣。b. 但探查切口显示穿支位于皮瓣尖端附近，因此 V-Y 推进皮瓣设计成为更合理的选择。c. 要达到足够伸展范围，需要对穿支（微网格）进行一些肌内解剖，进入腓肠肌内侧（MG）。d. 使 MSAP V-Y 推进皮瓣所需的无张力推进成为可能。e. 允许以"Y"的方式关闭缺损和供区。f. 3 个月后，避免了植皮

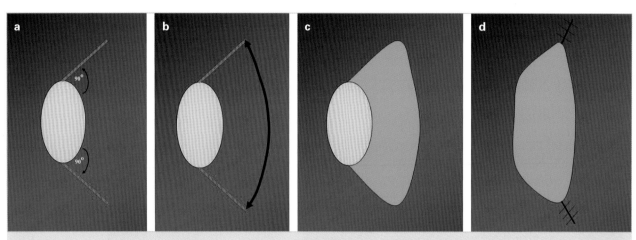

图 15.14 a. 标准拱顶石皮瓣：缺陷相对两侧的切线（黄色）以大约 90°的角度绘制，长度至少等于缺损宽度。一条弧线连接切线的两端（b）形成拱顶石或拱形瓣（绿色）（c）。d. 然后推进以闭合缺损，较大曲率两侧的小开放区域以 V-Y 方式闭合

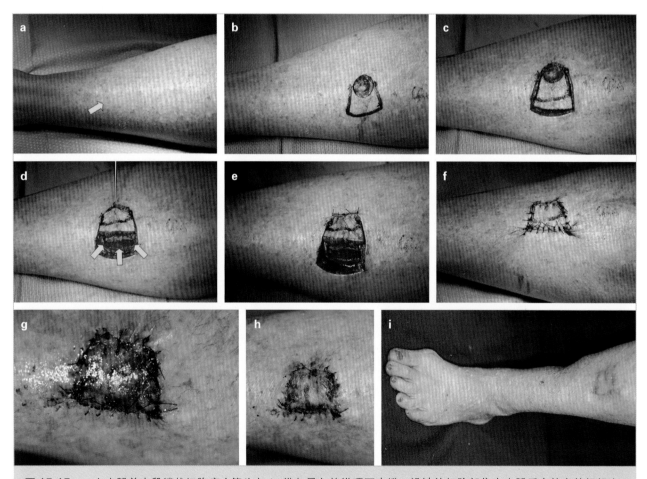

图 15.15 a. 左小腿前中段鳞状细胞癌（箭头）。b. 纵向导向的拱顶石皮瓣，设计的切除部位在小腿后方较多的组织上。c. 由于皮下组织极薄，皮瓣的所有侧面都被切开至深筋膜。d. 必要的较小曲率推进需要沿较大曲率的深筋膜松解（箭头）。e. 首先嵌入较小曲率的皮瓣。f. 完整的皮瓣嵌入。g. 10 天后出现缺血皮瓣，可能是因为皮瓣不在下肢来源血管正上方或切线拉得太锐利。h. 术后第 26 天有明显的自发改善。i. 3 个月后外形合理，拱顶石皮瓣全部成活

15.3.6　皮瓣获取

患者在手术台上的体位将取决于缺损的位置和为修复缺损而选择设计的局部穿支皮瓣，以便最简便地完整显露二者。

V-Y 推进皮瓣

如果皮下组织松弛且容易移动，设计的三角形的两侧至少要切到相当于 Scarpa 筋膜的位置，如果有必要，也可以切到深筋膜。通常，皮瓣基底部的皮下组织可以小心地从深筋膜上分离出来，也可以根据需要在顶端提起，然后再延伸，以便将基底部缝合到缺损的最远边缘。这种剥离需要保留遇到的任何小血管，就像在分离穿支皮瓣时常规做的那样。三角形的边被缝合到缺损和供区的相应边。然后可以闭合供区，最终完成修复和闭合的 Y 形外观。

如果最初的计划是寻找一个术前确定的筋膜下穿支，以便更好地推进岛状 V-Y 皮瓣，则只在三角形的一侧通过深筋膜切开作为探查切口。根据需要，通过将侧支结扎的方法来分离和延长穿支。如果发现合适，则将另一侧皮瓣完全切开，在没有张力的情况下推进皮瓣，以便嵌入，就像皮下带蒂皮瓣一样。然而，如果没有足够的筋膜下穿支，必须做好旋转推进皮瓣的后备选项（图15.9）。

拱顶石皮瓣

切开标准设计的拱顶石皮瓣的翼和长弧（视频 15.3）。首先分离到 Scarpa 筋膜或与之相当的筋膜上；如果皮瓣推进容易，可以保留皮瓣本身附

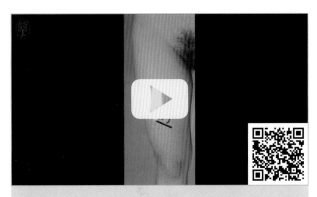

视频 15.3　拱顶石皮瓣。https://www.thieme.de/de/q.htm?p=opn/cs/20/7/12265270-583aca14

近组织的部分皮下筋膜丛，用于血管增压。然而，如果有必要，甚至可以从外侧长弧切口的中点开始逐步松解深层筋膜，然后甚至在皮瓣周围进行环形松解，直到皮瓣可以无张力推进闭合。此外，这甚至可能需要进行一些筋膜下剥离，以进一步松解下层组织，但一定要远离皮瓣穿支的已知位置。一旦满意，皮瓣内侧短弧边界的中心被推进到缺损的最远边缘的中间，在那里进行皮下缝合以加强连接。接下来关闭皮瓣两侧的皮肤，修剪皮瓣前缘的任何多余的部分。然后以相对宽松的方式重新闭合外侧长弧的皮肤。这将在皮瓣弧线的两侧留下一个短的开放区域，以典型的 V-Y 推进皮瓣方式闭合，完成重建。

15.3.7　术后护理

V-Y 和拱顶石皮瓣都是非常可靠的皮瓣，不需要额外的监护，只要避免压迫，并相对固定相邻的关节以减少压迫和拉伸。相反，岛状 V-Y 推进皮瓣必须小心保护，通过适当的包扎和患者体位，使穿支本身不受损害，对大多数患者来说，需要至少一周或更长时间直到伤口愈合稳定。缝线千万不要急于拆除，尤其是拱顶石皮瓣的缝线，也许有时要等几周或更长时间，这样才不会发生开裂。

15.3.8　结论

局部穿支推进皮瓣基本上只允许特定缺损相邻的组织向前运动。在下肢，最实用的变化仅限于 V-Y 推进或拱顶石皮瓣。这些在几何基础上的设计有很大的相似性，并且都可以通过深筋膜在多个穿支上存活，而不需要识别具体的穿支。然而，在这种形式下，两者都依赖于组织松弛来实现所需的推进，如果需要的话，拱顶石皮瓣有时甚至需要巨大的皮瓣才能获得这种推进。总体而言，V-Y 推进皮瓣仅限于小或中等大小的缺损，如果需要任何伸展到更大的范围需要找到一个特定的穿支，这样仅由该穿支的长度作为血管蒂的岛状皮瓣就足够了。

参考文献

[1]　Jankauskas S, Cohen IK, Grabb WC. Basic technique of plastic surgery.

In: Smith JW, Aston SJ, eds. Grabb and Smith's Plastic Surgery. 4th ed. Boston, MA: Little Brown; 1991:61–64.

[2] Niranjan NS, Price RD, Govilkar P. Fascial feeder and perforator-based V-Y advancement flaps in the reconstruction of lower limb defects. Br J Plast Surg. 2000; 53(8):679–689.

[3] Emmett AJJ. The closure of defects by using adjacent triangular flaps with subcutaneous pedicles. Plast Reconstr Surg. 1977; 59(1):45–52.

[4] Trevaskis AE, Rempel J, Okunski W, Rea M. Sliding subcutaneous-pedicle flaps to close a circular defect. Plast Reconstr Surg. 1970; 46(2):155–157.

[5] Coombs CJ, Ng S, Stewart DA. The use of V-Y advancement flaps for closure of pretibial skin defects after excision of cutaneous lesions. Ann Plast Surg. 2013; 71(4):402–405.

[6] Behan FC. The keystone design perforator island flap in reconstructive surgery. ANZ J Surg. 2003; 73(3):112–120.

[7] Brunetti B, Tenna S, Aveta A, Segreto F, Persichetti P. Free-style local perforator flaps: versatility of the V-Y design to reconstruct soft-tissue defects in the skin cancer population. Plast Reconstr Surg. 2013; 132(2):451–460.

[8] Stone JP, Webb C, McKinnon JG, Dawes JC, McKenzie CD, Temple-Oberle CF. Avoiding skin grafts: the keystone flap in cutaneous defects. Plast Reconstr Surg. 2015; 136(2):404–408.

[9] Mohan AT, Rammos CK, Akhavan AA, et al. Evolving concepts of keystone perforator island flaps (KPIF): principles of perforator anatomy, design modifications, and extended clinical applications. Plast Reconstr Surg. 2016; 137 (6):1909–1920.

[10] Venkataramakrishnan V, Mohan D, Villafane O. Perforator based V-Y advancement flaps in the leg. Br J Plast Surg. 1998; 51(6):431–435.

[11] Brunetti B, Poccia I, Tenna S, Campa S, Persichetti P. Transversally oriented pedicled perforator flaps: a reliable alternative for lower leg reconstruction. Microsurgery. 2015; 35(7):541–545.

[12] Mohan AT, Sur YJ, Zhu L, et al. The concepts of propeller, perforator, Keystone, and other local flaps and their role in the evolution of reconstruction. Plast Reconstr Surg. 2016; 138(4):710e–729e.

[13] Koshima I, Narushima M, Mihara M, et al. New thoracodorsal artery perforator (TAPcp) flap with capillary perforators for reconstruction of upper limb. J Plast Reconstr Aesthet Surg. 2010; 63(1):140–145.

[14] Lanni MA, Van Kouwenberg E, Yan A, Rezak KM, Patel A. Applying the Keystone design perforator island flap concept in a variety of anatomic locations: a review of 60 consecutive cases by a single surgeon. Ann Plast Surg. 2017; 79 (1):60–67.

[15] Saint-Cyr M, Wong C, Schaverien M, Mojallal A, Rohrich RJ. The perforasome theory: vascular anatomy and clinical implications. Plast Reconstr Surg. 2009; 124(5):1529–1544.

[16] Bonomi S, Sgrò A, Salval A. Avoiding skin grafts: The V-Y Pac-Man perforator flap. Plast Reconstr Surg. 2016; 138(3):561e–562e.

[17] Bonomi S, Salval A, Brenta F, Rapisarda V, Settembrini F. The Pacman perforator-based V-Y advancement flap for reconstruction of pressure sores at different locations. Ann Plast Surg. 2016; 77(3):324–331.

[18] Chan STS. A technique of undermining a V-Y subcutaneous island flap to maximise advancement. Br J Plast Surg. 1988; 41(1):62–67.

[19] Sungur N, Kankaya Y, Gursoy K, Dölen UC, Koçer U. A local flap that never disappoints: V-Y rotation advancement flap. Ann Plast Surg. 2013; 71(5):575–580.

[20] Rubino C, Faenza M, Di Pace B, Campitiello N, Brongo S, Zingone G. A new keystone flap "plus" design: case series and analysis of follow-up. J Plast Reconstr Aesthet Surg. 2017; 70(7):976–979.

[21] Moncrieff MD, Thompson JF, Stretch JR. Extended experience and modifications in the design and concepts of the keystone design island flap. J Plast Reconstr Aesthet Surg. 2010; 63(8):1359–1363.

[22] Lo CH, Menezes H, Behan F. The island perforator flap design augments vascularity. Plast Reconstr Surg. 2013; 132(3):468e–469e.

15.4　15C 章：半岛穿支皮瓣

Geoffrey G. Hallock

15.4.1　半岛穿支皮瓣的概述

　　几十年来的传统说法是，膝关节以下的皮瓣注定要失败，因为这些皮瓣只能是任意皮瓣，其长宽比不超过 1∶1。Pontén 在 20 世纪 80 年代对这种情况进行了极大扭转，他证明只要包括深筋膜，仅通过近端皮桥与小腿相连的大皮瓣可以存活，且长宽比最大可达 4.5∶1。至此，以半岛形状的筋膜皮瓣作为下肢软组织覆盖的另一种手段的时代就到来了（图 15.16）。

　　尽管已证明存在 Niranjan 等所支持的筋膜供血端动脉分支，深筋膜本身的血运实际上仍相当差。即便 Gillie 非常重视将深筋膜纳入皮瓣，可能也是基于经验性的保护位于其表层的皮下组织，即我们现在所说的固有筋膜血管丛。Pontén从未阐明过他的"超级皮瓣"的实际血供来源，但他通常将皮瓣纵轴定位在足部 3 条来源血管之一的上方，并经常包括浅静脉或皮神经，所以实际上这些皮瓣可能就是我们现在所说的神经皮瓣。

　　无论如何，从几何学的角度来看，Pontén 的筋膜皮瓣是半岛形皮瓣。他清楚地意识到滋养其皮瓣的筋膜丛在深筋膜上方进入基底，只要注意不伤及可能遇到的任何直接皮肤穿支或肌肉穿支，就可以将深筋膜反向切开以改善旋转。Cormack和 Lamberty 在他们的 A 型筋膜皮瓣中认识到，这种半岛型皮瓣还可以由另一个独特的源血管分支——肌间隔穿支提供营养。虽然 Pontén 的皮瓣通常以近端为蒂，但只要附近有足够穿支系统，半岛皮瓣可以是横向的或远端为蒂的。远端为蒂的皮瓣在足部和踝部附近尤其有价值，因为在皮瓣旋转后供区很少导致骨或肌腱暴露，这在随后的不可避免地对供区进行皮肤移植时尽显优势（图 15.17）。然而，通常一些人们认为可以将半岛皮瓣作为带蒂穿支皮瓣，用于下肢。

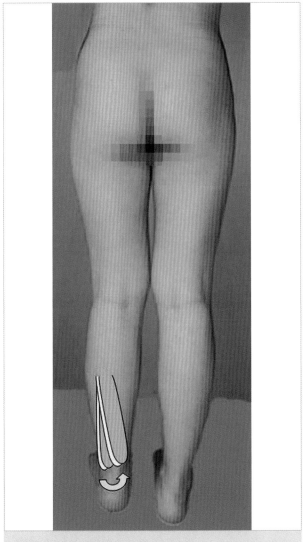

图 15.16　半岛皮瓣

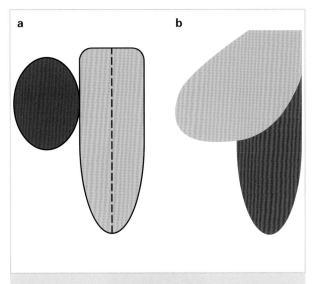

图 15.17　a. 半岛状皮瓣的垂直轴（虚线）的高度和宽度必须超过缺陷的尺寸（棕色阴影），以补偿旋转过程中的任何接触损失。b. 在顺时针方向插入皮瓣后，供体部位通常会暴露（红色阴影），需要植皮

15.4.2 优点和缺点

优点

- 局部皮瓣。
- 具有无限的可能性。
- 正常的轮廓和外观。
- 很容易获取。
- 不会导致静脉充血。
- 将淋巴水肿的风险降至最低。
- 保留功能。
- 无须显微外科手术。

缺点

- 不确定的血管供应。
- 有限的旋转弧度。
- 供区需皮肤移植。

15.4.3 解剖学方面的考虑

虽然确认附近是否存在穿支是一种实用方法，但实际上并不需要识别半岛皮瓣底部的穿支。然而，如果不确定是否有特定的穿支可用，皮瓣的设计应覆盖下肢源性血管之一的走向，或纵向走行的浅静脉和通常伴随的皮神经，它们的内在血管系统将同时被切取（图 15.18）。特别是在后一

种情况下，只包括它们而不包括深筋膜可能就可以支持半岛皮瓣所需的全部。这保证了深筋膜以下的结构，特别是接近足部和踝部的肌腱，不会暴露，因此供区的皮肤移植更有可能成功。

15.4.4 解剖变异和潜在陷阱

附加穿支的半岛皮瓣

有时在半岛皮瓣的设计中（图 15.19）可以找到适当的穿支，或者在皮瓣分离时偶然发现。如果保留该穿支，且皮瓣的底部仍然与供体区域相连，那么根据定义，这将是一个附加穿支的半岛皮瓣。这种皮瓣将有双重血供，并通过基底蒂部无阻碍地回流，因此静脉充血永远不会成为问题。这个亚型更加可靠，可以更长具有更窄的基底部，以便增加旋转的长度和角度。为了实现无障碍转位，如果是肌皮穿支，可能需要通过肌肉内解剖进一步延长穿支本身；如果是肌间隔穿支，可能需要暴露源血管，因为如果穿支太短，绷紧的穿支会阻碍皮瓣的移动。同样，如果发现皮瓣基底太紧，则可只依靠穿支的血供而对皮瓣基底部完全离断，根据需要推进或旋转皮瓣。

旋转

深筋膜会抑制半岛皮瓣绕其长轴旋转。即使

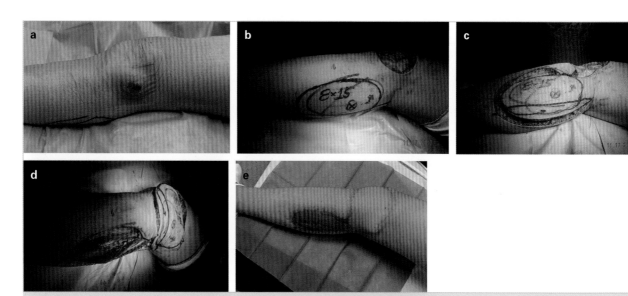

图 15.18 a. 左膝关节外侧恶性皮肤纤维瘤。b. 肿瘤根治性切除后，建议采用预期穿支"X"的腓肠外侧动脉岛状穿支皮瓣。c. 在探查筋膜下时未发现实际穿支，但皮瓣下表面有明显的腓肠神经及其伴行血管，因此改用 8 cm × 30 cm 近端半岛皮瓣。d. 灌注良好的岛状皮瓣旋转超过切除部位，有较大的供区缺损。e. 关节由愈合良好的皮瓣保护，在开始辅助治疗前 2 个月出现供区畸形

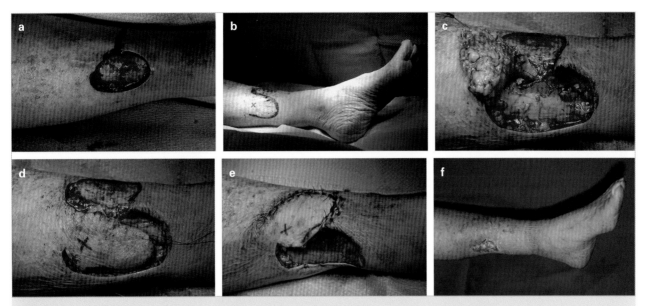

图 15.19 a. 暴露左胫骨中部的 Mohs 缺损。b. 以近端为基础设计的 4 cm×10 cm 的半岛皮瓣,使用可听式多普勒在底部听到胫骨后穿支"X"。c. 在微网格上看到解剖的穿支,可以进行筋膜上皮瓣提升。d. 在皮瓣基底前部切开被认为是安全的,因为这是一个穿支加半岛皮瓣,有利于胫骨上的无张力旋转。e. 皮瓣插图,可以看到典型的供区缺损,需要进行皮肤移植。f. 2 个月后胫骨皮肤覆盖稳定

切开深筋膜,想要皮瓣旋转＞90°到达缺损区而不在旋转处形成明显的"折角"、不造成循环阻碍是不可能的。通常应该保留"折角",因为这些皮瓣的确切循环来源并不完全清楚。

供区

如果深筋膜被包括在半岛皮瓣中,必须非常小心地保护它下面的脆弱的软组织。这样可更好地确保基底的血供系统,供区的皮肤移植必须建立在这个基础上。进一步,如果可以去除深筋膜,即使只是一部分,也将为皮肤移植的成功提供更好地保障。

15.4.5 皮瓣设计

半岛皮瓣的底部取决于缺损的位置。通常情况下,近端蒂皮瓣或远端蒂皮瓣基底部与缺损并列为宜。了解供区缺损的最终位置是很重要的,因为这通常必须进行皮肤移植。缺损越远,肌腱和(或)骨暴露的可能性越大,因此远端为蒂的皮瓣可能是首选,因为皮瓣的底部仍将提供一定的供区覆盖。

遵循下肢的穿支理论,皮瓣的轴最好有一个纵向的方向,以确保最大的长度。皮瓣应该覆盖

腓肠肌、胫后肌或胫前肌血管的走向,以便在选择的皮瓣底部找到它们的穿支。另一个选择是放置在大隐静脉或小隐静脉或其他皮神经上(如腓肠神经、腓浅神经)。纳入这些神经血管结构甚至可能允许分离皮瓣时不需要保留深筋膜。

皮瓣的一个边界将与缺损的一侧相契合(图15.17)。其长度必须超过缺损的远端范围,因为在皮瓣旋转过程中会损失一些覆盖范围。同样,皮瓣的宽度也必须超过缺损的宽度。如果潜在的供区会暴露腓骨或胫骨的骨膜,应尽量更换方案,以避免将一个移动性差的皮肤移植放在骨表面。

15.4.6 皮瓣获取

患者的体位将取决于缺损的位置和所选择的半岛皮瓣的供区。尽量使用止血带,无论是否进行肢体驱血都将最大限度地优化术中视野。不进行驱血将有助于识别血管,特别是识别可供选择的穿支静脉。切开半岛皮瓣的所有侧面,留下完整的基底部,继续解剖深筋膜(视频 15.4)。缝合包括深筋膜在内的皮瓣游离缘,以便把持皮瓣,同时在相对无血的平面上快速进行筋膜下剥离,直至蒂部。如果发现优势穿支,可以保留以制作一个有附加穿支的皮瓣。

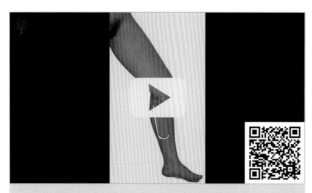

视频 15.4 半岛皮瓣获取。https://www.thieme.de/de/q.htm?p=opn/cs/20/7/12265271-d9519f65

一旦达到皮瓣的底部，如果需要的话，可以纵向延长皮瓣以提高伸展性，或者将深筋膜横向切开。这两种情况下，必须避免破坏任何重要的穿支。到达缺损处必须没有张力。松开止血带可以在原位评估皮瓣的灌注情况。如果灌注充足，则进一步转移皮瓣并移植供区的皮肤。

15.4.7 术后护理

除非半岛皮瓣跨越关节或在关节附近，或供区皮肤移植部位需要保护，则无须特殊术后护理。如果关节运动时可能造成皮瓣拉伸开裂就应进行固定。

15.4.8 结论

半岛型带蒂穿支皮瓣是许多中小型皮肤缺损的有效修复方法，尤其是膝关节以下部位，是许多基础筋膜皮瓣的设计模式的替代。在分离这些皮瓣的过程中不需要寻找穿支，但是如果发现了穿支，使其成为附加穿支的半岛皮瓣，可以得到更可靠的皮瓣并拥有更大的覆盖范围。半岛皮瓣的移动是有限的，而且供区通常必须进行皮肤移植，这是该方法的主要缺点，但许多人仍然认为作为覆盖腿部的局部皮瓣，半岛皮瓣高度优选。

参考文献

[1] Pontén B. The fasciocutaneous flap: its use in soft tissue defects of the lower leg. Br J Plast Surg. 1981; 34(2):215–220.

[2] Gumener R, Montandon D, Marty F, Zbrodowski A. The subcutaneous tissue flap and the misconception of fasciocutaneous flaps. Scand J Plast Reconstr Surg. 1986; 20(1):61–65.

[3] Niranjan NS, Price RD, Govilkar P. Fascial feeder and perforator-based V-Y advancement flaps in the reconstruction of lower limb defects. Br J Plast Surg. 2000; 53(8):679–689.

[4] Cormack GC, Lamberty BGH. A classification of fascio-cutaneous flaps according to their patterns of vascularisation. Br J Plast Surg. 1984; 37(1):80–87.

[5] Bravo FG, Schwarze HP. Free-style local perforator flaps: concept and classification system. J Plast Reconstr Aesthet Surg. 2009; 62(5):602–608, discussion 609.

[6] Hallock GG. Local fasciocutaneous flaps for cutaneous coverage of lower extremity wounds. J Trauma. 1989; 29(9):1240–1244.

[7] Franchi A, Scaglioni MF. Application of posterior thigh three-dimensional profunda artery perforator perforasomes in refining next-generation flap designs: transverse, vertical, and S-shaped profunda artery perforator flaps. Plast Reconstr Surg. 2017; 140(6):818e–819e.

[8] Brunetti B, Poccia I, Tenna S, Campa S, Persichetti P. Transversally oriented pedicled perforator flaps: a reliable alternative for lower leg reconstruction. Microsurgery. 2015; 35(7):541–545.

[9] Donski PK, Fogdestam I. Distally based fasciocutaneous flap from the sural region. Scand J Plast Surg (Oakv). 1983; 17:191–196.

[10] Hallock GG. The fallacy of presumed superiority of proximally based versus distally based flaps. Plast Reconstr Surg. 1995; 96(6):1372–1377.

[11] Hallock GG. Distal lower leg local random fasciocutaneous flaps. Plast Reconstr Surg. 1990; 86(2):304–311.

[12] Lu TC, Lin CH, Lin CH, Lin YT, Chen RF, Wei FC. Versatility of the pedicled peroneal artery perforator flaps for soft-tissue coverage of the lower leg and foot defects. J Plast Reconstr Aesthet Surg. 2011; 64(3):386–393.

[13] Mehrotra S. Perforator-plus flaps: a new concept in traditional flap design. Plast Reconstr Surg. 2007; 119(2):590–598.

[14] Mehrotra S. Perforators in local peninsular and island flaps: are they always useful? Plast Reconstr Surg. 2008; 121:author reply 1866–1867.

[15] Sharma RK. Perforators in local peninsular and island flaps: are they always useful? [Reply]. Plast Reconstr Surg. 2008; 121:1867.

[16] Mehrotra S. Perforator-plus concept: adding versatility to traditional flaps. Plast Reconstr Surg. 2009; 123(6):219e–220e.

[17] Rampazzo A, Gharb BB, Chong MWT, Yao SF, Chen HC. Perforators in local peninsular and island flaps: are they always useful? Plast Reconstr Surg. 2008; 121(5):1864–1865, author reply 1866–1867.

[18] Saint-Cyr M, Wong C, Schaverien M, Mojallal A, Rohrich RJ. The perforasome theory: vascular anatomy and clinical implications. Plast Reconstr Surg. 2009; 124(5):1529–1544.

[19] Hallock GG. Local fasciocutaneous flap skin coverage for the dorsal foot and ankle. Foot Ankle. 1991; 11(5):274–281.

15.5　15D 章：穿支螺旋桨皮瓣

Geoffrey G. Hallock

15.5.1　穿支螺旋桨皮瓣的概述

旋转岛状皮瓣作为解决独特的覆盖问题的方法已有多年的先例，但 Hyakusoku 等首次描述了他们的一个变化，引入了"螺旋桨"皮瓣这一术语，这一点值得充分赞扬。他们使用带有两个皮肤延伸的脂肪皮瓣，看起来像螺旋桨的叶片，以随机的皮下组织蒂为中心。由于皮瓣蒂本身的体积较大，限制了皮瓣的旋转，使其不能超过 90°。如果用离散的、可识别的穿支作为基底，这种带蒂的穿支螺旋桨皮瓣可以旋转 180°，从而具有更多的用途。《东京共识》试图将螺旋桨皮瓣严格定义为岛状皮瓣，它通过其叶片围绕血管蒂的轴向旋转到达受体部位，而血管枢纽仍然是与供区的唯一物理连接（图 15.20）。

螺旋桨皮瓣，尤其是用于下肢，其奥妙之处在于，通常在任何损伤区域之外的更近端的皮肤区域可以转移到组织冗余稀少的更远端的缺损上，只要能找到足够的穿支，而不需要显微血管手术，就可以做到这一点，尽管仍然需要显微外科解剖技术。这一概念使得"局部"穿支螺旋桨皮瓣不仅可以到达足部和脚踝，还可以到达脚趾。常见的供区，如腓骨或大腿前外侧，现在可以直接关闭而不需要皮肤移植。

许多人认为，糖尿病、外周血管疾病、吸烟史或病态肥胖等并发症使得下肢螺旋桨皮瓣完全失败或部分坏死的风险是不可接受的，但也有人否认有任何伴随的风险。虽然游离皮瓣通常是唯一合理的选择，但在对比研究中发现其并发症发生率相似，但医疗资源成本更高。选择螺旋桨皮瓣的过程中考虑周全仍然是减少意外情况的最好的预防措施。

15.5.2　优点和缺点

优点

- 局部皮瓣。
- 近端组织可用于远端。
- 皮瓣获取快。
- 非微血管组织移植。

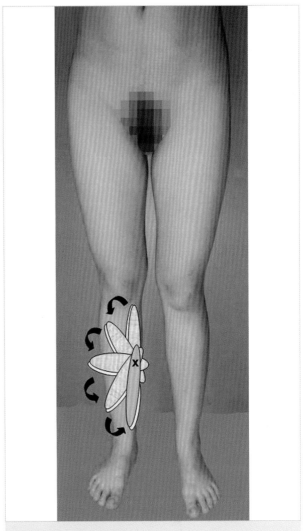

图 15.20　螺旋桨皮瓣

- 保留功能。

缺点

- 静脉充血很常见。
- 不能接受扭转或牵引。
- 潜在供区并发症和瘢痕形成发病率高。

15.5.3　解剖学方面的考虑

尽管螺旋桨瓣的血管蒂可以来自皮下蒂，甚至是轴向血管，大多数情况下还是选择离散的穿支。Geddes 等发现，在下肢平均有（93 ± 26）支穿支符合这样的选择。在腿部，这些穿支的"热区"位于关节附近或胫骨或腓骨的中段，从 3 条源血管中的任何一条向足部发出。来自腓动脉或胫后动脉的穿支已被证明是最有用的，特别是在更远端，它们往往来自肌间隔。由于下肢各穿支在纵行方向上排列，同时与源血管本身的方向一样，所以任何计划中的螺旋桨皮瓣的轴线也应该尽可能地为肢体轴线，以减少任何灌注不足的风险。

任何被选择作为螺旋桨皮瓣的血管供应的穿支都应该靠近缺损处，这样可以最大限度地减少主要叶片的面积和随后的供区的余留。即使有时发现两个潜在的穿支，保留更好的单根穿支通常是一个更好的选择，因为这消除了穿支在轴向旋转过程中相互扭曲的风险。出于类似的原因，穿支动脉和静脉周围的所有筋膜束都应该松解，可能松解至源血管，因为特别是静脉容易因为任何扭曲而阻塞。Wong 等在一个有限元模拟模型中发现，最好的穿支直径至少为 1 mm，松解达到 30 mm，血管通畅性将不会受到威胁。

15.5.4　解剖变异和潜在陷阱

胫前动脉穿支枢纽

来自胫前动脉的穿支，如果足够的话，可以用来作为螺旋状皮瓣的血管蒂，尽管这种选择并不常见。通常，这些穿支出现在坚硬的胫骨附近，这可能会使穿支松解困难，同时在旋转后也会产生不可缓解的梗阻。此外，在胫骨上缺乏多余的

组织，所以主要的供区可能难以闭合。即使只是涉及胫骨边缘，必要的皮肤移植的长期稳定性也可能受到影响。

多种轴旋转角度

一般来说，螺旋桨皮瓣围绕其蒂的旋转角度越小，越能保证穿支血管不被压迫。如果没有松解所有的筋膜束，情况更是如此。为了利用小于标准 180° 的旋转，需要将缺损的轴线设计位于皮瓣的轴线之外（图 15.21）。

叶片形态

通常情况下，螺旋桨皮瓣的主要和次要叶片看起来就像一个螺旋桨。然而，小叶片的存在也不是必不可少的。就这一点而言，每个叶片的宽度也是可变的，主要是为了确保供区可以直接闭合。叶片的轴线甚至可以是曲线型的，但要意识到在下肢中，相邻的穿支以纵向方式相互连接，因此根据皮瓣的大小，用这样的设计完成灌注可能会有风险。

短蒂

螺旋桨皮瓣的蒂部与螺旋桨距离越远越能摆脱束缚，旋转的自由度就越大，越不会有血管压迫的风险。请注意，小腿源血管穿支出现得越远，

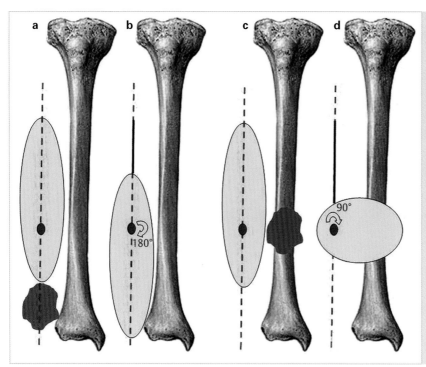

图 15.21　皮瓣旋转角度。a. 对于一个给定的缺损（棕色），如果主要穿支（红点）和缺损一样是沿着下肢的纵轴，那么设计的皮瓣必须有相同的轴线（b），然后皮瓣必须旋转 180° 才能嵌入。c. 然而，如果给定的缺损与这个相同的主要穿孔器的纵轴相邻。d. 设计相同的皮瓣可能只需要旋转 90° 甚至更少就能完全覆盖，这不太可能影响穿支的通畅性

到达皮下所需穿越的皮下组织就越少。作为推论，这些远端穿支往往更倾向于垂直与源血管，并且路径更短，因此，如果选择它们作为螺旋桨皮瓣的血管蒂，它们的松解可能需要向深部解剖，甚至包括源血管本身，以确保充分松解。

延迟法

静脉充血是螺旋桨皮瓣的一个常见问题。如果进一步的蒂部检查和松解狭窄带不能解决这个问题，皮瓣应该在 2~3 天后旋转回原位。如果超过这个时间，炎症变化和水肿可能使其无法移动。在虚弱或高危患者中，"静脉穿支"有时并不明显，因此，一个多阶段的计划，包括从一开始就进行延迟法手术，可以避免部分血管堵塞的风险，从而避免皮瓣部分坏死。

外增压

有时，螺旋桨皮瓣的静脉充血或动脉苍白不能用常规方法解决。在皮瓣旋转后仍有可能进行微静脉或微动脉吻合，尤其是在最初发现多个穿支为皮瓣提供循环的情况下。有皮肤损伤迹象的小腿考虑这一选择可能有明显的风险，或者另选他法修复创面。

复合皮瓣

主要桨片的脂肪筋膜延伸将在皮瓣旋转时提供组织以填补三维空隙。由于覆盖的皮肤仍在供区，因此原发供区的闭合将不会受到阻碍。有时深筋膜部分可以与皮下组织分离，就像时钟的指针一样，以增加表面区域的覆盖。出于同样的目的，Teo 将肌肉完整地留在主要瓣片的深筋膜上。

15.5.5　皮瓣设计

应始终选择最接近缺损的足够的穿支作为计划的螺旋桨皮瓣中心。如果没有辅助方法，如彩色多普勒超声或 CT 血管造影来定位该穿支，可听式多普勒仍是有价值的。由于大多数使用螺旋桨皮瓣的问题涉及腿部远端或脚踝，因此最好考虑胫后动脉或腓动脉穿支。后者走行沿着与腓骨后缘相对应的一条线。胫后动脉及其穿支位于胫骨内侧缘后方几指宽处的深、浅后间隔内。

如果考虑到计划的 180°旋转，小瓣片将从中心延伸到缺损的最近端边缘（图 15.22）。主瓣片

必须长于缺损和小瓣片的长度之和，因为在皮瓣旋转时将丢失一些伸展范围。在下肢，每个瓣片的轴线应该尽可能平行于源血管，并尽可能在轴线上，同时供区皮肤充足，这将最好地确保其一期闭合（图 15.22）。大瓣的宽度必须适当，这样才能填补缺损，而且通常还会稍微宽一些，以便在插入皮瓣时不会出现张力。

15.5.6　皮瓣获取

患者在手术台上的体位取决于缺损和计划的螺旋桨皮瓣的位置。在通过抬高肢体进行部分驱血后，使用无菌止血带。这确保了静脉保持可见，以减少损伤的风险。从前向后分离皮瓣通常是最容易的（视频 15.5）。首先沿着穿支所在的前方皮肤边缘做一个探查切口（图 15.23）。可以在筋膜

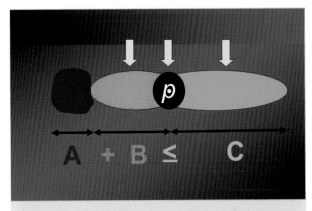

图 15.22　螺旋桨皮瓣的设计。假设缺损（棕色）的长度为 A，缺损与螺旋桨皮瓣的穿支中心（p）的最近边缘将是小叶片（橙色）的长度 B。主要叶片（绿色）的长度 C 必须略微超过 A+B，以补偿皮瓣旋转过程中的微小损失，其宽度必须足以填补缺损的宽度

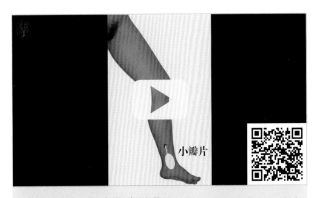

视频 15.5　螺旋桨皮瓣获取。https://www.thieme.de/de/q.htm?p=opn/cs/20/7/12265272-1bca58c5

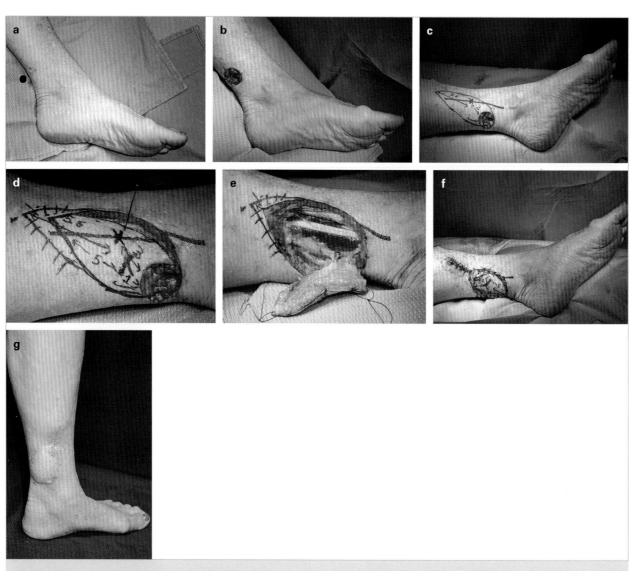

图 15.23 a. 左侧跟腱前缘附近的基底细胞癌（黑点）。b. 在广泛切除后，留下一个 2.5 cm 的圆形缺损，肌腱暴露。c. 螺旋桨皮瓣的初始设计旨在捕获假定的胫后动脉穿支 "X"。d. 前缘探查切口显示实际的穿支（大的 "X"）更接近缺损。e. 在筋膜下平面完成皮瓣分离，释放穿支筋膜束（微格网）。f. 顺时针旋转后置入皮瓣，使主叶供区几乎完全闭合。g. 4 个月后外观合理

上或筋膜下进行剥离，但后者是最容易和最安全的。一旦确定穿支，皮瓣的设计将根据需要进行修改（图 15.23）。

如有必要，应对穿支蒂进行充分裸化，松解所有筋膜约束，以及结扎肌肉或其他侧支，以尽量减少日后发生缠绕的风险。如果做得足够好且没有损伤，并且如果找到一个以上的适合的穿支，通常保留口径和外观最好的，以防止它们日后相互扭曲。接下来切开皮瓣的剩余边界，并在浅层或筋膜下的平面上分离皮瓣。以顺时针或逆时针方向旋转皮瓣，以观察对蒂部的影响。如果蒂部不受限，将皮瓣回到原处，松开止血带，观察再

灌注，解决出现的血管痉挛，并进行整体重新评估。

一旦皮瓣循环顺畅，皮瓣就会再次旋转到缺损处。缝合放置在中心的两侧，将确保该点保持静止，并避免蒂部被牵引。完成大叶的无张力嵌入覆盖。小叶用于大叶供区的闭合。如果不能在没有张力的情况下进行初次闭合，那么进行植皮总是比皮瓣中心循环梗阻要好。

15.5.7 术后护理

应利用各种手段来减少下肢水肿，如抬高，

以防止皮瓣穿支因水肿而被拉伸。应避免使用压迫性敷料和长袜，因为这会干扰到皮瓣的血液循环。就像游离皮瓣一样，密切监测仍然是必要的。静脉充血的迹象并不罕见，但如果是进行性的，松解一些可能造成过度紧张的缝线是必要的。如果仍缓解不充分，可能需要返回手术室重新检查血管蒂。用水蛭吸血是另一个不常见的选择。下肢悬垂和行走需要等待这些问题消除后再进行。

15.5.8 结论

带穿支蒂的螺旋桨皮瓣可能是用途最广的局部穿支皮瓣，因为这项技术可以将未损伤或未受累的皮肤区域从下肢近端转移到腿部或足部和踝部远端，那里的皮肤储备稀少，通常不足。就像任何下肢皮瓣一样，它也有风险，静脉充血是最常见的。然而，在这一区域，皮瓣灾难性坏死的风险不会超过游离皮瓣，而且由于不需要显微外科解剖技术，即使有严重并发症的患者也可以选择螺旋桨皮瓣，同时外科医生的压力可能也会减轻。螺旋桨皮瓣是一种公认的下肢小型或中型缺损修复的替代方法，但带有过度宽大叶片的螺旋桨皮瓣有时会导致无法接受的供区并发症。

参考文献

[1] Hallock GG. Evaluation of fasciocutaneous perforators using color duplex imaging. Plast Reconstr Surg. 1994; 94(5):644–651.
[2] Hyakusoku H, Yamamoto T, Fumiiri M. The propeller flap method. Br J Plast Surg. 1991; 44(1):53–54.
[3] Hallock GG. The propeller flap version of the adductor muscle perforator flap for coverage of ischial or trochanteric pressure sores. Ann Plast Surg. 2006; 56(5):540–542.
[4] Pignatti M, Ogawa R, Hallock GG, et al. The "Tokyo" consensus on propeller flaps. Plast Reconstr Surg. 2011; 127(2):716–722.
[5] Georgescu AV, Matei I, Ardelean F, Capota I. Microsurgical nonmicrovascular flaps in forearm and hand reconstruction. Microsurgery. 2007; 27(5):384–394.
[6] Chang SM, Wang X, Huang YG, Zhu XZ, Tao YL, Zhang YQ. Distally based perforator propeller sural flap for foot and ankle reconstruction: a modified flap dissection technique. Ann Plast Surg. 2014; 72(3):340–345.
[7] Hallock GG. The first dorsal metatarsal artery perforator propeller flap. Ann Plast Surg. 2016; 76(6):684–687.
[8] Sharma M, Balasubramanian D, Thankappan K, et al. Propeller flaps in the closure of free fibula flap donor site skin defects. Ann Plast Surg. 2013; 71(1):76–79.
[9] Iida T, Yoshimatsu H, Koshima I. Reconstruction of anterolateral thigh defects using perforator-based propeller flaps. Ann Plast Surg. 2017; 79(4):385–389.
[10] Chaput B, Bertheuil N, Carloni R, Bekara F, Laloze J, Herlin C. Propeller perforator flaps of extremities seem less reliable. J Reconstr Microsurg. 2017; 33 (8):603–604.
[11] Jakubietz RG, Jakubietz DF, Gruenert JG, Schmidt K, Meffert RH, Jakubietz MG. Reconstruction of soft tissue defects of the Achilles tendon with rotation flaps, pedicled propeller flaps and free perforator flaps. Microsurgery. 2010; 30(8):608–613.
[12] Mohan AT, Sur YJ, Zhu L, et al. The concepts of propeller, perforator, keystone, and other local flaps and their role in the evolution of reconstruction. Plast Reconstr Surg. 2016; 138(4):710e–729e.
[13] Nelson JA, Fischer JP, Brazio PS, Kovach SJ, Rosson GD, Rad AN. A review of propeller flaps for distal lower extremity soft tissue reconstruction: Is flap loss too high? Microsurgery. 2013; 33(7):578–586.
[14] Cajozzo M, Toia F, Innocenti A, et al. Retrospective analysis in lower limb reconstruction: propeller perforator flaps versus free flaps. J Reconstr Microsurg. 2017; 33 S 01:S34–S39.
[15] Bekara F, Herlin C, Somda S, de Runz A, Grolleau JL, Chaput B. Free versus perforator-pedicled propeller flaps in lower extremity reconstruction: what is the safest coverage? A meta-analysis. Microsurgery. 2018; 38(1):109–119.
[16] Toia F, D'Arpa S, Pignatti M, Noel W, Cordova A. Axial propeller flaps: a proposal for update of the "Tokyo consensus on propeller flaps.". J Plast Reconstr Aesthet Surg. 2017; 70(6):857–860.
[17] Geddes CR, Tang M, Yang D, Morris SF. Anatomy of the integument of the lower extremity. In: Blondeel PN, Morris SF, Hallock GG, Neligan PC, eds. Perforator Flaps: Anatomy, Technique, & Clinical Applications. 2nd ed. St. Louis, MO: Quality Medical Publishing; 2013:667–703.
[18] Lu TC, Lin CH, Lin CH, Lin YT, Chen RF, Wei FC. Versatility of the pedicled peroneal artery perforator flaps for soft-tissue coverage of the lower leg and foot defects. J Plast Reconstr Aesthet Surg. 2011; 64(3):386–393.
[19] Saint-Cyr M, Wong C, Schaverien M, Mojallal A, Rohrich RJ. The perforasome theory: vascular anatomy and clinical implications. Plast Reconstr Surg. 2009; 124(5):1529–1544.
[20] Teo TC. Propeller flaps of the lower extremity. In: Blondeel PN, Morris SF, Hallock GG, Neligan PC. eds. Perforator Flaps: Anatomy, Technique, & Clinical Applications. 2nd ed. St. Louis, MO: Quality Medical Publishing; 2013:1223–1241.
[21] Wong CH, Cui F, Tan BK, et al. Nonlinear finite element simulations to elucidate the determinants of perforator patency in propeller flaps. Ann Plast Surg. 2007; 59(6):672–678.
[22] Jakubietz RG, Schmidt K, Zahn RK, et al. Subfascial directionality of perforators of the distal lower extremity: an anatomic study regarding selection of perforators for 180-degree propeller flaps. Ann Plast Surg. 2012; 69(3):307–311.
[23] Chaput B, Grolleau JL, Garrido I, et al. Delayed procedure in propeller perforator flap: defining the venous perforasome. J Plast Reconstr Aesthet Surg. 2017; 70(2):286–289.
[24] Yildiz K, Ozeren M, Kelahmetoglu O, Guneren E. The increasing of pedicled propeller perforator flap survival by an extra vein anastomosis. Microsurgery. 2017; 37(5):451–452.
[25] Chaput B, Bertheuil N, Grolleau JL, Bekara F, Carloni R, Laloze J, Herlin C. Comparison of propeller perforator flap and venous supercharged propeller perforator flap in reconstruction of lower limb soft tissue defect: a prospective study. Microsurgery. 2018; 38 2:177–184.
[26] Zhou ZB, Pan D, Tang JY. Adipofascial extension of the propeller perforator flap: achieve two things at one stroke. J Plast Reconstr Aesthet Surg. 2017; 70(4):542–543.
[27] Antonini A, Rossello C, Salomone C, Carrega G, Felli L, Burastero G. The propeller concept applied to free flaps and the proposal of a "clock flap" nomenclature. J Reconstr Microsurg. 2017; 33 S 01:S48–S52.
[28] Gir P, Cheng A, Oni G, Mojallal A, Saint-Cyr M. Pedicled-perforator (propeller) flaps in lower extremity defects: a systematic review. J Reconstr Microsurg. 2012; 28(9):595–601.
[29] Brunetti B, Tenna S, Poccia I, Persichetti P. Propeller flaps with reduced rotational angles: clinical experience on 40 consecutive reconstructions performed at different anatomical sites. Ann Plast Surg. 2017; 78(2):202–207.
[30] John JR. Subfascial directionality of perforators of the distal lower extremity: an anatomic study regarding selection of perforators for 180-degree propeller flaps. Ann Plast Surg. 2014; 72(2):261–262.

15.6　15E 章：足底内侧皮瓣和其他足底皮瓣

Mouchammed Agko, Hung-Chi Chen

15.6.1　足底内侧皮瓣和其他足底皮瓣的概述

　　足底部分可以作为几个肌肉、肌肉皮瓣、筋膜皮瓣或单纯皮瓣的来源，这些皮瓣可以转位、旋转或作为游离组织瓣转移。在踝关节和足部重建方面，由于其大小和皮肤的特殊特征，这些皮瓣主要用于修复涉及足底表面和后足的小到中等大小的缺损（图 15.24）。

　　Miry Mir（1954 年）首次使用了一个随机的、交腿的足弓皮瓣，分 3 个阶段转移，以覆盖对侧脚的足跟缺损。后来，Shanahan 和 Gingrass 首次描述了基于同名动脉和神经的同侧脚的带蒂足底内

侧动脉感觉皮瓣。Reiffel 和 McCarthy 进一步完善了该皮瓣，缩小了其蒂部，并建议进行筋膜下剥离。Harrison 和 Morgan 报告了从同一区域获取的"足弓皮瓣"，但包括下面的踇展肌。Morrison 等将这种足弓皮瓣以筋膜形式（即不含肌肉）转移，既作为带蒂岛状皮瓣，也作为游离皮瓣，将其应用于前足缺损。最后，在 2001 年，Koshima 等提出了游离的足底内侧动脉穿支皮瓣，其中一个单纯的足弓皮瓣被分离，它是基于一个穿过踇展肌和趾短屈肌之间的肌间隔发出的单一穿支。足底内侧动脉的浅支，也就是所有上述皮瓣的蒂部所在的位置。最近，足底内侧动脉穿支皮瓣已成功应用于足底 3 个承重区的缺损：前足、中足和足跟。

　　另外，中足的内侧可以作为足内侧皮瓣的供区。1990 年，Masquelet 和 Romana 在尸体标本和临床病例中证明了这种基于内侧（皮肤）分支的筋膜皮瓣的可行性和可靠性，这种筋膜皮瓣基于足底内侧动脉的深层（皮肤）分支。由于该皮瓣的皮肤薄而柔韧，特别适合于覆盖远端内踝、跟腱远端和足跟。其他不常用的足部皮瓣是足部外侧动脉皮瓣和各种内在肌肉皮瓣，可用于覆盖暴露的结构并提供可植皮的软组织床。

15.6.2　足底内侧皮瓣

优点和缺点

优点

　　·薄而无毛的皮肤，即使不包括皮神经，也能很好地恢复保护性感觉。

　　·不用牺牲大的动脉。

　　·可用于带蒂皮瓣或游离皮瓣。

　　·供区一期缝合可采用小尺寸皮瓣。

缺点

　　·需要仔细解剖短而脆弱的血管蒂。

　　·以前的创伤和外周血管疾病可能损伤皮瓣的血管供应。

　　·有时，供区植皮也是问题。

　　·皮瓣宽度超过 2~3 cm 时，需要进行皮肤移植。

解剖学方面的考虑

　　尽管发表了许多关于这个主题的文章，但文

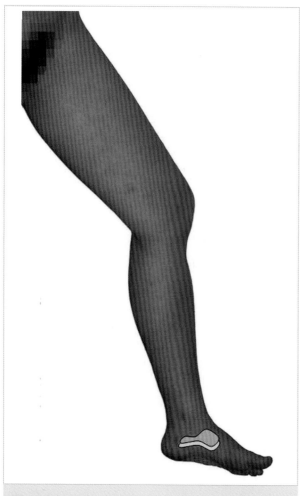

图 15.24　足底内侧皮瓣

献中对足底内侧血管的外科解剖学有相当大的混淆。虽然胫后动脉分为足底内侧和外侧血管的说法没有争议，但关于足底内侧动脉后续分支的术语却不太统一，这可能反映了解剖学差异。然而，这不应该影响人们对这些皮瓣的兴趣，因为无论具体的分支方式如何，总有一条可靠的血管可以同时滋养足内侧和足底内侧动脉皮瓣。

为了简单起见，我们将首先描述主要的情况，然后酌情探索临床上相关的变异。胫后动脉在距骨支持带的后缘分为足底内侧动脉和足底外侧动脉，与屈肌支持带的下缘相对应。足底内侧动脉在距舟关节至踇展肌的水平上，走行 2.5~3.5 cm后，进一步分为浅支和深支（图 15.25 a）。浅支是足底（足弓）内侧皮瓣的血管来源，在踇展肌和趾短屈肌之间的肌间隔处向远端走行（图15.25 b）。

深支保持在踇展肌的深处，然后分为内侧支和外侧支。外侧支深入足部，与足底深弓相连。内侧支绕过胫后肌腱（接近其插入舟骨结节的位置），并绕在足内侧弓。来自足底内侧支（足底内侧动脉深支）的血管供应足内侧足部皮瓣（图15.25 b）。

胫神经与胫后动脉关系密切，以类似的方式分为足底内侧神经和足底外侧神经。足底内侧神经伴行足底内侧动脉浅支，为足底内侧皮瓣提供感觉。相反，足内侧皮瓣的感觉神经则由隐神经提供，隐神经作为股神经的延续到达该区域。足内侧皮瓣可包括隐神经，但即使没有隐神经，也能获得合理的保护性感觉和两点间移动的辨别能力。

足底内侧动脉及其分支伴行的静脉网，维持着这些皮瓣的静脉引流。然而，浅层静脉系统应包括在足底内侧皮瓣中，以防止伴随动脉血管的深层静脉系统血流变小，而不够适用。

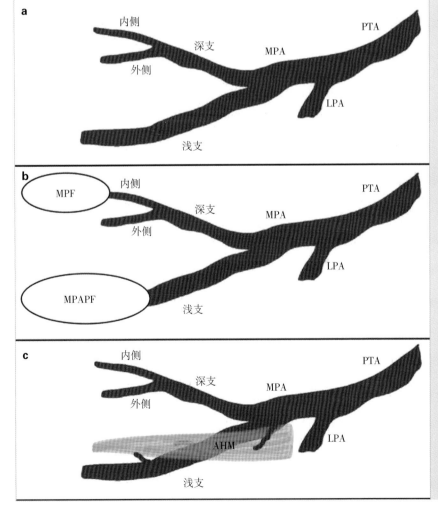

图 15.25　a. 胫后动脉（PTA）通常止于内侧足动脉（MPA）和外侧足动脉（LPA）。然后 MPA 分为浅支和深支。b. MPA 深支的内侧分支为足内侧皮瓣（MPF）提供血管供应。MPA 的浅层分支多为肌间隔穿支，滋养足底内侧动脉穿支皮瓣（MPAPF），这是足底（足弓）内侧皮瓣的穿支形式。c. MPA 及其浅支也向外展肌（AHM）发出分支

解剖变异和潜在陷阱

在使用此皮瓣之前，应通过触诊和可听式多普勒检查远端足部脉搏，以确认所有流入的血管是否通畅。供应足内侧皮瓣的皮肤动脉分支有时直接来自足内侧动脉的主干，而不是源自深层分支。无论如何，这并不影响皮瓣的安全获取，因为在这两种情况下，如果有必要，蒂部可以在近端追踪到一个合适大小的血管。

另一个重要的考虑是避免在止血带充气前对肢体进行驱血，以便更容易识别和保留所有小的滋养血管。最后，由于足内侧皮瓣在骨膜上隆起，如果需要皮肤移植且舟骨结点异常突出，应考虑其他供区。如果不这样做，可能会导致供区伤口延迟愈合和反复溃疡。

皮瓣设计

有助于设计足内侧皮瓣的 4 个表面标志，包括内踝、胫后动脉、舟骨结节和蹈展肌。足部内侧皮瓣的长轴与内侧足弓平行，中心位于舟骨结节上方。在这里，皮肤分支一直穿过胫骨后肌腱的止点，然后向远端进入皮肤。皮瓣可以从内踝下区域延伸至第一跖骨的干骺端。术前用多普勒定位结节周围的皮肤穿支，并据此画出皮瓣的周长是很有帮助的。皮瓣的大小可以达到 5 cm 的宽度和 10 cm 的长度，但宽度超过 2~3 cm 会影响供区的闭合。

皮瓣切取

做好术前标记后，肢体不驱血，给近端的止血带充气。首先，皮瓣的上边界向下切开，但不包括底层的骨膜。紧接着在舟骨骨膜上方和胫骨后肌腱旁上方沿足底方向继续剥离，直到皮瓣下表面可见皮肤分支。一旦确认包括了合适的皮肤

穿支，皮瓣的远端以类似的方式切开，就像从皮瓣近端向内踝下区域延伸的近端曲线标记一样。

牵开足弓处的蹈展肌，可以看到内侧皮支与足底内侧动脉深支的外侧支的交界处。接下来，将皮瓣的足底边缘向下切至蹈展肌。进一步的解剖在筋膜下平面的肌肉上方朝血管蒂方向进行，直到遇到外侧支和内侧支的交界处。此时，最需要注意的是避免对外侧支的牵引损伤。为了安全地沿着足底内侧动脉的深支进行近侧剥离，先在内侧皮支的远侧结扎外侧支。如果需要更长的蒂部，可以暴露足底内侧动脉甚至胫后动脉。在后一种情况下，也需要结扎足底内侧动脉的浅支，以实现蒂部向近端活动。皮瓣范围可以到达中足或后足缺损（图 15.26）。另一种皮瓣分离技术包括首先显露胫后血管，然后以顺行方式向远端追踪所有命名的分支（视频 15.6）。

如果供区不能进行无张力一期闭合，应始终使用非网状中厚皮片覆盖供区缺损，以最大限度地降低伤口愈合问题的风险。

15.6.3 足底内侧（动脉穿支）皮瓣

优点和缺点

优点

- 足部缺损的同类重建（颜色、无毛、厚度）。
- 不用牺牲大的动脉。
- 供区在隐蔽的地方。
- 皮瓣的分离相对简单。
- 没有功能损失。
- 可以使用有感觉的皮瓣。
- 解剖结构变异少。

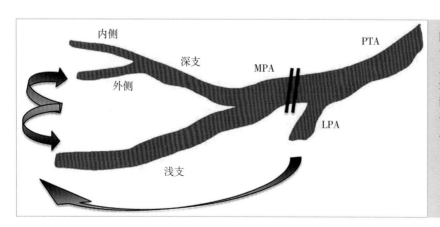

图 15.26 由于足内侧动脉的分支与足背（双箭头）和（或）足弓深处（LPA，足外侧动脉；单箭头）血管网络之间的远端相互连接，足内侧或足底内侧皮瓣以及蹈展肌的活力可通过逆流维持。在各自血管蒂近端分离（双交叉开口）后，可以转移皮瓣覆盖足部远端的缺损

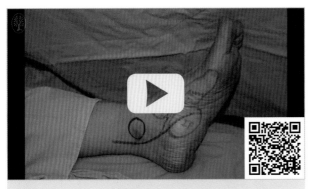

视频 15.6　带蒂内侧皮瓣。https://www.thieme.de/de/
q.htm?p=opn/cs/20/7/12265273–a2dfac4e

- 可以用于覆盖所有的后足、中足或前足缺损。
- 旋转弧度大。

缺点

- 大面积缺损可能需要其他皮瓣。
- 通常不可能进行一期闭合。
- 足底负重区改变的足部畸形是该皮瓣的禁
忌证。
- 必须对足底内侧神经干进行细致的剥离，
以防止供区的感觉缺失。

解剖学方面的考虑

胫后动脉在距骨支持带后缘分为足底内侧动
脉和足底外侧动脉，与屈肌支持带下缘相对应。
足底内侧动脉在距舟关节至𧿹展肌的水平上，走行
2.5~3.5 cm，进一步分为浅支和深支（图 15.25 a）。
浅支与足底内侧神经一起，在𧿹展肌和趾短屈肌
之间的肌间隔处向远端走行（图 15.25 b）。在中
足，这个神经血管束变得更浅，而且总是在肌间
隔内。动脉和神经均发出皮支穿过足底隔膜和足
底筋膜内侧缘，供应足底的非负重区。至少 2 个
（最多 4 个）肌间隔分支或穿支以这种方式从浅支
发出。更远端，浅支分为两支，分别与足背动脉

和足底外侧动脉的分支相通。这些连接是足底内
侧（动脉穿支）远端（逆行）皮瓣的解剖学基础。

解剖变异和潜在陷阱

浅支的远端分支可能有很大的不同。虽然这
对于近端（顺行）皮瓣来说是无关紧要的，但远
端蒂皮瓣的可靠性最终将取决于这些分支与足底
背侧血管网的相互连接的性质。因此，临时夹住
浅支的近端，以测试这些远端血管吻合是否能可
靠地供养皮瓣是至关重要的（图 15.27）。

皮瓣设计

与足内侧皮瓣一样，可听式多普勒检查有助
于确认主要足底血管的通畅性，并确定应在其上
设计皮瓣的肌间隔穿支。可以分离的最大皮肤表
面取决于个人非负重足底的边界，报道称，宽度
可能为 4~6 cm，长度可能为 10~12 cm。对于较小
尺寸的皮瓣，设计模板可以根据与缺损的空间关
系在两个方向（前后和内外侧）进行移动。然而，
至少有一个穿支应包括在标记皮瓣的圆周内，并
且皮瓣的边界应始终限制在非承重区域内。

皮瓣可以在筋膜下（筋膜皮瓣）或筋膜上
（单纯皮瓣）平面掀起。如果需要更柔韧的皮瓣，
则首选后者。此外，保留肌肉筋膜可能会改善供
区植皮的效果。

皮瓣获取

近端止血带在抬起肢体驱血后充气。在𧿹展
肌上做一个内侧切口，然后在该肌肉的筋膜上向
肌间隔解剖。一旦确定了肌间隔穿支，就在趾短
屈肌上做侧方切口，并继续向肌间隔方向进行类
似的剥离。肌间隔与两侧肌肉分离后，将两块肌
肉分开，穿支向足底内侧动脉浅支方向伸展。

暴露内侧足底主要动脉甚至是胫后动脉的决
定取决于必须覆盖的缺损位置。当然，位置靠后
的足跟缺损需要较长的蒂部（图 15.28）。毗邻供

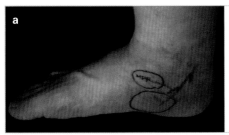

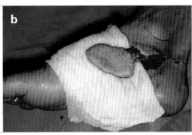

图 15.27　a. 足内侧（MPF）皮肤区
域在上方，足底内侧穿支皮瓣在下方。
b. 显示 MPF 皮肤岛，其蒂已经裸化

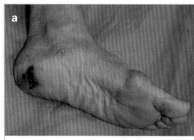
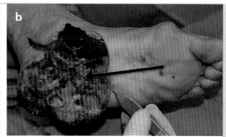
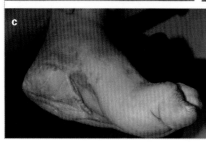

图 15.28 a. 一位 63 岁的患者，患有足底黑色素瘤，接受了广泛的局部切除术。b. 使用足底内侧动脉穿支皮瓣（MPAPF）立即进行了重建。黑色箭头所指的是皮瓣下表面的一个穿支。分离蹬短展肌的起点，保证皮瓣不受压的移位。c. MPAPF 皮瓣提供了一个耐用的足跟表面，在 3 年的随访中观察到，黑色素瘤没有复发，但供区需要进行分层皮肤移植

区的足中部缺损只需要对所选择的穿支进行足够的剥离，只要血管没有扭曲，甚至可以作为螺旋桨皮瓣旋转。

前足缺损的内侧或外侧位置将决定所需皮瓣的类型。如果允许的话，前足内侧缺损可以用螺旋桨皮瓣的方式用近端皮瓣覆盖。如果不能覆盖缺损，则应选择远端蒂皮瓣，并采取上述预防措施。带蒂皮瓣往往不能满足足底外侧的缺损。然后可以用显微外科吻合术将游离的内侧动脉穿支皮瓣转移到足底外侧动脉或其分支。

在决定足底内侧皮瓣中包括哪些或多少穿支时，应发挥标准的显微外科手术的敏锐性。如果第一个确定的穿支较小，则最好包括第二个穿支，无论它是带蒂皮瓣还是游离皮瓣。应避免对蒂部的压力，需要进行更广泛的解剖和松解。应辨认皮肤感觉分支，并与足底内侧神经主干分离，以保留远端感觉。非网状中厚皮片通常用于覆盖供区，任何一期闭合的尝试都是不明智的，因为如果张力过大，裂开或皮肤坏死的风险很高。

15.6.4 其他足底皮瓣

足底外侧动脉穿支皮瓣

足底外侧动脉沿外侧和远侧方向深入趾短屈肌，到达该肌与小指外展肌之间的肌间隔。与内侧足底血管不同的是，足底外侧由肌间隔穿支供应。由于该区域的负重性质，对皮肤移植的耐受性较差，该皮瓣只能作为二级皮瓣，以 V–Y 方式沿纵向轴线覆盖足底外侧的一小块缺损，以便伤

口和所有切口一期闭合。

内在肌肌肉皮瓣

近年来，随着足内侧和足底内侧动脉穿支皮瓣的普及，人们对足底固有肌瓣的热情逐渐消退。然而，对于小缺损来说，它们仍然是一个完美可行的选择。尽管良好的足部解剖学知识是前提条件，但与其他皮瓣相比，对它们的解剖掌握相对容易和快速，并将造成的功能和美学缺陷最小。所有伤口进行一期愈合通常是可能的。如果先前存在的足部失神经使这些肌肉萎缩，则不能用作皮瓣。因此，对于患有糖尿病、周围血管闭塞性疾病或足部神经丧失的患者，在考虑使用这些固有肌瓣时要非常谨慎，就像对待足部创伤后一样。

蹬展肌

蹬趾外展肌起源于跟骨内侧和相邻的足底肌腱，止于大脚趾近端指骨的内侧表面。获取时，首先沿足部内侧摸到肌肉，然后沿足部内侧边界做切口。暴露肌肉后，在其止点部位的近端切断其肌腱，然后切断在远端进入肌肉的小血管分支。必须保留主要的血液供应，即足底内侧动脉的近端分支。如有必要，可通过将起始部与跟骨分离来进一步游离肌肉。然后，肌瓣可以像岛状皮瓣一样移位，以覆盖附近任何合适的缺损。通过完全游离肌肉，将其血管供应建立在足底内侧动脉远端分支与背侧血管系统和深部足弓连接的逆行血流上，也可将肌肉向前方推进以覆盖前足内侧缺损（图 15.29）。

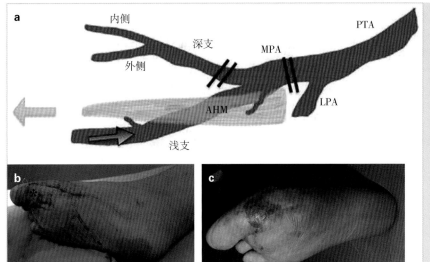

图 15.29　一位 56 岁的农民右脚受伤，第一跖趾关节处有组织缺失，肌腱和骨头外露。a. 如图所示，向远端推进踇展肌（AHM）进行覆盖（橙色箭头）。AHM 的基础是来自足背动脉系统和深足弓的内侧足底动脉（MPA）浅层分支的逆行流（黑色箭头）。MPA 近端和其深层分支都必须被分离（双交叉开口）以允许这种转位。b. 使用分层皮肤移植（*）来覆盖推进的肌瓣。注意内侧足底切口的闭合，这是获取 AHM 的必要条件。c. 随访 3 个月，伤口愈合良好

小趾展肌

在足底的另一侧，小趾展肌是踇展肌的外侧对应肌。它广泛起源于跟骨和邻近的足底肌，止于小脚趾近侧指骨的外侧。在负重表面外侧的足部外侧切口用于露出肌肉。在切断远端肌腱后，足底外侧动脉的远端小分支被游离。通过仔细的近端解剖，将肌肉与相邻的小趾屈肌分离，直到骰骨的水平，在那里可以识别并保留主要的蒂部，即来自足底外侧动脉的近端分支。应该记住，足底外侧神经血管束位于小趾展肌和踇指屈肌之间。根据覆盖外侧足跟或踝关节缺损所需的活动量，该肌肉可以保留在其起源处或部分附着，如果有必要，完全分离。

趾短屈肌

趾短屈肌占据两条外展肌之间的间隙，刚好位于跖腱膜深处。足底近端的腱膜和邻近跟骨的狭窄区域构成了这块肌肉的起始处，该肌肉在远端分成四条肌腱，在连接到中间趾骨的两侧之前，肌腱本身分裂成两条肌腱。足底外侧神经血管束供应肌肉，因为它在到达足底外侧的过程中深入到肌肉。通过足底的中线皮肤切口，跖腱膜可以被分割，从而可以到达肌肉。所有 4 条肌腱都在肌肉附着点附近分开，但必须非常注意，以避免损伤它们之间的指端神经血管束。然后，将肌肉向后反折以达到脚后跟的缺损。

另外，可以使用肌肉皮瓣来避免在脚跟上进行皮肤移植。该皮瓣计划包括覆盖第二和第三跖骨的足底，覆盖趾短屈肌肌间隔之间的区域，即小趾展肌的内侧和踇展肌的外侧。紧靠皮瓣下的跖腱膜被包括在皮瓣中，其余部分被剥离以暴露出趾短屈肌。剩余的分离将与单纯肌肉皮瓣一样，但例外的是，足底外侧动脉和静脉必须在足中部分离，并与皮瓣一起保留。如果需要感觉皮瓣，从足底内侧神经进入皮肤的感觉分支必须从主神经干中分离出来，才能将其包括在内。

15.6.5　术后护理

持续使用保护性夹板，以避免任何足底皮瓣受压，并将肢体抬高 30°，以将肿胀降至最低。采用带蒂皮瓣，患者卧床 3 天。对于游离皮瓣，卧床休息期延长到 1 周。紧随其后的是谨慎的悬垂方案，然后是谨慎的行走。

15.6.6　结论

足底重建给骨科医生带来了巨大的挑战。其结果对患者的功能和整体幸福感有着深远的影响。足内侧和足底内侧动脉穿支皮瓣是足部非负重侧的两个主力皮瓣，可安全可靠地修复足部和踝部的中小型缺损。它们无毛的皮肤提供了一种理想的覆盖形式。另一种选择是，足部的固有肌肉为修复中、后足的小型缺陷提供了一个久经考验的选择，并可用于皮肤移植。我们不应该忘记它们。

参考文献

[1] Mir y Mir, L, Functional Graft of the Heel, Plast Reconstr Surg, 1954;14(6): 444–450.

[2] Shanahan RE, Gingrass RP. Medial plantar sensory flap for coverage of heel defects. Plast Reconstr Surg. 1979; 64(3):295–298.

[3] Reiffel RS, McCarthy JG. Coverage of heel and sole defects: a new subfascial arterialized flap. Plast Reconstr Surg. 1980; 66(2):250–260.

[4] Harrison DH, Morgan BD. The instep island flap to resurface plantar defects. Br J Plast Surg. 1981; 34(3):315–318.

[5] Morrison WA, Crabb DM, O'Brien BM, Jenkins A. The instep of the foot as a fasciocutaneous island and as a free flap for heel defects. Plast Reconstr Surg. 1983; 72(1):56–65.

[6] Koshima I, Urushibara K, Inagawa K, Hamasaki T, Moriguchi T. Free medial plantar perforator flaps for the resurfacing of finger and foot defects. Plast Reconstr Surg. 2001; 107(7):1753–1758.

[7] Zelken JA, Lin CH. An algorithm for forefoot reconstruction with the innervated free medial plantar flap. Ann Plast Surg. 2016; 76(2):221–226.

[8] Scaglioni MF, Rittirsch D, Giovanoli P. Reconstruction of the heel, middle foot sole, and plantar forefoot with the medial plantar artery perforator flap: clinical experience with 28 cases. Plast Reconstr Surg. 2018; 141(1):200–208.

[9] Masquelet AC, Romana MC. The medialis pedis flap: a new fasciocutaneous flap. Plast Reconstr Surg. 1990; 85(5):765–772.

[10] Attinger CE, Ducic I, Cooper P, Zelen CM. The role of intrinsic muscle flaps of the foot for bone coverage in foot and ankle defects in diabetic and nondiabetic patients. Plast Reconstr Surg. 2002; 110(4):1047–1054, discussion 1055–1057.

[11] Rodriguez-Vegas M. Medialis pedis flap in the reconstruction of palmar skin defects of the digits: clarifying the anatomy of the medial plantar artery. Ann Plast Surg. 2014; 72(5):542–552.

[12] Chen HC, Mardini S, Liu YT. Medial plantar artery perforator flaps with emphasis on the medialis pedis flap. In: Blondeel PN, Hallock GG, Morris SF, Neligan PC, eds. Perforator flaps. Anatomy, technique and clinical applications. St Louis, MO: Quality Medical Publishing; 2006:741–753.

[13] Park JS, Lee JH, Lee JS, Baek JH. Medialis pedis flap for reconstruction of weight bearing heel. Microsurgery. 2017; 37(7):780–785.

[14] Zenn MR, Jones G. Flexor Digitorum Brevis Flap, Reconstructive Surgery: Anatomy, Technique, and Clinical Applications. St. Louis, MO: Quality Medical Publishing; 2012:1762–1763.

[15] Ikuta Y, Murakami T, Yoshioka K, Tsuge K. Reconstruction of the heel pad by flexor digitorum brevis musculocutaneous flap transfer. Plast Reconstr Surg. 1984; 74(1):86–96.

15.7 15F 章：远端蒂腓肠皮瓣

S. Raja Sabapathy, Hari Venkatramani, Madhu Periasamy

15.7.1 远端蒂腓肠皮瓣的概述

覆盖小腿下 1/3、踝关节和足后跟的软组织缺损给骨科医生带来了极大的挑战。游离皮瓣的引入解决了大部分问题，是目前实践中最受欢迎的选择。在不能使用游离皮瓣的情况下，或者当没有显微外科设备时，以腓肠动脉远端为蒂的皮瓣是覆盖这些区域缺损的一个很好的选择（图15.30）。

远端蒂腓肠动脉皮瓣是以小腿远端 2/3 的腓肠神经周围的血管网为基础的。Masqulet 等在解剖学

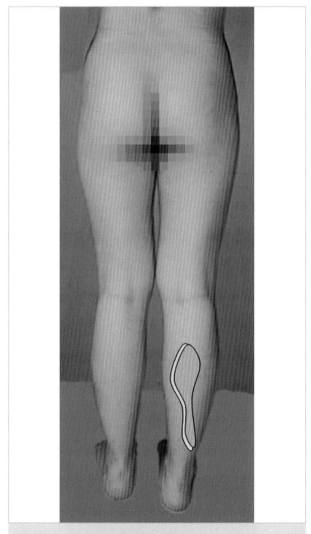

图 15.30 以远端为蒂的腓肠肌瓣

研究中发现，与腓肠神经伴行的腓肠浅正中动脉也向皮肤发出许多分支。这些穿支存在于神经走行的筋膜上。腓肠浅正中动脉和交织的分支网络与腓动脉穿支相连，腓动脉穿支常位于外踝近端5~7 cm 处。这一解剖学事实使我们可以设计一种以腓动脉穿支为基础的远端皮瓣，其轴心点通常在外踝上方 5 cm。

15.7.2 优点和缺点

优点

- 血液供应可靠，不需要牺牲大的动脉。
- 皮瓣分离很容易，分离起来也很快。
- 不需要显微外科技能或设备。
- 甚至对老年人和糖尿病患者也有用，因为它是基于腓动脉的穿支，即使在患有这些疾病的患者中，这些穿支通常也是开放的。
- 该皮瓣可以很好地覆盖小腿下 1/3（图15.31）、外踝和内踝（图 15.32）、踝关节、跟腱区域、足跟（图 15.33）以及足背近 2/3（图 15.34）的缺损。
- 可作为筋膜皮瓣、脂肪筋膜瓣或带小部分腓肠肌的肌皮瓣。

缺点

- 对于小腿下 1/3 骨折的患者，必须谨慎使用，因为骨折可能会损伤腓动脉发出的穿支。
- 如果移植皮肤，供区会留下不美观的瘢痕。
- 如果皮瓣延伸到小腿上部和中间 1/3 的交界处之外，就不可靠了。

15.7.3 解剖学方面

远端蒂腓肠皮瓣由伴行腓肠神经的腓肠浅正中动脉供血。根据 Masqulet 等的说法，这条动脉65% 的血液供应到踝部，另外 35% 的血流供应交织的筋膜上血管网络，这些血管与来自腓动脉的肌间隔穿支吻合。这些腓动脉穿支位于外踝近端5~7 cm。因此，通过在皮瓣底部保持约 3 cm 的宽度，这将包括腓肠神经和相关血管，所以它将有可能提出一个以远端为蒂的皮瓣，包括小腿后侧的皮肤，由腓肠神经限定皮瓣的轴线。皮瓣的安全近端范围是小腿近端和中间 1/3 的交界处，因为腓肠神经及其伴行血管在该水平上在筋膜下通过。

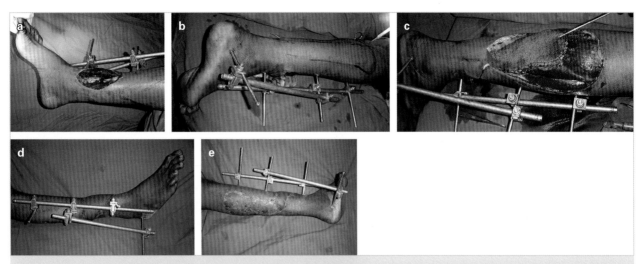

图 15.31 a. 小腿开放性胫骨骨折需要皮瓣覆盖。b. 所选远端腓肠肌瓣的轮廓。c. 筋膜下皮瓣分离。d. 随后的皮瓣愈合。e. 皮肤移植供区的外观

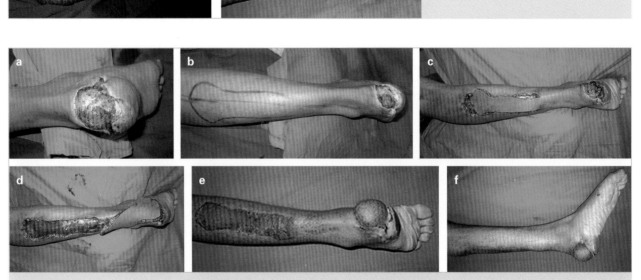

图 15.32 a. 外踝上的软组织缺损。b. 可用远端腓肠肌瓣轻松修复

图 15.33 a. 足跟后部缺损。b. 远端腓肠肌瓣标记。c. 皮瓣分离。d. 皮瓣翻转，置入皮瓣。e. 在 3 周时，皮瓣蒂分离后的长期结果，供区植皮后的预期结果。f. 内侧视图显示皮瓣在足跟的轮廓线

15.7.4 解剖变异和潜在陷阱

• 远端为蒂的腓肠皮瓣是以解剖结构为基础的，因此几乎总是可以进行可靠的皮瓣设计。

• 在小腿下 1/3 的闭合性脱套伤中，在某些情况下，骨折部位位于外踝近端约 5 cm 的小腿双骨折，存在腓动脉穿支与腓肠神经周围血管网络之间的互联中断的风险，从而使潜在的远端腓肠神

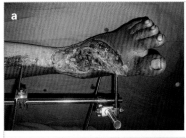
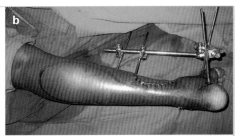
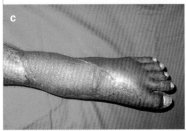
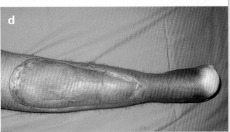

图 15.34　a. 在最终清创前的大型足背缺损。b. 标记的腓肠肌远端皮瓣。c. 皮瓣覆盖了缺损近 2/3 的关键区域，其余部分进行了植皮。d. 典型的皮肤移植供区

经皮瓣存活受到影响。

· 如果远端蒂腓肠皮瓣的上界设计在小腿近中 1/3 交界处的近侧，则该水平的腓肠神经位于筋膜下，腓肠肌的两头之间。如果不注意通过更深层次的解剖，或者将腓肠肌的一部分作为血管系膜包括在内，那么皮瓣的这一部分可能会失血管支配。

· 腓肠神经可以不包含在远端的腓肠皮瓣中，甚至可以作为神经移植。这需要在保留伴随的血管网络的同时，仔细地从筋膜上剥离神经。虽然有时会成功，但许多人认为这一策略有风险，只有在特殊情况下才会尝试。

15.7.5　皮瓣设计

在模板上标记缺损大小，在腓肠神经对应的线上标记远端蒂腓肠皮瓣的轮廓，腓肠神经从外踝后方延伸到腓肠肌两头的交界处，然后延伸到腘窝的中点。必须包括足够的蒂部长度，以便在选定的腓动脉穿支处进行翻转。有些人会把这个蒂部放在外踝上方 7~10 cm，以确保包含几个穿支，以更好地提供皮瓣灌注。

皮瓣可以设计成完全筋膜皮瓣或脂肪筋膜瓣，完全不携带皮肤或仅有蒂部覆盖皮肤（图 15.35）。蒂部可以设计成隧道通向受区，也可以用作翻转的嵌入皮瓣，3 周后将蒂部断开。前一种选择允许一期手术，但存在蒂部受压和皮瓣缺血的风险。一般情况下，皮瓣的最大安全尺寸约为 10 cm 宽，12 cm 长。如果不能闭合供区，则需要皮肤移植。

15.7.6　皮瓣标记

患者通常采用俯卧位，然后进行全身麻醉。在我们医院，有时会使用局部麻醉，这样患者就可以侧卧的姿势躺在受累腿的一侧。患腿保持伸直，对侧腿铺单并保持屈膝屈髋 90°。这被认为是一个非常舒适的姿势。止血带系在大腿上方，并对下肢进行预处理，从大腿下部到脚跟铺单。同时，如果需要覆盖皮瓣供区，可以同时从任何一条大腿上取皮。

首先沿着腓肠神经和邻近的小隐静脉标记小腿后中线。这条线从外踝和跟腱之间中点开始延伸，应到达小腿中部和下 1/3 交界处的腓肠肌头之间的中线，然后向近侧到达腘窝的中点。

以远端为蒂的腓肠皮瓣以所画的线为中心，确定足以到达缺损的蒂长，外踝近端 5~7 cm 处为旋转点。如果必须采用较大的皮瓣，皮瓣可以在腓肠神经内侧延伸 2~3 cm，外侧越过外侧肌间隔线，穿支从腓动脉发出。

我们保留一条 2~3 cm 的条带，作为以腓肠神经为中心的蒂部的宽度。这个蒂可以包含皮肤、皮下组织和筋膜，也可以不含皮肤。在后一种情况下，皮肤在真皮下水平从皮瓣上掀起，留下一条宽的脂肪组织带，其筋膜包含腓肠神经和小隐静脉。这些薄皮瓣可以用来闭合供区。

15.7.7　皮瓣获取

在标记远端蒂腓肠皮瓣后，首先向下切开近

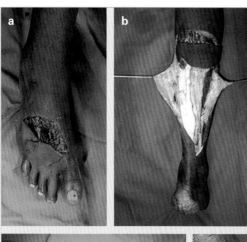
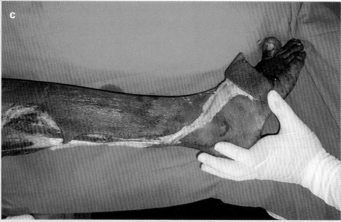
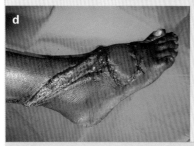
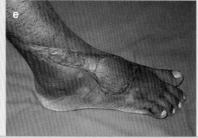
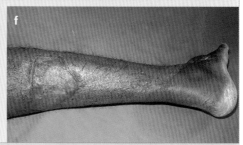

图 15.35　a. 足背远端缺损。b. 带脂肪筋膜蒂的腓肠肌远端皮瓣。c. 翻转以预期可达缺损。d. 切开足背皮肤，使皮瓣蒂通过。e. 皮瓣置入，用植皮覆盖蒂部。f. 这种方法最大限度地减少了对供区皮肤移植的需要，但并没有消除这种需要

端边界，穿过深筋膜（视频 15.7）。小隐静脉，正中腓肠浅动脉，腓肠神经从内侧到外侧依次可见。结扎小隐静脉。使用电刀切断神经后，向远端牵拉和游离神经。将神经的近端回缩，以防止在瘢痕线上出现有症状的神经瘤。缝合皮瓣的深筋膜和神经与皮肤，以防止任何血管连接被剪短。

如果皮瓣超出小腿中近 1/3 交界处，则必须在

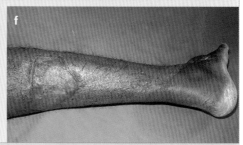

视频 15.7　逆行腓肠神经皮瓣。https://www.thieme.de/de/q.htm?p=opn/cs/20/7/12265274–30ce9dc7

其筋膜下位置识别腓肠神经。应在神经旁取下仍与深筋膜相连的腓肠肌袖带，因为这提供了一个血管系膜。这块肌肉也可用于填补骨的空隙或皮瓣移植后的无效腔（图 15.36）。

接下来，以腓肠神经内几厘米处作为内侧缘，并切开。最后完成外侧切口，同时切开深筋膜。如果需要分离大皮瓣，外侧界限在外侧肌间隔外 2 cm 处。

皮瓣游离后，下一步是分离蒂部。如果是筋膜皮瓣，则以腓肠神经为中心分离 3 cm 宽的皮肤带。如果皮瓣是脂肪筋膜瓣，首先在腓肠神经线的两侧分离 2 cm 的真皮下皮瓣，这样被包裹的脂肪筋膜组织就可以作为蒂（图 15.35）。继续向蒂部远端剥离，直到达到所需的腓肠动脉穿支的枢轴点，通常是在外侧腓肠肌近端 5 cm 处。

一旦蒂部解剖到达旋转点，就可以将皮瓣翻转到缺损处并嵌入。蒂部可以通过隧道到达缺损处或将中间皮肤切开，并将其缝合到皮瓣边缘。该皮瓣也可翻转作为延迟皮瓣应用，3 周后血管充分新生后，分割蒂部。最后一种方法不会在跟腱区域留下任何瘢痕或肿块。在供区边缘推进皮肤

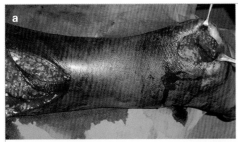
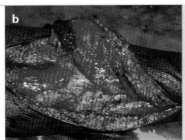
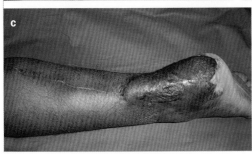

图 15.36 a. 跟骨深腔，同时有皮肤缺损。b. 将腓肠肌皮瓣向近端延伸需要将皮瓣的近端掀开，腓肠肌蒂环绕腓肠神经作为血管蒂，以确保成活。c. 这里的肌肉也被用来填补跟骨的缺损，而皮瓣同时提供软组织覆盖

可以缩小缺损，但如果不能一期闭合，开放区域必须用皮片覆盖。

15.7.8 术后康复

在远端腓肠瓣区周围保护后佩戴小腿石膏，并设有监测皮瓣的窗口。如果皮瓣位于脚后跟区域，则必须使用特殊悬浮固定技术来防止受压。

由于皮瓣最常用于覆盖骨折部位，所以负重将取决于骨折愈合后的限制。当皮瓣在足跟部时，通常在 6 周后才开始负重，而且一定要穿特殊的软鞋。

15.7.9 结论

远端蒂腓肠皮瓣是一种可靠、易于分离的皮瓣，可用于覆盖小腿下方 1/3、踝或足跟缺损的区域。它不需要显微外科技术，也不需牺牲任何主要血管。缺点是，如果皮瓣中包括腓肠神经，则外侧足的感觉会丧失。此外，如果需要对供区进行皮肤移植，将在腿上留下明显的瘢痕。

参考文献

[1] Masquelet AC, Romana MC, Wolf G. Skin island flaps supplied by the vascular axis of the sensitive superficial nerves: anatomic study and clinical experience in the leg. Plast Reconstr Surg. 1992; 89(6):1115–1121.

[2] Hasegawa M, Torii S, Katoh H, Esaki S. The distally based superficial sural artery flap. Plast Reconstr Surg. 1994; 93(5):1012–1020.

[3] Rajacic N, Darweesh M, Jayakrishnan K, Gang RK, Jojic S. The distally based superficial sural flap for reconstruction of the lower leg and foot. Br J Plast Surg. 1996; 49(6):383–389.

[4] Al-Qattan MM. Distally based sural artery flap. In: Blondeel PN, Morris SF, Hallock GG, Neligan PC, eds. Perforator Flaps: Anatomy, Technique, & Clinical Applications. St. Louis, MO: Quality Medical Publishing; 2013:847–854.

[5] Al-Qattan MM. A modified technique for harvesting the reverse sural artery flap from the upper part of the leg: inclusion of a gastrocnemius muscle "cuff" around the sural pedicle. Ann Plast Surg. 2001; 47(3):269–274, discussion 274–278.

[6] Hallock GG. Invited discussion: a modified technique for harvesting the reverse sural artery flap from the upper part of the leg: inclusion of a gastrocnemius muscle cuff around the sural pedicle. Ann Plast Surg. 2001; 47:274–278.

[7] Venkataramani H, Jain DK, Sabapathy SR. Comments: a useful modification of the plaster backslab to off-load pressure from reconstructions of the heel and elbow. Indian J Plast Surg. 2012; 45(3):588–589.

第 16 章　修复下肢常用的多功能游离皮瓣

Geoffrey G. Hallock, Waleed Gibreel, Karim Bakri, Samir Mardini

摘要

很少有人会争论，下肢可能是最难重新组织覆盖的身体区域，这不仅是因为下肢缺乏多余的皮肤，而且还因为它本身离心脏遥远，存在着并不罕见血供不足。最近，当带血管蒂的皮瓣被用于下肢重建时，显微外科医生对使用局部皮瓣的兴趣激增，这可能是为了避免血管吻合失败的风险或技术挑战，但不应否认有时仍需要使用游离皮瓣的事实。在局部组织损伤或血管缺损时往往需要选择游离皮瓣。就这一点而言，有些人称股前外侧皮瓣是能够实现所有目的的"理想"的软组织皮瓣。其他的"主力"供区是相对较薄的腓肠内侧动脉穿支皮瓣、胸背动脉穿支皮瓣——它可以获取大面积的胸背筋膜区域，或者是可塑性更强、用途更广的股薄肌和背阔肌皮瓣。还有许多其他选择，如旋髂浅穿支皮瓣，但至少应该具备使用上述皮瓣的能力，因为它们几乎都有广泛的用途。

关键词：股前外侧皮瓣，股薄肌，背阔肌，腓肠内侧动脉穿支（MSAP）皮瓣，胸背动脉穿支（TDAP）皮瓣，游离皮瓣，显微组织移植

16.1　引言（图 16.1）

究竟什么是重建手术？很难有一个准确的答案，但 Tagliacozzi 在这一点的阐述是正确的："它是重建缺失的部分，以恢复已经失去的功能"。那么，重建外科医生是如何从同样声称具有这种能力的创伤外科医生中脱颖而出的呢？是不是因为我们有能力解决那些需要血管化的组织，也就是皮瓣来解决的复杂问题？如果更简单的局部选择不够时，那么如何将皮瓣从 A 点移到 B 点？Hamilton（1854 年）通过将一条腿连接到另一条腿上做交腿皮瓣来解决这个问题。使用 Nicoladoni 方法，甚至分阶段的手脚转移也同样可以做到。Filatov（1917 年）和 Gillies（1920 年）独立开发了管状蒂皮瓣，作为远端组织转移的另一种手段。

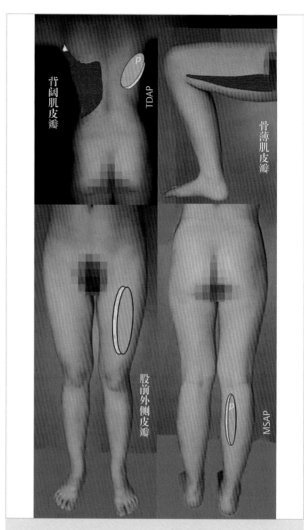

图 16.1　修复下肢的"主力"游离皮瓣

然而，发展是势在必行的，因为这些现在被认为是原始的手术技术，其成功所必需的肢体固定时间较长，可能导致关节僵硬，并需要多次手术干预，同时有压疮、皮瓣不完全存活或血栓栓塞的风险。最重要的是，与今天的高期望值相比，其结果是不理想的。

这个新的开端依赖于 20 世纪初 Carrel 和 Guthrie 的动物实验，他们完善了血管的吻合技术，

允许在实验室里进行再植和器官移植。随后，在许多人努力下，发展出基本可靠和一致的手术技术，发现了对减少血栓形成风险至关重要的抗凝剂，并使用了术中显微镜，以获得更好的视觉效果。Jacobson 和 Tamai，以及后来的 Acland，在器械和缝合材料上进行了新的设计，这将促进现在所谓的微血管吻合。O'Brien 建立了一个显微外科研究小组，专门在微血管水平上探寻以前未被认识的生理和临床挑战的答案。

一场技术的革命随之而来。McLean 和 Bunke 将大网膜自体移植到头皮上。Harii 等在 1972 年首次成功地利用颞部头皮进行了游离皮肤移植。然而，通常认为是 Daniel 和 Taylor 第一个完成复合组织移植，他们一期将腹股沟岛状皮瓣移植修复下肢远端缺损。在那篇论文的"导言"之前，Harry J. Buncke，Jr. 本人的一些启发性和预言性的话是不容忽视的："通过重新吻合微血管蒂的方式成功移植复合组织块，在实验和临床上还有无限的可能性"。

确实如此，并且完全正确。很快，肌肉、骨骼、神经、内脏以及各种可以想象的显微外科组织移植作为"游离"皮瓣将被用于身体的任何地方。愿意冒着批评和阻力的创新者反而蓬勃发展。Godina 通过急诊使用游离皮瓣显示了对下肢创伤的卓越效果。Hong 在超级显微外科专业技术方面做出了突出贡献。千禧一代甚至证明了手机的真正价值，他们获得了与 CT 血管造影相同的血管穿支定位的热成像图像。长庚医院使用"游离皮瓣"重症监护室获得了更好的结果，该监护室有训练有素的护士进行监测，可以更早发现血管危象，然后可以更容易地矫正，因为越早越好。

在这个穿支皮瓣的时代，人们看到了一种模式的转变，即优先考虑用局部皮瓣作为下肢软组织覆盖，游离皮瓣是否仍有作用呢？即使是最不经意的观察者，答案也应该是"是的"。如果局部组织已经受到损害，甚至不存在，如在截肢时必须保留关节或肢体的长度，那就不需争论了。几乎所有大的创伤，甚至一些小到中等大小的创伤，可能还是以游离皮瓣为好。今天，也必须考虑供区的并发症，通常情况下，小的游离皮瓣比局部皮瓣更美观，因为局部皮瓣的供区闭合需要植皮。仔细阅读第 13 章中的皮瓣选择过程，可以看到所有合理的可用的游离皮瓣选择，但要以那些精挑细选的皮瓣为重点。有人说，大腿股前外侧皮瓣是"理想的"软组织皮瓣。质地更薄的腓肠内侧皮瓣已经代替了桡动脉皮瓣的应用，因为它避免损伤桡动脉。胸背动脉穿支皮瓣与肩胛 / 肩胛骨皮瓣一样，可以获取到相同的胸背筋膜区域，但它有一个潜在的更长的血管蒂，可以到达损伤区之外。如果不能选择穿支皮瓣或已经失败，也可以选择延展性更强的肌肉皮瓣，如股薄肌和背阔肌，它们不仅对下肢很重要，而且也是真正的"主力"皮瓣，可用于整个身体。最后，腹股沟皮瓣被改良为旋髂浅穿支皮瓣，在第 22 章有进一步讲解。

参考文献

[1] Tagliacozzi G. De Curtorum Chirurgica per Insitionem Libri Duo. Venice: G Bindonus; 1597.
[2] Park JE, Chang DW. Advances and innovations in microsurgery. Plast Reconstr Surg. 2016; 138(5):915e–924e.
[3] Stark RB, Kaplan JM. Cross-leg flaps in patients over 50 years of age. Br J Plast Surg. 1972; 25(1):20–21.
[4] Huemer GM. Carl Nicoladoni and the concept of toe-to-hand transfer at the turn of the nineteenth century. Plast Reconstr Surg. 2005; 115(5):1432–1433.
[5] Barsky AJ. Filatov and the tubed pedicle. Plast Reconstr Surg Transplant Bull. 1959; 24:456–462.
[6] Bingham HG, Moore CE. Farewell to Queen's Hospital, Sidcup. Br J Plast Surg. 1976; 29(4):297–301.
[7] Carrel A. La Technique Operatoire des Anastomoses Vasculaires et de la Transplantation des Visceres. Lyon Med. 1902; 98:859–863.
[8] Tamai S. History of microsurgery. Plast Reconstr Surg. 2009; 124(6) Suppl: e282–e294.
[9] McGrouther DA. Robert Acland (1941–2016) innovator, microsurgeon, anatomist and teacher. J Plast Reconstr Aesthet Surg. 2018; 71(2):126–131.
[10] Acland R. A new needle for microvascular surgery. Surgery. 1972; 71(1):130–131.
[11] Acland RD. Microvascular anastomosis: a device for holding stay sutures and a new vascular clamp. Surgery. 1974; 75(2):185–187.
[12] Morrison WA. Bernard McCarthy O'Brien. Br J Plast Surg. 1994; 47:204–205.
[13] McLean DH, Buncke HJ, Jr. Autotransplant of omentum to a large scalp defect, with microsurgical revascularization. Plast Reconstr Surg. 1972; 49(3):268–274.
[14] Harii K, Omori K, Omori S. Successful clinical transfer of ten free flaps by microvascular anastomoses. Plast Reconstr Surg. 1974; 53(3):259–270.
[15] Daniel RK, Taylor GI. Distant transfer of an island flap by microvascular anastomoses. A clinical technique. Plast Reconstr Surg. 1973; 52(2):111–117.
[16] Research Laboratory for Replantation of Severed Limb. Free muscle transplantation by microsurgical neurovascular anastomoses. Report of a case. Chin Med J (Engl). 1976; 2(1):47–50.
[17] Taylor GI, Miller GD, Ham FJ. The free vascularized bone graft. A clinical extension of microvascular techniques. Plast Reconstr Surg. 1975; 55(5):533–544.
[18] Taylor GI, Ham FJ. The free vascularized nerve graft. A further experimental and clinical application of microvascular techniques. Plast Reconstr Surg. 1976; 57(4):413–426.
[19] Hallock GG, Koch TJ. External monitoring of vascularized jejunum transfers using laser Doppler flowmetry. Ann Plast Surg. 1990; 24(3):213–215.
[20] Hong JPJ, Colen LB. How has Dr. Marko Godina influenced us? Plast Reconstr Surg. 2017; 140(3):641–642.
[21] Godina M. Early microsurgical reconstruction of complex trauma of the extremities. Plast Reconstr Surg. 1986; 78(3):285–292.
[22] Hong JP. The use of supermicrosurgery in lower extremity reconstruction: the next step in evolution. Plast Reconstr Surg. 2009; 123(1):230–235.
[23] Pereira N, Valenzuela D, Mangelsdorff G, Kufeke M, Roa R. Detection of perforators for free flap planning using smartphone thermal imaging: a concordance study with computed tomographic angiography in 120 perforators. Plast Reconstr Surg. 2018; 141(3):787–792.
[24] Chen KT, Mardini S, Chuang DCC, et al. Timing of presentation of the

first signs of vascular compromise dictates the salvage outcome of free flap transfers. Plast Reconstr Surg. 2007; 120(1):187–195.

[25] Hallock GG. A paradigm shift in flap selection protocols for zones of the lower extremity using perforator flaps. J Reconstr Microsurg. 2013; 29(4): 233–240.

[26] Hallock GG. Preservation of lower extremity amputation length using muscle perforator free flaps. J Plast Reconstr Aesthet Surg. 2008; 61(6):643–647.

[27] Wei FC, Jain V, Celik N, Chen HC, Chuang DCC, Lin CH. Have we found an ideal soft-tissue flap? An experience with 672 anterolateral thigh flaps. Plast Reconstr Surg. 2002; 109(7):2219–2226, discussion 2227–2230.

[28] Kao HK, Chang KP, Wei FC, Cheng MH. Comparison of the medial sural artery perforator flap with the radial forearm flap for head and neck reconstructions. Plast Reconstr Surg. 2009; 124(4):1125–1132.

[29] Stokes R, Whetzel TP, Stevenson TR. Three-dimensional reconstruction of the below-knee amputation stump: use of the combined scapular/ parascapular flap. Plast Reconstr Surg. 1994; 94(5):732–736.

[30] Rautio J, Asko-Seljavaara S, Laasonen L, Härmä M. Suitability of the scapular flap for reconstructions of the foot. Plast Reconstr Surg. 1990; 85(6):922–928.

[31] Hallock GG. The role of muscle flaps for salvage of failed perforator free flaps. Plast Reconstr Surg Glob Open. 2015; 3(11):e564.

16.2　16A 章：下肢股前外侧皮瓣

Waleed Gibreel, Karim Bakri, Samir Mardini

16.2.1　下肢股前外侧皮瓣的概述

在 Song 等的最初描述之后，重建外科医生对大腿股前外侧（ALT）皮瓣（图 16.2）的用途有了极大的提高。它现在被认为是身体各部位重建手术的主要软组织皮瓣。相对恒定的解剖结构、最低的供区并发症、重建简单和复合软组织缺损的能力、多功能性、长蒂和令人满意的血管口径是该皮瓣流行的原因，并扩大了其在不同身体区域的局部转移和游离移植的应用，包括下肢重建。

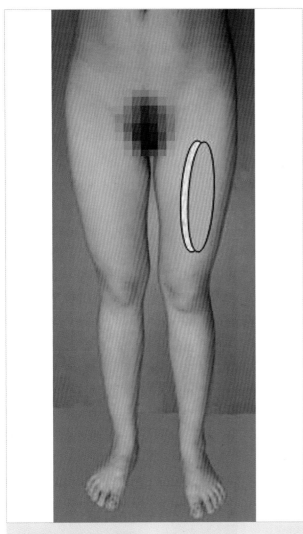

图 16.2　股前外侧皮瓣

16.2.2　优点和缺点

优点

- 相对稳定的解剖结构，有轻微的解剖变化。
- 当清楚解剖变异后该皮瓣切取简单。
- 具有修复复杂软组织缺损的能力。
- 作为穿支皮瓣使用时，供区部位并发症最低。
- 能够在仰卧位和侧卧位切取皮瓣。
- 当用于对侧下肢重建时，允许两组同时开展手术。
- 当用于局部重建时，有足够长度的血管蒂，可以最大限度地达到受区。
- 有足够粗的血管口径，适合于游离移植。
- 柔韧的皮瓣，可在不影响皮瓣血管的情况下打薄。
- 能够作为感觉皮瓣使用，特别是用于负重部位，如足跟重建。

缺点

- 当大腿中部的皮瓣宽度超过 8 cm 或 9 cm 时，可能需要游离皮肤移植来覆盖供区。
- 即使可以直接关闭供区部位，大腿中部的瘢痕也可能被认为是不美观的。
- 罕见的穿支解剖变异。

16.2.3　皮瓣的组成

ALT 皮瓣可以作为皮肤、筋膜或肌肉皮瓣被切取。它也可以作为一个嵌合皮瓣，包括其他组织，如股直肌、阔筋膜张肌或股外侧肌，甚至股骨，其中 ALT 皮瓣本身由一个单独的穿支甚至主干血管供血。受区组织的缺失程度将决定 ALT 皮瓣的必要大小、厚度和组成部分。

16.2.4　解剖学研究

血管解剖

ALT 皮瓣的血液供应主要来自旋股外侧动脉（LCFA）的降支。临床和解剖学研究表明，大约 86% 的穿支为肌穿支，而 14% 为肌间隙穿支。

沿着股深动脉的外侧发出，LCFA 走行至缝匠肌和股直肌的后方，分为升支、横支和降支。横支从侧方穿处，进入股外侧肌，而降支在股直肌和股外侧肌之间的筋膜中向下穿行，在与膝关节附近的膝上外侧动脉吻合之前发出许多肌肉分支。

皮瓣血管蒂的长度可以达到 10~13 cm，其起源处的动脉直径为 2.0~2.5 mm，两条伴行静脉直径为 1.8~3.0 mm。

感觉神经支配

ALT 的皮肤感觉由股外侧皮神经的分支和股前侧皮神经的分支支配。支配 ALT 皮肤区域的主要神经是股外侧皮神经的前部分支。股外侧皮神经（L2~L3）在髂前上棘（ASIS）内侧和腹股沟韧带后方约 1 cm 处通过。它在股四头肌的前方通过，进入大腿。在那里，其较大的前支进入 ASIS 下方约 10 cm 处的筋膜，支配 ALT 的皮肤，而后支进入更高的筋膜，支配大腿外侧的皮肤。

运动神经支配

股外侧肌由股神经后支的运动支支配。该分支与 LCFA 的降支一起走行，当股外侧肌被用于功能性肌肉移植时，可以与皮瓣一起与受区的神经运动支吻合。

16.2.5　解剖变异

供应 ALT 皮区的血管模式和分布是可变的，不了解这些解剖学上的变异会导致皮瓣血管损伤。LCFA 的降支通常来自 LCFA，但也可以来自股深动脉或股动脉。一项大规模的系统回顾显示，在 75%~100% 的病例中，ALT 皮肤的大多数穿支起源于 LCFA 的降支。也有报告说，穿支起源于横支、升支和斜支，其概率范围很广。同一研究显示，约有 20% 的病例存在肌间隙穿支，约有 2% 的病例没有 ALT 穿支。

16.2.6　患者体位

皮瓣通常是在患者仰卧位的情况下切取，但也可以在患者处于半侧卧位或侧卧位切取。对下肢进行环形消毒。从对侧大腿上切取皮瓣时可以两组医生同时手术。

16.2.7　皮瓣设计

常规检查患者术区或患者在手术室中清醒时通过直腿抬高试验确定股直肌和股外侧肌的肌间

隙位置，这个间隙可以被触摸到，甚至在体型较瘦的患者中可能被看到。或者在 ASIS 和髌骨上外侧缘之间标出一条线，它将代表肌间隙的位置，以及穿支的潜在位置。请注意，肌间隙既不是一条直线，也不是一个固定的点，其位置可能向内侧或外侧移动，这取决于患者在手术台上的体位，或者下肢是否内旋或外旋。如果患者仰卧，下肢保持中立位，所有的标记都会更加可靠。

手持式多普勒通常用于识别穿支血流信号，这些信号集中在以 ASIS 和髌骨上外侧缘连线中点为中心的 3 cm 直径的圆内。穿支通常在这个圆圈的内侧象限内发现。当然，肌穿支将穿入股外侧肌后方到此线。在设计所选择的皮瓣时，最好包括一个以上的穿支，最好将皮瓣边界稍稍向后移至 ASIS 和髌骨上外侧缘的连接线，以便能够找到肌间隙穿支和肌穿支（如果存在的话）。

对于大腿较粗的患者，用听觉多普勒检查识别穿支可能会产生误差。Yu 的研究小组提出了一个非常可靠、简单和准确的模型（ABC 模型）来寻找穿支的位置。也就是说，在 ALT 皮瓣区域通常有 1~3 个穿支在可预测的位置（A、B 或 C）。在一个普通人中，穿支 B 位于中点附近，而穿支 A 和 C 位于穿支 B 的近端或远端约 5 cm 处。所有 3 个穿支都位于 ASIS 和髌骨上外侧缘连线的外侧约 1.4 cm 处，但这也可能有很大差异。

设计一个纵向的皮岛，以纳入标记的穿支。在一个主要的穿支上可以切取一个长 35 cm、宽 25 cm 的皮岛，但最好包括一个以上的穿支。这样可以让外科医生能选择使用多个皮岛，每个皮岛都基于一个单独的穿支，或只是作为一个安全因素，以预防无意中的皮瓣扭转或血液断流。

皮岛设计的变化可以将穿支置于中心或偏心位置。将皮岛设计在远端，将所选择的穿支放在近端偏心位置，从而在皮瓣基于近端穿支时增加有效的穿支长度。当使用 ALT 作为远端蒂局部转移皮瓣覆盖膝部软组织缺损时，皮瓣的血流灌注将通过与膝上外侧动脉系统的交通而逆向供应。在这种情况下，将皮岛设计在 ALT 的近端，可以增加有效的远端血管蒂长度，并增强旋转弧度和伸展性。

16.2.8　皮瓣切取

筋膜浅层切取

首先做皮瓣的内侧切口，然后向下解剖至深

筋膜水平（图 16.3，视频 16.1）。

如果需要额外的软组织体积，可以从皮瓣缘向两侧斜向剥离，以切取更多的皮下脂肪。然后在筋膜浅层平面上从内侧到外侧提起皮瓣，使用电刀或组织剪，直到确定有皮肤穿支进入筋膜。

一旦确定有足够管径的穿支，就在穿支的内侧切开筋膜并打开，然后打开肌间隙的其余部分以暴露 LCFA 的降支。然后从 LCFA 向降支的起源处继续进行近端解剖。在手术操作的时候，需要仔细地将多个运动分支从血管蒂上分离并加以保护，

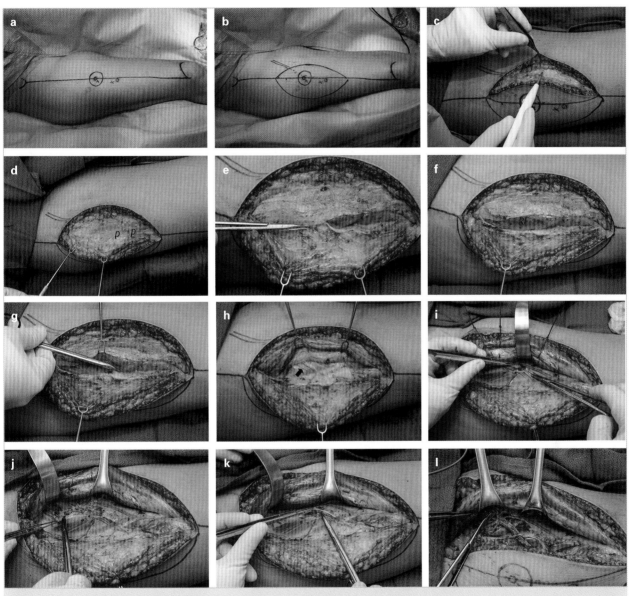

图 16.3　股前外侧皮瓣（ALT）的切取。a. 从髂前上棘（ASIS）到髌骨上外侧缘画一条线。这代表了股外侧肌和股直肌之间的肌间隙位置。在这条线的中点，画一个直径为 3 cm 的圆。通常在这个圆的内侧象限可以找到一个穿支，这里标记为 "X"。此外，在这个病例中，在远端 5 cm 处确定了第二个穿支 "X"。b. 皮岛的设计最好包括至少两个主要的穿支，如果在穿支的远端偏心放置，不仅可以确保较长的皮瓣长度，而且通常皮瓣远端部分更薄。c. 首先进行皮瓣内侧缘切口，然后向下解剖至深筋膜水平。在此过程中，可以通过向更内侧的方向倾斜剥离来获得额外的皮下脂肪 / 筋膜。d. 接下来，在深筋膜正上方从内侧到外侧的方向进行剥离，直到看到穿支（p）。e. 锐性分离穿支内侧的筋膜，显露股直肌和股外侧肌之间的肌间隙。f. 打开剩余的筋膜以完全暴露肌间隙和股直肌（RF）的外侧缘。g. 可以看到其中一个穿支（剪刀尖端）在进入皮瓣前沿着肌间隙发出。h. 股直肌向内侧牵开，暴露旋股外侧动脉（LCFV）的降支（箭头）到穿支。i. 从远端到近端沿 LCFV 的降支开始逆行游离血管蒂。j. 继续进行近端血管蒂游离，直到获得所需长度。k. 必须小心将大腿外侧肌的运动分支（镊子）与血管蒂分离并保留。l. 这里股直肌的血管分支已被剪断，即将被结扎，如果需要额外的血管蒂长度，其他远端分支也将被切断、结扎

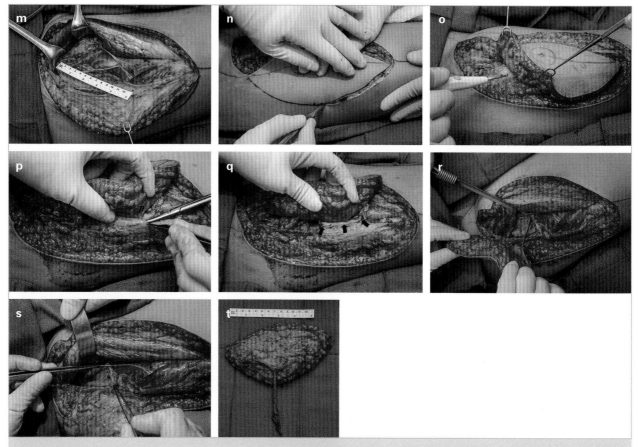

图16.3（续） m. 通过这些步骤，已获得了一个13 cm长的血管蒂。n. 现在可以做皮瓣外侧切口。o. 在筋膜浅层平面从外侧向内侧进行剥离。p. 当先前选择的穿支（p）在其外侧被暴露时，停止剥离。在它们的外侧切开筋膜，在皮瓣上保留一个小的筋膜蒂。q. 在两个穿支周围看到最后的狭窄筋膜蒂（箭头），以在解剖肌肉时保护穿支，找到主干血管。r. 所有的剥离都已完成，使其成为一个只通过血管蒂与大腿连接的岛状皮瓣。s. 对于游离皮瓣，根据需要在近端切断血管蒂，然后如图所示在运动神经下方通过，同时从大腿取下。t. ALT游离皮瓣准备移植到受区

以避免大腿肌肉组织的失神经支配，特别是当皮瓣被用作穿支皮瓣而不包括部分股外侧肌肉时。

近端血管游离的程度将由所需的血管蒂长度和管径决定。当ALT用于局部重建时，经常需要一个足够长的血管蒂，以最大限度地达到受区。在这些情况下，可以安全地切断股直肌的分支以获得额外的有效血管蒂长度。当股直肌分支被切断时，应注意避免在股直肌远端周围进行广泛的解剖，以便保护小的远端血管蒂的血液供应。如果在使用ALT进行游离移植需要额外的血管蒂长度时，也可以将股直肌分支切断。然后做皮瓣外侧缘切口，从外侧到内侧继续进行筋膜浅层剥离，直到看到先前确定的相同穿支。如果穿支的走向是纯粹的肌间隙穿支，它们可以很容易地被解剖到起源血管。如果穿支走的是肌肉内的路径，通常就要进行烦琐的肌肉内解剖，仔细结扎所有

的肌肉分支（肌肉分支通常来自穿支的侧边和后边）。留在穿支周围小的筋膜组织有助于防止穿支的扭曲或撕脱，同时也是可以用镊子安全夹住和操纵的部位。肌内剥离通常以逆行方式进行，从穿支解剖到起源血管，但也可以进行顺行剥离。

当皮瓣被用作感觉皮瓣时，股外侧的皮神经被包含在皮瓣中。该神经在筋膜下方的近端被分离，通过向ASIS的近端延伸解剖可以获得足够的长度。

当需要一个薄的皮瓣时，首选筋膜上剥离。这也允许保留大腿上穿越筋膜的感觉神经。此外，保留筋膜可以最大限度地减少供区部位的并发症，如防止肌疝形成。

筋膜深层切取

首先做皮瓣内侧缘切口，并向下解剖至深筋膜水平（视频16.2）。当需要大量或更深的筋

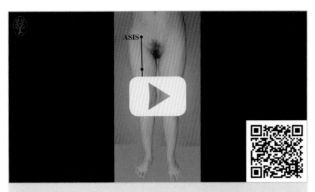

视频 16.1　ALT 皮瓣用于下肢重建。https://www.thieme. de/de/q.htm?p=opn/cs/20/7/12265275-1a6625fc

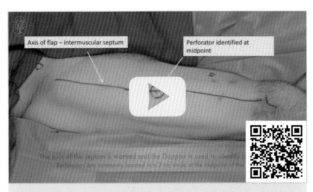

视频 16.2　筋膜下切取 ALT 皮瓣。https://www.thieme. de/de/q.htm?p=opn/cs/20/7/12265276-d0a33d54

时，从皮瓣上斜向扩大切开，以纳入更多的皮下脂肪或深筋膜。锐性切开筋膜，直接暴露出下方的股直肌。然后从内侧向外侧进行筋膜下剥离，直到确定股直肌和外侧肌之间的间隙。如果确定了肌间隙穿支，剩下的解剖工作就很简单了。如果没有肌间隙穿支（如大多数病例），则继续在股外侧肌肉上进行仔细解剖，以确定肌肉穿支。一旦确定了足够管径的穿支，肌穿支逆行剥离回到降支，进一步分离血管蒂，并以类似于筋膜浅层的方法继续保存神经。在完成穿支和血管蒂剥离后，做皮瓣外侧缘切口，从外侧边到内侧边进行筋膜下剥离，与内侧深筋膜切口会师。

16.2.9　缺陷、皮瓣改良和技巧

穿支解剖和皮瓣处理

充分的止血是最重要的，就像所有的穿支皮瓣手术一样，以使穿支在任何时候都能清晰地被看到。所有的侧支必须被仔细剪断，然后结扎，

或用双极电凝轻轻烧灼。应注意避免对穿支进行过度牵拉，因为即使是轻微的牵引，也会对穿支造成损伤。

大腿外侧皮穿支缺失或发育不良

外科医生应该对大腿外侧皮肤穿支缺失或口径不足的可能性做好准备，因为据报道，这种情况发生在 2%~4.3% 的病例中。如果供应皮岛的血管太细，无法进行安全的肌内剥离，可以将皮瓣作为肌肉皮瓣切取，将大腿外侧肌肉和皮岛包括在内。

在穿支缺失或损伤的罕见情况下，外科医生有以下选择：

• 对大腿内侧皮肤进行手持多普勒的检测。然后向内侧方向进行解剖，以确定那些皮肤穿支。这是基于大腿外侧和内侧区域的血管数量和直径之间存在反比的认知。几乎总是可以在大腿内侧找到穿支，并通过相同的内侧切口切取皮瓣，而不产生另外一个供区损伤。

• 依据术中情况来随机寻找供应大腿外侧区域的血管。

• 暴露旋股外侧动脉，寻找供应阔筋膜张肌血管分支。然后在该血管的基础上切取阔筋膜张肌穿支皮瓣。

• 关闭该供区部位并选择其他替代皮瓣。

股前外侧皮瓣作为带蒂皮瓣使用

ALT 皮瓣可作为带蒂皮瓣或岛状皮瓣用于腹股沟区、大腿内侧、会阴、股骨大转子区、大腿后侧、对侧腹股沟和膝关节处缺损的覆盖（见 15A 章）。已描述了多种技术，以便在作为局部皮瓣使用时最大限度地扩大覆盖范围，如通过皮下隧道，放置在股直肌下方，以及经肌肉转移到大腿后部。股直肌的血管分支可以安全结扎，以最大限度地增加有效血管蒂长度。

当 ALT 皮瓣用于覆盖膝关节时，它必须以逆行血流为基础，通过膝上血管系统和 LCFA 的降支之间的交通，或较少见的股深动脉。旋转点通常在髌骨上方 3~10 cm。有报道称，当皮瓣蒂位于远端时，静脉瘀滞的发生率较高。为了减轻这种不利的结果，应该常规地在近端解剖皮瓣血管蒂，以获得足够的长度，这样如果发生静脉瘀滞，就可以方便地进行皮瓣的增压。

在结扎近端血管蒂之前，还必须确认远端逆

行血液灌注是否充分。暂时应用血管夹闭塞夹闭近端血管蒂，可以通过逆行血流评估皮瓣灌注情况。如果不充分，ALT 皮瓣仍然可以作为一个游离皮瓣被转移。

作为桥接皮瓣使用

ALT 皮瓣可以在多种情况下作为一个桥接皮瓣使用。如当下肢的一个血管段由于创伤或手术切除而缺失时，ALT 皮瓣可以用来弥补缺失的血管段。此外，血管蒂的远端可为另一个游离皮瓣提供流入 / 流出，作为后者的受体部位。

皮瓣削薄

当 ALT 皮瓣用于覆盖胫前、足背、踝部或足跟时，尤其是对于皮下脂肪过多的患者，可以选择对皮瓣进行一期削薄。即使转移皮瓣不含神经，薄皮瓣也能够更快地恢复感觉。

为了能够持续监测皮瓣血运和充分止血，皮瓣削薄要在断蒂前皮瓣仍处于灌注的情况下进行。建议保留皮瓣血管蒂部周围 2~3 cm 的软组织以维持血供。为了最好的完成皮瓣削薄，首先应分辨出浅层和深部脂肪层（图 16.4）。深部脂肪层的脂肪颗粒较大，而浅层的脂肪颗粒较小并且较圆，两者一般由薄的筋膜层分隔开。皮瓣削薄需要去除深部脂肪颗粒直至达到浅层。进一步削薄实际上可以达到皮下毛细血管网水平；然而，皮瓣置入的方式更有可能影响皮瓣移植后的成活率。如果张力过大或者复杂的皮肤缺损需要折叠皮瓣时，

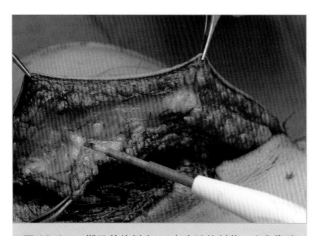

图 16.4 一期股前外侧（ALT）皮瓣的削薄：注意脂肪颗粒在浅层和皮下深层之间形状和大小的差异。保留白色的筋膜层，沿其切除较大的深层脂肪颗粒，有助于将它们从浅层游离

由于成活率低因此必须谨慎操作。二期皮瓣削薄是一个更简单和更安全的手术，一期皮瓣削薄应该直到有丰富经验后再考虑。

脂肪筋膜皮瓣的切取

当皮下脂肪过多的患者需要薄的皮瓣时（如覆盖脚背的肌腱外露），脂肪筋膜皮瓣尤为适合。切取脂肪筋膜皮瓣的技术与切取筋膜下 ALT 皮瓣的技术相同，为了保护筋膜表面流动的血管网应采用筋膜下剥离。筋膜上应该至少保留 3 mm 脂肪，以避免损伤筋膜表面的毛细血管网。

皮瓣扩容

可以通过加入股外侧肌、股直肌或阔筋膜张肌来增加皮瓣的体积，或者根据需要从皮瓣边界切口斜行切开加入更多的皮下脂肪来增加皮瓣体积。

肌腱重建

ALT 皮瓣的阔筋膜部分已有报道用于初级的肌腱重建。最好保留更外侧和更厚的阔筋膜与皮瓣形成一个复合皮瓣，然后将其卷起形成一个管状物，以起到像带血管肌腱移植的作用。

16.2.10 供区处理

在获取足够大小皮瓣的前提下，供区一期缝合是更完美的。在大腿中部皮瓣宽度超过 8~9 cm，供区无法一期闭合，否则可能会导致大腿骨筋膜室综合征。供区的上部及下部仍可进行一期闭合，但中间部分可能需要游离皮片植皮。人工真皮再生支架能够减少局部肿胀，在植皮或应用组织扩张器之前使用，能允许进一步或完全闭合供区的中间部分。这样可以避免植皮失败的风险，特别常在筋膜皮瓣切取术后能使愈合更加美观。

另一种方法是，同时进行以其他穿支为基础的局部推进皮瓣（如拱顶石皮瓣或 V-Y 皮瓣）可以促进供区一期闭合，但需要以额外的大腿瘢痕为代价。已有报道提示术前和术后对大腿组织进行扩张可以避免植皮的需要。

如果需要一个更宽的皮瓣，另一个选择是设计一个纵向狭长的皮瓣。术前需要确定设计中至少包含来源于同一血管的两个主要穿支，以便将皮瓣切分成单独穿支供血的两个小皮瓣。然后再

使用"Kiss"技术将两个皮瓣并排置入受区，这样既能提供必要的覆盖宽度，同时又能达到供区的一期闭合。

16.2.11　案例分析

例 1：ALT 局部转移皮瓣

一名 19 岁女性，右侧腹股沟肿块切除后诊断为滑膜肉瘤（图 16.5）。在辅助放疗后行根治性肉瘤切除术，导致右腹股沟缺损需要软组织覆盖。通过同侧局部 ALT 转移皮瓣覆盖创面。

例 2：ALT 游离皮瓣

一名年轻男子在一次摩托车事故后，右胫腓骨粉碎性骨折，伴有广泛的软组织撕脱。仅余单一血管供血，Gustilo ⅢC 型胫骨骨折。在钢板和髓内钉固定后，用背阔肌游离皮瓣修补大面积皮肤缺损结果失败。之后选择对侧 ALT 游离皮瓣（图 16.6）作为这个慢性创面的后续治疗方案，不仅是为了获取一个大面积软组织的皮瓣，同时也是为了获取一个蒂部足够长、可以到达损伤区外、血管管径足够粗大、可以进行端端吻合的皮瓣。事实证明治疗是成功的，肢体得以保留。

16.2.12　术后护理

皮瓣早期危象识别须极度警惕和关注细节。研究表明，挽救血供障碍的游离皮瓣最重要的是早期识别血管危象。即使是带蒂皮瓣，在术后的 24 h 内，也应该由手术 / 护理团队在恢复区进行连续的临床检查（每 2~4 h 1 次）。在术后的 24 h 后，临床检查的频率根据病例而定。

游离皮瓣的监测通常遵循特定的方案，每小时进行一次临床检查，如果没有其他可用的方法可选用多普勒。对于游离皮瓣患者的管理，专业的护理人员在整形外科医院的普通病房中就能够护理。下肢在用游离皮瓣进行覆盖后，很少需要进入重症病房，除非患者的总体健康状况和相关的并发症需要更高水平的护理。患者要严格卧床休息 5 天，然后逐渐恢复下肢水平运动。

16.2.13　结论

ALT 穿支皮瓣是一种常用于下肢重建的多功

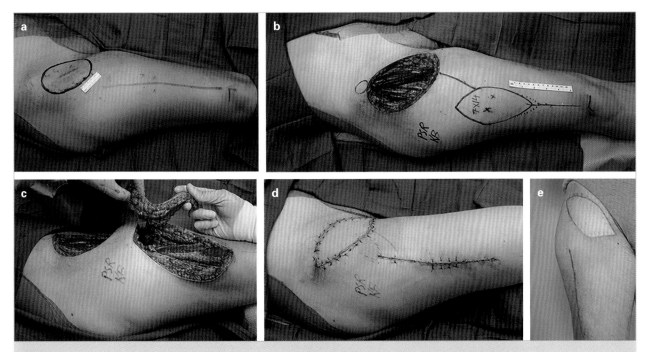

图 16.5　局部股前外侧（ALT）转移皮瓣。a. 术前标记 ALT 穿支的位置（X），计划行右腹股沟滑膜肉瘤根治术。b. 放化疗后造成软组织缺损的创面。在预先标记的穿支处设计了同侧 ALT 局部转移皮瓣（X）。c. 筋膜剥离后切取基于单一穿支的 ALT 皮瓣。使用撑开器直视下延长皮瓣蒂部长度，同时在皮下制造一个隧道，使皮瓣能够通过该隧道到达缺损处。d. 局部转移 ALT 皮瓣，同时一期闭合供区。e. 术后 4 个月随访中，大腿中部供区仅余纵向线性瘢痕外观良好

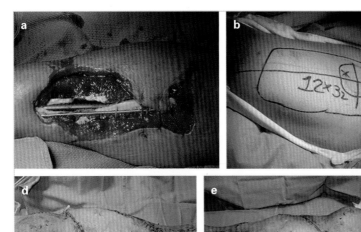
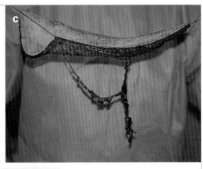
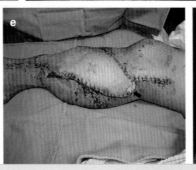
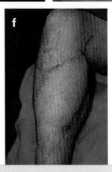

图 16.6 股前外侧（ALT）游离皮瓣。a. 摩托车事故后，右胫骨慢性开放性骨折，在外院用背阔肌游离皮瓣治疗手术失败。b. 在对侧大腿用多普勒探测定位设计具有两个血管穿支的大面积 ALT 游离皮瓣（X）。c. 筋膜下切取后的 ALT 游离皮瓣，由旋股外动脉降支血管（LCFV）的两个穿支提供血供。d. ALT 游离皮瓣置入受区后的前面视图。e. 内侧视图，显示局部软组织覆盖与术前创面设计一致。此外，将皮瓣一角插入到因暴露腘窝血管（箭头）而延长的切口中，是为了尽量降低皮瓣血管长蒂受压的风险。f. 右腿大面积皮肤缺损一期覆盖成功。

能皮瓣。ALT 皮瓣（局部和游离）广泛应用于下肢修复的主要原因有：相对恒定的解剖结构、合适的蒂长和血管口径、能够依据受区的需要修改皮瓣结构的能力、较低供区发病率以及优良的报道结果。

参考文献

[1] Song YG, Chen GZ, Song YL. The free thigh flap: a new free flap concept based on the septocutaneous artery. Br J Plast Surg. 1984; 37(2):149–159.

[2] Dayan JH, Lin CH, Wei FC. The versatility of the anterolateral thigh flap in lower extremity reconstruction. Handchir Mikrochir Plast Chir. 2009; 41(4): 193–202.

[3] Gedebou TM, Wei FC, Lin CH. Clinical experience of 1284 free anterolateral thigh flaps. Handchir Mikrochir Plast Chir. 2002; 34(4):239–244.

[4] Hong JP, Kim EK. Sole reconstruction using anterolateral thigh perforator free flaps. Plast Reconstr Surg. 2007; 119(1):186–193.

[5] Hong JP, Shin HW, Kim JJ, Wei FC, Chung YK. The use of anterolateral thigh perforator flaps in chronic osteomyelitis of the lower extremity. Plast Reconstr Surg. 2005; 115(1):142–147.

[6] Kuo YR, Jeng SF, Kuo MH, et al. Free anterolateral thigh flap for extremity reconstruction: clinical experience and functional assessment of donor site. Plast Reconstr Surg. 2001; 107(7):1766–1771.

[7] Nosrati N, Chao AH, Chang DW, Yu P. Lower extremity reconstruction with the anterolateral thigh flap. J Reconstr Microsurg. 2012; 28(4):227–234.

[8] Hallock GG. The proximal pedicled anterolateral thigh flap for lower limb coverage. Ann Plast Surg. 2005; 55(5):466–469.

[9] Lakhiani C, Lee MR, Saint-Cyr M. Vascular anatomy of the anterolateral thigh flap: a systematic review. Plast Reconstr Surg. 2012; 130(6):1254–1268.

[10] Lin SJ, Rabie A, Yu P. Designing the anterolateral thigh flap without preoperative Doppler or imaging. J Reconstr Microsurg. 2010;

26(1):67–72.

[11] Vijayasekaran A, Gibreel W, Carlsen BT, et al. Maximizing the utility of the pedicled anterolateral thigh flap for locoregional reconstruction: technical pearls and pitfalls. Clin Plast Surg. 2017; 44(2):371–384.

[12] Wong CH, Ong YS, Wei FC. Revisiting vascular supply of the rectus femoris and its relevance in the harvest of the anterolateral thigh flap. Ann Plast Surg. 2013; 71(5):586–590.

[13] Yu P. Inverse relationship of the anterolateral and anteromedial thigh flap perforator anatomy. J Reconstr Microsurg. 2014; 30(7):463–468.

[14] Yu P, Selber J, Liu J. Reciprocal dominance of the anterolateral and anteromedial thigh flap perforator anatomy. Ann Plast Surg. 2013; 70(6):714–716.

[15] Chang CC, Shen JH, Chan KK, Wei FC. Selection of ideal perforators and the use of a free-style free flap during dissection of an anterolateral thigh flap for reconstruction in the head and neck. Br J Oral Maxillofac Surg. 2016; 54(7): 830–832.

[16] Hong JP, Kim EK, Kim H, Shin HW, Hwang CH, Lee MY. Alternative regional flaps when anterolateral thigh flap perforator is not feasible. J Hand Microsurg. 2010; 2(2):51–57.

[17] Lin YT, Lin CH, Wei FC. More degrees of freedom by using chimeric concept in the applications of anterolateral thigh flap. J Plast Reconstr Aesthet Surg. 2006; 59(6):622–627.

[18] Lu JC, Zelken J, Hsu CC, et al. Algorithmic approach to anterolateral thigh flaps lacking suitable perforators in lower extremity reconstruction. Plast Reconstr Surg. 2015; 135(5):1476–1485.

[19] Wong CH, Wei FC, Fu B, Chen YA, Lin JY. Alternative vascular pedicle of the anterolateral thigh flap: the oblique branch of the lateral circumflex femoral artery. Plast Reconstr Surg. 2009; 123(2):571–577.

[20] Lin CH, Zelken J, Hsu CC, Lin CH, Wei FC. The distally based, venous supercharged anterolateral thigh flap. Microsurgery. 2016; 36(1):20–28.

[21] Hsieh CH, Yang CC, Kuo YR, Tsai HH, Jeng SF. Free anterolateral thigh adipofascial perforator flap. Plast Reconstr Surg. 2003; 112(4):976–982.

[22] Hallock GG. The preexpanded anterolateral thigh free flap. Ann Plast Surg. 2004; 53(2):170–173.

[23] Hallock GG. Tissue expansion techniques to minimize morbidity of the anterolateral thigh perforator flap donor site. J Reconstr Microsurg. 2013; 29(9): 565–570.

[24] Tsai FC, Yang JY, Mardini S, Chuang SS, Wei FC. Free split-cutaneous perforator flaps procured using a three-dimensional harvest technique for the reconstruction of postburn contracture defects. Plast Reconstr Surg. 2004; 113 (1):185–193, discussion 194–195.

16.3　16B 章：股薄肌游离皮瓣

Geoffrey G. Hallock

16.3.1　股薄肌游离皮瓣的概述

随着 Mclean 和 Bunckes 使用大网膜修复头皮缺损，以及 Danie 和 Taylor 首次成功进行复合组织移植后，人们很快意识到显微组织移植的临床价值。但腹股沟皮瓣随之而来的不完善之处（如解剖学上的变异性），迅速引起人们对更实用供区的研究。在这一时期肌皮瓣的再兴要追溯到 Orticochea，他从大腿上通过浅层恒定的股薄肌，无须延迟便切取了面积巨大的半岛状皮瓣。然而，如果没有显微外科能力，踝关节骨质外露就只能用多阶段的局部皮瓣来覆盖。此后不久，通过 Harii 等展示股薄肌在面瘫功能恢复中的实用性，证实了股薄肌（图 16.7）是可靠的游离皮瓣供区。Yousif 等在尸体研究中证明"真正"的股薄肌穿支血管的蒂部在大腿上段是横向的，这就是说如果皮瓣的轴线为垂直，游离肌皮瓣并不是完全可行

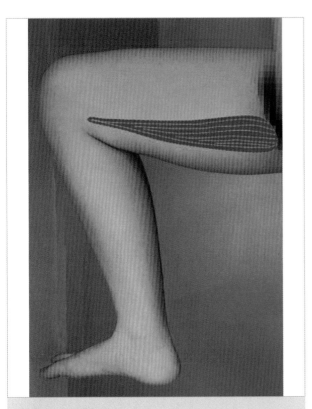

图 16.7　股薄肌肌肉

的原因。

股薄肌确实是名副其实的"主力"皮瓣，因为人们发现它可以解决"皮肤及其内容物"中所有可以想象到的问题，这是"真正的"整形外科医生的领域。作为一个局部转移皮瓣，股薄肌通常更适合于下肢的上段（见第 14B 章），但作为一个游离皮瓣，股薄肌则是十分常用的。作为游离肌皮瓣，横向肌肉股薄肌皮瓣（TMG）或横向上部股薄肌皮瓣（TUG）在合适的人群中是乳房重建的备选皮瓣。股薄肌可以作为一种动力转移，适合于面部再造或恢复上肢的各种功能。虽然其小的横截面积限制了它的潜力，但其已经实现了踝关节的背屈。其通常被认为适合应用于下肢需要可塑性填充物或者需要覆盖小到中等大小的缺损。对于广泛存在的肥胖患者来说，它不会影响穿鞋和行走，这可能是目前最好的薄皮瓣。

股薄肌具有内收大腿、屈曲膝关节和髋关节以及内旋髋关节的功能，而如果切除的话，损伤又很小，所以它被认为是可牺牲的。它供区发病率低，而且大腿内侧形成的瘢痕容易隐藏。应该强调的是要求术者熟悉掌握供区，才能发挥其优势和全能型的特性。

16.3.2　优点和缺点

优点

- 全能型"主力皮瓣"。
- 可牺牲的。
- 解剖恒定。
- 易于获取。
- 仰卧屈膝屈髋位，或俯卧位均可切取。
- 小型 – 中型缺损的覆盖。
- 质地薄。
- 自体肌腱重建。
- 动力修复。
- 供区发病率低。
- 供区隐蔽。
- 极度肥胖人群同样适合。

缺点

- 大腿内侧往往比想象的更靠后。
- 不适合大的组织缺损。
- 如果闭孔神经的皮支受伤，会造成大腿内侧远端感觉过敏。

- 复合皮瓣垂直皮桨的可靠性欠佳。
- 终末期外周血管疾病患者，因为显著的动脉口粥样硬化而无法使用。

16.3.3　解剖因素

　　股薄肌位于大腿内侧的后方。它是内收肌群最浅层的肌肉，以腱膜起自耻骨联合和耻骨弓处，纵向延伸约 30 cm 后，它的肌腱作为鹅足的一部分止于胫骨内侧髁，在缝匠肌的下方和半腱肌的上方。在主要血管蒂处肌宽可达到约 7 cm，然后向肌腱的远端逐渐变细，从而整体上形成一个类似三角形的形状（图 16.8）。

　　股薄肌的主要血供常被认为是旋股内侧动脉

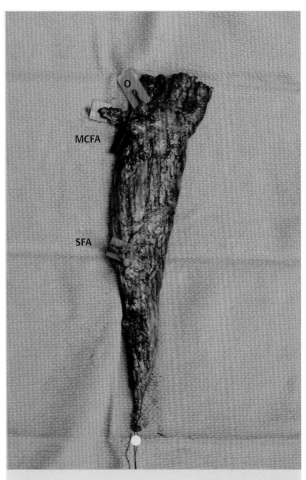

图 16.8　股薄肌呈三角形，从其较宽的基底起始延伸至肌腱远端逐渐变窄（黄色圆点）。在这里旋股内侧动脉（MCFA）作为优势血管蒂的起始部走行于股薄肌的前缘下方。闭孔神经前支（O）斜行于血管蒂上方。次级的或者细小的单一远端血管蒂起自与股浅动脉（SFA）

（MCFA），尽管也有人认为它可能是内收肌分支，甚至是第一股深穿支；然而无论如何，其终究是来自股深动脉。MCFA 走行于内长收肌和大收肌之间，在耻骨结节下约 10 cm（范围：5~14 cm）处进入股薄肌的前外侧下面。动脉直径为 1.5~3 mm，常伴随较大的伴行静脉。血管蒂的潜在长度约为 7 cm，与大多数肌肉一样，在起始处和止点周围常会发现细小的分支。比如，Tremp 等描述了 MCFA 的一个深层分支作为一个更近的血管蒂。Cavadas 等发现平均有 2.2 个远端中等蒂来自股浅动脉或膝降动脉，一般其中最近端进入肌肉的中段附近。由于整个肌肉普遍由优势蒂来供血，即使有这些次要的蒂，根据 Mathes 和 Nahai 的分类也视为 II 型肌肉。

　　闭孔神经前支是股薄肌的运动神经，斜行走在长收肌和大收肌之间，逐渐与股薄肌的优势血管伴行。神经近端至闭孔长约 13 cm，进入股薄肌后形成分支，可允许肌皮瓣节段性功能移植，根据其神经支配模式符合 Taylor 等提出的 I 型肌肉。

16.3.4　解剖变异和潜在缺陷

血管蒂的延长

　　许多人认为股薄肌的血管蒂非常短，使其难以操纵，也难以达到所选受区之外。然而，如果能将血管剥离至起始处的股深动脉，则可使得血管蒂延长数厘米并且增大血管口径。Hasen 等推荐在股薄肌蒂的水平对内收肌上方进行筋膜下剥离后，向侧方牵引股四头肌和股中间肌显露出股深动脉的理想起点。

恒定的肌皮穿支型

　　股薄肌上的皮肤穿支包括肌间隔穿支和肌皮穿支，显著分布在优势血管蒂周围。单一且较大的肌皮穿支通常起自优势血管蒂入口附近的肌肉，这是确定其位置的良好标记。可惜更多见的是管腔狭窄并且难以分离的多穿支型。如果想要切取肌皮穿支游离皮瓣，最好包括长收肌和股薄肌肌肉之间的所有筋膜，以确保肌间隔穿支包含于股薄肌内。过去，在股薄肌上切取长的垂直走行皮瓣，其远端往往会坏死。然而，如果仔细研究筋膜的成活情况，会发现一个垂直方向的皮瓣至少要到大腿中部才是可靠的。回顾 Yousif 等在尸体和随后的临床研究中表明，真正的股薄肌肌皮穿支血管是横向的，从缝匠肌和长收肌前缘延伸到大腿中后部的上 1/3。这种更可靠的皮肤定位是与 TUG 或 TMG 游离皮瓣相同的基本原理，常被作为乳房重建的备选皮瓣。

多节段游离皮瓣

股薄肌可以同时被分成多个节段的肌肉游离皮瓣，每个皮瓣依靠一个次级的血管蒂或与优势血管蒂结合。如果仅选用股薄肌的一个节段做游离皮瓣则可只用近端次级血管蒂来供血，那么肌肉的其余部分和其未被破坏的优势血管蒂可以保留，以备不时之需。

肌腱自体移植

如果需要使用股薄肌腱，如代替跟腱，则应在小腿近端内侧肌腱止点处纵向切取，以最大限度地增加股薄肌腱长度。股薄肌腱位于鹅足的中间，根据需要更靠后的半腱肌腱也可以被切取，来提供更多的自体肌腱组织。

大面积下肢缺损选择

在完成显微吻合后，在显微镜下对浅层进行仔细标记，去除多余的结缔组织，同时保留固有血管，然后牵引垂直于肌纤维的肌腱，使股薄肌由管状变为更像片状。肌肉因此变薄使得其适合修补更大的皮肤缺损。

16.3.5　皮瓣设计

根据下肢缺损的情况，如果可以，患者最好选择仰卧位，屈曲髋关节和膝关节，外展大腿以便切取股薄肌。除了特别肥胖的患者，都可以从耻骨结节到股骨内侧髁触及长收肌的走向。在这两点之间连线后面就是股薄肌。由于股薄肌的血管蒂在肌肉的前外侧缘进入，因此必须根据缺损的位置和受区的位置，来选择大腿供区，以便血管蒂能够直接到达受区而不发生扭转。

如果需要一个垂直方向的复合皮瓣，皮蒂应设计在大腿上部 2/3 与前面提到的连线以下的相交处，以股薄肌为中心，其宽度应允许供区一期闭合。对于下肢皮瓣，很少有必要从大腿近端进行横向椭圆设计。然而，如果想要设计的话，它不应该超过股深血管上方位于长收肌前缘外侧的凹陷。为了防止该椭圆皮瓣变形，其的上缘应在腹股沟皱褶下方几厘米处，继续向后延伸至臀部皱褶，直到坐骨结节。该皮瓣的下缘则取决于一期闭合供区所对应的皮肤范围。

16.3.6　皮瓣切取

仅限于解决下肢的问题时，仰卧位，髋关节和膝关节屈曲，大腿外展，就足以切取和使用股薄肌作为游离皮瓣。膝关节下的一个软垫可使腿部保持稳定。由于股薄肌位于长收肌的后方，这与从耻骨结节到股骨内侧髁的连线相对应，沿大腿内侧在这条线的下方做一个纵向长切口，或者像进行大腿上部提升一样，在腹股沟皱褶处做一个横向切口，就可以充分暴露整个股薄肌。然而，通过在大腿内侧稍后方的膝关节附近做一个短的垂直切口，可以更好地减少瘢痕（图 16.9，视频 16.3）。此入路通过深筋膜向下延伸，暴露与股骨平行的缝匠肌。

如果在皮下组织中首先看到大隐静脉，则应向下进一步剥离，记住股薄肌在此位置更后方，刚好在缝匠肌下方。就像在腹股沟疝气修补术中抓取输精管一样，在缝匠肌下方用手指环行剥离，可以找到股薄肌腱。

将硅胶引流管缠绕在股薄肌腱上，当向内侧和远端牵引引流管时，可以在大腿近端观察到股

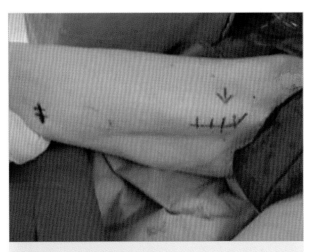

图 16.9　股薄肌常规入路的切口规划，见大腿后内侧。靠近膝关节近端的远端垂直切口有助于显露股薄肌腱，通过该切口牵引可以更准确地识别近端标记附近的肌腹位置。箭头位于耻骨结节以下约 10 cm 处，此处预计可以找到血管门

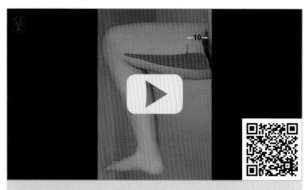

视频 16.3 股薄肌游离皮瓣。https://www.thieme.de/de/q.htm?p=opn/cs/20/7/12265277–20e3ba8e

薄肌的运动。在皮肤上标记这个位置，同时在耻骨结节远端约 10 cm 处标记一个箭头，这样可以准确的预估旋股内侧血管（MCFV）的位置，这里通常是优势蒂。如果计划做一个垂直的肌皮瓣，皮蒂应在现在描述的肌肉中心。对于更典型的情况，只是做一个肌瓣时，只以这个箭头为中心做短的纵向切口，一旦分开深筋膜，就可以进入到肌肉的前缘。向内侧牵拉肌肉仔细解剖，必须确定肌肉血管门的确切位置。然后沿切口弧形向腹股沟皱褶上方延伸，显露长收肌和股薄肌的起点。

将股薄肌远近两端血管蒂与周围筋膜仔细地分离开。在延长血管蒂过程中，缠绕肌肉远端的引流管将向内侧牵拉，这有助于显露血管蒂。同样，在蒂部外侧的血管环有助于显露侧支。此点上方有闭孔神经前支通过，只有肌肉移植时才需要携带此神经分支。松解长收肌和大收肌间的筋膜，可以看到血管蒂紧贴筋膜下方。这使得长收肌可以轻柔地横向牵拉，从而显露出从 MCFV 垂直升起的分支。仔细地将这些分支逐个结扎，

可以更加明确 MCFV 的进一步走向。当认为血管蒂足够长时，就停止侧方剥离。如果需要延长血管蒂，则通过外侧筋膜下入路松解长收肌，并将其向内侧牵拉，以显露起自于股深的 MCFV（详见"解剖学变化"部分）。

一旦完成血管蒂剥离后，完全可以仅靠已做的两个切口，由近端向远端通过钝性剥离显露肌肉。这时常会显露出一个突出的次要血管蒂，必须予以结扎。将一根长的丝线缝在游离的肌腱上，然后用长的鹅颈钳穿过远端筋膜下的隧道进入近端切口。在远端切断肌腱，牵引缝线使肌腱和远端肌肉进入近端切口。接下来，在耻骨联合下方的肌腱起点处切下，以创建一个仅通过其血管蒂连接到大腿上的游离皮瓣。当准备就绪时，切断血管，并将皮瓣转移到任何受区。

16.3.7 术后护理

股薄肌游离皮瓣不需要特殊的治疗方案。监测、包扎和随后的行走都应遵循医院的常规治疗。

16.3.8 结论

股薄肌游离皮瓣修复下肢，适用于小到中等大小的缺损（图 16.10）。最小的体积允许覆盖足部和踝部（图 16.11），尤其是肌肉萎缩后，穿鞋和随后的行走都不会受到影响。由于可塑性极强，填充或三维嵌入是其优势。作为下肢的局部转移皮瓣，其作用有限。该肌肉的解剖结构和血管供应恒定，获取简单。可是在存在严重的外周动脉粥样硬化的情况下，动脉口可能极难显露或难以缝合，因此对于这部分患者应考虑其他供区。

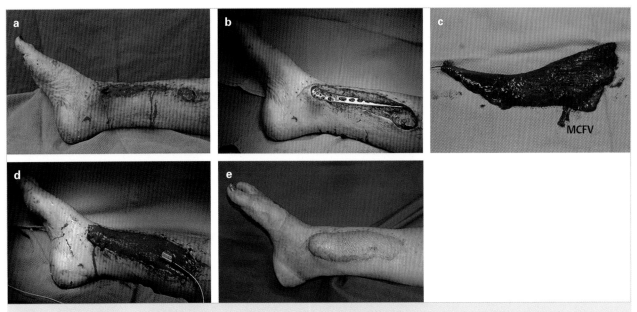

图 16.10　a. 右侧胫骨远端骨折内固定术后伤口裂开。b. 充分清创显露整个内固定钢板后，可见狭长的皮肤软组织缺损。c. 我们选择了左侧的，一长而窄股薄肌游离皮瓣作为供体，因为旋股内侧（MCFV）血管蒂在解剖学上向后指向，正是计划的胫骨后受体部位。d. 肌瓣重建血管吻合。e. 股薄肌皮瓣植皮后右腿轮廓良好

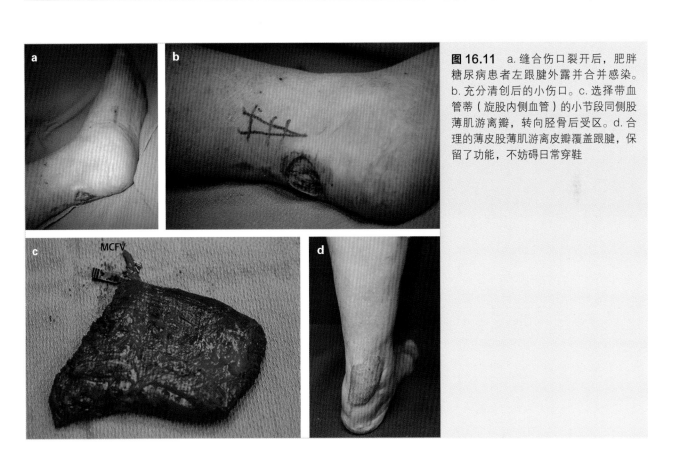

图 16.11　a. 缝合伤口裂开后，肥胖糖尿病患者左跟腱外露并合并感染。b. 充分清创后的小伤口。c. 选择带血管蒂（旋股内侧血管）的小节段同侧股薄肌游离瓣，转向胫骨后受区。d. 合理的薄皮股薄肌游离皮瓣覆盖跟腱，保留了功能，不妨碍日常穿鞋

参考文献

[1] McLean DH, Buncke HJ, Jr. Autotransplant of omentum to a large scalp defect, with microsurgical revascularization. Plast Reconstr Surg. 1972; 49(3):268–274.

[2] Daniel RK, Taylor GI. Distant transfer of an island flap by microvascular anastomosis. A clinical technique. Plast Reconstr Surg. 1973; 52:111–117.

[3] Orticochea M. The musculo-cutaneous flap method: an immediate and heroic substitute for the method of delay. Br J Plast Surg. 1972; 25(2):106–110.

[4] Harii K, Ohmori K, Torii S. Free gracilis muscle transplantation, with microneurovascular anastomoses for the treatment of facial paralysis. A preliminary report. Plast Reconstr Surg. 1976; 57(2):133–143.

[5] Yousif NJ, Matloub HS, Kolachalam R, Grunert BK, Sanger JR. The transverse gracilis musculocutaneous flap. Ann Plast Surg. 1992; 29(6):482–490.

[6] Fattah A, Figus A, Mathur B, Ramakrishnan VV. The transverse myocutaneous gracilis flap: technical refinements. J Plast Reconstr Aesthet Surg. 2010; 63(2):305–313.

[7] Zenn MR, Jones G. Gracilis and TUG/TMG flaps. In: Reconstructive Surgery: Anatomy, Technique, and Clinical Applications. St. Louis, MO: Quality Medical Publishing; 2012:1418–1465.

[8] Zuker RM, Bains RD. Gracilis flap. In:Wei FC, Mardini S, eds. Flaps and Reconstructive Surgery. Edinburgh: Elsevier; 2017:559–569.

[9] Fattah A, Borschel GH, Manktelow RT, Bezuhly M, Zuker RM. Facial palsy and reconstruction. Plast Reconstr Surg. 2012; 129(2):340e–352e.

[10] Zuker RM, Bezuhly M, Manktelow RT. Selective fascicular coaptation of free functioning gracilis transfer for restoration of independent thumb and finger flexion following Volkmann ischemic contracture. J Reconstr Microsurg. 2011; 27(7):439–444.

[11] Lin CH, Lin YT, Yeh JT, Chen CT. Free functioning muscle transfer for lower extremity posttraumatic composite structure and functional defect. Plast Reconstr Surg. 2007; 119(7):2118–2126.

[12] Redett RJ, Robertson BC, Chang B, Girotto J, Vaughan T. Limb salvage of lowerextremity wounds using free gracilis muscle reconstruction. Plast Reconstr Surg. 2000; 106(7):1507–1513.

[13] Huemer GM, Larcher L, Schoeller T, Bauer T. The free gracilis muscle flap in Achilles tendon coverage and reconstruction. Plast Reconstr Surg. 2012; 129(4):910–919.

[14] Carr MM, Manktelow RT, Zuker RM. Gracilis donor site morbidity. Microsurgery. 1995; 16(9):598–600.

[15] Deutinger M, Kuzbari R, Paternostro-Sluga T, et al. Donor-site morbidity of the gracilis flap. Plast Reconstr Surg. 1995; 95:1240–1244.

[16] Hussey AJ, Laing AJ, Regan PJ. An anatomical study of the gracilis muscle and its application in groin wounds. Ann Plast Surg. 2007; 59(4):404–409.

[17] Cavadas PC, Sanz-Giménez-Rico JR, Landín L, Martínez-Soriano F. Segmental gracilis free flap based on secondary pedicles: anatomical study and clinical series. Plast Reconstr Surg. 2004; 114(3):684–691.

[18] King ICC, Obeid N, Woollard AC, Jones ME. Maximizing length and safety in gracilis free flap dissection. J Plast Reconstr Aesthet Surg. 2016; 69(10):1452–1453.

[19] Tremp M, Oranges CM, Wang WJ, et al. The "nugget design": a modified segmental gracilis free flap for small-sized defect reconstruction on the lower extremity. J Plast Reconstr Aesthet Surg. 2017; 70(9):1261–1266.

[20] Mathes SJ, Nahai F. Classification of the vascular anatomy of muscles: experimental and clinical correlation. Plast Reconstr Surg. 1981; 67(2):177–187.

[21] Taylor GI, Gianoutsos MP, Morris SF. The neurovascular territories of the skin and muscles: anatomic study and clinical implications. Plast Reconstr Surg. 1994; 94(1):1–36.

[22] Hasen KV, Gallegos ML, Dumanian GA. Extended approach to the vascular pedicle of the gracilis muscle flap: anatomical and clinical study. Plast Reconstr Surg. 2003; 111(7):2203–2208.

[23] Hallock GG. The gracilis (medial circumflex femoral) perforator flap: a medial groin free flap? Ann Plast Surg. 2003; 51(6):623–626.

[24] Serafin D. The gracilis muscle: musculocutaneous flap. In: Atlas of Microsurgical Composite Tissue Transplantation. Philadelphia, PA: W.B. Saunders; 1996:293–299.

[25] Persichetti P, Cogliandro A, Marangi GF, et al. Pelvic and perineal reconstruction following abdominoperineal resection: the role of gracilis flap. Ann Plast Surg. 2007; 59(2):168–172.

[26] Temmen TM, Perez J, Smith DJ. Transverse splitting of the gracilis muscle free flap: Maximal use of a single muscle. Microsurgery. 2011; 31(6):479–483.

[27] Calotta NA, Pedreira R, Deune EG. The gracilis free flap is a viable option for large extremity wounds. Ann Plast Surg. 2018; 81(3):322–326.

[28] Hallock GG, Morris SF. Skin grafts and local flaps. [CME]. Plast Reconstr Surg. 2011; 127(1):5e–22e.

[29] Hallock GG. Minimally invasive harvest of the gracilis muscle. Plast Reconstr Surg. 1999; 104(3):801–805.

16.4　16C 章：背阔肌游离皮瓣的多种用途

Geoffrey G. Hallock

16.4.1　背阔肌游离皮瓣的概述

为了寻找一种更可靠的方法，以确保乳腺切除术后用来替代胸部缺损皮肤的腋区随意型皮瓣的成活，Tansini 对尸体进行解剖从而得出结论，保留皮肤下方与背阔肌（LD）的连接（图 16.12）是关键。于是一种新的手术方式诞生了，也就是背阔肌皮瓣作为一种局部皮瓣。但 Olivari 大约在 70 年后才重新认识到这一点。与此同时，随着显微外科的引入，使得人们寻求更可靠的供区，Maxwell 等也因此认识到，这种口径大、蒂长、面积大的岛状皮瓣也是一种理想的游离皮瓣。

背阔肌的功能是伸展、内旋和内收肱骨，以及在运动中保持骨盆的稳定性，并使肩胛骨的下角紧贴胸壁。肩胛带周围的其他 6 块肌肉并不能替代这些功能，在 Lee 和 Mun 的一项系统性回顾中表明，40% 的患者存在全身影响，如无力。然而，大多数人在日常生活或工作并没有显著影响，

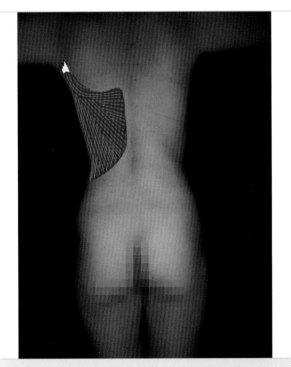

图 16.12　背阔肌

这一发现也解释了为什么这块肌肉被 Zenn 和 Jones 认为是"人体中最可以牺牲的肌肉"。背阔肌可作为头部、颈部、乳房、胸部和上臂的长期、广泛使用的局部皮瓣，源于其众多的特性。其特性也使得它成为修复下肢的理想游离皮瓣。Bartlett 等在尸体解剖中未发现背阔肌皮瓣存在闭塞性动脉粥样硬化的蒂部，因此对于老年人或者有周围血管疾病的人来说，LD 是首先要考虑的因素，而不是考虑下肢游离皮瓣的供区，尽管这会损伤身体的另一区域。引用 Serafin 的观点：对于所有需要游离皮瓣的患者来说，"背阔肌皮瓣是供体复合组织的金标准，因为其具有可靠性和适用性"。事实也正是如此。

16.4.2　优点和缺点

优点

- 是身体中具有最大可用表面积的肌肉。
- 多功能皮瓣供区（局部或游离）。
- 皮瓣扁平。
- 可牺牲且无影响。
- 无解剖学差异的。
- 表浅、可以快速获取的。
- 容易存活。
- 大口径的血管。
- 足够长的血管蒂。
- 丰富的嵌合和复合皮瓣的组合。
- 血管桥接的潜能。
- 可分成多个节段的皮瓣。
- 功能重建。

缺点

- 肌皮瓣的体积笨重。
- 一般来说潜在的缺点是限制了挂拐以及截瘫患者的移动能力。
- 各种神经肌肉运动功能障碍。
- 可能出现的翼状肩胛。
- 皮下血肿高发。

16.4.3　解剖学因素

背阔肌是一种扁平、三角形的肌肉，后胸部位于浅层，上内侧部被斜方肌覆盖。以腱膜起自下 6 个胸椎棘突、腰椎棘突和骶椎棘突，以及冈

上韧带和髂嵴后外侧唇。通常，从第十到第十二肋与腹外斜肌和前锯肌一些纤维组织相互交叉。此外，部分肌肉束起自肩胛骨尖也并不罕见。所有的这些肌纤维都向近端会聚，形成腋窝的后皱襞，然后围绕大圆肌后穿入肱骨结节间沟内。肌肉长度为 21~42 cm，平均表面积为 25 cm × 35 cm。

背阔肌血管供应是高度一致的，也就是肩胛下动脉的一个分支。根据 Tobin 等的研究，胸背动脉 99% 的时候都有一条伴行静脉从肌肉的内侧下表面进入。该血管蒂通常比其在腋窝后部的肌肉穿入位置低 10 cm 左右，靠近肩胛角的尖部。后者常在可触及的肌肉外侧缘内侧约 2.5 cm 处发现。动脉的平均蒂长为 9 cm，起源处的直径为 2.7 mm，静脉平均为 3.4 cm。在进入肌肉不久后，这条单独的主干分为横支（内侧支）和降支（外侧支）（图16.13）。它们以 45°角相互走行，分别与肌肉的内侧和外侧边界平行，并有许多相互连接的部分。在肌肉尾部和内侧会发现次要的节段血管蒂部，其外侧一排来自后肋间血管，内侧一排来自腰部血管。根据 Mathes 和 Nahai 的研究，这种血管模式使其成为 V 型肌肉。静脉流出走向与主要的供应动脉平行，除了在次要的血管蒂，此处静脉通过肋间静脉和腰静脉流出，这也许就可以解释为什么在某些情况下，依靠任何一种动脉供血来源存活的肌肉在最下面的部分都不会出现静脉瘀滞。

胸背神经与主要血管蒂一起进入肌肉，也是在其神经血管蒂的位置。虽然可能存在一些感觉

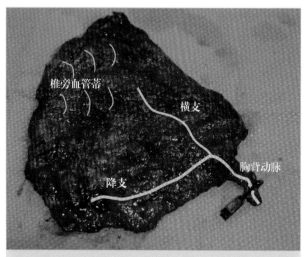

图 16.13 背阔肌的动脉解剖学研究。占主导地位的胸背动脉进入其血管蒂后不久分叉成横支和降支，肋间后部和腰部分支是次要的椎旁血管蒂

纤维，但该神经主要作为整个肌肉的运动神经源。Taylor 等将背阔肌归为 I 型神经支配模式，在进入肌肉前没有分支，而 Tobin 等在解剖学研究中发现，胸背神经在进入肌肉前平均 1.3 cm 处有分叉，这将使其归为 II 型肌肉。许多肋间神经穿透背阔肌，为皮肤提供感觉，但这些神经通常在肌肉游离时被切断，所以该肌皮瓣是没有感觉的。

16.4.4 解剖学上的变异和潜在的问题

血管供应

肩胛下动脉产生于腋动脉的第三部分，此后不久分支为旋肩胛动脉和胸背动脉，这是占 94% 的典型解剖结构。另外，胸背动脉可能直接起源于腋动脉本身（5%）或胸外侧动脉（1%），这可能是因为旋肩胛动脉有时直接起源于腋动脉。肩胛下动脉和静脉 92% 的情况下是在进入腋动脉或静脉的地方一起发现的。如果不是这样，动脉在静脉的近端平均距离为 4.2 cm，在到达前锯肌动脉分支之前可能不会与之重合。在极特殊的情况下，会发现双胸背静脉，应予以保留，特别是它们后来交汇在一起的时候。

进入肌肉后，胸背动脉并不总是分为横行和降支，因为大约 14% 的时候横行支是纤细的或不存在的或有多个分支的，这需要减少传统的肌肉剥离，或需要使用一些其他的肌肉保护技术。虽然胸背动脉可以剥离到次要血管蒂的部位，但静脉走行的情况却不是这样。后者的静脉中的瓣膜通过肋间静脉和腰部静脉的走向流出，并远离主要血管蒂。这可能解释了为什么有时取下的肌肉最初似乎有足够的血液流入，但随着时间的推移，在最下和内侧的部分变得充血和发绀，最终将无法生存。

血管流量

旋肩胛动脉或前锯肌动脉的一部分可与胸背动脉保持一致。该分支或胸背动脉都是皮瓣的蒂，以端对端的方式与近端受体动脉相吻合，然后另一个分支以顺向端对端方式与远端受体动脉相连。静脉侧也可以采用类似的方法。这避免了术者在不适应的情况下进行端侧显微吻合术。如果血流足够充足，受体血管的缺口可以不行静脉移植治疗。Miyamoto 等认为，依据分支和连接处的口径，这种技术可以稳定进入皮瓣的血液流量，这样，

如果供体或受体静脉血流量相对较小，那么它们就不会受到过度充血所造成的影响。

肌皮瓣类型

虽然肌肉相对较薄，但通常作为肌皮瓣覆盖皮肤及皮下组织的创面可能会显得很笨重，特别是如果进行足部和踝部重建时，穿鞋会受到影响。当然也有例外情况。大多数肌肉皮下穿支都是在优势血管蒂附近发现的，所以这个区域必须是计划岛状皮瓣的一部分。横向穿支皮瓣的设计（看起来有一个斜的方向）可以采用这个区域的松弛皮肤，这样可以得到一个相对更美观的瘢痕，同时可以更好地被隐藏起来，比如说女性胸罩的遮挡。然而，垂直设计可以获得更大的皮瓣。通过旋肩胛血管将肩胛旁 / 背阔肌皮瓣连在一起，可以最大限度地扩大皮瓣范围，不仅皮肤部分可以从三角空间延伸到骨盆起点附近的肌肉位置，而且远端肌肉可能也要比预期存活的好，这是通过从皮肤发出的肌皮穿支逆行流入或从相反方向改善了静脉流出。

肌肉切取 / 功能的保存

传统的描述是在背阔肌的横支和降支之间进行分割，从而尽可能的分成多个皮瓣，但通常为了保留功能，是在供体部位保留一个完整的节段。然而，大约有 14% 的概率发生横支不足情况，这显然是不可行的。另一种方法是将胸背动脉穿支（TDAP）皮瓣规划为嵌合皮瓣，通常使用降支作为穿支血管蒂，其延续到肌肉本身的侧面部分，将根据所需尺寸进行调整。如果需要避免对穿支的解剖，那么保留一小部分肌肉和皮瓣的复合皮瓣是作为保留肌肉的背阔肌皮瓣的一种选择。实际上，当背阔肌单独作为游离皮瓣时，通常只使用外侧段，内侧肌仍保持由次要血管蒂供血。当然，在这种情况下，游离皮瓣切除的是主要的血管蒂，所以如果胸背神经没有被单独保留，其余的肌肉将失去神经支配。

动力转移

如果需要恢复其他部位的功能，背阔肌被认为不是大多数应用的首选。整个肌肉的运动功能是通过独立的胸背神经实现的，它可以在功能丧失的部位与下肢的运动神经重新吻合。在松解背阔肌的起点和止点之前，应标记其长度，以便在特定的受区重新建立适宜的张力。这已被用于替代股四头肌来用于膝关节的伸展、替代趾长屈肌用于踝关节跖屈以及替代趾长伸肌用于踝关节背伸。

嵌合皮瓣

肩胛下血管有许多分支到皮瓣（如肩胛、肩胛旁、胸背动脉穿支）、肌肉（如背阔肌、前锯肌）和骨（如肩胛骨经旋肩胛骨的角支或降支），允许创建超过 50 种组合的皮瓣。这些组合皮瓣每个都有自己的独立分支，可以独立嵌入，但仍然只连接到同一个血管源 - 肩胛下血管。这不仅允许三维填充，还提供了多个组织，每个组织具有不同的功能，有可能覆盖多个部位。此外，特别是在受区有限制的情况下，如下肢经常出现多个皮瓣只有一个受区的这种情况，因为它们最终都只能接同一血管。一些例子包括背阔肌 - 前锯肌（肌肉 - 肌肉嵌合体）、背阔肌 - 前锯肌筋膜（肌肉 - 筋膜嵌合体）、背阔肌 - 胸背动脉皮瓣（肌肉 - 皮瓣嵌合体）、背阔肌 - 肩胛骨（肌肉 - 骨嵌合体）、背阔肌 - 胸背动脉皮瓣 - 肩胛骨（肌肉 - 皮瓣 - 骨嵌合体），以及背阔肌 - 前锯肌 / 肋骨（肌肉 - 肌肉 / 骨嵌合体）。嵌合皮瓣在某种程度上更难获得，当然也使作为游离皮瓣组合的监测更具挑战性（图 16.14）。

供区并发症

本节前面已经描述了保留肌肉功能的方法，如保留腋窝后皱襞的轮廓。这种皮瓣另一个常见的主要问题是皮下血肿。据报道，通常使用引流管的前提下皮下血肿的发生率为 80%。采用褥式缝合法将皮下层重新连接到剩余的肌床是有帮助的。必须注意，因为缝合过深可能导致气胸。褥式缝合与纤维蛋白密封剂的结合使皮下血肿的发生率降低到 9.4%。

通常情况下，所需要的游离皮瓣的肌肉量可以通过从腋窝穹隆沿腋窝后皱襞做一 8~10 cm 宽的垂直切口内获得。Kiiski 等利用标准的内镜技术和二氧化碳充气将其减少到 3~5 cm。这还不包括必要的入口处留下的瘢痕。当然，如果使用肌皮瓣，这种方法将是不必要的。如果皮瓣的宽度超过 8~10 cm，就不可能实现一期闭合，而是需要进行皮肤移植，当然这样有时也难以愈合，而且以后可能并不稳定，也不美观。通过在背阔肌上的

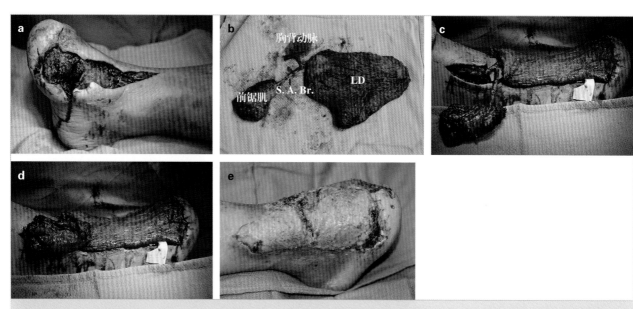

图16.14　a. 这名血液透析的患者在经过开放的经右跖骨截肢术（TMA）后残端有关节外露。b. 将背阔肌（LD）和前锯肌游离皮瓣取下，前锯肌支（S. A. Br.）与背阔肌支相连，供两块肌肉共用。c. 背阔肌可以刚好达到TMA残端上并嵌入，可以看到暴露的血管蒂与腓动脉相接。d. 前锯肌可以独立穿入，专门用于覆盖受区。e. 2个月后缓慢愈合，嵌合肌肉游离皮瓣持续覆盖关节，到目前为止保留了他的右侧TMA

独立穿支上设计多个小皮瓣，可以获得更大的皮肤表面积，这些皮瓣在转移后可以在受体部位重新排列，利用"Kiss"原则闭合一个大的缺口。使用这种替代方法，一期缝合仍然会在背部留下瘢痕，并且下肢皮瓣处会在皮瓣接口周围留有更多的瘢痕，如果只采用单一皮肤血管蒂的话。

16.4.5　皮瓣设计

当患者直立，双手放在臀部时，肌肉的有力收缩意味着其有神经支配，通常可找到完整的胸背动脉血供。在瘦弱的个体中，肌肉收缩可以识别出肌肉的最前缘。应标记出肩胛角，因为在那会发现邻近大圆肌的背阔肌上边界。一般情况下，下肢修复只需一个背阔肌游离皮瓣。但是，如果由于某种原因需要改变肌肉皮瓣的大小，皮瓣的宽度一般不应超过8~10 cm，因为超过此宽度难以一期闭合，必须利用皮肤移植或其他局部皮瓣。所选择皮瓣的设计必须包括胸背血管附近的肌肉皮肤穿支。可以横跨肌肉，以获得背部中间区域的松弛皮肤，这样可以使女性的瘢痕更容易被胸罩掩盖。较长的岛状皮瓣应做一个垂直走行的椭圆形，其轴线平行于肌肉的前边缘，必须确保包含胸背肌的降支。采用Zhang等提出的"Kiss"原

则，可以转移更多的皮肤，但需要针对各种情况个性化设计。

16.4.6　皮瓣剥离

患者在手术台上的体位取决于缺损和重建的位置。下肢后部缺损最好是在患者处于俯卧位时，这样可以同时兼顾供区和受区。如果需要同时剥离双侧的背阔肌，开始时俯卧位可能是最好的选择。通常情况下，下肢缺损在前时，多采用仰卧位。然而，尽管有些尴尬，最经常使用的是侧卧位，这里将进一步详细讨论（图16.15）。如果胫前血管或腓血管为受区血管，将对侧置于下方。如果胫后血管是受区血管，将同侧置于下方。

应标记重要的位置，以便在患者处于侧卧位时提供定位（视频16.4）。有时可以在提起外部皮肤和脂肪的同时，提起肌肉的外侧缘。不可思议的是，这通常可以像腋窝前皱襞一样位于前方。肩胛角总是可触及的，并且与肌肉的上缘相对应，上缘必须与相邻的、更靠近端的大圆肌分开。在腋窝后皱襞的最高点，自腋窝顶向下做一条约10 cm的垂线，在此处必须仔细寻找背阔肌神经血管蒂的位置。当计划切取肌皮瓣时，皮瓣的设计将决定皮肤切口。然而，对于下肢来说，最常

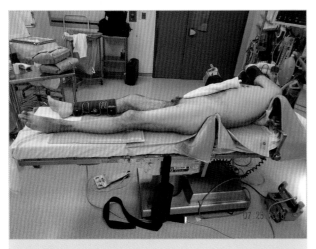

图 16.15 根据缺损部位的不同，在手术台上进行背阔肌（LD）切取的位置可能不同。在这种情况下，一个不完全的侧卧位可以进入同侧背阔肌和左脚踝内侧缺损上方的受区

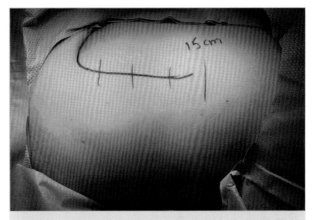

图 16.16 设计切口，仅切取背阔肌游离瓣。从腋窝顶（有利于肌腱的暴露）由弧线至直线，根据需要沿腋窝后皱襞向下。在这种设计下，胸部瘢痕可以通过内收手臂来隐藏

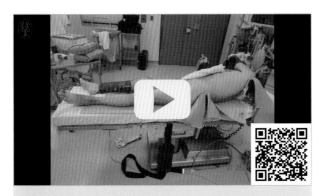

视频 16.4 背阔肌游离皮瓣。https://www.thieme.de/de/q.htm?p=opn/cs/20/7/12265278−b8fddfff

见的是只需要一个肌皮瓣。这是通过一条从腋窝顶到腋窝后皱襞边缘的曲线来实现的，然后根据需要尽可能垂直地切取（图 16.16）。如果必须使用整块肌肉，那么这条线将从远端向内侧向后弯曲，以便可以广泛暴露，同时应该认识到这样形成的瘢痕是无法通过将手臂内收到胸部来隐藏的。

切开皮肤后，分开皮下组织，显露肌肉。通常会发现有一层疏松的结缔组织层，随着牵开器牵开皮肤和脂肪，这层结缔组织会暴露出来，可以从肌肉中剥离。首先，向前面分离，确定整个背阔肌外侧缘。然后从肩胛角上方开始，向后剥开，直到到达肩胛骨。这里的背阔肌肌纤维斜向腋下，其上方的大圆肌纤维也是如此，两者在一定程度上都起自肩胛骨。通常情况下，一层薄脂

肪会将两者分开，这样背阔肌的上边界就很容易辨认出来了。从肌肉后侧向更下侧和内侧分离皮下脂肪，直到达到计划所需的皮瓣尺寸。如果需要一个非常宽的皮瓣，在内侧剥离过程中会遇到斜方肌，斜方肌在背阔肌上方，并延伸至其下方的棘突。

标准尺寸的肌肉游离皮瓣一旦完全显露，从外侧缘的最下方开始，自起点沿垂直方向向内侧分离。当外侧的肌肉抬起时，下方的后锯肌和上方的前锯肌不能包括在内。一旦到达指定的内侧边界，就垂直切开，因为肌肉的下表面从尾侧到头侧，从肩胛角到上边界都是需要游离的。必须小心地结扎该区域的许多椎旁血管蒂，因为这些蒂会大量出血。在这个分离过程中遇到的厚厚的脂肪垫，如果将其留下，能看到阔筋膜的深层表面和它的血管分支。这样还可以确保脂肪垫下的前锯肌被正确剥离。

在肩胛角，开始寻找前锯肌像鸟爪式的肌束，然后仅使用双极烧灼，直到胸背血管进入背阔肌的下表面附近。在更近的地方，肌束在筋膜下通过。靠近腋窝附近的止点，背阔肌的后部表面，开始出现腱性纤维。如果在这里完全切开肌肉，就会更好地暴露筋膜，以便于显露并按需要延长其下方的血管蒂。通常情况下，仅需将血管蒂裸化到旋肩胛血管，若没有一个大口径的血管蒂可用，后者将继续作为备用供区。进一步解剖回肩胛下的血管将延长血管蒂，这将得到非常大口径的血管，但难度也会很大。保护锯肌支，直到确

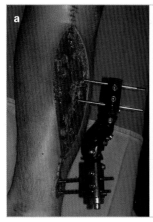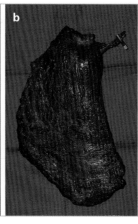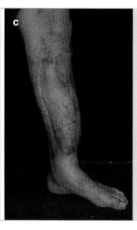

图 16.17 a. 左侧胫骨中部 Gustilo ⅢB 型开放性骨折，软组织广泛缺失，无法使用局部组织。b. 背阔肌（LD）游离皮瓣，胸背血管被血管夹钳住。c. 背阔肌表面皮肤移植的最终外观

保胸背血管有足够的血流通过，因为这可以提供足够的肌肉作为备用选择。在准备好下肢受区之前，不对现在岛状皮瓣的胸背血管蒂进行切断转移。然后按照术者的常规操作，关闭供区。

16.4.7　术后护理

如何安置患者的背部供区一直都是一个重要的问题。然而，如果关节交叉或患者体位对皮瓣本身存在任何的压迫风险时，则必须通过正确使用夹板或牵引装置来避免。对任何游离皮瓣的监测必须遵循本单位常规。

16.4.8　结论

背阔肌是身体中最大的肌肉，被认为是可牺牲的，因此不仅可以作为带蒂皮瓣，还可以作为游离皮瓣转移到身体的任何区域。小型和大型皮瓣、多个连续皮瓣，以及可能与多种其他供区结合的皮瓣，如基于肩胛骨下方的嵌合皮瓣，增加了重建的选择性。足够长的大口径血管蒂使其成为理想的游离皮瓣供区。背阔肌皮瓣是一种可靠、适应性强、多功能的"主力"皮瓣，有着悠久的历史，当显微外科组织移植将其当作下肢缺损的解决方案时，它总是值得考虑（图 16.17）。

参考文献

[1] Maxwell GP. Iginio Tansini and the origin of the latissimus dorsi musculocutaneous flap. Plast Reconstr Surg. 1980; 65(5):686–692.
[2] Olivari N. The latissimus flap. Br J Plast Surg. 1976; 29(2):126–128.
[3] Maxwell GP, Stueber K, Hoopes JE. A free latissimus dorsi myocutaneous flap: case report. Plast Reconstr Surg. 1978; 62(3):462–466.
[4] Serafin D. The latissimus dorsi muscle-musculocutaneous flap. In: Atlas of Microsurgical Composite Tissue Transplantation. Philadelphia, PA: W.B. Saunders; 1996:205–216.
[5] Bartlett SP, May JW, Jr, Yaremchuk MJ. The latissimus dorsi muscle: a fresh cadaver study of the primary neurovascular pedicle. Plast Reconstr Surg. 1981; 67(5):631–636.
[6] Mathes SJ, Nahai F. Latissimus dorsi. In: Clinical Atlas of Muscle and Musculocutaneous Flaps. St. Louis, MO: C.V. Mosby; 1979:369–391.
[7] Lee KT, Mun GH. A systematic review of functional donor-site morbidity after latissimus dorsi muscle transfer. Plast Reconstr Surg. 2014; 134(2):303–314.
[8] Repo JP, Barner-Rasmussen I, Roine RP, Sintonen H, Tukiainen EJ. Treatment of compound tibia fracture with microvascular latissimus dorsi flap and the Ilizarov technique: a cross-sectional study of long-term outcomes. J Plast Reconstr Aesthet Surg. 2016; 69(4):524–532.
[9] Zenn MR, Jones G. Latissimus dorsi flap. In: Reconstructive Surgery: Anatomy, Technique, and Clinical Applications. St. Louis, MO: Quality Medical Publishing; 2012:726–757.
[10] Hallock GG, Morris SF. Skin grafts and local flaps. [CME]. Plast Reconstr Surg. 2011; 127(1):5e–22e.
[11] Germann G, Reichenberger M. Latissimus dorsi flap. In: Wei FC, Mardini S, eds. Flaps and Reconstructive Surgery. Edinburgh: Elsevier; 2017:446–463.
[12] Tobin GR, Schusterman M, Peterson GH, Nichols G, Bland KI. The intramuscular neurovascular anatomy of the latissimus dorsi muscle: the basis for splitting the flap. Plast Reconstr Surg. 1981; 67(5):637–641.
[13] Mathes SJ, Nahai F. Classification of the vascular anatomy of muscles: experimental and clinical correlation. Plast Reconstr Surg. 1981; 67(2):177–187.
[14] Levin LS. The latissimus dorsi muscle-musculocutaneous flap. (Discussion). In: Serafin D, ed. Atlas of Microsurgical Composite Tissue Transplantation. Philadelphia, PA: W.B. Saunders; 1996:218–219.
[15] Taylor GI, Gianoutsos MP, Morris SF. The neurovascular territories of the skin and muscles: anatomic study and clinical implications. Plast Reconstr Surg. 1994; 94(1):1–36.
[16] Elzawawy EM, Kelada MN, Al Karmouty AF. Design of mini latissimus dorsi flap based on thoracodorsal vascular patterns. Ann Plast Surg. 2018; 80(6): 607–615.
[17] Miyamoto S, Fujiki M, Sakuraba M. Clinical analysis of 33 flow-through latissimus dorsi flaps. J Plast Reconstr Aesthet Surg. 2015; 68(10):1425–1431.
[18] Barton RM, Vasconez LO. Microvascular free transfer of a latissimus dorsi muscle and musculocutaneous flap. In: Strauch B, Vasconez LO, Herman CK, Lee BT, eds. Grabb's Encyclopedia of Flaps. 4th ed. Philadelphia, PA: Wolters Kluwer; 2016:1397–1400.
[19] Hallock GG. The combined parascapular fasciocutaneous and latissimus dorsi muscle conjoined free flap. Plast Reconstr Surg. 2008; 121(1):101–107.
[20] Lee KT, Wiraatmadja ES, Mun GH. Free latissimus dorsi muscle-chimeric thoracodorsal artery perforator flaps for reconstruction of complicated defects: does muscle still have a place in the domain of perforator flaps? Ann Plast Surg. 2015; 74(5):565–572.
[21] Kim SW, Youn DG, Kim JT, Kim YH. A thoracodorsal artery perforator chimeric free flap for prevention of microvascular pedicle compression in lower extremity reconstruction. Microsurgery. 2018; 38(1):46–50.
[22] Schwabegger AH, Harpf C, Rainer C. Muscle-sparing latissimus dorsi myocutaneous flap with maintenance of muscle innervation, function, and aesthetic appearance of the donor site. Plast Reconstr Surg. 2003; 111(4):1407–1411.

[23] Hallock GG. Restoration of quadriceps femoris function with a dynamic microsurgical free latissimus dorsi muscle transfer. Ann Plast Surg. 2004; 52(1):89–92.

[24] Rednam RS, Rinker BD. Reconstruction of posterior compartment of lower extremity using a functional latissimus dorsi free flap: a case report. Microsurgery. 2016; 36(1):77–80.

[25] Patel KM, Mantell M, Sosin M, Ramineni P. Chimeric functional latissimus flap transfer to restore ankle dorsiflexion following a traumatic defect of the lower leg: a case report. J Reconstr Microsurg. 2014; 30(4):279–282.

[26] Hallock GG. Permutations of combined free flaps using the subscapular system. J Reconstr Microsurg. 1997; 13(1):47–54.

[27] Hallock GG. The chimera flap: a quarter century odyssey. Ann Plast Surg. 2017; 78(2):223–229.

[28] Kim SW, Jeon SB, Hwang KT, Kim YH. Coverage of amputation stumps using a latissimus dorsi flap with a serratus anterior muscle flap: a comparative study. Ann Plast Surg. 2016; 76(1):88–93.

[29] Junnila J, Repo JP, Mustonen A, Tukiainen EJ. Treatment of compound tibial fracture with free osteomuscular latissimus dorsi scapula flap. J Reconstr Microsurg. 2015; 31(3):217–224.

[30] Ozcan Akcal A, Ünal K, Gorgulu T, Akif Akcal M, Bigat Z. Reconstruction of midfoot bone and soft tissue loss with chimeric partial scapula and latissimus dorsi muscle flap and short perforator-based skin flap following gunshot injuries: report of two cases. Microsurgery. 2016; 36(7):598–603.

[31] Trignano E, Fallico N, Nitto A, Chen HC. The treatment of composite defect of bone and soft tissues with a combined latissimus dorsi and serratus anterior and rib free flap. Microsurgery. 2013; 33(3):173–183.

[32] Al-Ani SA, Soumian S, Zapantioti P, Sterne GD. Latissimus dorsi donor-site morbidity: the combination of quilting and fibrin sealant reduce length of drain placement and seroma rate. Ann Plast Surg. 2014; 72(6):729–730.

[33] Kiiski J, Kaartinen I, Kotaluoto S, Kuokkanen H. Modified approach for endoscopic harvest of the latissimus dorsi free flap with CO2 insufflation and standard laparoscopic equipment. Microsurgery. 2017; 37(5):383–387.

[34] Zhang YX, Messmer C, Pang FK, et al. A novel design of the multilobed latissimus dorsi myocutaneous flap to achieve primary donor-site closure in the reconstruction of large defects. Plast Reconstr Surg. 2013; 131(5):752e–758e.

[35] Miyamoto S, Kayano S, Fujiki M, Kamizono K, Fukunaga Y, Sakuraba M. Flowthrough divided latissimus dorsi musculocutaneous flap for large extremity defects. Ann Plast Surg. 2015; 74(2):199–203.

[36] Zhang YX, Hayakawa TJ, Levin LS, Hallock GG, Lazzeri D. The economy in autologous tissue transfer: part 1. The kiss flap technique. Plast Reconstr Surg. 2016; 137(3):1018–1030.

[37] Hwang KT, Kim SW, Sung IH, Kim JT, Kim YH. Is delayed reconstruction using the latissimus dorsi free flap a worthy option in the management of open IIIB tibial fractures? Microsurgery. 2016; 36(6):453–459.

16.5　16D 章：腓肠内侧动脉穿支皮瓣

Geoffrey G. Hallock

16.5.1　腓内侧动脉穿支皮瓣的概述

腓肠内侧动脉穿支（MSAP）皮瓣（图 16.18）基本上是传统腓肠肌内侧瓣的皮肤区域。在微血管组织移植的初期，Taylor 和 Daniel 寻求替代腹股沟皮瓣的供体部位，他们在尸体上证明，小腿皮肤理论上可以由腓肠肌内侧肌皮穿支提供营养。Montegut 和 Allen 介绍了该区域的解剖，但直到 Hallock 专门概述其作为一种潜在穿支皮瓣的解剖学，以及 Cavadas 等的一系列临床研究，MSAP 皮瓣才被证明具有临床应用价值。

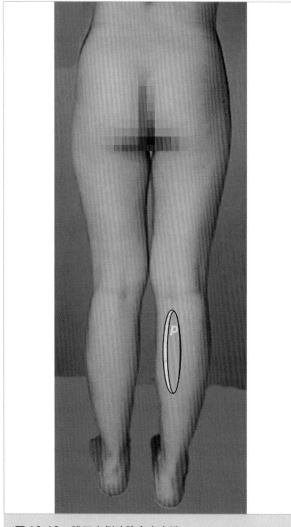

图 16.18　腓肠内侧动脉穿支皮瓣

MSAP 皮瓣是为数不多的具有较长血管蒂的下肢皮瓣供区之一，可以作为岛状皮瓣使用。MSAP 皮瓣甚至可以达到髌骨近端（见第 15A 章）。然而，它更多的作用是作为头颈部、手、上肢或下肢其他部位的游离皮瓣。这是少数可靠的皮瓣之一，可在患者俯卧位时切取。皮瓣是相对较薄的，即使在肥胖的个体，它的使用选择优先于前臂桡侧皮瓣，因为不需要牺牲主干动脉。如果重建仅限于下肢，可以采用硬膜外麻醉，避免了全身麻醉的风险。

一些人认为，即能一期缝合，小腿供区残留瘢痕也是选择 MSAP 皮瓣的禁忌，尤其是女性患者（图 16.19）。这条规则的一个合理的例外是它用于同侧下肢远端缺损，因为这种供区并发症将仅限于已受损的同一身体区域（图 16.20）。

16.5.2　优点和缺点

优点

- 保留功能。
- 可在仰卧位或俯卧位从供区取皮瓣。
- 局部皮瓣能覆盖膝关节。
- 薄的游离皮瓣，代替前臂桡侧皮瓣。
- 大直径长血管蒂。
- 对于同侧下肢缺损需要游离皮瓣时的绝佳选择。
- 嵌合皮瓣时与腓肠肌内侧结合的可能性。

缺点

- 供区瘢痕残留明显。
- 表面积小。
- 相对较小的穿支。

16.5.3　解剖情况

腓肠内侧动脉是腘动脉的一个分支，发源于膝关节或膝关节周围，经过几厘米后进入腓肠肌内侧下表面。不幸的是，腓肠内侧动脉肌皮穿支的分布没有共识，Dusseldorp 等总结的一个分类模式可能是最好。他们描述了 3 种腓肠内侧动脉肌内的分支模式，双支是最常见的，可以延伸至浅表（后方）或深至肌肉表面。在 92% 的尸体解剖中发现了由这些分支产生的临床可用的主要穿支，而 Hallock 在每个标本中至少发现了一个。这些穿

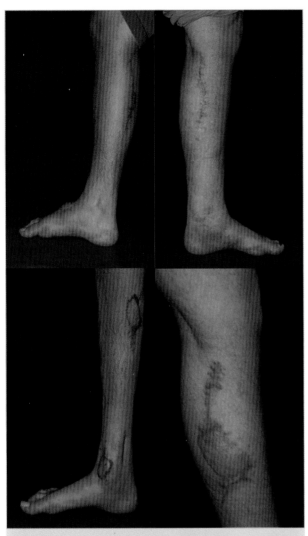

图 16.19 腓肠内侧动脉穿支皮瓣愈合后，小腿即使只是形成线样瘢痕（上两幅图像），大多也是不可接受的。如果需要植皮，情况会更糟（下两幅图像），右足背皮瓣的外观甚至还要更差（左下），这表明至少对于同侧缺损来说，整体外观可能不是那么满意

支平均在腘窝褶皱以下（13±2）cm 处，离后中线（2.5±1）cm 处，但有高度的变异。根据穿支的位置，MSAP 皮瓣蒂的长度可以为 9~16 cm。静脉回流沿穿支走行。皮瓣通常是无感觉的。

16.5.4　解剖变异和潜在问题

穿支解剖变异

腓肠内侧动脉主要肌皮穿支的解剖通常是变幻不定的。与我们更为熟知的可通过术前坐标预判大多数穿支的股前外侧皮瓣不同，MSAP 皮瓣没有类似的坐标图表。就此而言，Dusseldorp 等发现，在那些完全没有任何主要 MSAP 血管的标本中，常常由腓肠正中动脉代替，有时会由腓肠外侧动脉穿支代替。

筋膜下入路

与大多数更适合筋膜上游离的穿支皮瓣不同，MSAP 皮瓣筋膜下游离更为安全。可能是为了适应行走时周围肌肉收缩引起的牵拉，穿支像弹簧一样缠绕数厘米走行于肌肉与深筋膜之间，避免牵拉后造成血管损伤。因此，术前影像学研究，如 CT 血管造影、MRA、彩色双相超声，甚至常见的手持式可听多普勒，可能会错误地定位穿支的走行方向和位置。通过内镜辅助下直接显示穿支可以完美地解决这个问题，在筋膜下平面很容易完成（图 16.21）。当然，这必须是在手术的时候。

穿支选择

对于穿支皮瓣来说，另一个关注点是如何选择合适的 MSAP，即使 MSAP 是可见的。如果只有一个单独的穿支则很容易，因为你没有别的选择，或者可见的伴行静脉管腔 ≥ 1.0 mm。然而通常会有多个穿支，其中细长的穿支无关紧要，应予以结扎。一般来说，即使是足够大的 MSAP 皮瓣也比传统的穿支皮瓣小，因此解剖更困难。如果找不到直径 > 0.5 mm 的大穿支动脉，最好也要包括至少两个较小的穿支，它们沿同一矢状线排列，并尽可能分散，以滋养所需皮瓣的不同区域。包含两个穿支也是一个安全保障，以防其中一个穿支在随后的解剖过程中损伤，尤其是作为游离皮瓣转移到别处时可以更好地预防蒂扭转导致的问题。这些穿支周围的肌肉与其他主要穿支皮瓣下的肌肉不同，因为这些穿支走行方向与腓肠肌内侧肌纤维的走行方向一致，所以解剖剥离穿支周围的肌纤维通常很容易，且很少需要直接切断肌肉。

皮瓣方向

Saint-Cyr 等研究发现，由于下肢各穿支之间的连接方向为纵向，因此所有 MSAP 皮瓣的长轴也应平行于该方向。如果长轴走行斜向，皮瓣的远端可能会位于邻近血管体区，引起坏死。

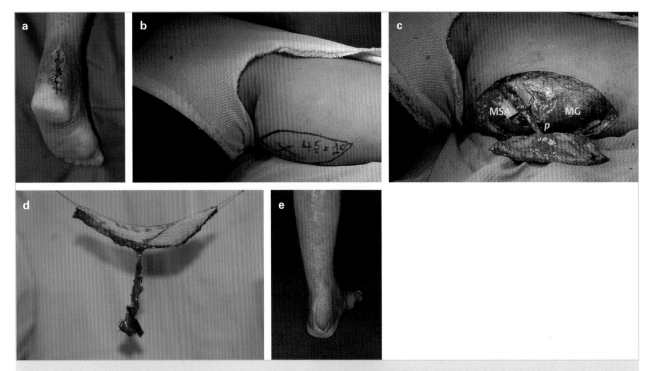

图 16.20 a. 卡车车门损伤，左跟腱修复术后几周外观。b. 设计同侧小腿腓肠内侧动脉穿支（MSAP）皮瓣，穿支"X"偏心以获得更长的血管蒂。c. 基于单穿支（p）的原位岛状 MSAP 皮瓣，显露腓肠内侧动脉（MSA）穿过腓肠肌内侧（MG）。d. MSAP 游离皮瓣。e. 填充后足的 MSAP 薄皮瓣愈合后轮廓，上图可见部分供区明显宽瘢痕

16.5.5　皮瓣设计

所需 MSAP 皮瓣的设计必须遵循根据缺损制成的模板。接下来，对供养皮瓣的穿支位置进行粗略估计。虽然彩色双相超声可能更好，但手持式可听多普勒更加方便，而且某些情况下也足够用了。Kim、Wang 和 Wong 等研究提出了一系列相交的线，以便于确定所需穿支的起点，但并不像 Kao 等所提出的那样实用。后者画 3 条线，先沿腘窝皱襞画横线，然后经该线中点做跟骨等分线，最后沿腓肠肌内侧头的外缘画一条曲线（图16.22）。这 3 条线勾勒出了后方肌肉的位置，选择的穿支也在这些线内，而实际上，穿支位于肌肉所在的任何位置。幸运的是，穿支通常位于腓肠肌内侧头上方 8 cm 处，这可用于穿支起点的识别。

在知道穿支穿过深筋膜的确切位置前，无法确定皮瓣的实际设计。如果患者仰卧位，可应用筋膜下内镜通过沿皮瓣最前缘的探查孔将其显露（图 16.21）。如果需要长蒂，则将模板偏心放置在该点的远端，以形成具有垂直轴的椭圆（图

16.20）。如果找到两个合适且分散的穿支，则可以为每个穿支设计一个独立的狭窄皮瓣，使穿支仅通过腓肠内侧动脉蒂的一个共同分支连接。当作为游离皮瓣转移时，它们可以在受体缺损处并排连接，以覆盖更大的表面积；同时，根据 Zhang 等的"Kiss"原则，该操作有利于主要供区闭合。根据小腿的皮肤弹性，如果皮瓣宽度超过 5 cm，则需要植皮以避免直接缝合后出现骨筋膜室综合征的风险。请注意，Wang 等报道的最大的 MSAP 皮瓣宽 9 cm，长 14 cm。

16.5.6　皮瓣切取

最常见的是患者处于仰卧位，大腿外展，下肢外旋，膝关节弯曲，但如果处于俯卧位，下肢将保持中立位。肢体仅通过抬高驱血，以保持伴行静脉的充盈，以便在大腿中部止血带充气后更好地观察，同时确保在解剖剥离穿支过程中不会有出血影响视野。沿着预先设计皮瓣的更内侧边缘，使用可听多普勒在皮瓣穿支的正前方开一个小的探查口。直接向下切开皮下组织和深筋膜，

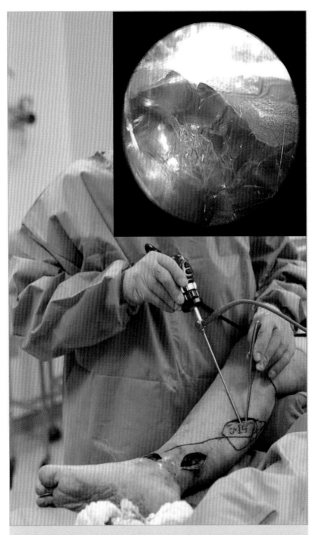

图 16.21　筋膜下内镜入路，可听多普勒超声定位穿支位置，通过前方的探查性切口，监视器显示穿支从肌肉（右上）进入深筋膜（左下）

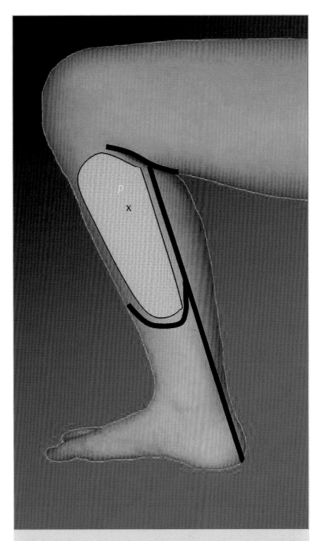

图 16.22　Kao 等提出的使用手持可听多普勒寻找优势腓肠内动脉穿支（MSAP）的现实示意图。在腘皱襞画一条线。从它的中点开始，画一条垂直向下的线，将跟骨一分为二。第三条线沿着腓肠肌内侧头的肌腹下缘画曲线。需要注意的是，这个阴影区域基本上包含了腓肠肌的整个内侧头，可以预料到 MSAP 位置的异常，但通常在"X"位置提示的距离腘皱襞 8 cm 内发现

露出腓肠肌内侧头（视频 16.5）。

如果是俯卧位，这个入路将比皮瓣外缘后中线附近入路更容易。使用的探查切口必须足够大，以便于插入一个 5 mm，30°的短内镜以及一个狭窄坚硬的拉钩，使用拉钩压下肌肉，辅助内镜向前定位穿支（图 16.21）。

一旦通过内镜验证了所需的穿支位置，将根据需要重新绘制皮瓣的边界。为了完成仰卧位入路，探查切口需要扩大至整个内侧皮瓣边界。推开腓肠肌内侧，在这一无血液渗出平面上进行快速筋膜下探查，可以通过内镜确认所见穿支的尺寸，此时，MSAP 皮瓣为原位岛状皮瓣。松止血带后评估皮瓣灌注情况。应用血管扩张剂可能会有

所帮助。应充分止血。若灌注情况良好，可以用作局部皮瓣。如果选择游离皮瓣，则按照惯例断蒂。腓肠肌内侧头用可吸收线缝合。不要尝试关闭深筋膜。供区皮肤近似完整，如有缺损，可进行植皮。

16.5.7　术后护理

与所有穿支皮瓣一样，应避免在移植过程中对皮瓣及其血管蒂施加压力或张力，以防止对管

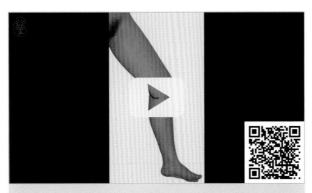

视频 16.5 腓肠内侧动脉穿支皮瓣的切取。https://www.thieme.de/de/q.htm?p=opn/cs/20/7/12265279-6546c2f5

腔狭窄穿支（尤其是静脉）的压迫导致血栓形成。如果岛状 MSAP 皮瓣穿过膝关节，则应预防性使用膝关节固定器，以避免皮瓣蒂的移动和牵拉。固定器使用时长尚不明确，但在新生血管足以使皮瓣蒂稳定之前，预防性应用几周多数是明智的。如果用作游离组织移植，该皮瓣应按照所有其他游离皮瓣的治疗原则进行治疗。

16.5.8 结论

MSAP 皮瓣具有一些值得思考的特点。作为一种局部皮瓣，在功能上可以保留腓肠肌内侧头覆盖小腿近端 1/3。作为游离皮瓣，即使对于较肥胖的患者来说，这也是一个相对较薄的皮瓣，可以替代前臂桡侧皮瓣，因为前臂桡侧皮瓣牺牲了一条主要的手部滋养动脉。MSAP 皮瓣的血管蒂可以很长，可以到达损伤区外的大多数受体部位，并且具有大口径，不需要超级显微外科手术。这样的血管蒂可以更简单的用于膝关节附近受区。然而，适合的穿支血管的确切位置是变化的，通过使用内镜可以很好地解决这个问题。主要的损害是明显的供区皮肤创口闭合不良，对于女性来说即使只是一个瘢痕也是不可接受的（图 16.19）。然而，对于需要显微外科组织移植的同侧下肢缺损，选择 MSAP 游离皮瓣的适应证可能是最合理的，因为所有的缺陷，包括供体部位的缺陷，都将被限制在同侧。一些人甚至认为，其潜在的多功能性已经使其成了一个值得重视的主要皮瓣。

参考文献

[1] Taylor GI, Daniel RK. The anatomy of several free flap donor sites. Plast Reconstr Surg. 1975; 56(3):243–253.
[2] Montegut WJ, Allen RJ. Sural Artery Perforator Flap as an Alternative for the Gastrocnemius Myocutaneous Flap. 90th Annual Scientific Assembly of the Southern Medical Association. Baltimore, MD: November 20–24, 1996.
[3] Hallock GG. Anatomic basis of the gastrocnemius perforator-based flap. Ann Plast Surg. 2001; 47(5):517–522.
[4] Cavadas PC, Sanz-Giménez-Rico JR, Gutierrez-de la Cámara A, Navarro-Monzonís A, Soler-Nomdedeu S, Martínez-Soriano F. The medial sural artery perforator free flap. Plast Reconstr Surg. 2001; 108(6):1609–1615, discussion 1616–1617.
[5] Kao HK, Chang KP, Wei FC, Cheng MH. Comparison of the medial sural artery perforator flap with the radial forearm flap for head and neck reconstructions. Plast Reconstr Surg. 2009; 124(4):1125–1132.
[6] Shen H, Shen XQ, Lv Y, Xu JH, Lu H. Pharyngoesophageal reconstruction with the medial sural artery perforator flap after total laryngopharyngectomy: a new method. Ann Plast Surg. 2017; 78(2):191–194.
[7] Lin CH, Lin CH, Lin YT, Hsu CC, Ng TW,Wei FC. The medial sural artery perforator flap: a versatile donor site for hand reconstruction. J Trauma. 2011; 70(3): 736–743.
[8] Ives M, Mathur B. Varied uses of the medial sural artery perforator flap. J Plast Reconstr Aesthet Surg. 2015; 68(6):853–858.
[9] Wang X, Mei J, Pan J, Chen H, Zhang W, Tang M. Reconstruction of distal limb defects with the free medial sural artery perforator flap. Plast Reconstr Surg. 2013; 131(1):95–105.
[10] Hallock GG, Sano K. The medial suralMEDIAL GASTROCNEMIUS perforator free flap: an "ideal" prone position skin flap. Ann Plast Surg. 2004; 52(2):184–187.
[11] Xie XT, Chai YM. Medial sural artery perforator flap. Ann Plast Surg. 2012; 68(1):105–110.
[12] Akdeniz Doğan ZD, Çavuş Özkan M, Tuncer FB, Saçak B, Çelebiler Ö. A comparative clinical study of flap thickness: medial sural artery perforator flap versus anterolateral thigh flap. Ann Plast Surg. 2018; 81(4):472–474.
[13] Hallock GG. Medial sural artery perforator free flap: legitimate use as a solution for the ipsilateral distal lower extremity defect. J Reconstr Microsurg. 2014; 30(3):187–192.
[14] Kim HH, Jeong JH, Seul JH, Cho BC. New design and identification of the medial sural perforator flap: an anatomical study and its clinical applications. Plast Reconstr Surg. 2006; 117(5):1609–1618.
[15] Kosutic D, Pejkovic B, Anderhuber F, et al. Complete mapping of lateral and medial sural artery perforators: anatomical study with Duplex-Doppler ultrasound correlation. J Plast Reconstr Aesthet Surg. 2012; 65(11):1530–1536.
[16] Wong MZ,Wong CH, Tan BK, Chew KY, Tay SC. Surgical anatomy of the medial sural artery perforator flap. J Reconstr Microsurg. 2012; 28(8):555–560.
[17] Dusseldorp JR, Pham QJ, Ngo Q, Gianoutsos M, Moradi P. Vascular anatomy of the medial sural artery perforator flap: a new classification system of intramuscular branching patterns. J Plast Reconstr Aesthet Surg. 2014; 67(9): 1267–1275.
[18] Hallock GG. A primer of schematics to facilitate the design of the preferred muscle perforator flaps. Plast Reconstr Surg. 2009; 123(3):1107–1115.
[19] Shen XQ, Lv Y, Shen H, Lu H, Wu SC, Lin XJ. Endoscope-assisted medial sural artery perforator flap for head and neck reconstruction. J Plast Reconstr Aesthet Surg. 2016; 69(8):1059–1065.
[20] Saint-Cyr M, Wong C, Schaverien M, Mojallal A, Rohrich RJ. The perforasome theory: vascular anatomy and clinical implications. Plast Reconstr Surg. 2009; 124(5):1529–1544.
[21] Zhang YX, Hayakawa TJ, Levin LS, Hallock GG, Lazzeri D. The economy in autologous tissue transfer: part 1. The kiss flap technique. Plast Reconstr Surg. 2016; 137(3):1018–1030.
[22] Han SE, Lee KT, Mun GH. Muscle-chimaeric medial sural artery perforator flap: a new design for complex three-dimensional knee defect. J Plast Reconstr Aesthet Surg. 2014; 67(4):571–574.
[23] Smith ML, Molina BJ, Dayan E, Kim JN, Kagen A, Dayan JH. Use of distal medial sural vessels as recipient vessels in free tissue transfer. J Reconstr Microsurg. 2017; 33(1):59–62.
[24] Daar DA, Abdou SA, Cohen JM, Wilson SC, Levine JP. Is the medial sural artery perforator flap a new workhorse flap? A systematic review and meta-analysis. Plast Reconstr Surg. 2019; 143(2):393e–403e.

16.6　16E 章：胸背动脉穿支游离皮瓣

Geoffrey G. Hallock

16.6.1　胸背动脉穿支游离皮瓣的概述

仅在一个世纪前，腋窝任意皮瓣因时常发生远端坏死而声名狼藉。Tansini 因此（1906 年）将背阔肌（LD）与上方皮肤一起作为局部肌皮瓣。他始终认为是保留来自旋肩胛动脉的穿支使该皮瓣获得了更可靠的血供，但没有意识到来自 LD 本身的肌皮穿支的重要性。Taylor 和 Daniel 在第一次成功的游离复合组织移植后，在尸体上寻找其他供区，包括探索腋窝。在那里，他们发现了前往皮肤的肌皮穿支，就像今天常规穿支皮瓣手术一样，这些穿支可以通过 LD 剥离至胸背动脉蒂的起点，有时还会发现一些源自同一血管的直接皮肤穿支，这些皮肤穿支绕过背阔肌外侧缘，现在可能被视为副肌穿支。正如 Taylor 和 Daniel 所发现的那样，基于这些相同的 LD 肌皮穿支或他们称之为的胸背直接皮肤穿支，Baudet 等随后在临床上成功转移了他们称之为"游离胸背腋窝皮瓣"的组织。Angrigiani 等首次通过 LD 进行真正的穿支解剖以创建胸背动脉穿支（TDAP）皮瓣（图 16.23），他们一直在寻求一种通过完全去除肌肉来缩小 LD 皮瓣体积的方式。按照由国际穿支皮瓣协会设计提出的 Ghent 共识，现在这种皮瓣命名为"TDAP 皮瓣"。

许多人已经接受 TDAP 皮瓣，甚至取代了 LD 皮瓣本身，不仅仅是因为体积的减小，同时也包括功能的保留（穿支皮瓣的必要条件），供区并发症如血肿要少得多，且外观优于植皮的肌瓣。大部分胸背筋膜也可由旋肩胛系统皮支滋养，但 TDAP 皮瓣具有更长的蒂，且前者通过三边孔剥离更困难，并且 TDAP 皮瓣采用更适合的横向设计使增生肥大或较宽的瘢痕更少，TDAP 皮瓣本身也更薄。

TDAP 皮瓣作为一种带蒂皮瓣，可以修复腋窝、上臂和肘部、侧胸、肩部和乳房。作为一种游离皮瓣，它已用于所有身体部位，包括部分或全部乳房重建、食管缺损、整个下肢，甚至脚趾和手指。这些都是可行的，而且供区几乎没有并发症，因为该皮瓣只造成极小的肩部功能损害，同时还可以用衣服很好的掩盖瘢痕。

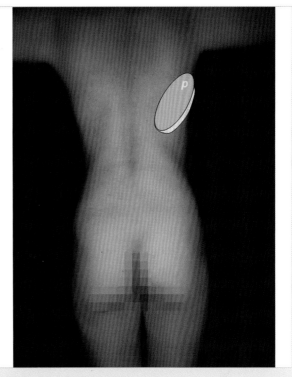

图 16.23　胸背动脉穿支皮瓣

16.6.2　优点和缺点

优点

- 皮瓣大小等同 LD 皮瓣。
- 保留功能。
- 可做局部带蒂皮瓣。
- 可做多功能游离皮瓣。
- 管腔大、血管蒂长。
- 外形较薄。
- 皮肤感觉存在。
- 穿支血流通畅。
- 肩胛下区域嵌合皮瓣的一部分。
- 供区并发症少。
- 瘢痕隐匿。

缺点

- 腋窝处常见动脉异常。
- 肌皮穿支可能较短。
- 对充血敏感。
- 垂直皮瓣设计可导致乳头 - 乳晕复合体的侧向移位。
- 肥胖患者的穿支定位困难。
- 供区形成增生瘢痕。

16.6.3 解剖因素

TDAP 皮瓣作为一种"真正"的穿支皮瓣，由下方 LD 的肌皮穿支滋养。大多数主要的 LD 穿支起源于胸背动脉的降支。在 Angrigiani 等最初的尸体研究中，发现位于近端且通常占优势的降支的平均位置位于腋后褶皱下方 8 cm，肌肉外侧游离缘后方 2 cm。该边缘是术前识别的一个重要标志，患者直立，双手放在髋关节，肌肉用力收缩情况下容易识别发现。然而，值得注意的是，Mun 等根据术中解剖发现，最近端的穿支始终存在，但位置变化很大，平均距离腋窝后褶 10.1 cm（范围：5.0~15.7 cm），距离 LD 外侧缘向内 1.6 cm（范围：0.5~2.9 cm）。Schaverien 等在新鲜尸体的显微外科解剖学研究中证实了这些发现。在真皮下血管网中发现了具有多边形网状图案的静脉丛，向深部走行后并入穿支动脉的伴行静脉。

在确定了合适的穿支后，如果需要额外更长的蒂或更大的血管直径，降支可以继续逆行剥离到胸背动脉血管蒂的分叉处甚至是起点，该起点通常是肩胛下动脉。因此，血管蒂长度可能为 14~18 cm，动脉平均直径为 2.7 mm，静脉平均直径为 3.4 mm。

16.6.4 解剖变异和潜在问题

血供

Kim 在一项广泛的研究中表明，处于 LD 外侧和胸大肌（PM）之间的外侧胸部皮肤的实际供应血管可能复杂。他发现，至少有 3 列不同的潜在穿支丛相互关联，因此血供情况变异很大。最后方的穿支来自肌皮穿支，通常源自穿过 LD 肌肉的胸背动脉降支。在其前方是他所说的肌间隔穿支，它起源于胸背动脉或前锯肌支，距离 LD 血管蒂近端 2~5 cm。因为它在前锯肌和 LD 之间穿行，然后绕过后者的外侧缘到达皮肤，发生频率高达 40% 或更多，有些人可能称之为肌旁穿支。最后是起点可变的胸外侧动脉，在产生直接皮肤穿支之前，沿着前锯肌筋膜上 PM 的外侧缘走行。在以上这 3 种变异中，这一变异的起点改变最为多样，且常伴有相关静脉。Shin 等甚至发现，当在 LD 的第二支穿支上提起 TDAP 皮瓣时，它实际上是来自胸外侧动脉的直接皮肤穿支。

更为复杂的是，Kim 发现 70% 的情况下可能有胸外侧副动脉，它是胸外侧动脉起点和肩胛下动脉之间的一个直接分支，沿着腋中线走行。他解决了这一解剖学难题，在设计任何需要的皮瓣之前，总是在腋下垂直切口进行探查，以首先找到一个合适的穿支。

感觉皮瓣

TDAP 感觉皮瓣只能采用横向设计。从理论上讲，这种皮瓣将比无感觉皮瓣更早地恢复触觉辨别能力。设计必须包括肋间神经外侧皮支的后分支，这些皮支穿过 LD 内侧，止于皮下组织，或与肌皮穿支分离、无关或相连。Lin 和 Chen 在彩色多普勒超声研究中发现，由于肋间神经分支伴行肋间动脉，如果发现肋间动脉无伴行神经分支，它们将有彼此不同的走行结构，使得发现和囊括肋间动脉更加困难。此外，他们发现在最近端的穿支周围有 1/4 的概率没有神经可用，因此无法设计 TDAP 感觉皮瓣。

保留肌肉

如果没有足够的 LD 肌皮穿支，使用彩色双相超声可以发现沿肌肉外侧存在的毛细血管穿支丛，即口径为 0.3~0.5 mm 的穿支丛，Tashiro 等将包含它们周围的一层肌肉和胸背肌降支的皮瓣称为 TDAPcp 皮瓣（cp，毛细血管穿支）。有时，即使在较大的穿支周围保留一小块肌肉，也是获取皮瓣时保存它们的一种更安全的方法，这绝不会影响 LD 的功能。

嵌合胸背动脉穿支皮瓣

TDAP 皮瓣以肌皮穿支或副肌皮穿支为基础，可通过其众多走向于皮瓣（如肩胛骨或肩胛旁）、肌肉（如 LD 或前锯肌）和骨（如经旋肩胛角支或降支的肩胛骨）的分支嵌入肩胛下轴。这将形成超过 60 种排列组合的皮瓣，每个皮瓣都有各自独立的分支供给，但仅由同一来源血管（肩胛下血管）连接在一起。因此，如果受区有限（下肢常见的情况），这些皮瓣的多种组合将只需要一个受区。选择的多样性允许同时进行三维填充，可以通过提供具有不同功能的组织覆盖不同部位。如 LD-TDAP 皮瓣（肌肉－皮肤嵌合体）、前锯肌－TDAP 皮瓣（肌肉－皮肤嵌合体）、肩胛骨－TDAP 皮瓣（骨－皮肤嵌合体）和 LD-TDAP 皮瓣－肩胛骨（肌肉－皮肤－骨嵌合体）。因为嵌合皮瓣难以获取，所以监测必须小心谨慎，当然，将每一个部分均作为一个游离皮瓣来监测更具挑战性。

16.6.5 皮瓣设计

TDAP 皮瓣的主要穿支体区与覆盖 LD 的胸背筋膜相吻合。TDAP 皮瓣可设计在该区域，位于主要 LD 肌皮穿支周围的任何方向，这是通过 CT 血管造影或彩色双相超声发现的最佳选择。这些穿支穿出肌肉后的部分以及来自降支本身的杂音，可能会使手提式可听多普勒产生误导。

指导皮瓣切取的解剖标志常在变化（图 16.24），但有两个重要的标志，一是靠近 LD 上缘的肩胛角，可通过皮下组织触及，二是 LD 的外侧缘，在患者直立时，双手放在臀部，背部用力收缩过程中可以看到。当患者处于手术体位时，沿外侧肌肉边界从腋窝后皱襞向下 8~10 cm 画线，然后向内侧 1.5 cm，将是找到该穿支的良好起点。

沿中央松弛皮肤处取得横行皮瓣可以使闭合更简单，同时形成更少的瘢痕。皮瓣是否有偏心或位于中央的穿支并不重要，但最好是在 LD 外侧缘的前方，以确保不仅可以取得必要的肌皮穿支，而且还可以看到该区域已知的其他血管结构的变化。皮瓣的宽度应该允许供区创口直接闭合，通常不超过 10 cm，否则需要植皮或其他皮瓣来闭合供区。一个长 25 cm 的皮瓣可以在一个肌皮穿支的供给下安全存活；但如果更大，则需要包括部分肌肉或存在多个穿支。在后一种情况下，皮瓣的方向必须垂直于可以找到穿支的且与降支平行的方向（图 16.25）。

16.6.6 皮瓣切取

术中体位主要取决于供区皮瓣穿支的识别程度（视频 16.6）。Kim 等使用简便的仰卧位（如果胫后血管是受区），或者使用半侧卧位（当使用胫前血管时），以便于选择手术入路以及随后的显微外科手术。然而，在人群体型较肥胖的西方国家，也可首选手臂在肩部外展 90°且肘部屈曲 90°的侧卧位来处理缺损部位和受区。无论采用何种术前方法确定，LD 的外侧边界都被标记为穿支位置。皮瓣临时设计在该部位周围，在任何方向都能满足覆盖缺损和闭合主要供区的要求。在所有情况

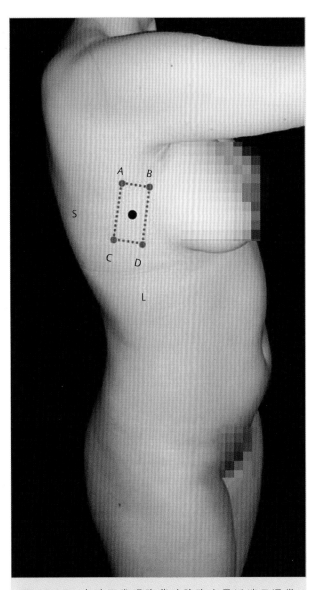

图 16.24 有助于发现胸背动脉降支最近端且通常占优势的穿支（黑点）的示意图，这是胸背动脉穿支（TDAP）皮瓣的基础。始终位于高 11 cm、宽 2.5 cm 的矩形 ABCD 内，中心位于腋窝后皱襞下方 10 cm，背阔肌（S，肩胛角）外侧边界（L）内侧 1.6 cm

下，该设计皮瓣的最外侧缘应位于 LD 外侧缘的前方。

通常，切开皮瓣的前缘并进行游离，进一步分离皮下组织后找到 LD 的外侧缘。当皮瓣向后回缩时，继续谨慎地剥离 LD 肌肉，直到找到所需且足够数量的穿支。如果不能满足这一条件，则需要继续沿 LD 外侧缘进行更多的垂直方向的游离，以寻找其他穿支，甚至是可以考虑做一个保留肌肉的皮瓣，这通常需要重新调整皮瓣边界的设计。

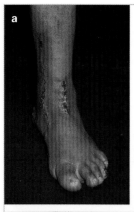
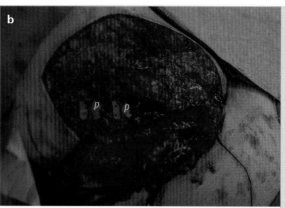
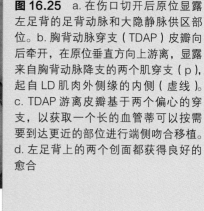
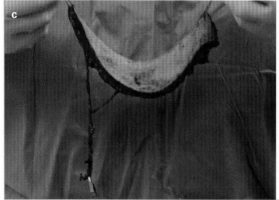
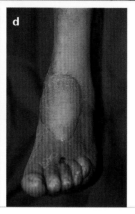

图 16.25 a. 在伤口切开后原位显露左足背的足背动脉和大隐静脉供区部位。b. 胸背动脉穿支（TDAP）皮瓣向后牵开，在原位垂直方向上游离，显露来自胸背动脉降支的两个肌穿支（p），起自 LD 肌肉外侧缘的内侧（虚线）。c. TDAP 游离皮瓣基于两个偏心的穿支，以获取一个长的血管蒂可以按需要到达更近的部位进行端侧吻合移植。d. 左足背上的两个创面都获得良好的愈合

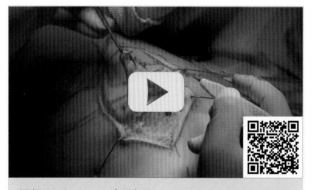

视频 16.6　TDAP 皮瓣切取。https://www.thieme.de/de/q.htm?p=opn/cs/20/7/12265280–56208354

一旦找到足够的穿支，可以沿边界切取皮瓣。如果要达到即刻减薄的目的，可在浅筋膜平面上的穿支处切取皮瓣。

接下来，剥离穿支的方式与其他穿支皮瓣一样，切开皮肤并向肌肉内剥离，找到胸背血管的降支。然后用双极电凝烧灼肌穿支，并在穿支出口处的远端结扎降支，同时注意保留其他运动神经分支。进一步剥离降支，并将其分离至 LD 血管

蒂部。一旦到达 LD 外，血管蒂进一步延长的程度将由受区部位所需的范围和所需的血管口径决定。可以继续剥离到肩胛下血管，胸背血管通常来自此处。随即获得一个 TDAP（胸背动脉穿支）皮瓣，一旦缺损和受区部位准备完毕，可以断开血管蒂，作为一个游离皮瓣进行转位。

16.6.7　术后护理方法

有些人认为穿支的静脉回流并不可靠，同时皮瓣瘀血也很常见，可以通过抬高下肢来缓解直至皮瓣瘀血消退。这也将最大限度地减少皮瓣的肿胀，因为任何对穿支的压迫或张力都会影响其脆弱的通畅性。因此，应遵循其他游离皮瓣的预防措施和监测方法。

16.6.8　结论

与其他穿支皮瓣一样，其主要优点是保留功能。TDAP 皮瓣可保留 LD 的功能。即使基于单一穿支的 TDAP 皮瓣也可以设计得非常大，如果

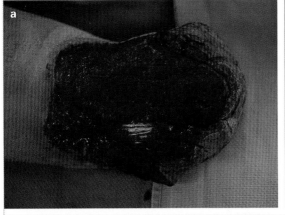

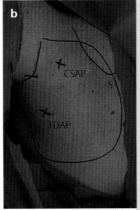

图 16.26　a. 创伤性左膝下截肢术后残端后侧巨大的皮肤缺损。b. 一个 30 cm×40 cm 的胸背动脉穿支（TDAP）和旋肩胛动脉穿支（CSAP）联合皮瓣，其中包含 TDAP 和 CSAP 的皮肤分支或穿支以确保这个大皮瓣有足够的血液循环，这些分支和穿支可以在肩胛骨（S）侧面的三角间隙内找到。c. TDAP–CSAP 连体游离皮瓣。旋肩胛血管直接起自腋动脉的情况并不常见，因此必须对两套显微吻合血管的每个分支以端侧吻合方式与腘窝血管相连。注意 TDAP 潜在的较长的血管蒂的长度。d. 左膝下截肢残端通过游离皮瓣覆盖来保留膝关节

在术中或二期减薄，可以有效修复下肢缺损。血管蒂的长度取决于肌肉剥离量并且可以延长，可以很容易到达任何缺损区域，与同样可以带有胸背筋膜的旋肩胛血管穿支皮瓣相比具有明显优势（图 16.26）。由于基于胸背动脉，利用肩胛下动脉分支的多种皮瓣组合可以创建嵌合或连体皮瓣（图 16.26），具有大量同期重建的选择方式，包括同步进行的血管化骨移植或具备可塑性的肌肉对填补缺损很有价值。这些优点可以使供区部位并发症发生率降至最低，而且瘢痕可以很容易被衣服遮盖。

参考文献

[1]　Maxwell GP. Iginio Tansini and the origin of the latissimus dorsi musculocutaneous flap. Plast Reconstr Surg. 1980; 65(5):686–692.

[2]　Taylor GI, Daniel RK. The anatomy of several free flap donor sites. Plast Reconstr Surg. 1975; 56(3):243–253.

[3]　Daniel RK, Taylor GI. Distant transfer of an island flap by microvascular anastomosis. Plast Reconstr Surg. 1973; 52(2):111–117.

[4]　Hallock GG. Paramuscular perforators in DIEAP flap for breast reconstruction: an important variation in perforator flap nomenclature. [Letter]. Ann Plast Surg. 2015; 74(6):745–746.

[5]　Baudet J, Guimberteau JC, Nascimento E. Successful clinical transfer of two free thoraco-dorsal axillary flaps. Plast Reconstr Surg. 1976; 58(6):680–688.

[6]　Angrigiani C. Thoracodorsal artery perforator (TDAP) flap. In: Strauch B, Vasconez LO, Herman CK, Lee BT, eds. Grabb's Encyclopedia of Flaps. 4th ed. Philadelphia, PA:Wolters Kluwer; 2016:367–369.

[7]　Angrigiani C, Grilli D, Siebert J. Latissimus dorsi musculocutaneous flap without muscle. Plast Reconstr Surg. 1995; 96(7):1608–1614.

[8]　Blondeel PN, Van Landuyt KH, Monstrey SJ, et al. The "Gent" consensus on perforator flap terminology: preliminary definitions. Plast Reconstr Surg. 2003; 112(5):1378–1383, quiz 1383, 1516, discussion 1384–1387.

[9]　Arikawa M, Miyamoto S, Fujiki M, Higashino T, Oshima A, Sakuraba M. Comparison of donor site drainage duration and seroma rate between latissimus dorsi musculocutaneous flaps and thoracodorsal artery perforator flaps. Ann Plast Surg. 2017; 79(2):183–185.

[10]　Rausky J, Binder JP, Mazouz-Dorval S, Hamou C, Revol M. Perforator-based chimaeric thoracodorsal flap for foot reconstruction. J Plast Reconstr Aesthet Surg. 2013; 66(12):1798–1800.

[11]　Lee KT, Kim A, Mun GH. Comprehensive analysis of donor-site morbidity following free thoracodorsal artery perforator flap harvest. Plast Reconstr Surg. 2016; 138(4):899–909.

[12]　van Landuyt K, Morrison CM. Thoracodorsal artery perforator flap. In: Blondeel PN, Morris SF, Hallock GG, Neligan PC, eds. Perforator Flaps: Anatomy, Technique, & Clinical Applications. 2nd ed. Vol. 2. St. Louis, MO: Quality Medical Publishing; 591–604.

[13]　Park BY, Seo SW, Mun GH. Microsurgical pedicle lengthening for pedicled thoracodorsal artery perforator flap transfer. Ann Plast Surg. 2014; 73(2): 174–176.

[14]　Angrigiani C, Rancati A, Artero G, Khouri RK, Jr,Walocko FM. Stacked thoracodorsal artery perforator flaps for unilateral breast reconstruction. Plast Reconstr Surg. 2016; 138(6):969e–972e.

[15]　Santanelli F, Longo B, Germano S, Rubino C, Laporta R, Hamdi M. Total breast reconstruction using the thoracodorsal artery perforator flap without implant. Plast Reconstr Surg. 2014; 133(2):251–254.

[16]　Kim JT. Perforator flaps in the lateral thoracic region. In: Wei FC, Mardini S, eds. Flaps and Reconstructive Surgery. Edinburgh: Elsevier; 2017:648–667.

[17]　Fortin AJ, Skoracki RJ. Thoracodorsal artery perforator (TAP) flap reconstruction of a soft-tissue defect of the knee following below-knee amputation. J Reconstr Microsurg. 2004; 20(8):605–609.

[18]　Lee KT, Wiraatmadja ES, Mun GH. Free latissimus dorsi muscle-chimeric

thoracodorsal artery perforator flaps for reconstruction of complicated defects: does muscle still have a place in the domain of perforator flaps? Ann Plast Surg. 2015; 74(5):565–572.

[19] Ozcan Akcal A, Ünal K, Gorgulu T, Akif Akcal M, Bigat Z. Reconstruction of midfoot bone and soft tissue loss with chimeric partial scapula and latissimus dorsi muscle flap and short perforator-based skin flap following gunshot injuries: report of two cases. Microsurgery. 2016; 36(7):598–603.

[20] Kim SW, Youn DH, Hwang KT, Sung IH, Kim JT, Kim YH. Reconstruction of the lateral malleolus and calcaneus region using free thoracodorsal artery perforator flaps. Microsurgery. 2016; 36(3):198–205.

[21] Kim YH, Kim KH, Sung KY, Kim JT, Kim SW. Toe resurfacing with a thin thoracodorsal artery perforator flap. Microsurgery. 2017; 37(4):312–318.

[22] Lin CT, Chen LW. Surgical refinements and sensory recovery of using transverse sensate thoracodorsal artery perforator flaps to resurface ring-avulsed fingers. Ann Plast Surg. 2014; 72(3):299–306.

[23] Wei FC, Jain V, Suominen S, Chen HC. Confusion among perforator flaps: what is a true perforator flap? Plast Reconstr Surg. 2001; 107(3):874–876.

[24] Mun GH, Lee SJ, Jeon BJ. Perforator topography of the thoracodorsal artery perforator flap. Plast Reconstr Surg. 2008; 121(2):497–504.

[25] Schaverien M, Saint-Cyr M, Arbique G, Brown SA, Rohrich RJ. Three- and four-dimensional arterial and venous anatomies of the thoracodorsal artery perforator flap. Plast Reconstr Surg. 2008; 121(5):1578–1587.

[26] Serafin D. The latissimus dorsi muscle-musculocutaneous flap. In: Atlas of Microsurgical Composite Tissue Transplantation. Philadelphia, PA: W.B. Saunders; 1996:205–216.

[27] Zenn MR, Jones G. Latissimus dorsi flap. In: Reconstructive Surgery: Anatomy, Technique, and Clinical Applications. St. Louis, MO: Quality Medical Publishing; 2012:738.

[28] Kim SW, Sung IH, Kim YH. Reconstruction of severe atherosclerotic and obstructive diabetic feet using thoracodorsal artery perforator flaps with long vascular pedicles. Microsurg. 2018; 38(3):287–294.

[29] Bartlett SP, May JW, Jr, Yaremchuk MJ. The latissimus dorsi muscle: a fresh cadaver study of the primary neurovascular pedicle. Plast Reconstr Surg. 1981; 67(5):631–636.

[30] Kim JT. Two options for perforator flaps in the flank donor site: latissimus dorsi and thoracodorsal perforator flaps. Plast Reconstr Surg. 2005;

[31] Miyamoto S, Arikawa M, Kagaya Y, Fukunaga Y. Septocutaneous thoracodorsal artery perforator flaps: a retrospective cohort study. J Plast Reconstr Aesthet Surg. 2019; 72(1):78–84.

[32] Shin JY, Roh SG, Lee NH, Yang KM. Direct cutaneous lateral thoracic artery perforator misdiagnosed as second thoracodorsal artery perforator. Microsurgery. 2017; 37(6):724–725.

[33] Lin CT, Yang KC, Hsu KC, Liu WC, Chen JS, Chen LW. Sensate thoracodorsal artery perforator flap: a focus on its preoperative design and harvesting technique. Plast Reconstr Surg. 2009; 123(1):163–174.

[34] Tashiro K, Yamashita S, Araki J, Narushima M, Iida T, Koshima I. Preoperative color Doppler ultrasonographic examination in the planning of thoracodorsal artery perforator flap with capillary perforators. J Plast Reconstr Aesthet Surg. 2016; 69(3):346–350.

[35] Schwabegger AH, Harpf C, Rainer C. Muscle-sparing latissimus dorsi myocutaneous flap with maintenance of muscle innervation, function, and aesthetic appearance of the donor site. Plast Reconstr Surg. 2003; 111(4):1407–1411.

[36] Kim SW, Youn S, Kim JT, Kim YH. A modified method for harvesting thoracodorsal artery perforator flaps in a simple and time-saving approach. Microsurgery. 2016; 36(8):642–646.

[37] Hallock GG. The chimera flap: a quarter century odyssey. Ann Plast Surg. 2017; 78(2):223–229.

[38] Kim SW, Youn DG, Kim JT, Kim YH. A thoracodorsal artery perforator chimeric free flap for prevention of microvascular pedicle compression in lower extremity reconstruction. Microsurgery. 2018; 38(1):46–50.

[39] Momeni A, Krischak S, Bannasch H. The thoracodorsal artery perforator flap with a vascularized scapular segment for reconstruction of a composite lower extremity defect. Microsurgery. 2006; 26(7):515–518.

[40] Hallock GG. Attributes and shortcomings of acoustic Doppler sonography in identifying perforators for flaps from the lower extremity. J Reconstr Microsurg. 2009; 25(6):377–381.

[41] Kim SW, Kim SY, Kim YH. Eccentric instead of central position of a thoracodorsal artery perforator: is it reliable? Plast Reconstr Surg. 2015; 136(4S): 157–158.

[42] Kim KN, Hong JP, Park CR, Yoon CS. Modification of the elevation plane and defatting technique to create a thin thoracodorsal artery perforator flap. J Reconstr Microsurg. 2016; 32(2):142–146.

第 17 章　下肢的超级显微外科方法

Joon Pio Hong

摘要

超级显微外科是指在直径< 0.8 mm 的血管上进行手术操作。在皮瓣外科学中，这种方法可以通过使用穿支 – 穿支吻合的方法增加受区血管蒂的选择。缩短了手术时间，通过只取一小段穿支蒂来切取皮瓣，最大限度地减少对主要血管损伤的风险，并且可以在缺血性糖尿病足中利用侧支循环是其显著的优点。

关键词： 超级显微外科，穿支 – 穿支显微外科，糖尿病足重建，游离修复重建

17.1　引言

使用游离皮瓣进行下肢重建仍然是一个复杂的手术。尽管在过去的 20~30 年里，保肢率得到了很大的提高，但有关单动脉肢体、动脉硬化、内植物影响、反复痉挛、慢性感染、水肿、复杂性下肢创伤和糖尿病等主要问题，即使对有经验的外科医生来说也是非常有挑战性的。在这个修复重建快速发展的时期，我们面临不仅要实现软组织成功覆盖，还要实现功能恢复、感染控制和外观改善的挑战。显微外科从实验性手术、手指再植，到现在的穿支皮瓣和超级显微外科的进展，让我们可以解决更复杂的问题。尽管下肢软组织重建存在风险，但这些技术旨在获得更好的效果并将并发症的发生率降至最低。使用穿支 – 穿支超级显微外科技术减少了高危下肢重建的并发症。

下肢的重建非常困难，而且效果不佳。下肢重建往往因主要血管损伤后只留下一条主要血管供应腿部，这需要很长的血管蒂到达受区血管，合并严重动脉硬化的糖尿病患者或老年患者限制了受区血管的选择，灌注量较低，离心脏最远，因为受区血管位于皮肤的深处，使其在腿部中上段进行分离非常困难。我们如何克服在不影响重建结果的情况下，同时保证充足的远端血流，这是挑战的关键。

超级显微外科技术是指对直径< 0.8 mm 的血管进行显微外科吻合。这种技术经常报道在治疗淋巴水肿的淋巴静脉分流术、指尖再植术、手指 / 脚趾重建中，在有特殊适应证的软组织重建中也有零星报道，但用在下肢重建中是一个比较新的理念。由于淋巴水肿超级显微外科技术将在另一章介绍，本章将重点介绍软组织重建。对于下肢软组织重建，可以使用穿支对穿支吻合技术或者使用小口径血管蒂的穿支皮瓣与大血管进行端侧吻合。这个概念可视为显微外科的一个新范例，因为有报道当血管直径< 1 mm 时可能会大大增加皮瓣坏死的风险。然而，随着技术和技巧的进步，使用超级显微外科技术进行下肢重建的总体成功率与其他使用直径> 1 mm 的血管进行修复的病例相同。

随着对单一穿支体区（穿支血管体区）的理解，可以切取任何类型的穿支皮瓣，自然而然地完成这一新概念和模式的转变。基于使用单一穿支动脉和静脉作为受区血管蒂假设的单一穿支皮瓣已实现成功存活。因此，使用穿支作为受区血管使外科医生可以克服在下肢重建过程中面临的困难和挑战。超级显微外科的引入，特别是穿支对穿支的引入，也让获取真正的游离皮瓣成为现实，因为任何基于穿支的皮瓣，即使是短蒂的皮瓣，也可以用来重建缺损。

另一种穿支对穿支超级显微外科的应用是治疗缺血性糖尿病足患者。缺血性糖尿病肢体的患者随着动脉粥样硬化的发生会出现多条侧支血管。正是这些侧支血管可以供应皮肤穿支，以维持血液流动，尽管大动脉受阻。利用这些副动脉和由这些副动脉提供的穿支对缺血性糖尿病肢体的超级显微外科应用至关重要。这种方法的细节将在糖尿病足重建一章中描述。

在本章中，我们将重点讨论穿支 – 穿支超级显微外科如何帮助外科医生克服下肢重建中的一些挑战。

17.2 优点和缺点

17.2.1 优点

• 穿支或小的终末血管可以作为受区血管。

• 穿支 – 穿支超级显微外科减轻了对主要血管的依赖，并保持腿部的远端血流不受干扰。

• 搏动的穿支或末端血管是一个很好的使用指征。

• 这种方法是微创的，从而最大限度地减少了为显露受区而进行的广泛剥离。

17.2.2 缺点

• 超级显微外科手术可能需要特殊的器械。

• 需要较长的学习曲线。

• 穿支作为受区在提供组织灌注方面有其局限性。

• 在术后护理中必须避免血容量不足。

17.3 解剖学因素

全身有超过 420 个直径 > 0.5 mm 的穿支。虽然这些穿支可被视为穿支皮瓣潜在的切取部位，但也可以被视为受区血管。在下肢，来自臀部、大腿、膝关节、腿部和脚部的穿支平均有 184 个。这些丰富的潜在的受区部位使我们不仅能够以随意的方式切取皮瓣，而且还可以选择受区来源。穿支是一个末端血管，它是来自主要血管以及所有走向末端血管穿支的分支和祥的供养血管集合。因此，尽管大动脉因动脉粥样硬化、创伤或其他相关原因而血流不足，但仍可使用这些穿支或末端血管。即使是单动脉的腿，也可以避免盗血现象或远端血流减少的风险，因为使用穿支不会干扰该大血管的血流。

我们可以通过术前 CT 扫描获取下肢血管的细节信息。在异物效应阻碍获得合适图像的情况下，也可以通过常规血管造影来获取。这些图像可以显示可能的受区部位，并提供潜在的供区皮瓣部位的信息。术前的双相图可以用来确保多普勒的探查结果，并提供客观的测量数据，如血液流速和血管直径，以及更详细的解剖学信息。

在下肢，3 条主要血管中有相对固定的、大的穿支。Schaverien 和 Saint-Cyr 的研究结果如

图 17.1 所示，该图描述了穿支出现在 3 条主要动脉中相对固定的区域。来自胫后动脉的穿支位于趾长屈肌和比目鱼肌之间的 3 个肌肉间隙内，最大的穿支在中间的肌群中。来自胫前动脉的恒定穿支位于两个肌群内。近端穿支，距踝间线 21~25 cm，位于趾长伸肌和腓骨长肌之间的腓肠肌间室前部，远端穿支，距踝间线 4~9 cm，位于胫骨和胫前肌腱之间。腓动脉的恒定穿支可以在距离踝间线 13 cm 和 18 cm 处的肌群中找到。外科医生使用这些相对恒定的穿支作为受区时有一定程度的可靠性。

17.4 解剖变异和缺陷

受区的首要和最重要的因素是可以见到搏动的穿支动脉。如果穿支动脉上有明显的搏动，它可以作为受区血管，供应一个相当大的皮瓣。在清创或切除过程中可以找到穿支，因为这时可以见到动脉射血。医生可以向源血管进一步游离这些小血管，在获得适宜的吻合长度后暂时夹闭它。如前所述，来自 3 条大动脉的穿支相对固定，可以先用多普勒或双相图来探查这些穿支群。尽管如此，任何有明显搏动血流的穿支都可以作为受区来源。任何可能的变异也可以使用这种穿支作为受区血管的方法。

这种方法最大的隐患是受区穿支的血液流动，因为在解剖过程中对穿支的操作可能会导致血管收缩和血管痉挛，而这是可逆转的。要最大限度地提高成功的机会，细致的剥离是一个绝对的先决条件。更精细的器械和更好的显微镜会有帮助，但不是必要的。在大多数情况下，血管收缩或血管痉挛会恢复。因此，在结扎皮瓣的蒂部之前，谨慎的做法是首先检查受区穿支的血流量（搏动）。如果受区穿支没有从痉挛中恢复，可以在附近寻找一个不同的穿支，或将原来的穿支向源血管方向分离。一旦确认受区血管有搏动，应根据所需的长度结扎皮瓣的蒂部。

17.5 手术方法

任何重建手术都涉及清创或切除不需要的组织。在手术时，可能会遇到有活动性的出血点。这种出血的小动脉也可以被认为是潜在的受区穿支或末端血管，需保留起来供以后使用。如果伤

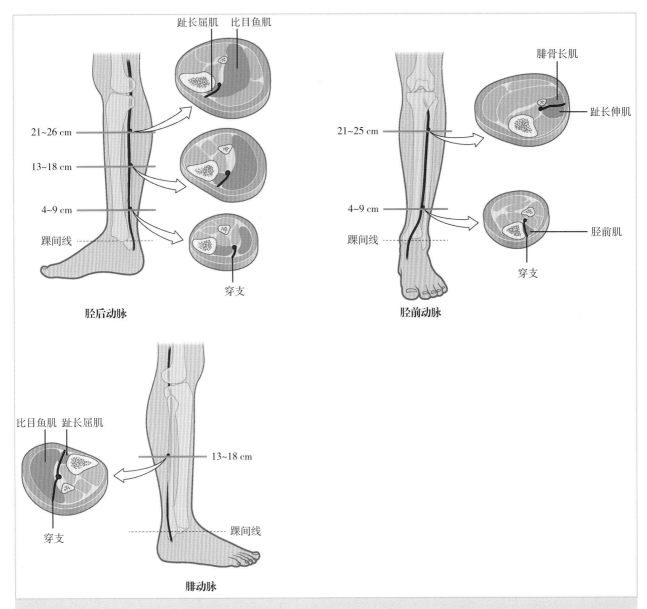

图 17.1　该图描述了源自 3 条主要动脉相对固定的穿支。如果缺损在这些穿支附近，这些穿支相对更容易找到并用作受区

口迁延不愈，往往由于组织的瘢痕化，创伤区的小血管将难以使用，这一情况使得剥离困难，因此需避开创伤区。然而，有了更好的显微镜和设备，我们可以仔细地游离受区穿支，并进行使用。

在彻底清创后，应探查受区血管，同时第二组开始切取皮瓣。然后可以在缺损内或邻近缺损的地方找到受区穿支或末端血管。术前使用双相图、多普勒和 CT 血管造影探查可以帮助确定潜在的受区部位（图 17.2，图 17.3）。寻找这种穿支可以从 3 条大动脉的汇合处开始检查。手术中，于标记区域开始探查。通常，通过在放大镜下剥离筋膜和皮下脂肪之间的平面，如在筋膜上切取

DIEP（腹壁下动脉）皮瓣，可以很容易辨别受区穿支。一旦找到穿支血管，使用显微镜进一步解剖，更容易找到血管和确认受区穿支血管血液的流动。尽管穿支的位置在损伤区内或附近，但来自穿支动脉的搏动是一个良好灌注的标志。伴行的静脉可用作回流，但如果在探查受区血管蒂时发现浅层静脉，谨慎的做法是对其进行保留和游离。在手指或脚趾，可使用指动脉以端侧方式连接动脉，以保证吻合处远端的血运。在主要血管离皮肤较浅的区域，可以使用主要血管的分支或以端侧方式吻合动脉或静脉。然而，在对主要血管进行端侧吻合时，必须考虑血流量，因为血流量的

增加可能使皮瓣的灌注过量，从而导致皮瓣充血水肿。已有报告提及皮瓣存在代谢需求，但在超级显微外科和皮瓣生理学方面还需要进一步研究。

在确保有足够数量的受区血管后，应考虑各种与切取皮瓣有关的因素，特别是蒂的长度。如果计划的受区穿支血流不畅，可以寻找其他穿支

或将最初的穿支向主干血管方向游离，直到找到有充足的血流。

当皮瓣结扎蒂部前，应该重新检查受区穿支的状态。通常情况下，在皮瓣切取完成时，血管收缩会恢复。如果没有足够的搏动或如果受区没有从痉挛中恢复，可以要求麻醉师通过增加血压来增加灌注压。如果这不起作用，应该像前面提到的那样寻找替代的受区。只有在获得足够的受区血管后，才能进行皮瓣蒂部的结扎。

吻合顺序取决于外科医生的偏好。作者通常倾向于先做静脉或位于更深的地方、更难吻合的任何受区血管。一旦动脉或静脉开始进行吻合，关键的一步是将血管扩张到足够的直径，可以更容易进行微吻合。使用扩张器来扩张血管（图17.4）。扩张后，对于直径为 0.5~0.8 mm 的血管，可以使用 11-0 或 12-0 尼龙线，针头为 30~50 μm。如果直径 < 0.5 mm，则使用 30~50 μm 的 12-0 尼龙线。吻合方法与其他显微外科吻合方法相同。吻合后，确认皮瓣边缘的快速射血，并将皮瓣放置在缺损部位上。

有一段视频介绍了该技术的具体方法（视频17.1）。

17.6 术后护理

在这种方法中，术后护理最重要的部分是保持下肢和皮瓣的血运充足。当患者处于脱水状态时，血液集中流向重要器官，外周血流减少。因此，保持患者的血容量充足十分重要。当患者麻醉清醒后可采取坐姿有助于通过重力增加流向肢体的血流量。也可以通过使用药物，如静脉输入血管扩张药；10 μg 脂质前列腺素 E1（Eglandin，Welfide，Seoul，Korea）混合在 5% 的 DW 中，在 4 h 内输注，

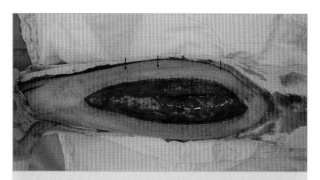

图17.2 多普勒可用于标记缺损周围或内部的潜在穿支。可以从这些潜在部位开始选择受区。然而，受区血管必须依靠穿支的有力搏动来进行选择

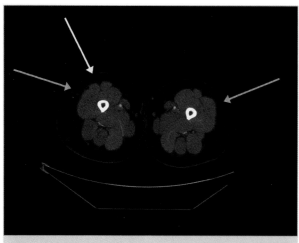

图17.3 CT 血管造影也提供了定位潜在受区穿支的图像

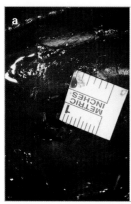
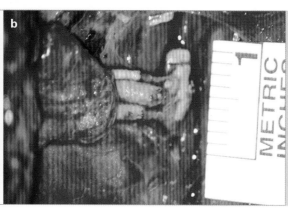

图17.4 使用穿支作为受区血管的最重要的步骤之一是扩张受区和皮瓣的穿支，使其扩大到一个适宜操作的口径。使用扩张器来扩张血管。注意（a）扩张前和（b）扩张后的区别

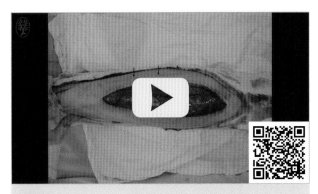

视频 17.1　超级显微外科方法。https://www.thieme.de/de/q.htm?p=opn/cs/20/7/12265281–5c759b6b

使用 5 天。此外，仍存在争议的方法，一些病例可能使用低分子量肝素（Fraxiparine，Sanofi-Aventis，法国巴黎）3800 IU 皮下注射 5 天起到作用。

可以主观监测皮瓣，如观察皮肤回充盈试验、温度和皮肤张力。客观的方法包括使用温度计来比较与皮瓣相邻的周围皮肤的温度，使用双相图来监测血管蒂的血流，在某些情况下，还可以观察针刺反应。早期发现动脉血流不足可以进行有效挽救，而静脉血栓比较难办，因为微血栓在发现前就已经存在。尽管如此，一旦皮瓣出现危象，应尽一切努力进行挽救。

17.7　结论

超级显微外科方法可以增加对受区血管蒂的选择。通过使用穿支 – 穿支吻合的方法，可以减少切取皮瓣所消耗的时间，并且只需取穿支血管蒂的一小段，就可以游离皮瓣，最大限度降低主要血管损伤的风险，同时在主要血管不通畅的患者中利用侧支循环使皮瓣存活。需要对生理学和解剖学进行进一步研究，以评估其应用范围。

参考文献

[1]　Heller L, Levin LS. Lower extremity microsurgical reconstruction. Plast Reconstr Surg. 2001; 108(4):1029–1041, quiz 1042.
[2]　Koshima I, Inagawa K, Yamamoto M, Moriguchi T. New microsurgical breast reconstruction using free paraumbilical perforator adiposal flaps. Plast Reconstr Surg. 2000; 106(1):61–65.
[3]　Koshima I, Nanba Y, Tsutsui T, Takahashi Y, Itoh S, Fujitsu M. Minimal invasive lymphaticovenular anastomosis under local anesthesia for leg lymphedema: is it effective for stage III and IV? Ann Plast Surg. 2004; 53(3):261–266.
[4]　Hong JP. The use of supermicrosurgery in lower extremity reconstruction: the next step in evolution. Plast Reconstr Surg. 2009; 123(1):230–235.
[5]　Hong JP, Koshima I. Using perforators as recipient vessels (supermicrosurgery) for free flap reconstruction of the knee region. Ann Plast Surg. 2010; 64(3):291–293.
[6]　Koshima I, Nanba Y, Tsutsui T, Takahashi Y. Medial plantar perforator flaps with supermicrosurgery. Clin Plast Surg. 2003; 30(3):447–455, vii.
[7]　Yamamoto T, Yamashita M, Furuya M, Hayashi A, Koshima I. Monocanalization of adhered lymphatic vessels for lymphatic supermicrosurgery. J Plast Reconstr Aesthet Surg. 2014; 67(11):e291–e292.
[8]　Kompatscher P, Manestar M, Schuster A, Lang A, Beer GM. The thoracoacromial vessels as recipient vessels in microsurgery and supermicrosurgery: an anatomical and sonographic study. Plast Reconstr Surg. 2005; 115(1):77–83.
[9]　Song D, Pafitanis G, Yang P, et al. Innervated dorsoradial perforator free flap: a reliable supermicrosurgery fingertip reconstruction technique. J Plast Reconstr Aesthet Surg. 2017; 70(8):1001–1008.
[10]　Yoon CS, Noh HJ, Malzone G, Suh HS, Choi DH, Hong JP. Posterior interosseous artery perforator-free flap: treating intermediate-size hand and foot defects. J Plast Reconstr Aesthet Surg. 2014; 67(6):808–814.
[11]　Chang DW. Lymphaticovenular bypass for lymphedema management in breast cancer patients: a prospective study. Plast Reconstr Surg. 2010; 126(3): 752–758.
[12]　Chang DW. Lymphaticovenular bypass surgery for lymphedema management in breast cancer patients. Handchir Mikrochir Plast Chir. 2012; 44(6):343–347.
[13]　Althubaiti GA, Crosby MA, Chang DW. Vascularized supraclavicular lymph node transfer for lower extremity lymphedema treatment. Plast Reconstr Surg. 2013; 131(1):133e–135e.
[14]　Koshima I, Yamamoto T, Narushima M, Mihara M, Iida T. Perforator flaps and supermicrosurgery. Clin Plast Surg. 2010; 37(4):683–689, vii–iii.
[15]　Suh HS, Oh TS, Hong JP. Innovations in diabetic foot reconstruction using supermicrosurgery. Diabetes Metab Res Rev. 2016; 32 Suppl 1:275–280.
[16]　Khouri RK, Shaw WW. Reconstruction of the lower extremity with microvascular free flaps: a 10-year experience with 304 consecutive cases. J Trauma. 1989; 29(8):1086–1094.
[17]　Parrett BM, Matros E, Pribaz JJ, Orgill DP. Lower extremity trauma: trends in the management of soft-tissue reconstruction of open tibia-fibula fractures. Plast Reconstr Surg. 2006; 117(4):1315–1322, discussion 1323–1324.
[18]　Hong JP, Shin HW, Kim JJ, Wei FC, Chung YK. The use of anterolateral thigh perforator flaps in chronic osteomyelitis of the lower extremity. Plast Reconstr Surg. 2005; 115(1):142–147.
[19]　Taylor GI. The angiosomes of the body and their supply to perforator flaps. Clin Plast Surg. 2003; 30(3):331–342, v.
[20]　Taylor GI, Chubb DP, Ashton MW. True and "choke" anastomoses between perforator angiosomes: Part I. Anatomical location. Plast Reconstr Surg. 2013; 132(6):1447–1456.
[21]　Chubb DP, Taylor GI, Ashton MW. True and "choke" anastomoses between perforator angiosomes: Part II. Dynamic thermographic identification. Plast Reconstr Surg. 2013; 132(6):1457–1464.
[22]　Chang CC, Shen JH, Chan KK, Wei FC. Selection of ideal perforators and the use of a free-style free flap during dissection of an anterolateral thigh flap for reconstruction in the head and neck. Br J Oral Maxillofac Surg. 2016; 54(7): 830–832.
[23]　Chang CC, Wong CH, Wei FC. Free-style free flap. Injury. 2008; 39 Suppl 3: S57–S61.
[24]　Wallace CG, Kao HK, Jeng SF, Wei FC. Free-style flaps: a further step forward for perforator flap surgery. Plast Reconstr Surg. 2009; 124(6) Suppl:e419–e426.
[25]　Hong JP, Sun SH, Ben-Nakhi M. Modified superficial circumflex iliac artery perforator flap and supermicrosurgery technique for lower extremity reconstruction: a new approach for moderate-sized defects. Ann Plast Surg. 2013; 71(4):380–383.
[26]　Hong JP, Yim JH, Malzone G, Lee KJ, Dashti T, Suh HS. The thin gluteal artery perforator free flap to resurface the posterior aspect of the leg and foot. Plast Reconstr Surg. 2014; 133(5):1184–1191.
[27]　Eom JS, Sun SH, Hong JP. Use of the upper medial thigh perforator flap (gracilis perforator flap) for lower extremity reconstruction. Plast Reconstr Surg. 2011; 127(2):731–737.
[28]　Suh HS, Oh TS, Lee HS, et al. A new approach for reconstruction of diabetic foot wounds using the angiosome and supermicrosurgery concept. Plast Reconstr Surg. 2016; 138(2):702e–709e.
[29]　Suh HP, Kim Y, Suh Y, Hong J. Multidetector computed tomography (CT) analysis of 168 cases in diabetic patients with total superficial femoral artery occlusion: is it safe to use an anterolateral thigh flap without CT angiography in diabetic patients? J Reconstr Microsurg. 2018; 34(1):65–70.
[30]　Morris SF, Tang M, Almutari K, Geddes C, Yang D. The anatomic basis of perforator flaps. Clin Plast Surg. 2010; 37(4):553–570, xi.
[31]　Schaverien M, Saint-Cyr M. Perforators of the lower leg: analysis of perforator locations and clinical application for pedicled perforator flaps. Plast Reconstr Surg. 2008; 122(1):161–170.

第18章 糖尿病足重建

Joon Pio Hong

摘要

糖尿病足溃疡的治疗非常复杂，需要考虑多种因素，不幸的是，经常最终转归为截肢。如今，依靠精细流程的多学科治疗方案可以处理并挽救需要截肢的糖尿病足溃疡，这成为一个可行的方法。了解护理方式和重建原则可以防止糖尿病足溃疡截肢。进一步了解超级显微外科手术和血管体区原理可以进一步提升严重缺血性糖尿病足患者重建的可能性。

关键词：糖尿病足，超显微外科，血管体区，糖尿病足重建

18.1 引言

据统计，目前 3%~4% 的糖尿病患者患有足部溃疡或深部感染，约 25% 的糖尿病患者会在其一生中的某个时间点出现足部溃疡。一旦出现溃疡，小腿的截肢风险会增加 8 倍。据统计，在糖尿病患者中下肢截肢的年龄标化率是非糖尿病患者的 15 倍。难治性糖尿病足溃疡不仅会导致身体、情绪和社交能力的下降，还会对患者造成巨大的经济负担。而且，重大截肢术后患者的 5 年死亡率高达 39%~80%。这些就是挽救糖尿病足溃疡很重要的原因：因为它将减轻患者的经济负担并提高生活质量。

采用显微外科方法的糖尿病足保肢术与非糖尿病患者的保肢术有相似的成功率。一项 Meta 分析对包含 528 例糖尿病患者的 18 项研究进行系统性回顾，在实施游离组织瓣移植术后 28 个月的平均随访期内，皮瓣存活率为 92%，保肢率为 83.4%。这项研究表明，在治疗糖尿病患者的非创伤性下肢伤口时，游离组织瓣移植可以避免截肢。在慢性溃疡的保肢治疗中，游离皮瓣和显微外科技术发挥了重要作用。一项研究表明，使用显微手术可以实现 84.9% 的总体保肢率和 86.8% 的 5 年生存率。毫无疑问，一个血管条件良好的游离皮瓣将加速愈合、提高生活质量并且增加生存机会。

在本章中，我们将重点讨论重建的临床方面，并展示如何实现重建目标的"逐步重建"的方法。

18.2 优点和缺点

18.2.1 优点

• 使用重建技术进行保肢是截肢的一种替代方法。

• 由于糖尿病患者有很多并发症存在，所以多学科联合对于糖尿病足溃疡的治疗是必要的。

• 一旦提供良好的血供，显微外科或局部的重建将获得良好的预后。

• 关键点是受区动脉的状态，并且可以考虑应用小血管的超显微外科手术方法。

• 保肢不仅能提高生活质量，还能提高 5 年生存率。

18.2.2 缺点

• 为了充分获得良好的全身条件和血管重建，多学科治疗方案是必要的，然而并不容易实现。

• 需要学习曲线去理解重建及护理流程。

18.3 思考

18.3.1 多学科方法和护理范围

糖尿病足疾病的表现可能从无症状到严重缺血至不可避免截肢而有所不同。糖尿病足患者的护理范围从管理血糖、预防教育、用良好的标准护理处理小溃疡到使用多种新技术和手术治疗（图 18.1）。症状表现的多样来自多种致病因素。主要的发病机制涉及缺血、神经病变和感染。加上外部创伤、周围水肿和足部畸形，可能进一步增加糖尿病足溃疡的风险。它们可能单独或协同

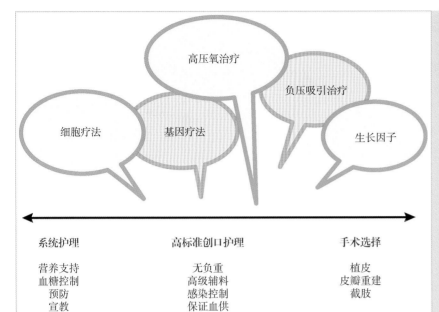

图18.1　治疗糖尿病足需要涉及多学科的护理，因为护理范围非常广泛，从血糖管理、预防教育、以良好的护理标准管理小溃疡到使用多种新技术和手术治疗

作用，导致夏科氏畸形、跟腱挛缩、溃疡、坏死和坏疽。我们必须考虑这些病症，并依次进行处理，以便为足部提供有效的护理。治疗必须从严格控制血糖和营养支持开始，同时积极处理伤口和感染，以实现缺损封闭。在肢体缺血的情况下，血管搭桥或血管成形术可能发挥重要作用，以加强血液循环，从而进一步重建软组织和骨骼。

护理专家或协调员可以帮助团队有效利用资源。在收集患者的一般信息并初步筛查全身和足部状况后，护理专家将患者转诊给内分泌学家、营养师和适当的科室进行进一步治疗和评估。初步足部评估分为4类：血管性、神经性、骨性和感染性伤口。多学科可同时干预，以改善患者的足部状况。在处理急性伤口的情况下，需要立即通知专门的团队进行急诊清创并制定下一步的临床方案。这是预防急性感染扩散的第一步，也是重要的一步，同时也可能是挽救糖尿病足的关键。图18.2说明了伤口初步评估和初步治疗的多学科路径。

随着多学科方法的推行，糖尿病足的治疗趋势已经从重大截肢转移到保肢。一旦解决了灌注、感染、伤口处理、负重和骨手术等问题，我们就能提高救治率。与其他报告相似，我们中心的糖尿病足患者的重大截肢率在采用多学科治疗方法后显著降低，最近维持在3%~4%。虽然截肢的适应证仍然存在，并且通常由多种因素引起，如全身性败血症、主要的组织缺损、严重的并发症、患者依从性差、不可重建的外周血管疾病，但目标仍然是：在良好的临床判断下挽救肢体。不愈合的溃疡本身不应该被认为是截肢的指征，而应该探索解决其背后的病理问题。

18.3.2　显微外科的作用

直到最近，显微外科重建技术仍一直处于争论之中。这是由于一个荒谬的"真理"，即糖尿病患者的小血管疾病发病率增加，从而导致足部溃疡。特别是，有人认为糖尿病患者有动脉闭塞性疾病，从而导致缺血性病变。这一概念是由Goldenberg等在1959年首次提出。他们研究了糖尿病患者因坏疽截肢的样本，并且得出结论：糖尿病患者的小动脉内皮细胞肥大和增生，在一些病例中管腔完全闭塞。但随后的研究未能证明小动脉闭塞性疾病或内皮细胞增生。记录还显示毛细血管基底膜增厚，但未发现毛细血管狭窄或闭塞。同样的研究表明，糖尿病患者常有胫动脉闭塞，但闭塞性疾病主要发生在小腿，因此足部动脉系统受累较少。此外，当患者主干血管阻塞时，新的侧支会生成，以维持相对稳定的足部血供。基于这些研究，采用显微外科方法对糖尿病足进行保肢取得了与非糖尿病患者相近的成功率。对18项研究中528名糖尿病患者的游离组织移植进

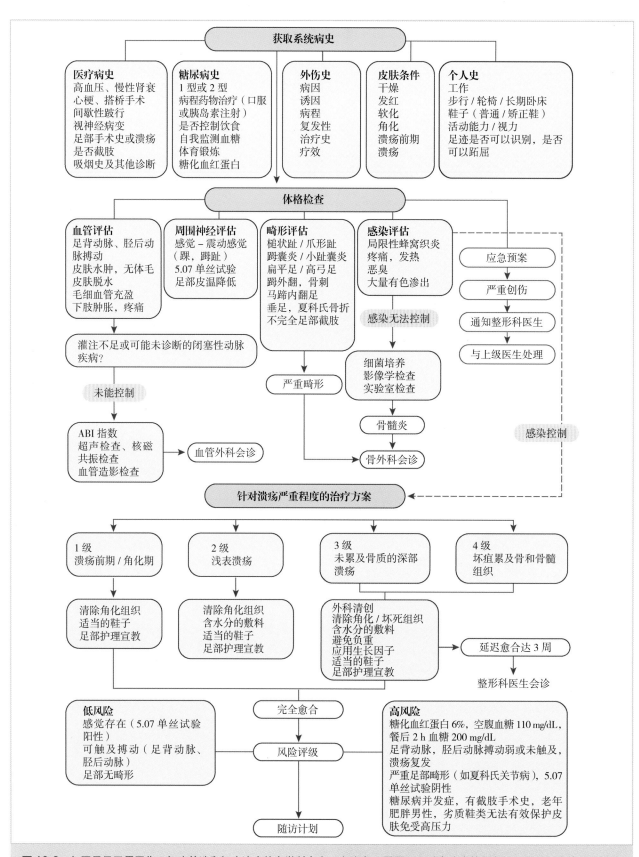

图18.2 如图显示了用于伤口初步筛选和初步治疗的多学科方案。应注意，需要立即手术治疗的紧急绿色通道。本次治疗结束后，常规随访对于防止复发非常重要

行系统回顾的 Meta 分析显示，在 28 个月的平均随访期内，皮瓣存活率为 92%，保肢率为 83.4%。这项研究表明，在治疗糖尿病患者非创伤性下肢伤口时，游离组织移植可以避免截肢。目前，游离皮瓣技术和显微外科技术在慢性溃疡的保肢治疗方面发挥着重要作用。

18.4　手术原则

糖尿病足溃疡患者的医疗护理从稳定患者的全身状况（包括血糖）开始，而外科护理则从清创和控制感染开始。在患者全身状况改善和伤口稳定后，对伤口进行进一步评估。除非应进行重大截肢，否则应遵循图 18.3 中的重建计划。如果是很少或没有重要结构暴露的简单伤口，可以考虑采用多重治疗措施的保守治疗方案。如果伤口处理后肉芽生长良好，可以进行植皮或局部小皮瓣移植。良好的肉芽创面是良好血管化的征象。然而，如果愈合停滞，则需要使用经皮氧分压测量（TcPO$_2$）或血管造影进行进一步评估，以评估动脉流量，并为血管干预做好准备。对于等待重建手术的复杂伤口，也需要同样的评估和方法来确保血管的通畅。

清创

糖尿病足伤口治疗的第一步是评估、清创和治疗感染。未能及时的处置将导致截肢并延长住

院时间。如果临床上怀疑有感染症状和体征，必须立即予以对症治疗。如果怀疑有浅表感染而无全身系统性感染，则应进行抗生素治疗，同时确保足部无负重。对糖尿病足感染良好的管理有可能降低大截肢和其他相关疾病的发生率。清创时应清除所有的失活组织及感染的软组织和骨骼。挤压近端肌腱组织有助于识别失活组织并限制逆行感染。术后应取组织进行培养。清创后应进行充分冲洗，以减少细菌数量。最近水动力手术系统和负压伤口治疗系统等新技术的应用，能获得更干净、生长更好的肉芽组织。

了解足部的血管分布对于重建和清创都至关重要（图 18.4）。在规划重建时，即使在设计局部皮瓣时，我们也应该避免侵犯血管体区，否则可能导致低血管灌注从而使患者的皮瓣坏死。根据血管体区概念进行清创将提高皮瓣成功率，这是因为健康的周围血管可以促进血管化的发生。重复清创应作为重建伤口准备的一部分来进行，同时监测 C- 反应蛋白（CRP），它能提示是否存在潜在感染，并将其作为重建后评估感染的指标。

18.5　软组织重建

在充分的清创和确切的血流灌注后，对于广泛和复杂的糖尿病足缺损，应考虑重建。根据患者的状态，通过血管吻合手术或旁路移植来改善腿部的血管是至关重要的。当患者腿部和足部血管状况良好时，局部皮瓣非常有用。然而，当足

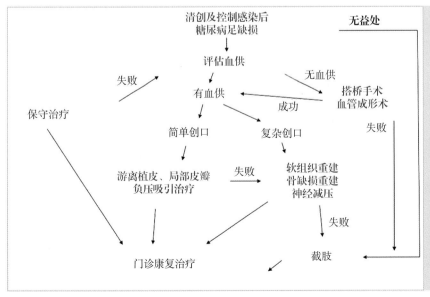

图 18.3　重建计划导图。可以根据该图，结合缺损区域和可用的血管，进行相应的重建计划

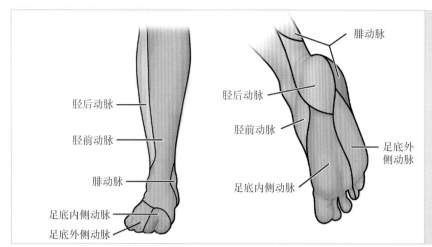

图 18.4 足的血管体区。足部和脚踝的 6 个血管体区由 3 条主要动脉供血。胫前动脉分成：足背动脉，供应足背；胫骨后动脉（PTA）供应足趾、足底和足跟。PTA 的 3 个主要分支供应足底的不同部分：足跟的跟骨分支，足底的足底内侧动脉，以及足底外侧动脉到外侧中足和前足。腓动脉供应踝和足跟的外侧边界

部血流受损时，局部皮瓣的使用可能会破坏小侧支血管的远端血流，尤其是真皮下血流。我们还必须考虑血管状态，小侧支血管以后可能对远端循环起重要作用。因此，在以下情况下可考虑采用显微外科手术方法：①尽管进行了充分的清创和保守治疗，下肢病变仍未显示任何肉芽化或愈合迹象；②无可能因多次手术和延长住院时间而恶化的重大系统性疾病；③之前可行走，本次治疗的目的是恢复肢体功能；④可以系统的进行恢复正常生活所需的康复治疗；⑤受体动脉的峰值流速 > 15 cm/s。对于可能接受显微重建手术的患者，以下情况的风险较高：①有多处血管成形术的患者；②严重外周动脉疾病患者；③肾移植后使用免疫抑制剂的患者。在这些考虑因素中，最重要的是受体血管的灌注。如果发现任何小血管具有良好的搏动，则可用于显微外科手术。因此，绝对禁忌证是足部完全没有任何远端小血管灌注征象。然而，这种超显微手术技术和任意皮瓣重建方法需要在经典术式为基础的精细技能。

重建显微外科方法

1. 评估患者的一般全身状况。

2. 评估血管状态，必要时考虑血管介入，以达到足部最大限度血供。确认潜在的血管受体部位和皮瓣供体部位。图 18.5 显示胫前动脉钙化且失活；因此，必须选择使用胫骨后动脉。图 18.6 显示远端的主要侧支血管是旋股外侧动脉降支，必须避免使用股前外侧（ALT），因为这会减少整个小腿的血供。

3. 清创时应遵循血管体区概念，并且确认皮

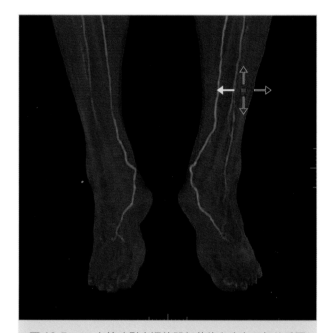

图 18.5 CT 血管造影在评估腿部整体血流方面起着重要作用。此外，它还提供了关于潜在受体血管的信息。检查显示胫前动脉钙化，失活；因此，必须选择使用胫骨后动脉

肤边缘出血。

4. 确认受体血管，观察足够的脉搏，评估与缺损的关系，以确定蒂的长度。糖尿病足重建显微外科的最大挑战是找到受体血管。即使足部有足够的血流，动脉粥样硬化的病变也可能使吻合非常困难。如果知名动脉将被用作受体，则必须设法找到一段没有钙化的动脉。大血管的端侧吻合、大血管分支的端端吻合，以及 T 形吻合技术，可以减少血管吻合后的血流减少。小的穿支也可以用作受体。在清创过程中，应标记有搏动的动脉。如果病变区域中没有搏动的小动脉，寻找可

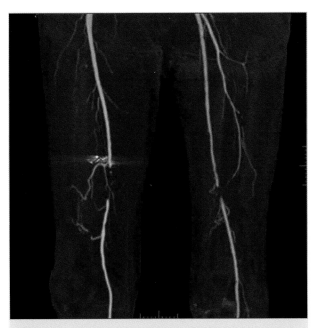

图 18.6　CT 血管造影在评估腿部整体血流方面起着重要作用。此外，它还提供了潜在皮瓣供区的信息。该检查显示远端的主要侧支血管是旋股外侧动脉的降支，必须避免使用股前外侧皮瓣，因为这会减少整个小腿的血供

以延伸到邻近的正常血管体区的合适的小受体动脉。一旦发现搏动良好的穿支或小动脉，应进行游离和保存。对于受体静脉，浅静脉或深静脉的选择没有区别，清创术中容易获得的静脉是最常用的。

5. 具有足够蒂长度的皮瓣的切取。用于糖尿病足重建的皮瓣应提供血管化良好的组织以控制感染、充分符合鞋型的轮廓、耐磨并且足够坚强以抵抗剪切力。关于哪种皮瓣（带植皮的肌肉皮瓣、筋膜皮瓣和最近的穿支皮瓣）是重建足部，尤其是负重面的最佳方案，仍存在争议。但是，只要大的缺损被血运良好的组织覆盖，它将提供独立且营养良好的血管供应，以消除感染，增加局部氧张力，增强抗生素活性，并使邻近缺血组织新生血管。在我们的临床经验中，我们正在转向使用穿支皮瓣，如 ALT 穿支、臀动脉穿支皮瓣和旋髂浅穿支皮瓣，因为它提供了一个薄的皮瓣，以最大限度地减少剪切，只需切取浅表脂肪来替代足底的纤维隔，以紧密地黏附，增强真皮下与邻近组织的新生血管再生，并提供充足的血液供应以抵抗感染。

6. 在皮瓣断蒂之前再次确认受体血管。

7. 切断血管蒂并进行吻合。如果受体动脉的脉搏或搏动血流看起来很差，考虑升高全身血压。强烈建议采用端侧吻合，以保证足部血流。如果血管钙化，则应寻找未钙化节段或使用来自大血管的分支作为受体。胫骨后动脉和足背动脉的分支钙化相对少见，使用该分支可以很容易地与柔软的动脉吻合，而不会破坏远端的血供。另一种吻合术是 T 型吻合术，桥接的动脉带有供养皮瓣的分支，将其吻合在受体动脉的远近端之间。所有的一切努力都是为了保证足部远端血供。

8. 缝合皮瓣。

18.6　术后护理

术后常规护理包括夹板固定、保持创面足够湿润、患者坐位以及使用血管扩张剂（如前列腺素 E1）。可以使用超声检查来主观的评估皮瓣的实际血流速度。患者可在第 4 天或第 5 天开始使用轮椅行走，并在第 7 天开始穿弹力袜。应记住，糖尿病患者有感染倾向，应密切跟踪 CRP 水平，直到出院。患者可在 10 天后出院或转院治疗。

18.7　结论

糖尿病足溃疡的治疗是复杂的，需要进行多角度分析，并且往往导致截肢。多学科的方法以及从截肢中治疗和挽救糖尿病足溃疡是一种可行的方法。了解护理范围和重建原则可以防止糖尿病足溃疡截肢。进一步了解超显微手术技术和血管体区原理可以提高严重缺血性糖尿病足患者的重建可能性。

参考文献

[1]　Reiber GE. The epidemiology of diabetic foot problems. Diabet Med. 1996; 13 Suppl 1:S6–S11.

[2]　Singh N, Armstrong DG, Lipsky BA. Preventing foot ulcers in patients with diabetes. JAMA. 2005; 293(2):217–228.

[3]　Most RS, Sinnock P. The epidemiology of lower extremity amputations in diabetic individuals. Diabetes Care. 1983; 6(1):87–91.

[4]　Saar WE, Lee TH, Berlet GC. The economic burden of diabetic foot and ankle disorders. Foot Ankle Int. 2005; 26(1):27–31.

[5]　Apelqvist J, Ragnarson-Tennvall G, Larsson J, Persson U. Long-term costs for foot ulcers in diabetic patients in a multidisciplinary setting. Foot Ankle Int. 1995; 16(7):388–394.

[6]　Reiber GE, Lipsky BA, Gibbons GW. The burden of diabetic foot ulcers. Am J Surg. 1998; 176(2A) Suppl:5S–10S.

[7]　Moulik PK, Mtonga R, Gill GV. Amputation and mortality in new-onset diabetic foot ulcers stratified by etiology. Diabetes Care. 2003; 26(2): 491–494.

[8]　Oh TS, Lee HS, Hong JP. Diabetic foot reconstruction using free flaps increases 5-year-survival rate. J Plast Reconstr Aesthet Surg. 2013; 66(2):243–250.

[9]　Colen LB. Limb salvage in the patient with severe peripheral vascular

disease: the role of microsurgical free-tissue transfer. Plast Reconstr Surg. 1987; 79(3):389–395.

[10] Hong JP. Reconstruction of the diabetic foot using the anterolateral thigh perforator flap. Plast Reconstr Surg. 2006; 117(5):1599–1608.

[11] Searles JM, Jr, Colen LB. Foot reconstruction in diabetes mellitus and peripheral vascular insufficiency. Clin Plast Surg. 1991; 18(3):467–483.

[12] Shenaq SM, Dinh TA. Foot salvage in arteriolosclerotic and diabetic patients by free flaps after vascular bypass: report of two cases. Microsurgery. 1989; 10(4):310–314.

[13] Fitzgerald O'Connor EJ, Vesely M, Holt PJ, Jones KG, Thompson MM, Hinchliffe RJ. A systematic review of free tissue transfer in the management of nontraumatic lower extremity wounds in patients with diabetes. Eur J Vasc Endovasc Surg. 2011; 41(3):391–399.

[14] Oishi SN, Levin LS, Pederson WC. Microsurgical management of extremity wounds in diabetics with peripheral vascular disease. Plast Reconstr Surg. 1993; 92(3):485–492.

[15] Hong JP, Oh TS. An algorithm for limb salvage for diabetic foot ulcers. Clin Plast Surg. 2012; 39(3):341–352.

[16] Boulton AJ. The diabetic foot: from art to science. The 18th Camillo Golgi lecture. Diabetologia. 2004; 47(8):1343–1353.

[17] Endara M, Masden D, Goldstein J, Gondek S, Steinberg J, Attinger C. The role of chronic and perioperative glucose management in high-risk surgical closures: a case for tighter glycemic control. Plast Reconstr Surg. 2013; 132(4): 996–1004.

[18] Childers BJ, Potyondy LD, Nachreiner R, et al. Necrotizing fasciitis: a fourteenyear retrospective study of 163 consecutive patients. Am Surg. 2002; 68(2): 109–116.

[19] Wraight PR, Lawrence SM, Campbell DA, Colman PG. Creation of a multidisciplinary, evidence based, clinical guideline for the assessment, investigation and management of acute diabetes related foot complications. Diabet Med. 2005; 22(2):127–136.

[20] Krishnan N, Becker DF. Characterization of a bifunctional PutA homologue from Bradyrhizobium japonicum and identification of an active site residue that modulates proline reduction of the flavin adenine dinucleotide cofactor. Biochemistry. 2005; 44(25):9130–9139.

[21] Holstein P, Ellitsgaard N, Olsen BB, Ellitsgaard V. Decreasing incidence of major amputations in people with diabetes. Diabetologia. 2000; 43(7):844–847.

[22] Apelqvist J. Wound healing in diabetes. Outcome and costs. Clin Podiatr Med Surg. 1998; 15(1):21–39.

[23] Cavanagh PR, Ulbrecht JS, Caputo GM. The non-healing diabetic foot wound: fact or fiction? Ostomy Wound Manage. 1998; 44(3A) Suppl:6S–12S, discussion 13S.

[24] Goldenberg S, Alex M, Joshi RA, Blumenthal HT. Nonatheromatous peripheral vascular disease of the lower extremity in diabetes mellitus. Diabetes. 1959; 8(4):261–273.

[25] Strandness DE, Jr, Priest RE, Gibbons GE. Combined clinical and pathologic study of diabetic and nondiabetic peripheral arterial disease. Diabetes. 1964; 13:366–372.

[26] Conrad MC. Large and small artery occlusion in diabetics and nondiabetics with severe vascular disease. Circulation. 1967; 36(1):83–91.

[27] LoGerfo FW, Coffman JD. Current concepts. Vascular and microvascular disease of the foot in diabetes. Implications for foot care. N Engl J Med. 1984; 311(25):1615–1619.

[28] Suh HP, Kim Y, Suh Y, Hong J. Multidetector computed tomography (CT) analysis of 168 cases in diabetic patients with total superficial femoral artery occlusion: is it safe to use an anterolateral thigh flap without CT angiography in diabetic patients? J Reconstr Microsurg. 2018; 34(1):65–70.

[29] Suh HS, Oh TS, Hong JP. Innovations in diabetic foot reconstruction using supermicrosurgery. Diabetes Metab Res Rev. 2016; 32 Suppl 1:275–280.

[30] Moran SL, Illig KA, Green RM, Serletti JM. Free-tissue transfer in patients with peripheral vascular disease: a 10-year experience. Plast Reconstr Surg. 2002; 109(3):999–1006.

[31] Knox KR, Datiashvili RO, Granick MS. Surgical wound bed preparation of chronic and acute wounds. Clin Plast Surg. 2007; 34(4):633–641.

[32] Attinger CE, Bulan EJ. Débridement. The key initial first step in wound healing. Foot Ankle Clin. 2001; 6(4):627–660.

[33] Reiber GE, Vileikyte L, Boyko EJ, et al. Causal pathways for incident lowerextremity ulcers in patients with diabetes from two settings. Diabetes Care. 1999; 22(1):157–162.

[34] Badia JM, Torres JM, Tur C, Sitges-Serra A. Saline wound irrigation reduces the postoperative infection rate in guinea pigs. J Surg Res. 1996; 63(2):457–459.

[35] Granick M, Boykin J, Gamelli R, Schultz G, Tenenhaus M. Toward a common language: surgical wound bed preparation and debridement. Wound Repair Regen. 2006; 14 Suppl 1:S1–S10.

[36] Granick MS, Posnett J, Jacoby M, Noruthun S, Ganchi PA, Datiashvili RO. Efficacy and cost-effectiveness of a high-powered parallel waterjet for wound debridement. Wound Repair Regen. 2006; 14(4):394–397.

[37] Clemens MW, Attinger CE. Angiosomes and wound care in the diabetic foot. Foot Ankle Clin. 2010; 15(3):439–464.

[38] Attinger C, Cooper P, Blume P, Bulan E. The safest surgical incisions and amputations applying the angiosome principles and using the Doppler to assess the arterial-arterial connections of the foot and ankle. Foot Ankle Clin. 2001; 6(4):745–799.

[39] Suh HS, Oh TS, Lee HS, et al. A new approach for reconstruction of diabetic foot wounds using the angiosome and supermicrosurgery concept. Plast Reconstr Surg. 2016; 138(4):702e–709e.

[40] Yue DK, McLennan S, Marsh M, et al. Effects of experimental diabetes, uremia, and malnutrition on wound healing. Diabetes. 1987; 36(3):295–299.

[41] Berman SJ. Infections in patients with end-stage renal disease. An overview. Infect Dis Clin North Am. 2001; 15(3):709–720, vii.

[42] Shestak KC, Hendricks DL, Webster MW. Indirect revascularization of the lower extremity by means of microvascular free-muscle flap: a preliminary report. J Vasc Surg. 1990; 12(5):581–585.

[43] Chang N, Mathes SJ. Comparison of the effect of bacterial inoculation in musculocutaneous and random-pattern flaps. Plast Reconstr Surg. 1982; 70(1): 1–10.

第 19 章　下肢感觉皮瓣的基本原理

Joon Pio Hong

摘要

　　理想的足底重建应该包括最佳的功能和完美的外形，能够耐受持久的负重，能穿正常的鞋子，具有保护性的感觉，和与深层组织相对固定以抵抗剪切。薄皮瓣具有较强的延展性。具有较薄皮肤成分的感觉皮瓣可能是提供足底重建的理想皮瓣。但是，如果不能使用感觉皮瓣，不含深层脂肪和深筋膜的薄皮瓣可在 12 个月内恢复一定的保护性感觉。

　　关键词：感觉皮瓣，足底重建，显微外科，神经皮瓣，薄皮瓣

19.1　引言

　　感觉皮瓣是指在受区有感觉的皮瓣，而神经支配皮瓣是指有直接神经支配的皮瓣。我们已经知道，皮瓣和肌皮瓣有能力恢复一定程度的感觉，无论是否通过直接的神经移植。因此，理论上任何皮瓣都可以是潜在的感觉皮瓣，但感觉皮瓣的名称经常被用作神经支配皮瓣的同义词。本章也将使用这种传统的定义。负重的足底仍然是感觉皮瓣最重要的受区。在行走过程中，感觉的重要性无论怎么强调都不为过。本节将详细阐述利用感觉皮瓣重建足底功能的方法。

　　在有皮肤成分的皮瓣中，深筋膜上方有特定的感觉神经。当发现了皮神经，就可以利用带有该皮神经的皮肤组织来设计皮瓣。创面周围分布有皮神经，可作为受体神经。

　　肌皮瓣经常被用来修复四肢和足部的较大缺损。游离肌瓣加植皮术是传统上比较流行的一种术式，该术式被认为能更容易的修复软组织缺损，能提供良好的缓冲和与深部组织相对牢固的固定，因此最能替代复杂的足底组织结构。但人们对它们在长期负重下的耐用性提出了质疑。在用无神经支配的肌瓣重建足部时，肌瓣的步态和站姿分析显示具有负重能力，但能承受的压力和持续时间降低。其他报道推测功能重建的结果可能与潜在的骨畸形更相关。而且，肌皮瓣加植皮术重建足部可能出现皮瓣臃肿，需要行多次皮瓣修薄手术。此外，肌瓣加植皮术后也有频繁溃疡发生的报道，需要高强度的护理（图 19.1）。这很可能是由于缺乏正常的皮肤组织和感觉支配。虽然已有多篇报道称，即使不需要皮肤感觉置入，肌皮瓣也能恢复深感觉，但它们永远无法完全恢复感觉功能。运动神经完整的肌皮瓣，或将运动神经在受区部位吻合到合适的运动神经或感觉神经，肌皮瓣获得保护性感觉的机会较高。然而，通过良好的护理，包括外观护理，合适的鞋子和日常保护，肌皮瓣确实提供了一个很好的解决方案，特别是对于足部的广泛缺损。

　　足底重建的第二选择是筋膜皮瓣。整形外科的第一课是从"形似"重建的理念开始的。由于特殊的皮肤组织结构，以及皮下的纤维间隔提供了承受压力和吸收步态冲击的独特性，负重区的足底的重建仍然是困难和具有挑战性的。与足底皮肤相同的皮肤只有手掌皮肤，来源有限。传统的足底局部皮瓣可以实现理想的重建，但仅限于小的缺损。对于较大和广泛的缺损，常常需要微

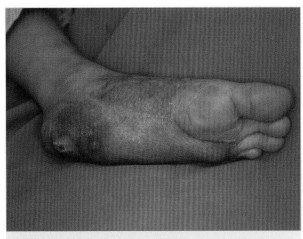

图 19.1　随访中发现带皮片的无肌皮瓣后出现轻微溃疡。尽管整体轮廓看起来很好，但仍会出现轻微的并发症

血管皮瓣重建。但无论选择哪种皮瓣，几乎不可能替代足底负重区的独特功能。理想的足底重建应具备最佳的功能和外观，能满足日常生活和工作，能穿正常的鞋子，并且尽量减少对供区的损害。为了实现这些目标，应该提供诸如耐久的负重、满意的外形、保护性感觉和与深部组织的牢固固定以抵抗剪切等特性。筋膜皮瓣具备一些理想的足底重建皮瓣的特征。然而，打滑的问题使其成为一个有争议的选择。多层脂肪的解剖结构以及深筋膜和皮肤之间的浅筋膜使皮肤表面相对于外界环境有一定的弹性和缓冲，但筋膜瓣的这个属性也增加了皮瓣的滑动性，使它在抵抗剪切力方面不太理想。皮瓣越厚，脂肪组织越多，皮瓣的打滑就越严重。Rautio 等报道，皮瓣的最佳厚度应 < 6 mm，以保证足够的皮肤紧致和抵抗剪切。第三种重建方法是穿支皮瓣。穿支皮瓣可以作为筋膜皮瓣的改进，但当皮瓣切取到深筋膜以上时，就变成了带有皮下脂肪的皮瓣。当我们使用穿支皮瓣时，如股前外侧皮瓣，这是最常用的穿支皮瓣之一，尽管有了很多改进，但由于携带脂肪组织，导致皮瓣臃肿，使其不能成为一个足部重建的理想选择。超薄穿支皮瓣的诞生，从浅筋膜的浅层切取皮瓣，只包括皮下脂肪和皮肤，使得皮瓣变得足够薄，更能接近皮瓣的理想厚度，以进行足底功能重建。进一步研究表明，在对穿支皮瓣进行修薄，去除深部脂肪和深筋膜后，可降低足底皮瓣表面的剪切力。这项研究的另一个有趣的发现：穿支皮瓣在去除深层脂肪，保留适量的皮下脂肪，可以为足底提供缓冲，这与前臂游离皮瓣不同。在浅表脂肪层内，多个被纤维网状结构包围的小叶可牢固地附着在创面表面，限制皮肤表面的滑动。有人会问，由于感觉神经在皮肤的分布是在深筋膜浅层，尽管皮瓣很厚，但包含神经的感觉皮瓣会不会更好呢？虽然没有明确的研究来回答这个问题，但我们的经验表明感觉穿支皮瓣和无感觉穿支皮瓣在感觉恢复方面是有区别的。这种区别仅在第 3 个月时有统计学意义，提示早期感觉功能的恢复有赖于感觉神经的参与。然而无感觉皮瓣在无感觉神经参与的情况下，1 年左右也能恢复 83.3% 左右的保护性感觉。这一结果与我们之前的前臂筋膜皮瓣的报道相似。Santanelli 等认为，不管手术修复神经与否，皮瓣在 12 个月内均可获得了保护性感觉。如同前臂和股前外侧穿支皮瓣的病例中，皮瓣的厚度很可能

在重建感觉方面起着重要的作用。因此，本章我们将讨论薄皮瓣在足底重建中的应用。穿支皮瓣的修薄技术将在另一章中讨论。

保护性感觉的存在是非常重要的，特别是对足部和其他负重部位。如果没有保护性感觉，就会有被鞋子磨破发生溃疡和不穿鞋子时被其他物体踩踏而受伤的风险。因此，哪种皮瓣最能提供重建后的感觉功能一直是争论的焦点。理想的足部重建，特别是足底承重区，应使足部具有能适应正常鞋子的外形，厚而耐磨的皮肤，保护性感觉，以及抗剪切力和与深层结构的坚实固定。研究已经证实了通过旋转皮瓣和微血管组织移植对踝关节和足跟部重建保护性感觉的优越性。有感觉神经移植的游离皮瓣感觉功能恢复更快，而没有感觉神经移植的游离皮瓣的保护感觉也能得到一定程度的恢复。

神经皮瓣

感觉神经由外在的和内在的血液供应。周围神经的外在血液供应由穿支血管发出的神经营养动脉组成。从 Nakajima 等的穿支血管分类中可以看出，这些穿支血管可能起源于各种深部的血管。这些细小的神经营养动脉进入神经并在神经内终止。内在的血液供应是由位于神经外膜、神经束膜和神经内膜上的沿神经长轴纵向分布的小动脉供应。内在血液供应系统与外在血液供应系统（神经营养血管）通过交通支和终末支相交通。因此，神经皮瓣可取材于有感觉神经支配的浅表部位，这些感觉神经由近端血管发出的穿支血管所营养。基于这一明确的组织血供的不同，"带血管蒂的神经移植"一词用词不当，应使用"神经皮瓣"作为正确的术语，以减少混淆。利用神经皮瓣治疗神经缺损，目前尚无广泛报道。然而，零星的报告显示，神经再生可能更快，因此更有利于功能恢复。

常见的神经皮瓣有由桡动脉及其伴行静脉供血的桡神经浅支皮瓣；近端由股动脉分支供血，远端由隐动脉供血的隐神经皮瓣；由腓浅动脉和腓肠中间动脉供血的腓肠神经皮瓣。

在没有穿支指向浅神经的情况下，我们可以伴随浅神经的静脉动脉化的方式。典型的例子是腓肠神经皮瓣，它的动脉供应如腓浅动脉和腓肠内动脉或腓肠外动脉会缺如，小隐静脉会被动脉化。

19.2　优点和缺点

19.2.1　优点

- 感觉皮瓣可促进足底功能重建。
- 感觉皮瓣将有利于更快的感觉恢复。
- 当皮瓣足够薄时，肌皮瓣和无感觉皮瓣会恢复一定程度的感觉。

19.2.2　缺点

- 感觉皮瓣可能太厚，因为感觉神经位于深筋膜上方。
- 我们必须权衡感觉皮瓣和薄皮瓣的好处。

19.3　解剖因素

有几个解剖学上的考虑。首先，应考虑皮瓣的厚度。不管你用的是哪种皮瓣，肌皮瓣、筋膜瓣还是穿支皮瓣，薄皮瓣在填充创面深度和减少剪切力方面都是最理想的。当在皮肤成分中包括感觉神经时，必须确定皮瓣厚度是否能适应创面缺损。如果皮瓣足够薄，而且能包含感觉神经，那它就是理想的皮瓣，因为它可以尽早恢复感觉，从而提供更好的感觉功能（图 19.2）。如果不包括神经，就应该达到理想的厚度。通过去除穿支皮瓣的深筋膜和深部脂肪组织来减少打滑现象。使用筋膜皮瓣并不理想，因为筋膜皮瓣包含完整的深筋膜，不能有效防止打滑现象。

19.4　解剖变异和潜在陷阱

见第 22 章的穿支皮瓣修薄。

19.5　皮瓣设计与切取

见第 22 章和第 26 章的穿支皮瓣修薄。

19.6　皮瓣术后护理

在任何足底功能重建术后，耐心的宣教和患者的依从性对实现重建后长期功能良好至关重要。保持皮瓣持久耐用的关键之一是尽量减少皮瓣的剪切力，以免皮瓣出现二次损坏。为了使重建足能早期负重，弹力袜在保持皮瓣完整性方面起着重要作用。皮瓣成活早期，弹力袜的压力有助于皮瓣负重，减少皮瓣剪切力，减少水肿，有利于皮瓣早期塑形。

30~35 mmHg 的压力是安全的，基于这一事实，使用压力 20~30 mmHg 的常规弹力袜能减少和预防直立性水肿。我们进一步通过观察皮瓣的存活率，以及压力对皮瓣蒂部的流速和血流量的影

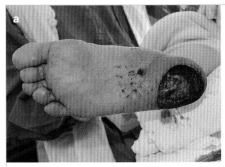
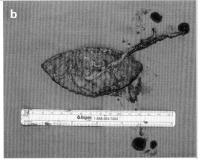
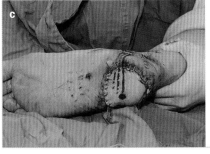
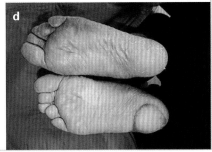

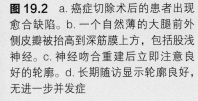

图 19.2　a. 癌症切除术后的患者出现愈合缺陷。b. 一个自然薄的大腿前外侧皮瓣被抬高到深筋膜上方，包括股浅神经。c. 神经吻合重建后立即注意良好的轮廓。d. 长期随访显示轮廓良好，无进一步并发症

响，来确定压力的安全性。我们的结果显示，在皮瓣受压 30~35 mmHg 时，皮瓣流速没有差异（之前 29.21 cm/s，之后 29.42 cm/s），通过皮瓣的血流量也没有差异（之前 7.13 cm³/s，之后 6.56 cm³/s）。另一个有趣的发现是吻合的类型也不受压力的影响。我们通常在重建后第 5 天就开始穿弹力袜。第 5 天就开始穿弹力袜的原因是为了让皮瓣与创面周围组织紧密结合，不受外力的影响，并监测皮瓣是否出现并发症。由于皮瓣在随访期间没有出现严重并发症，所以我们所制定的关于压力和时间的方案是安全的。为了使压力应用标准化，我们决定通过未受伤的对侧腿来定制个性化的服装，从而能够为整个重建区域模拟正常的腿部轮廓提供均匀的压力。这种服装经常用于烧伤患者以减少烧伤瘢痕，因此很容易获得。它有一个拉链，使用起来便捷安全，患者无须任何护理人员的帮助，就能提供持续均匀的压力。因此，我们证明从术后第 5 天开始使用压力 30~35 mmHg 的弹力袜是安全便捷的（图 19.3）。

除非使用局部皮瓣或足底游离皮瓣，否则足底表面的解剖结构无法被相同组织替代。所有的其他皮瓣都是有缺陷的。克服这一差距的唯一方法是良好的术后随访和宣教。定期视诊、触诊和皮瓣温度监测对发现早期并发症至关重要。在我们医院，患者必须经过早期康复、积极宣教和一系列的随访。

19.7 结论

理想的足底重建应带来最佳的功能和外观，

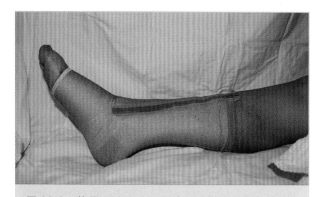

图 19.3 使用 30~35 mmHg 的压迫服可以使皮瓣紧紧附着在足底底部，从而最大限度地减少步态中的任何剪切

能满足日常生活和工作的需要，能穿普通的鞋子，并最大限度地降低对供区的损害。为了实现这些目标，皮瓣应该具备承重力强、外形美观，有保护性感觉，与深部组织牢固固定以避免打滑等特性。厚度较薄的皮瓣可以很好地填充创面缺损，稳定耐用。具有较薄皮肤成分的感觉皮瓣可能是提供足底功能重建的理想皮瓣。如果没有感觉皮瓣可用，不含深部脂肪和深筋膜的薄皮瓣可以在 12 个月内恢复一部分保护性感觉。

参考文献

[1] Ducic I, Hung V, Dellon AL. Innervated free flaps for foot reconstruction: a review. J Reconstr Microsurg. 2006; 22(6):433–442.

[2] Yücel A, Senyuva C, Aydin Y, Cinar C, Güzel Z. Soft-tissue reconstruction of sole and heel defects with free tissue transfers. Ann Plast Surg. 2000; 44(3): 259–268, discussion 268–269.

[3] May JW, Jr, Halls MJ, Simon SR. Free microvascular muscle flaps with skin graft reconstruction of extensive defects of the foot: a clinical and gait analysis study. Plast Reconstr Surg. 1985; 75(5):627–641.

[4] Hong JP, Kim EK. Sole reconstruction using anterolateral thigh perforator free flaps. Plast Reconstr Surg. 2007; 119(1):186–193.

[5] May JW, Jr, Gallico GG, III, Jupiter J, Savage RC. Free latissimus dorsi muscle flap with skin graft for treatment of traumatic chronic bony wounds. Plast Reconstr Surg. 1984; 73(4):641–651.

[6] Ferreira MC, Besteiro JM, Monteiro Júnior AA, Zumiotti A. Reconstruction of the foot with microvascular free flaps. Microsurgery. 1994; 15(1):33–36.

[7] Ohjimi H, Taniguchi Y, Kawano K, Kinoshita K, Manabe T. A comparison of thinning and conventional free-flap transfers to the lower extremity. Plast Reconstr Surg. 2000; 105(2):558–566.

[8] Sönmez A, Bayramiçli M, Sönmez B, Numanoğlu A. Reconstruction of the weight-bearing surface of the foot with nonneurosensory free flaps. Plast Reconstr Surg. 2003; 111(7):2230–2236.

[9] Potparić Z, Rajacić N. Long-term results of weight-bearing foot reconstruction with non-innervated and reinnervated free flaps. Br J Plast Surg. 1997; 50(3): 176–181.

[10] Rautio J. Patterns of recovery of sensibility in free flaps transferred to the foot: a prospective study. J Reconstr Microsurg. 1990; 6(1):37–41.

[11] Gidumal R, Carl A, Evanski P, Shaw W, Waugh TR. Functional evaluation of nonsensate free flaps to the sole of the foot. Foot Ankle. 1986; 7(2):118–123.

[12] Masquelet AC, Romana MC. The medialis pedis flap: a new fasciocutaneous flap. Plast Reconstr Surg. 1990; 85(5):765–772.

[13] Morrison WA, Crabb DM, O'Brien BM, Jenkins A. The instep of the foot as a fasciocutaneous island and as a free flap for heel defects. Plast Reconstr Surg. 1983; 72(1):56–65.

[14] Shaw WW, Hidalgo DA. Anatomic basis of plantar flap design: clinical applications. Plast Reconstr Surg. 1986; 78(5):637–649.

[15] Weinzweig N, Davies BW. Foot and ankle reconstruction using the radial forearm flap: a review of 25 cases. Plast Reconstr Surg. 1998; 102(6):1999–2005.

[16] Santanelli F, Tenna S, Pace A, Scuderi N. Free flap reconstruction of the sole of the foot with or without sensory nerve coaptation. Plast Reconstr Surg. 2002; 109(7):2314–2322, discussion 2323–2324.

[17] Hong JP, Choi DH, Suh H, et al. A new plane of elevation: the superficial fascial plane for perforator flap elevation. J Reconstr Microsurg. 2014; 30(7):491–496.

[18] Hong JP, Chung IW. The superficial fascia as a new plane of elevation for anterolateral thigh flaps. Ann Plast Surg. 2013; 70(2):192–195.

[19] Harris PG, Letrosne E, Caouette-Laberge L, Egerszegi EP. Long-term follow-up of coverage of weight bearing surface of the foot with free muscular flap in a pediatric population. Microsurgery. 1994; 15(6):424–429.

[20] Chen SL, Chen TM, Chou TD, Chen SG, Wang HJ. The distally based lesser saphenous venofasciocutaneous flap for ankle and heel reconstruction. Plast Reconstr Surg. 2002; 110(7):1664–1672.

[21] Matthews RN, Fatah F, Davies DM, Eyre J, Hodge RA, Walsh-Waring GP. Experience with the radial forearm flap in 14 cases. Scand J Plast Reconstr Surg. 1984; 18(3):303–310.

[22] Nakajima H, Fujino T, Adachi S. A new concept of vascular supply to the

skin and classification of skin flaps according to their vascularization. Ann Plast Surg. 1986; 16(1):1–19.

[23] Breidenbach WC, Terzis JK. The blood supply of vascularized nerve grafts. J Reconstr Microsurg. 1986; 3(1):43–58.

[24] Breidenbach W, Terzis JK. The anatomy of free vascularized nerve grafts. Clin Plast Surg. 1984; 11(1):65–71.

[25] Taylor GI, Ham FJ. The free vascularized nerve graft. A further experimental and clinical application of microvascular techniques. Plast Reconstr Surg. 1976; 57(4):413–426.

[26] Daniel RK, Terzis J, Schwarz G. Neurovascular free flaps. A preliminary report. Plast Reconstr Surg. 1975; 56(1):13–20.

[27] Acland RD, Schusterman M, Godina M, Eder E, Taylor GI, Carlisle I. The saphenous neurovascular free flap. Plast Reconstr Surg. 1981; 67(6):763–774.

[28] Gilbert A. Vascularized sural nerve graft. Clin Plast Surg. 1984; 11(1):73–77.

[29] Doi K, Kuwata N, Kawakami F, Tamaru K, Kawai S. The free vascularized sural nerve graft. Microsurgery. 1984; 5(4):175–184.

[30] Terzis JK, Kostopoulos VK. Vascularized nerve grafts for lower extremity nerve reconstruction. Ann Plast Surg. 2010; 64(2):169–176.

[31] Terzis JK, Kostopoulos VK. Vascularized ulnar nerve graft: 151 reconstructions for posttraumatic brachial plexus palsy. Plast Reconstr Surg. 2009; 123(4):1276–1291.

[32] Terzis JK, Skoulis TG, Soucacos PN. Vascularized nerve grafts. A review. International Angiology. 1995; 14:264.

第20章 垂足治疗的新理念：Ninkovic技术——腓肠肌神经肌腱转位

Milomir Ninković, Marina Ninković, Alexander de Heinrich

摘要

"垂足"畸形可能是腓总神经损伤或者前和（或）外侧筋膜室肌肉损伤所致。如不治疗，除了行走障碍外，由于胫神经所支配的后侧筋膜室肌肉的拮抗肌失衡，还会继发出现马蹄内翻足伴跟腱挛缩畸形。鉴于过去转移任意后侧筋膜室肌肉作为背伸功能肌肉，与剩余的后侧筋膜室肌肉共同收缩来恢复足背伸，这样产生一种腱固定术效应，使得足保持中立位置而踝关节无法自主活动。通常附着于跟腱浅层的腓肠肌外侧头是一种更加符合生理特性的移植物。首先，解剖分离尚存的腓深神经和支配转移腓肠肌的胫神经的近端。接下来将前侧肌间室肌腱与跟腱进行吻合修复。最后在显微镜下无张力吻合腓深神经与胫神经。神经再生和随后的康复训练可能需要很长一段时间，甚至18个月后才能完全恢复肌力。而这一旦成功将会最大限度地恢复功能，达到正常自主步态，在不依赖任何肌肉复健前提下保持足的稳定。

关键词：垂足，腓肠肌神经肌腱转位，动力肌肉转位

20.1 引言

受腓总神经支配，小腿前外侧筋膜室的肌肉控制足和足趾的外翻、内翻和背伸。因此，腓总神经损伤或前/或外侧筋膜室肌肉损伤会导致肌肉失衡和垂足。如果不进行治疗，由于胫神经支配的后侧筋膜室肌肉拮抗失衡而继发马蹄内翻足和跟腱挛缩畸形。垂足畸形最常见的手术治疗是胫后肌肌腱转位，有时还需结合后侧筋膜室额外肌肉的转位。

由腓深神经支配的小腿前筋膜室肌肉，主要负责踝关节和足趾背伸，这就意味着如果需要对它们进行任何重建修复，移植物都应符合这些解剖特性。腓深神经肌支支配的伸肌肌肉，包括胫前肌（TA）、踇长伸肌（EHL）、趾长伸肌（EDL）以及第三腓骨肌（PT）。这些肌肉共同负责踝关节的背伸、足趾的伸展以及正常的行走步态。此外，腓深神经支配着足部的一些内在肌以及趾短伸肌和踇短伸肌。任何对腓深神经或前肌间室肌肉的创伤都可能导致足背伸的组织结构损伤，临床上定义为"垂足综合征"。行走时患者拖着他们的足，并代偿性地过度抬高他们的膝关节是一个典型的跨阈步态。以"Bridle方式"将肌腱插入受累前、外侧筋膜室肌肉组织，这种胫后肌（TP）单、双束动力肌腱移位手术是垂足综合征的常见治疗方法。

在1933年，Ober首先描述了用胫后肌腱绕胫骨内侧转位到足背治疗垂足的一种手术技术。Watkins等通过胫骨和腓骨之间的骨间膜转位胫后肌腱来改进这一方法。为了平衡足部Anderson进一步改进使得胫后肌双束插入，即将胫骨后肌腱尾部分成两条，分别插入EHL和EDL的肌腱，即所谓的腱-腱技术。使用远端的肌腱作为附着点有助于避免直接以骨为止点引起的足部畸形。McCall团队描述了目前最常用的"Bridle"转位，通过骨间膜转位胫骨后肌肌腱，然后分别止于胫前肌腱和重新排列的腓骨长肌腱。

所有这些先前发表的术式都是对后侧肌间室具有拮抗功能的跖屈肌肉进行转位，取代前侧筋膜室功能缺失的肌肉来恢复足背伸。用于转位的肌肉本身仍然由胫神经支配，因此其收缩动作与后室的所有剩余肌肉是同步的，从而产生腱固效应保持足部处于中立位置，而踝关节不能自主运动（ROM）。只有通过强化复健和锻炼以增强力量并实现自主收缩，获得功能改善。

功能性腓肠肌腱转位技术能有效地克服胫后肌腱转位的局限性，由Ninkovic等于1994年首次提出，并随访至2013年完成了进一步的研究。这种生理方法可以恢复正常的自主步态，且不依赖于肌肉复健的程度使足达到稳定。随着时间的推移，这种"Ninkovic手术"已经成为治疗垂足的一种更常见且更受欢迎的方法。这一新的治疗理念依靠严格的患者筛选和精湛的手术技术从而达到

良好效果。

20.2　适应证

广泛应用后侧肌间室的拮抗肌作为足部背伸功能受损的修复方法本身存在功能上的矛盾，它存在一个内在的缺陷，普遍需要患者进行功能转化的康复锻炼以完成自主收缩。

为了免除肌肉康复锻炼的需求，Ninkovic 和其团队首次提出了腓肠肌神经肌腱转位这一简便的方法，通过腓肠肌充足的尺寸，肌力，外形和神经血管结构来提供合适的力量和活动范围，以恢复正常步态和重建足背伸功能。

患者必须满足特定的先决条件，才能被认为是腓肠肌神经肌腱转移的合适人选：

- 由于腓总神经创伤后不可逆的麻痹或外伤后严重的肌肉损伤，以及骨筋膜室综合征或肿瘤切除（图 20.1），导致小腿前筋膜室或前和外侧筋膜室肌肉功能丧失。当距首次损伤或最近一次手术术后 > 18 个月，未发现功能改善迹象且肌电图示缺乏神经再生电位时，即定义为创伤后不可逆的麻痹。此外，（如严重的肌间隔综合征和肌肉坏死后）肌肉神经结合处病变或肌肉丧失的患者，没有神经再生修复的机会需要尽早手术治疗。

- 必须确定腓神经的病变部位在其与胫神经分离后，因此，腓深或腓总神经的近端必须通过 Tinel 试验、超声、磁共振成像或术中探查等方法确定正常。

- 踝关节被动背伸至少能达到 0°。

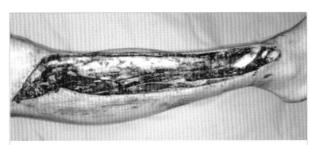

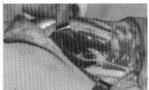

图 20.1　严重骨筋膜室综合征，已清除所有坏死肌肉，腓神经（标记）仍完好

- 胫神经支配的肌肉功能良好。
- 小腿前下 1/3 涉及手术区域软组织覆盖良好。

20.3　手术技术

腓肠肌神经肌腱转位分 3 个步骤进行（视频 20.1）。第一步，必须识别和分离尚存的腓深神经近端部分（图 20.2）。下肢驱血并于大腿中部止血带止血获得一个清晰术野后，在腘窝外侧区做一个皮肤切口显露腓总神经，并在适当的时候显露支配足部伸肌的腓深神经近端部分。需要通过显微镜下的术中所见以及组织病理学来验证腓神经近侧残端是可用的，手术才可以按计划继续进行。显微镜下从腓总神经和伴行血管中分离获得深部

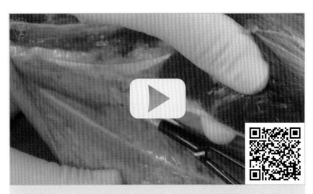

视频 20.1　如何游离肌皮穿支。https://www.thieme.de/de/q.htm?p=opn/cs/20/7/12265282–f4ef4966

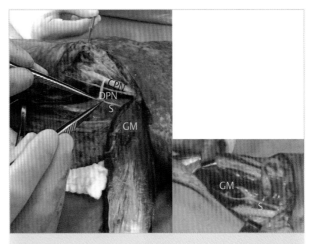

图 20.2　手术技术原则。左图：识别腓深神经近端存活部分，游离支配腓肠肌的胫神经运动支。右图：游离腓肠肌外侧头，携带其神经血管蒂，用来向前间室转移。CPN，腓总神经。DPN，腓深神经；GM，来自胫神经的腓肠肌的运动支；S，腓支

运动支，继续游离神经束直到获得足够长度以达到无张力状态下吻合修复为止（图20.2）。

第二步从小腿处垂直L形切开皮肤开始显露腓肠肌，接着在远端将跟腱的表浅部分与深层的比目鱼肌分离，并使其仍然附着于腓肠肌上（图20.3）。继续向近端剥离，持续松解，直至腓肠肌的起点并显露血管神经蒂，以便使其转位到下肢前方。或者，近端切口也可以向远端S形延长切开充分显露腓肠肌和跟腱（图20.3）。这种方法也可以用于筋膜室综合征后遗症的患者。由于既往的手术史和坏死组织的清除致使在这个区域通常留有瘢痕。这种方法关键在于获得足够长度和厚度的跟腱，以便有足够的肌腱能够缝合于前室肌腱。

此时，转位到下肢前面，通过单独的前侧切口显露TA、EDL和EHL肌腱（图20.4），最后，在踝关节最大背伸位通过皮下隧道将剥离的腓肠肌转移到小腿前部，并与伸肌近端前侧/外侧筋膜

室的肌腱缝合。

无论转移腓肠肌内侧头还是外侧头来恢复前室功能，手术方法都是相同的。为了保持足部解剖上的平衡，必须注意仔细平衡跟腱的附着点。利用腓肠肌双侧头重建外侧肌间隔的方法与前述不同，需要改变肌腱附着的方法。这种方法适用于严重的前、外侧筋膜室综合征或这些区域的所有肌肉组织丧失后，以及腓深神经和腓浅神经长期完全麻痹的患者。在这种病例中，转位后的腓肠肌外侧部仍受胫神经支配，并且其沿腓骨外侧缘与腓骨短肌腱相连以避免足部内翻，实现足部的完全稳定。腓肠肌外侧头将会与由腓深神经重建支配的腓肠肌内侧头进行张力对抗，从而确保张力达到平衡，使足主动背伸，并保持足部稳定。当仅使用腓肠肌一侧头时，为了取得解剖平衡，需对趾长伸肌EDL肌腱施加最大张力，以避免足内翻。

第三步，最后一步也是腓肠肌转位成功最关键的一个阶段，以10-0尼龙缝线在显微镜下，将支配腓肠肌的胫神经运动支与腓神经的深支无张力端端吻合。胫神经运动支尽可能短，并且端端缝合保持无张力是快速实现神经再支配肌肉的关键（图20.5）。

术区彻底冲洗和止血后，还需要最后检查踝关节最大背伸和足部的解剖平衡。患者术后返回病室前，需要在踝关节最大背伸位用长腿石膏可靠固定（图20.6）。

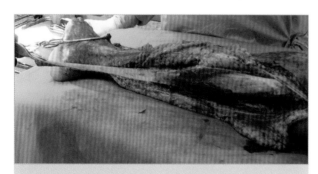

图20.3 游离跟腱浅层以及腓肠肌外侧头，与下方比目鱼肌分离

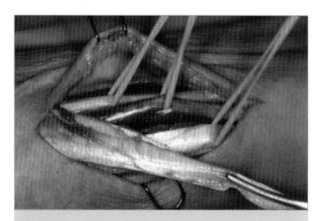

图20.4 腓肠肌转位，游离胫前肌、踇长伸肌、趾长伸肌，在肌腱缝合之前

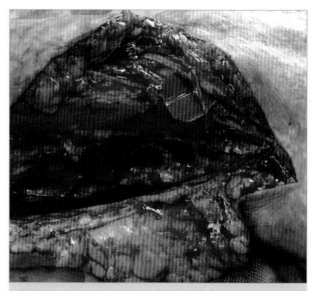

图20.5 腓深神经和腓肠肌的运动支，等待显微缝合

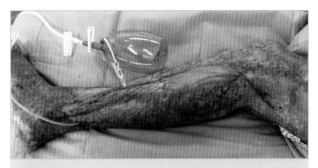

图 20.6　在伤口缝合之后，维持踝最大背伸位，前间室保留术后引流

在 6 个月的随访中，所有患者都能够自主收缩转位的腓肠肌，同时在术后 18 个月内最终达到完全的主动活动范围（ROM）。在 Ninkovic 的病例中 56% 的患者结果"优秀"，步态正常和踝关节稳定，主动 ROM ≥ 40°，肌电图（EMG）结果正常（图 20.7）。在 22% 的患者结果"良好"，他们有适当的步态，轻微的足不平衡，主动 ROM ≥ 30°。另有 22% 的患者在肌电图上功能满意，但正常的步行模式中有偶发垂足，主动 ROM ≥ 20°。只有 5% 的人表现出中等程度的步态改善，但仍有明显的垂足且主动 ROM ≤ 20°。

20.4　术后注意事项

在真空辅助稳定系统中石膏固定 6 周后，患者需要继续佩戴踝足矫形器保持踝关节中立位数月，同时开始进行辅助物理治疗，以防止失神经支配的腓肠肌在整个神经再支配期的牵拉延长。这种疗法结合了 ROM 练习和对移植肌肉的电刺激。持续的支持性电刺激治疗，直到达到医学研究委员会的肌肉力量评估自发肌肉收缩 3 级为止。只有达到这种程度的神经再支配，才不需要佩戴踝 – 足矫形器。

20.5　并发症

为了达到预期的功能结果，采用这种独特方法治疗的患者必须按照先前概述的严格标准进行筛选。术前尚存的神经和肌腱结构是取得良好疗效的关键，然而医生的显微外科专业水平和良好的操作环境，以及手术的时机和社会的基础设施也是需要考虑的。该术式特殊的术后潜在并发症包括：转位肌肉神经再支配不充分，术后制动导致的肌腱粘连，以及步态的不平衡。如果远端肌腱与前室伸肌腱连接不足，则会导致踝关节过度旋前或过度旋后。尽管与其他手术一样存在术后伤口不愈、出血、血肿和感染的风险，但理论上最严重的并发症是筋膜室综合征。

20.6　预后

结果显示大部分患者的步态得到极大改善，能够不依赖踝足矫形器辅助逐渐恢复行走。平均住院 8 天（范围：4~28 天），极少的供区并发症。

20.7　结论

由于多种原因，我们选用腓肠肌代替标准的

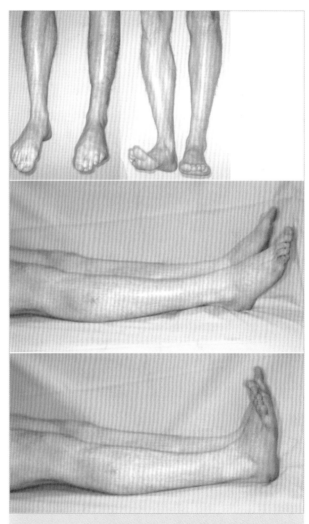

图 20.7　术后 1 年大体照片：踝关节最大主动跖屈（上图）和足主动最大背伸（下图），功能预后良好

胫骨后肌进行动态转位治疗垂足畸形。腓肠肌除了具有足够的强度和转位的范围，还有适当的大小、形态和神经血管解剖，以取代小腿前和（或）外侧筋膜室无功能的肌群。胫神经的一个单独的运动分支同时支配腓肠肌的内、外侧头。该运动支与腓深神经近端存在密切的解剖位置关系（图20.2），使神经在尽可能靠近肌肉的位置进行无张力吻合成为可能，从而缩短肌肉处于失神经状态的时间。一旦神经重建，患者即可自行使用转位的肌肉。仅需术后理疗就能增加肌力。必须强调的是，神经再生是需要时间的，完全恢复肌力需要一个很长的恢复期，通常超过18个月之久。另一个主要优势是，这种手术方法不需要腱固定原理发挥效力。由原位神经再支配转位的肌肉，在

运动过程中独立活动。通过转移腓肠肌加强前外侧筋膜室肌肉，不仅维持肌肉平衡还能恢复肌力。选择垂直且浅表的路线转位肌肉 – 肌腱部分，可达到常规收缩状态并且防止粘连。

踝关节动态运动图（图20.8）和动态肌电图（图20.9）显示转位的腓肠肌和由胫神经支配的剩余肌肉之间的生理平衡，以及预期的正常行走模式。另外这种转移不会造成太大的功能或外观缺陷。相反，胫后肌腱的转移改变了足底腱膜的正常张力，长期将导致足弓下垂，继发导致扁平足。众所周知，腓肠肌转移覆盖小腿近端1/3软组织缺损是一个常用的经典术式，由于比目鱼肌来代偿缺失腓肠肌的大部分功能，所以供区部位功能几乎没有影响。此外，一个或两个腓肠肌头的转移

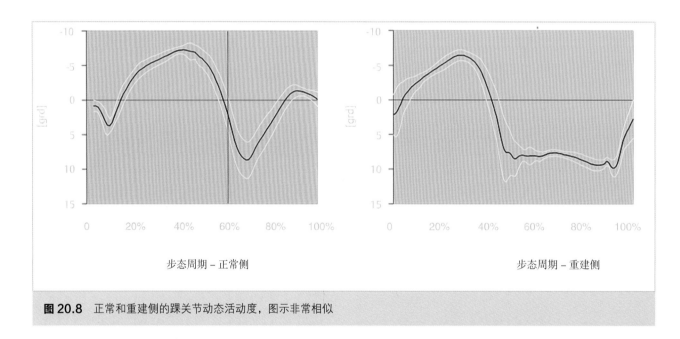

图20.8 正常和重建侧的踝关节动态活动度，图示非常相似

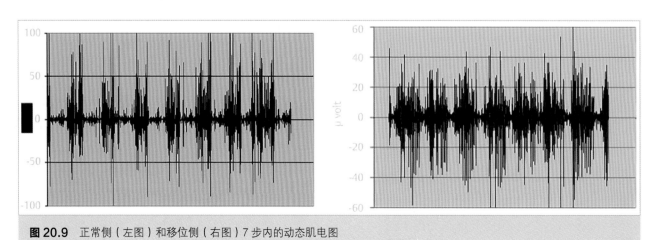

图20.9 正常侧（左图）和移位侧（右图）7步内的动态肌电图

降低了后肌群的总力量，从而在转移的腓肠肌和剩余的后室肌肉之间实现了更好的生理平衡。

　　腓肠肌的神经肌腱转位和随后的腓神经移植，是治疗垂足的一种简单但非常有效的功能康复方法。它恢复自主背伸功能的而不影响常规的跖屈，并能恢复正常的步态。这是一个简单的手术，利用拮抗作用的跖屈肌肉重建有障碍的背伸功能，而不需要患者为恢复生理状态而进行额外的功能锻炼。因为没有腓神经损伤，因此 Ninkovic 技术对筋膜室综合征后肌肉坏死病例或肌肉切除的病例非常有效。在精心挑选的永久性腓神经麻痹患者中，那些腓深神经近端部分功能良好的患者，也可以获得优异的结果。

参考文献

[1]　Ober FR. Tendon transplantation in the lower extremity. N Engl J Med. 1933; 209:52–59.

[2]　Watkins MB, Jones JB, Ryder CT, Jr, Brown TH, Jr. Transplantation of the posterior tibial tendon. J Bone Joint Surg Am. 1954; 36-A(6):1181–1189.

[3]　Anderson JG. Foot drop in leprosy and its surgical correction. Acta Orthop Scand. 1963; 33(1–4):151–171.

[4]　Carayon A, Bourrel P, Bourges M, Touzé M. Dual transfer of the posterior tibial and flexor digitorum longus tendons for drop foot. Report of thirty-one cases. J Bone Joint Surg Am. 1967; 49(1):144–148.

[5]　McCall RE, Frederick HA, McCluskey GM, Riordan DC. The Bridle procedure: a new treatment for equinus and equinovarus deformities in children. J Pediatr Orthop. 1991; 11(1):83–89.

[6]　Ninković M, Sućur D, Starović B, Marković S. A new approach to persistent traumatic peroneal nerve palsy. Br J Plast Surg. 1994; 47(3):185–189.

[7]　Giuffre JL, Bishop AT, Spinner RJ, Levy BA, Shin AY. Partial tibial nerve transfer to the tibialis anterior motor branch to treat peroneal nerve injury after knee trauma. Clin Orthop Relat Res. 2012; 470(3):779–790.

[8]　Ninković M, Ninković M. Neuromusculotendinous transfer: an original surgical concept for the treatment of drop foot with long-term follow-up. Plast Reconstr Surg. 2013; 132(3):438e–445e.

[9]　Leclère FM, Badur N, Mathys L, Vögelin E. Neurotized lateral gastrocnemius muscle transfer for persistent traumatic peroneal nerve palsy: Surgical technique. Neurochirurgie. 2015; 61(4):292–297.

[10]　Flores LP, Martins RS, Siqueira MG. Clinical results of transferring a motor branch of the tibial nerve to the deep peroneal nerve for treatment of foot drop. Neurosurgery. 2013; 73(4):609–615, discussion 615–616.

[11]　Leclère FM, Badur N, Mathys L, Vögelin E. Nerve transfers for persistent traumatic peroneal nerve palsy: the Inselspital Bern experience. Neurosurgery. 2015; 77(4):572–579, discussion 579–580.

[12]　Nath RK, Somasundaram C. Gait improvements after peroneal or tibial nerve transfer in patients with foot drop: a retrospective study. Eplasty. 2017; 17: e31.

[13]　Barfod B, Pers M. Gastrocnemius-plasty for primary closure of compound injuries of the knee. J Bone Joint Sug Br. 1970; 52:124.

第 21 章　下肢截肢后的现代假肢康复理念

Stefan Salminger, Clemens Gstoettner, Agnes Sturma, Oskar C. Aszmann

摘要

　　目标肌肉神经再支配（TMR）为治疗患者下肢截肢相关性疼痛提供了一种有效的方法。TMR在治疗和预防患者截肢后形成的神经瘤性疼痛和（或）幻肢痛具有很好的作用。目标感觉神经再支配可提供针对纯感觉神经的类似的方法，提高残肢感觉神经反馈。

　　关键词： 神经瘤，幻肢痛，截肢相关疼痛，目标肌肉神经再支配

21.1　目标肌肉和感觉神经再支配的概述

　　大多数下肢截肢患者都有某种与截肢相关的疼痛。一般来说，这些疼痛主要包括神经瘤和（或）幻肢痛，它们都与肢体神经的连续性中断相关。当周围神经因创伤或手术失去其支配的靶向目标后，轴突会在神经残端重新生长。如果它们失去支配目标，就会以一种非引导的方式生长，最终形成神经瘤。当神经瘤内包含感觉神经纤维时，这些神经瘤在外界刺激，如压力增加时，通常会感到疼痛。如果残端神经瘤位于负重区，在肢体残端负重时会造成疼痛，从而影响假体装置的使用。然而，幻肢痛与残肢的机械刺激并没有直接联系。超过80%的截肢患者会出现幻肢痛。以间歇性疼痛为特点，间隔一天到几周不等，部分患者疼痛会突然加重。患肢痛的病理机制尚不清楚。关于幻肢痛的原因有多种不同的解释，但大家一致认为沿神经轴分布的各种外周和中枢性因子与幻肢痛有一定的关系。此外，外部因素如情绪压力或精神障碍也可能导致疼痛的加剧。

　　常规镇痛药在残端神经瘤性疼痛和幻肢痛效果一般。对乙酰氨基酚和非甾体类抗炎药（NSAIDs）作为一线镇痛药物，推荐作为首选药物使用，但这些药物的作用有限。关于残端神经瘤的手术方法，目前已有超过150种。以往认为最好的治疗方法是将神经切断后埋入周围肌肉组织，但此种

方法仍有一定的局限性。幻肢痛治疗通常以综合治疗的方式进行，包括药物干预，行为疗法，物理疗法和职业疗法，以及外科手术方法，如交感神经切断术，旨在中断某些神经通路和神经刺激。但是有研究表明这些治疗大多无效，其效果甚至不如安慰剂。另有研究表明：治疗的有效性缺乏方法学上的严谨性和证实有效的可靠性。

　　2004年，由Kuiken等首次提出了目标肌肉神经再支配（TMR），这是一种可以提高上肢截肢患者控制假肢能力的技术。主要是将残端神经转接到残留肌肉的运动神经上，从而产生新的神经肌肉单位。这项技术的主要目的是为上肢截肢者创造更多直观的肌肉信号，以便更好地控制假肢，但这项技术也可以用于治疗截肢相关性疼痛。它可以通过为神经提供新的受体来防止神经瘤的形成。尽管只是将肌肉作为运动神经纤维的一个靶器官，但证据表明感觉神经纤维在TMR后也可以再生到覆盖在神经移植肌肉上的皮肤内。这种由外周靶器官到中枢神经系统的"再传入刺激作用"，重建了一个完整的和有效性的神经轴，被认为是TMR治疗幻肢痛的主要原因。

　　在第一个关于截肢相关疼痛手术治疗的随机临床试验研究中发现：与常规神经切除术相比，TMR在治疗幻肢痛和神经瘤相关残肢痛方面具有更好的疗效。最近研究也表明，在截肢时进行预防性的治疗中取得了令人满意的结果。

　　目标感觉神经再支配（TSR）也适用于感觉神经的再生。理论上TSR不仅提供了与TMR在疼痛治疗方面相同的益处，它还提供了额外的好处，在下肢截肢者的残肢处产生特殊的感觉。如将胫神经转移到腓肠/隐神经后，经胫骨水平截肢患者在残肢处有足底感觉。这个发现可以为截肢者创造更自然的步态反馈。通过这种方法可以创造出有效和直观的反馈，不仅可以提高姿势稳定性和假肢的一体化，还可以避免摔跤。然而，目前对于这一课题的研究还不多，其可行性有待进一步研究。

21.1.1　适应证和禁忌证

任何患有幻肢或神经瘤疼痛的下肢截肢患者都可以考虑 TMR。最近的研究表明，推荐在截肢过程中实施 TMR，一旦肌肉再神经成功，则可有效地防止神经瘤的形成和幻肢疼痛。这个手术没有特殊的禁忌证。某些撕脱伤可能会出现残端无活性肌肉组织或负重区软组织覆盖不足的情况，可将游离转移的肌肉作为神经转移的目标肌肉。

21.1.2　术前管理

在残端神经瘤的病例中，大多数病例在临床检查中可通过诱发 Tinel-Hoffmann 信号进行定位。另外，高分辨率超声有助于明确神经瘤的位置和类型，超声引导神经阻滞进行精确诊断。另一方面，幻肢痛主要是临床诊断，表现为缺失部分的疼痛。临床评估是否有足够用于 TMR 的残端肌肉。如果对残肢肌肉组织情况有疑惑，可通过高辨率的超声、MRI 来确定，表面或针刺肌电图（EMG）来检测肌肉的活力。

21.1.3　手术技术

患者俯卧位或侧卧位。在膝关节以上截肢患者中，大腿的主要神经通过后侧纵行切口显露出来。在膝关节以下截肢患者中，切口以"Z"字形跨过膝关节，沿外侧腓神经向下延伸。

举例，17 岁男孩，在一次事故中被轮船的螺旋桨损伤造成膝下截肢。患者佩戴假肢后，肢体残端出现慢性溃疡，同时伴有痛性神经瘤形成，导致假肢装配失败。通过游离背阔肌皮瓣移植进行了膝关节以下残端的修复，改善了局部软组织质量。在这个病例中，将腓深神经与背阔肌瓣的胸背神经相吻合，胫神经远端与支配腓肠肌的神经分支相吻合。通过一系列复杂的治疗，不仅实现了残端无痛负重，也可以更好的使用假体（图21.1~图 21.3）。

利用神经转移术治疗神经瘤和幻肢痛需进行临床检查（神经瘤的位置）和熟悉解剖结构。必须对患者神经瘤彻底切除至正常的神经纤维组织。神经移植术可以在放大镜下利用 8-0 或 9-0 尼龙缝线和纤维蛋白胶进行端端缝合。

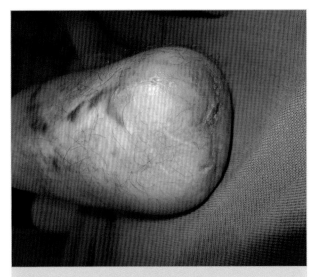

图 21.1　瘢痕残端慢性溃疡形成

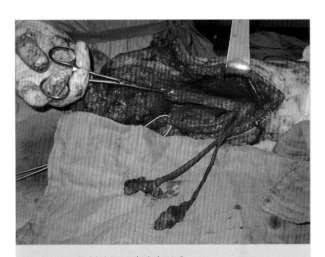

图 21.2　解剖神经及残端瘤形成

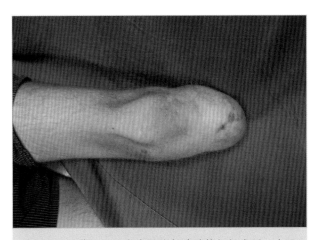

图 21.3　背阔肌游离皮瓣修复残端软组织术后 6 个月改变

21.1.4 术后管理

依据神经吻合的位置，目标肌肉再支配成功可能需要 3~6 个月。如果在此期间出现神经性疼痛，老年人可使用特效镇痛药，如普瑞巴林。转位的神经与目标神经再生后，神经瘤性疼痛和幻肢痛就会消退。如果神经功能重建后，幻肢痛仍持续存在，可以选择性激活和训练再生神经支配的残肢肌肉。通过表面肌电生物反馈或感官训练方法可有效地加强截肢肢体的大脑皮层代表区的反应。

21.1.5 结论

TMR 为下肢截肢患者治疗截肢相关性疼痛提供了一种有效的方法，它适用于任何神经瘤和（或）幻肢痛的患者。在截肢时行 TMR，可有效预防这些情况的发生。

TSR 对于纯感觉神经也提供了类似的方式，可以提供残端额外的神经反馈。

21.2 膝下和膝上截肢时骨整合应用的概述

无论膝关节以下还是以上的截肢，残肢和接受腔之间接触面的质量对于任何假肢的成功安置和功能使用都至关重要。残肢是一个被周围软组织包绕的动态器官，残端软组织会导致残肢与假体间的相对运动和残肢体积的改变。此外，胫骨和股骨截肢横断面有限，覆盖的皮肤不能完全负重。据报道，有 24%~74% 的下肢截肢患者在使用传统假肢时会出现皮肤刺激、接受腔内出汗和活动时疼痛等问题。这些问题将导致患者行走距离减少，甚至放弃假肢。

这些难题导致了骨整合的发展。最早从牙齿种植处引进，20 世纪 90 年代由 Rickard Brånemark 为下肢截肢患者实施钛植入物的第一例骨整合手术。骨整合使假肢直接与骨固定而不干扰周围皮肤和软组织。因此，它解决了传统套接固定所带来的问题。研究表明，使用骨整合的患者通过这种新方法获得一些感觉反馈，这种现象被称为"骨感知"。然而，由于骨整合需要金属置入体经皮固定，因此存在表浅和深部感染的风险。

21.2.1 适应证和禁忌证

如果患者使用传统的接受腔假肢有不适、疼痛、悬挂不良，或不能使用传统假肢，都可以进行骨整合治疗。但是，需要排除接受腔不合适或训练不充分的问题。为了评估适应证，包括外科医生、物理治疗师或职业治疗师以及义肢医生在内的多学科团队应对患者进行全面检查。如果怀疑患者心理障碍，需完全遵照临床治疗规范，进行必要的心理医生 / 精神科医生的咨询。此外，患者需要已达到完全骨骼成熟，且骨骼解剖正常，并必须严格遵守治疗和随访。禁忌证是患者患有严重的外周血管疾病、糖尿病、吸烟、肢体辐射暴露、骨质疏松症或目前正在进行化疗，以及正在使用糖皮质激素。

21.2.2 术前管理

术前对残端进行 CT 扫描以评估骨质质量，确定置入体的大小和长度。

21.2.3 技术方法

根据所使用的假肢，手术过程可以分为一个阶段或两个阶段进行。目前大多数的置入体使用的是压配技术。经皮界面存在感染风险，因此，植入物周围的皮肤要削到最薄，切除这个区域的皮下组织。使得植入物周围获得一个稳定的界面和最小的软组织移动范围，从而减少局部液体渗出和感染的风险（图 21.4，图 21.5）。

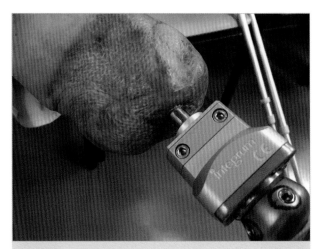

图 21.4 患者膝下骨整合经皮界面

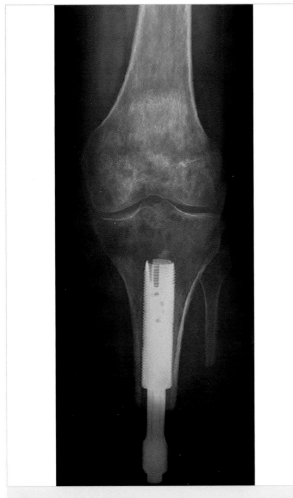

图 21.5　膝下骨整合的 X 线片表现

21.2.4　术后管理

术后可分为愈合期和负荷期两个阶段。根据单阶段或两阶段的手术技术不同，愈合阶段的时间也是不同的。在负荷训练过程中，患者装了一个短的训练假肢，站在秤上。负重一般从义肢承重 10 kg 开始，每周增加 10 kg，直到可以无痛负重，这个过程通常需要 6~8 周，但是也会根据使用的假体和骨愈合情况有所不同。如果负重训练成功，在术后 12 周左右开始步态训练。开始时，要求患者使用双拐行走，并规定假体的使用每天不超过 2 h。佩戴时间、假体活动和负重在接下来的几周内逐步增加。约 6 个月后，在拍片检查和步态训练成功后，患者可以停止使用助行器行走。在整个负重过程中，疼痛是判断植入物松动或过载的重要指标。

21.2.5　结论

对于不能耐受或不适用传统套接假肢的患者，膝下和膝上截肢的骨整合技术已经成为一种成熟的治疗方法。已有研究表明，骨整合技术能够改善患者的生活质量、功能性假体的预后、身体形象、髋关节的活动范围，尤其是舒适的坐姿以及轻松的穿脱假肢。此外，骨感知提供了感觉反馈，可以提高患者行走能力和安全保障，特别是在崎岖不平的路面。然而，患者必须意识到潜在的风险和并发症。和其他大多数假体一样，也不建议患者跑步和骑行。

21.3　股骨短缩术在经膝截肢者中应用的概述

对于不能进行膝以下截肢的患者，经膝关节水平截肢应该是最佳的选择。与膝上截肢相比，经膝水平截肢有以下几个优点。这是一种相对简单的手术，手术出血量少，保留了所有大腿肌肉，特别是内收肌，从而获得更好的假体控制，最重要的是，这种方法还提供了可以完全承重的球状残端。接受腔不需要坐骨结节称重，穿脱操作也容易得多。保留肢体软骨屏障，提高截肢肢体抗感染能力。特别是在年轻患者中，即使远端髌板保留，也不会有骨质过度生长或外生骨赘的形成。此外，行走的代谢消耗很大程度上取决于截肢水平，与膝上截肢行走相比，经膝行走的消耗的能量要少得多。膝上截肢患者的行走速度相对较慢，包括随意步行速度和最大步行速度。尽管有这么多优点，但在所有胫骨近端截肢患者中，只有大约 5% 的患者行经膝截肢。

然而，膝以上截肢患者安装假体后会导致大腿和假体膝关节总共的长度过长。因此，在早期经膝截肢患者安装假体之后，缺乏对膝关节的控制力，为了克服经膝关节截肢导致的超长度负荷，设计出这种人工膝关节假体或锚固假体。与微处理器控制的人工膝关节假体相比，其稳定性或摆动相位控制都受到了影响。

使用目前这种人工膝关节假体，关节被安置在接受腔的远端，导致大腿变长。这将导致很多问题。如当坐在像汽车这样狭窄的空间时，大腿多余的长度，加上假体膝关节，需缩短小腿长度。此外，两腿膝关节的旋转点是不同的，这将对步态周期有一定的影响。它还会导致不良的坐姿，影响美观。由于小腿的缩短，坐立时患者足部因悬吊而抬离地面，使患者感到不适。在经膝关节截肢患者假体中，兼具柔软内衬和刚性外座的假体承座，加上膝关节和假体的锚定物，将增加 5~10 cm 的长度。

为了克服人工膝关节假体过长导致的假体安装困难，通过股骨短缩截骨术来保留负重的远端残端。

21.3.1　适应证和禁忌证

经膝截肢的患者，如果他们已骨骼成熟以及残肢远端皮肤质量良好，安装假体后由于长度过大而不满意或功能受限者，都具有实施该手术的条件。对于残端皮肤质量差，甚至有软组织缺损的病例，需要先进行软组织修复手术。禁忌证是严重的外周血管疾病、糖尿病、吸烟、骨质疏松症或正在进行着化疗以及使用糖皮质激素。

21.3.2　手术技术

取仰卧位，在股骨干中段外侧切开约 20 cm 长的切口，暴露股骨，长度为 15 cm。远端截骨通常在残端近端约 12 cm 处进行，以避免钢板在股骨髁突起的区域内与安装的假体相互挤压。切除8.5~10 cm 长的股骨节段，使用 8 孔锁定钢板进行骨固定。术中和术后使用阿莫西林抗生素预防性治疗。股骨短缩截骨术可与其他手术相结合来改善肢体残端与假体衔接或患者佩戴假肢时的舒适度。比如，局部软组织对齐，大腿提升术，不同的游离皮瓣用于远端软组织覆盖，或神经瘤切除 / 神经转移术。

21.3.3　术后管理

在行 X 线片确认骨愈合之前，不得负重或使用假体。术后 3 个月进行第一次 X 线复查。大多数患者此时骨已愈合，可以开始置入假体。只有当患者自觉放置钢板区域疼痛时，才需要取出内植物。

21.3.4　结论

保留可以负重的股骨髁残端的股骨短缩截骨

术使残端在解剖水平上与膝关节假体更加吻合，具有更好的功能与外观，使患者满意。由于残肢远端不需要坐骨承重，髋关节的活动范围不会受到损害，因此与膝上截肢者相比，步态更自然，消耗能量更少。此外，研究表明，与膝上截肢患者相比，股骨髁可减少因使用假体所引起的疼痛。由于存在骨不愈合的可能，因此，需要在血管条件正常的创伤性截肢患者中行股骨短缩截骨术。

如果存在大量组织缺损，股骨短缩截骨也可以在截肢最初实施。Wendt 等认为：股骨部分切除术可一期闭合创面，也可行二期手术去除残肢远端游离移植的皮片。

参考文献

[1] Ephraim PL, Wegener ST, MacKenzie EJ, Dillingham TR, Pezzin LE. Phantom pain, residual limb pain, and back pain in amputees: results of a national survey. Arch Phys Med Rehabil. 2005; 86(10):1910–1919.

[2] Penn-Barwell JG. Outcomes in lower limb amputation following trauma: a systematic review and meta-analysis. Injury. 2011; 42(12):1474–1479.

[3] Ehde DM, Czerniecki JM, Smith DG, et al. Chronic phantom sensations, phantom pain, residual limb pain, and other regional pain after lower limb amputation. Arch Phys Med Rehabil. 2000; 81(8):1039–1044.

[4] Vernadakis AJ, Koch H, Mackinnon SE. Management of neuromas. Clin Plast Surg. 2003; 30:247–68, vii.

[5] Wolff A, Vanduynhoven E, van Kleef M, Huygen F, Pope JE, Mekhail N. 21. Phantom pain. Pain Pract. 2011; 11(4):403–413.

[6] Flor H. Phantom-limb pain: characteristics, causes, and treatment. Lancet Neurol. 2002; 1(3):182–189.

[7] Flor H. Maladaptive plasticity, memory for pain and phantom limb pain: review and suggestions for new therapies. Expert Rev Neurother. 2008; 8(5): 809–818.

[8] Vase L, Nikolajsen L, Christensen B, et al. Cognitive-emotional sensitization contributes to wind-up-like pain in phantom limb pain patients. Pain. 2011; 152(1):157–162.

[9] Kern U, Busch V, Müller R, Kohl M, Birklein F. Phantom limb pain in daily practice: still a lot of work to do! Pain Med. 2012; 13(12):1611–1626.

[10] Moore RA, Chi C-C, Wiffen PJ, Derry S, Rice ASC. Oral nonsteroidal antiinflammatory drugs for neuropathic pain. Cochrane Database Syst Rev. 2015(10):CD010902.

[11] Moore RA, Straube S, Wiffen PJ, Derry S, McQuay HJ. Pregabalin for acute and chronic pain in adults. Cochrane Database Syst Rev. 2009(3):CD007076.

[12] Subedi B, Grossberg GT. Phantom limb pain: mechanisms and treatment approaches. Pain Res Treat. 2011; 2011:864605.

[13] Ferraro F, Jacopetti M, Spallone V, et al. Italian Consensus Conference on Pain in Neurorehabilitation (ICCPN). Diagnosis and treatment of pain in plexopathy, radiculopathy, peripheral neuropathy and phantom limb pain. Evidence and recommendations from the Italian Consensus Conference on Pain on Neurorehabilitation. Eur J Phys Rehabil Med. 2016; 52(6):855–866.

[14] Kuiken TA, Dumanian GA, Lipschutz RD, Miller LA, Stubblefield KA. The use of targeted muscle reinnervation for improved myoelectric prosthesis control in a bilateral shoulder disarticulation amputee. Prosthet Orthot Int. 2004; 28(3): 245–253.

[15] Kuiken TA, Miller LA, Lipschutz RD, et al. Targeted reinnervation for enhanced prosthetic arm function in a woman with a proximal amputation: a case study. Lancet. 2007; 369(9559):371–380.

[16] Dumanian GA, Potter BK, Mioton LM, et al. Targeted muscle reinnervation treats neuroma and phantom pain in major limb amputees: a randomized clinical trial. Ann Surg. 2019; 270(2):238–246.

[17] Bowen JB, Ruter D, Wee C, West J, Valerio IL. Targeted muscle reinnervation technique in below-knee amputation. Plast Reconstr Surg. 2019; 143(1):309–312.

[18] Valerio IL, Dumanian GA, Jordan SW, et al. Preemptive treatment of phantom and residual limb pain with targeted muscle reinnervation at the time of major limb amputation. J Am Coll Surg. 2019; 228(3):217–226.

[19] Baur EM, Bauer T, Egger H, Salzmann S, Haslwanter T. Ein neuer Ansatz

für einer sensitiven Beinprothese. Orthopädietechnik. 2016; 7:62–66.

[20] Plauche A, Villarreal D, Gregg RD. A haptic feedback system for phase-based sensory restoration in above-knee prosthetic leg users. IEEE Trans Haptics. 2016; 9(3):421–426.

[21] Sturma A, Hruby LA, Prahm C, Mayer JA, Aszmann OC. Rehabilitation of upper extremity nerve injuries using surface EMG biofeedback: protocols for clinical application. Front Neurosci. 2018; 12:906.

[22] Wakolbinger R, Diers M, Hruby LA, Sturma A, Aszmann OC. Home-based tactile discrimination training reduces phantom limb pain. Pain Pract. 2018; 18(6):709–715.

[23] Hebert JS, Rehani M, Stiegelmar R. Osseointegration for lower-limb amputation: a systematic review of clinical outcomes. JBJS Rev. 2017; 5(10):e10.

[24] Dillingham TR, Pezzin LE, MacKenzie EJ, Burgess AR. Use and satisfaction with prosthetic devices among persons with trauma-related amputations: a longterm outcome study. Am J Phys Med Rehabil. 2001; 80(8):563–571.

[25] Koc E, Tunca M, Akar A, Erbil AH, Demiralp B, Arca E. Skin problems in amputees: a descriptive study. Int J Dermatol. 2008; 47(5):463–466.

[26] Meulenbelt HEJ, Geertzen JHB, Jonkman MF, Dijkstra PU. Skin problems of the stump in lower limb amputees: 1. A clinical study. Acta Derm Venereol. 2011; 91(2):173–177.

[27] Brånemark R, Brånemark PI, Rydevik B, Myers RR. Osseointegration in skeletal reconstruction and rehabilitation: a review. J Rehabil Res Dev. 2001; 38(2):175–181.

[28] Häggström E, Hagberg K, Rydevik B, Brånemark R. Vibrotactile evaluation: osseointegrated versus socket-suspended transfemoral prostheses. J Rehabil Res Dev. 2013; 50(10):1423–1434.

[29] Tillander J, Hagberg K, Hagberg L, Brånemark R. Osseointegrated titanium implants for limb prostheses attachments: infectious complications. Clin Orthop Relat Res. 2010; 468(10):2781–2788.

[30] Hagberg E, Berlin OK, Renström P. Function after through-knee compared with below-knee and above-knee amputation. Prosthet Orthot Int. 1992; 16(3):168–173.

[31] Baumgartner R. Knee disarticulation and through-knee amputation [in German]. Oper Orthop Traumatol. 2011; 23(4):289–295.

[32] Green PW, Hawkins BS, Irvine WT, Jamieson CW. An assessment of aboveand through-knee amputations. Br J Surg. 1972; 59(11):873–875.

[33] Baumgartner RF. Knee disarticulation versus above-knee amputation. Prosthet Orthot Int. 1979; 3(1):15–19.

[34] Pinzur MS. Gait analysis in peripheral vascular insufficiency through-knee amputation. J Rehabil Res Dev. 1993; 30(4):388–392.

[35] de Laat FA, van der Pluijm MJ, van Kuijk AA, Geertzen JH, Roorda LD. Cosmetic effect of knee joint in a knee disarticulation prosthesis. J Rehabil Res Dev. 2014; 51(10):1545–1554.

[36] Early PF. Rehabilitation of patients with through-knee amputation. BMJ. 1968; 4(5628):418–421.

[37] Oberg K. Knee mechanisms for through-knee prostheses. Prosthet Orthot Int. 1979; 3(2):107–112.

[38] Wendt KW, Zimmerman KW. Shortening osteotomy of the femur after knee joint exarticulation [in German]. Unfallchirurg. 1994; 97(12):652–654.

[39] de Kruijff LGM, Bemelman M, Holtslag HR. Salvage of a through-knee amputation by performing a femoral shortening osteotomy: a case report. JBJS Case Connect. 2014; 4(3):e72–e5.

第22章　在下肢应用的超薄皮瓣的获取

Joon Pio Hong

摘要

浅表筋膜层分离（超薄）是一种新的皮瓣切取方法。它的优点包括提供适用范围广泛且具备更加美观外形的薄皮瓣，最大限度地减少二次修整的必要，以及血流动力学可靠。

关键词：超薄皮瓣，浅筋膜层分离，皮瓣切取

22.1　引言

显微外科手术重建的目标是功能性和美观性。为了实现这些目标，我们通常需要一个柔韧且有活力的薄型皮瓣。穿支皮瓣已广泛应用于头颈部重建、躯干重建和四肢重建。但通常在重建覆盖时，大部分穿支皮瓣因体积问题，仅靠一次手术很难具有美观的外形，特别是在肥胖患者身上尤为显著。

目前穿支皮瓣的切取方法，包括筋膜下切取（即皮瓣与深筋膜同时切取）以及筋膜上切取（即仅在深筋膜上方切取）。在这两种情况下，皮瓣往往因为过于臃肿而无法修复缺损，可以随后立即进行手术修薄，但可能导致皮瓣部分坏死。显微解剖可以使薄型皮瓣的切取更易成功，但是非常烦琐且耗时。因此，常选择二期手术修薄以尽量减少皮瓣坏死，并遵循吸脂术或外科切除术等手术方式，以获得更美观的重建外形。但是，如果可能的话，我们的目标应该是在既定的单次手术中进行理想的重建，就像重建电梯的概念一样。

在这一章中，我们将重点讨论如何在一个新的平面，即浅筋膜平面上修薄皮瓣，这可能意味着一个恒定安全且可靠的平面。由于股前外侧（ALT）皮瓣和胸背动脉穿支（TDAP）皮瓣已在前几章中详细讨论，本章将仅举例说明旋髂浅动脉穿支（SCIP）皮瓣和臀动脉穿支（GAP）皮瓣。

22.1.1　优点

• 3个不同的切取层次：筋膜下、筋膜上和浅筋膜。

• 浅筋膜是一层明显的白色膜状层，位于深、浅脂肪层之间，很容易识别。

• 血管链可能与浅表脂肪层相连，当皮瓣在该平面切取时，可增加皮瓣血供的可靠性。

• 间接血管链使皮瓣获得多个穿支的供养。

• 浅筋膜是一个相对无血管的平面，易于剥离。

• 在这个平面上切取可以获得一个薄型皮瓣。

22.1.2　缺点

• 对于非常肥胖的患者来说，浅筋膜的皮瓣仍会较厚，可能需要后期皮瓣修整，但比取全厚皮瓣薄得多。

• 当靠近蒂部时，应注意小穿支和分支。

• 因为神经通常位于深筋膜的上方，皮瓣通常不具备感觉。

• 该皮瓣手术操作可能需要一个陡峭的学习曲线。

22.2　解剖因素

浅筋膜平面切取皮瓣不同于经典的筋膜下或筋膜上切取。筋膜下入路是通过切开深筋膜，切取层面位于筋膜下，这使得穿支在穿过筋膜之前更容易识别。这是切取皮瓣最简单甚至最快的方法。然而缺点是皮瓣最厚且有可能发生肌肉疝。筋膜上入路的皮瓣切取层面位于筋膜上方，分离到穿支位置时，打开深筋膜，向近端解剖穿支直到源血管。虽然它通过保持深筋膜的完整来降低肌肉疝的风险，但是如果供区没有完全闭合，植皮失败以及瘢痕凹陷仍是需要面对的问题。最后，尽管比筋膜下入路更薄，但仍因为太厚而不适合修复周围皮肤较薄的缺损。

切取薄皮瓣的关键解剖因素是识别各层：深筋膜层、深脂肪层、浅脂肪层和位于两个脂肪层之间的浅筋膜层（图22.1）。根据Saint-Cyr等的

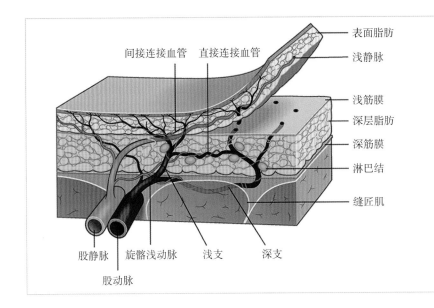

间接连接血管　直接连接血管

表面脂肪
浅静脉

浅筋膜
深层脂肪
深筋膜
淋巴结
缝匠肌

股静脉　旋髂浅动脉　浅支　深支
股动脉

图 22.1 切取薄皮瓣时的关键解剖结构是识别各层：深筋膜层、深脂肪层、浅脂肪层和位于两个脂肪层之间的浅筋膜层。此图描述了浅筋膜表层的分离

穿支概念，浅筋膜皮瓣的活力将取决于穿支的灌注和间接血管链相互桥接的能力。基于这种理念，大而薄的皮瓣即使没有直接血管链也能存活。因此不依赖臃肿的深脂肪层的直接血管链，浅表层薄皮瓣仍能获得充分的血液供应。

浅筋膜具有保持皮肤的完整性的作用，一旦被切除，皮肤就可以像全厚皮片移植一样拉伸扩张。拉伸的能力使皮瓣具有更薄的外观，同时保持足够的循环。

浅筋膜层面切取的另一个关键环节是识别穿支血管。在浅筋膜层平面切取时，会遇到多枚穿支向外进入皮肤，这种情况优选管径较大的穿支。一旦选定了穿支，就朝向源血管进行解剖直到达到足够长的穿支血管，这称为自由式入路。浅筋膜层面切取的最后一个关键环节是浅静脉。浅静脉的重要性是众所周知的，尤其是在切取具有潜在优势浅静脉系统的皮瓣时。在肢体常用皮瓣中，DIEP（腹壁下动脉穿支皮瓣）和 SCIP 皮瓣均是这样的例子，这类皮瓣手术中，即使穿支的伴行静脉拥有足够的回流能力，保留浅静脉的做法也是明智的。

皮瓣本身的皮肤厚度可能会有所不同。除了手和脚之外，皮肤中唯一有较大表皮成分的部分是臀部皮肤。虽然背部（TDAP 胸背动脉穿支皮瓣、肩胛旁皮瓣）和臀部（GAP 皮瓣）的皮肤厚度（表皮和真皮）与足底表面相似或稍厚，但背部皮肤的表皮成分只有臀部的一半。相反，躯体前方的皮肤厚度可能更薄。此外，与腹部和大腿

等其他部位相比，旋髂浅动脉穿支皮瓣（SCIP）的皮肤与深筋膜的黏附相对较紧密，是全身为数不多的脂肪沉积物最薄的区域。因此，在重建缺陷区时需要考虑皮肤的厚度。

22.3　解剖变异和潜在的陷阱

在浅筋膜层面切取皮瓣时，这一层的识别可能比较困难，特别是在面对瘦的患者时。此类患者可能缺乏深层脂肪和浅表脂肪，因此难以区分。然而，适当的张力有助于显露浅筋膜。在切取穿支皮瓣时，适当的张力和反向张力对识别浅筋膜至关重要。这种方法可以更清晰地识别无血管的白色薄层膜状结构。

自由式的切取可以应对各种穿支位置的变化。然而，切取前的多普勒标记将引导术者在预定的环节细致的操作。在切取穿支皮瓣时，皮瓣的冷热区概念可能会派上用场。在冷区没有有意义的穿支时，可以快速分离，当靠近有标记的穿支（热区）时，则需要仔细解剖。

从 ALT、TDAP、GAP 和 SCIP 皮瓣可以衍生出多种穿支变异。穿支可能不是来自已知的常见来源。然而，自由式切取方法可以让你通过快速识别邻近区域的另一穿支，并相应地改变皮瓣设计来克服这些变化。

SCIP 皮瓣可以被作为筋膜瓣剥离，称为腹股沟筋膜瓣。按照 Koshima 博士的最初描述，SCIP 皮瓣是在浅筋膜平面上进行剥离。在此水平，可

以将 SCIP 皮瓣当作包含淋巴结的嵌合皮瓣，来治疗淋巴水肿患者，或将剥离延伸到髂骨以重建小的骨缺损。剥离含骨的 SCIP 皮瓣可能会变得非常烦琐，因为穿支的小分支很难识别。如果淋巴管和淋巴结结扎不可靠，供区部位可能会有长时间的淋巴液渗漏。

GAP 皮瓣血供可来源于臀上动脉或臀下动脉。携带全脂肪层切取时，可以用来重建乳房。于浅筋膜上方切取时，可以用来重建下肢或负重足的表面。GAP 皮瓣可以基于多个轴向进行设计，指向转子或指向侧肋。设计的变化取决于供区部位的外观或缺损的位置，当作为局部皮瓣来覆盖创面时通常是治疗压疮。

22.4 皮瓣设计

ALT 和 TDAP 的皮瓣设计已在前几章中涵盖，此处不再累述。

术前多排计算机断层扫描（MDCT）血管造影或使用常规血管造影设备以评估肢体血管状况。它可以帮助识别从大腿、臀部和腹股沟区域发出的穿支。除 SCIP 和 GAP 皮瓣外，穿支的术前标记基于前几章所述的解剖标志。此外，手持多普勒可被用来在自由式手术中定位确切的穿支。当受区选用穿支血管作为吻接血管时，穿支可见强烈搏动是使用的主要指标。对于所有的皮瓣，特别是 SCIP 和 GAP 皮瓣，应该对皮肤进行提捏试验，以最大限度地增加初步关闭供区部位的机会。在修复较大缺损时，ALT 或 TDAP 皮瓣可以设计成基于同一来源血管多个穿支的多叶皮瓣，以允许腿部供区的一期闭合。

22.4.1 旋髂浅动脉穿支皮瓣的设计

从腹股沟褶皱到髂前上棘（ASIS）画一条线，标记穿支的分布路径。声学多普勒用于定位和识别旋髂浅动脉（SCIA）的穿支。沿着这个轴可以追踪到多个穿支。沿着这个轴通常有两个主要的穿支发自 SCIA。内侧（浅）分支是一个直接皮支，在 95% 的情况下它在特定椭圆形范围内 4.2 cm × 2 cm（垂直 × 水平）穿透深筋膜，椭圆形点的中心位于耻骨结节外上角外侧 4.5 cm 和上方 1.5 cm（图 22.2，图 22.3）。

外侧（深）分支通常穿过缝匠肌，然后穿透深筋膜，进一步向下延伸到侧方区域。如果需要一个大的皮岛，可以选择基于这个外侧穿支的 SCIP 皮瓣。皮瓣的设计是为了包括尽可能多的穿支，也为了将皮瓣中心朝向腹股沟的中部。用提捏试验来确认供区部位的一期闭合。在达到一期闭合的情况下，皮瓣可切取的最大宽度为 8 cm。皮瓣的长度可以延伸过髂前上棘或向内侧到达臀部折痕。

22.4.2 臀动脉穿支皮瓣的设计

从髂后上棘到大转子连线以定位 SGAP 穿支。穿支通常在连线的内侧 2/3 附近。在最适合的穿支上设计一个皮岛。一般来说，穿支越靠外侧，蒂部越长（图 22.4，图 22.5）。为了定位臀下动脉穿支（IGAP），在髂后上棘和臀皱褶内侧边界之间取中点，该点与大转子间画一条线。穿支位于这条线的中间 1/3 的标记区域（图 22.4）在理想的穿支上设计皮岛，以自由分离方式进行切取。

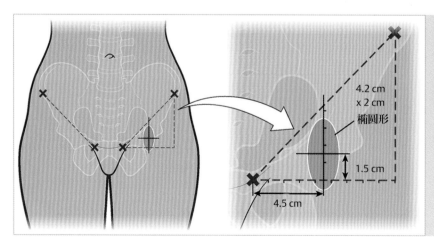

图 22.2　内侧（浅）分支是一个直接皮支，在 95% 的情况下，它在如图所示 4.2 cm × 2 cm（垂直 × 水平）椭圆形的范围内穿透深筋膜，椭圆形点的中心位于耻骨结节外侧 4.5 cm，上方 1.5 cm

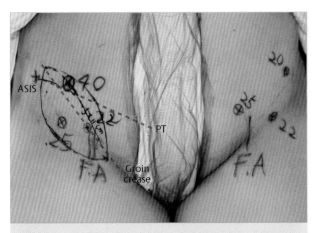

图 22.3　在腹股沟区，存在 3 个不同的系统：旋髂浅，会阴外，腹壁下供血系统。存在多个穿支，但旋髂浅动脉内侧支的穿支皮瓣位置相对恒定，距离耻骨结节外上角外侧 4.5 cm 和上方 1.5 cm

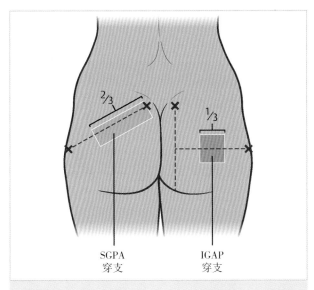

图 22.4　定位臀下动脉穿支，从大转子到髂后上棘和臀褶皱内侧边界之间的中点画一条线。穿支位于这条线的中间 1/3 的标记区域

22.5　皮瓣切取

在高倍放大镜下采取自由式入路切取皮瓣，从皮瓣的一侧开始。切口深至浅筋膜，将深浅两层脂肪分开。浅筋膜位于大颗粒簇的深层脂肪和小颗粒簇的浅层脂肪之间。当小颗粒脂肪簇通过一个非常薄的筋膜状结构时，小簇突然变大。这在 BMI（体重指数）较高的患者中可能更为明显。在从切口两侧牵拉皮肤时，更容易识别这种白色

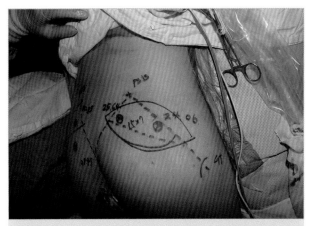

图 22.5　使用多普勒可以帮助定位臀下动脉穿支

薄膜样筋膜。皮肤切开后适度正反方向牵拉切缘即可定位浅筋膜层，这将浅筋膜层皮瓣切取变得简单化。定位浅筋膜后，在此平面上进行分离，直至到达皮肤上先前标记的穿支部位（热区）。然后从对侧采用同样的方法。根据血管的搏动和直径，可以选择一个穿支，并解剖至深筋膜和肌肉。可以将穿支周围的脂肪裸化或者聚拢成袖口样。我们更喜欢裸化血管蒂，以便识别皮瓣的相关血管分支。在达到足够的长度后，切断蒂部并准备进行显微缝合手术（视频 22.1）。

22.5.1　旋髂浅动脉穿支皮瓣的切取

依据缺损部位尺寸设计 SCIP 皮瓣。在 4 倍放大镜下，沿皮瓣下界和侧边界分离。在下方最容易识别的解剖平面位于 Scarpa 筋膜上方，在深浅脂肪层之间。以适当的力量牵拉浅层小脂肪簇和

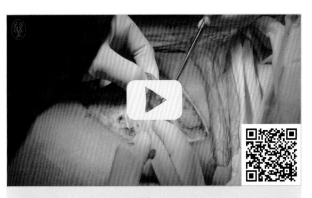

视频 22.1　SCIP 皮瓣设计。https://www.thieme.de/de/q.htm?p=opn/cs/20/7/12265283–c76663af

深层大脂肪簇，可以看到清晰的白色筋膜层（图22.6，图22.7）。浅表淋巴管和淋巴结位于深的脂肪组织中而被保留下来。使用电刀可以获得无血的视野避免组织染色，使穿支的识别不受干扰。

从外向内剥离，首先确定 SCIA 皮瓣外侧（深）支，然后是内侧（浅）支（图22.8，图22.9）。穿支向深筋膜方向裸化，并检查其适用性（图22.10）。

夹闭深部分支，以评估相应的浅表分支是否充足。如果皮瓣的灌注持续充足，则结扎深支，皮瓣以浅支为蒂进行分离。由蒂部逆行解剖直至 SCIA 皮瓣。可以切开深筋膜以获得更长的蒂和更大的血管直径。从 ASIS 到耻骨的浅表静脉通常被识别和保存。伴行静脉常汇入浅静脉。在浅表静

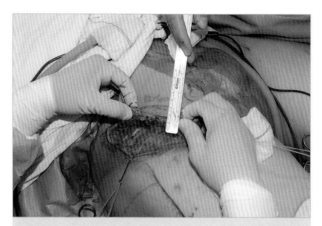

图22.8 一旦从下外侧入路看到穿支，从外向内剥离，首先识别/解剖旋髂浅动脉外侧（深）支，然后是内侧（浅）支

脉细小或无静脉的情况下，伴行静脉通常口径较大。如果供区血管很细小，则在显微镜下进行解剖。皮瓣切取的平均时间为 45 min。视频 22.2 显示 SCIP 皮瓣切取。

为了关闭供区部位，在缝合真皮和皮肤之前，将浅筋膜层用可吸收的 2-0 缝线重叠缝合。这对于消除无效腔和防止血肿的形成很重要。伤口关闭前放置 Jackson-Pratt 引流管。如果皮瓣宽度超过 8 cm 或闭合张力过大，则屈曲腹股沟至 45°维持 5 天时间，以减少伤口的张力。

22.5.2　臀动脉穿支皮瓣的切取

对皮肤进行提捏试验，以确保供区部位能一期闭合。该皮瓣可用于修复身体的后侧区域缺损，且无须在手术过程中改变患者的体位。可以启用两组进行操作，一组在供区部位切取皮瓣，另一组在受区位置准备受区血管。术前做穿支标记，无论是 SGAP 或 IGAP，均在高倍放大镜下自皮瓣外侧边界采取自由式入路切取。切口深至浅筋膜，将深浅脂肪层分开（图22.11）。浅表筋膜位于较大的深脂肪簇和较小的浅表脂肪簇之间，给予适当的牵拉力量很容易被识别（图22.12）。

定位筋膜后，在此平面上进行切取，直到到达皮肤上预先标记的穿支（热区）。然后从内侧采用同样的方法。沿着这个平面可以识别出多个穿支，根据血管的搏动和直径，选择一个穿支并解剖到深筋膜和肌肉。可以将穿支周围的脂肪裸化或者聚拢成袖口样。我们更喜欢裸化穿支，以便

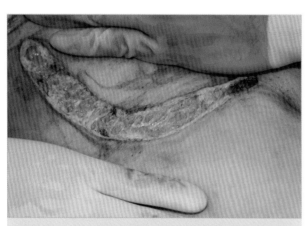

图22.6 下外侧最易识别的解剖平面，在 Scarpa 筋膜上方（浅筋膜，超薄平面），位于深浅脂肪层之间。以适当的力量牵拉浅层小脂肪簇和深层大脂肪簇，可以看到清晰的白色筋膜层

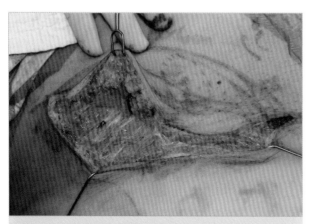

图22.7 随后以适当的力度提拉将清楚地显示白色膜状的浅筋膜。在这个无血管的层面可以看到穿支血管进入皮肤

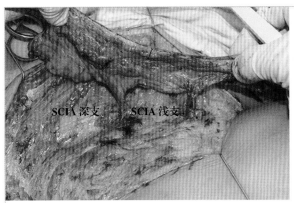
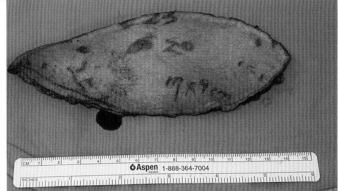
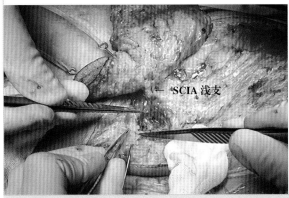
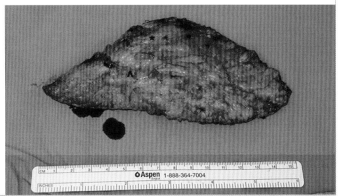

图 22.9　一旦发现两个穿支，或者有时由于皮瓣的尺寸仅发现内侧支，就向源血管游离血管蒂。达到足够的长度或到达旋髂浅动脉根部就断开蒂部

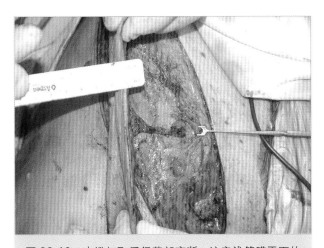

图 22.10　皮瓣切取后行蒂部离断。注意浅筋膜平面的薄皮瓣

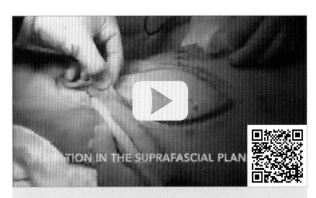

视频 22.2　股前外侧皮瓣浅筋膜上平面分离。https://www.thieme.de/de/q.htm?p=opn/cs/20/7/12265284−efd91947

清晰地识别进入皮瓣的有用分支。在达到足够的长度（＜ 8 cm）后，断开蒂部，准备进行显微手术。视频演示了薄 GAP 游离皮瓣切取的技术。视频 22.3 供区常能一期关闭。先重叠缝合浅筋膜，然后缝合皮下和皮肤。

22.6　术后护理

与其他皮瓣一样，补液治疗对最大限度地灌注皮瓣和四肢的重要性无论如何强调都不过分。低分子肝素是有效的血管扩张剂，前列腺素尽管仍有争议但可能也有帮助。在我们的中心，我们倾向于从第 5 天到第 7 天开始使用逐级增加的压

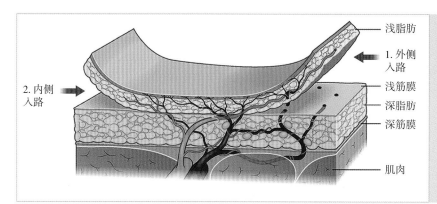

浅脂肪

1. 外侧
入路

浅筋膜

深脂肪

深筋膜

2. 内侧
入路

肌肉

图 22.11 术前做穿支标记，无论是 SGAP 或 IGAP，均在高倍放大镜下自皮瓣外侧边界采取自由式入路切取。切口深至浅筋膜，将深浅脂肪层分开。浅表筋膜位于较大的深脂肪簇和较小的浅表脂肪簇之间，给予适当的牵拉力量很容易被识别

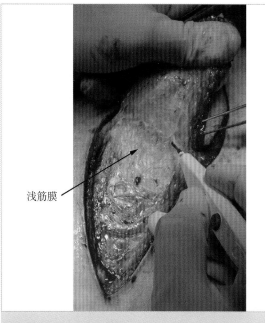

浅筋膜

图 22.12 从术前多普勒标记出发，可以沿着冷区快速分离，并在到达热区时转换为细致的解剖

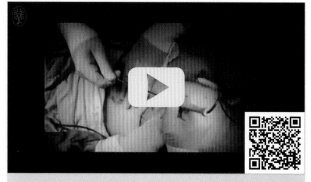

视频 22.3 GAP 游离皮瓣切取。https://www.thieme.de/de/q.htm?p=opn/cs/20/9/12586549–88d9231b

力服（30~60 mmHg），以减少水肿并塑形皮瓣，压力服也可以促进在第 7 天至第 10 天进行早期行走，特别是在下肢重建的患者。上肢病例和头颈部病例在术后第 1 天可行走。除有其他医疗问题外，患者将在 10 天内出院。

22.7 结论

浅筋膜层分离是一种皮瓣切取的新方法。它的优点是可提供一个用途广泛的薄的皮瓣，以实现更好的皮瓣外形，可最大限度地降低二次整形的需要，以及可靠的血流动力学。

参考文献

[1] Pribaz JJ, Chan RK. Where do perforator flaps fit in our armamentarium? Clin Plast Surg. 2010; 37(4):571–579, xi.

[2] Wei FC, Jain V, Celik N, Chen HC, Chuang DC, Lin CH. Have we found an ideal soft-tissue flap? An experience with 672 anterolateral thigh flaps. Plast Reconstr Surg. 2002; 109(7):2219–2226, discussion 2227–2230.

[3] Kimura N, Satoh K. Consideration of a thin flap as an entity and clinical applications of the thin anterolateral thigh flap. Plast Reconstr Surg. 1996; 97(5): 985–992.

[4] Kimura N. A microdissected thin tensor fasciae latae perforator flap. Plast Reconstr Surg. 2002; 109(1):69–77, discussion 78–80.

[5] Gottlieb LJ, Krieger LM. From the reconstructive ladder to the reconstructive elevator. Plast Reconstr Surg. 1994; 93(7):1503–1504.

[6] Hong JP, Choi DH, Suh H, et al. A new plane of elevation: the superficial fascial plane for perforator flap elevation. J Reconstr Microsurg. 2014; 30(7):491–496.

[7] Hong JP, Sun SH, Ben-Nakhi M. Modified superficial circumflex iliac artery perforator flap and supermicrosurgery technique for lower extremity reconstruction: a new approach for moderate-sized defects. Ann Plast Surg. 2013; 71(4):380–383.

[8] Goh TL, Park SW, Cho JY, Choi JW, Hong JP. The search for the ideal thin skin flap: superficial circumflex iliac artery perforator flap: a review of 210 cases. Plast Reconstr Surg. 2015; 135(2):592–601.

[9] Hong JP, Chung IW. The superficial fascia as a new plane of elevation for anterolateral thigh flaps. Ann Plast Surg. 2013; 70(2):192–195.

[10] Kim KN, Hong JP, Park CR, Yoon CS. Modification of the elevation plane and defatting technique to create a thin thoracodorsal artery perforator flap. J Reconstr Microsurg. 2016; 32(2):142–146.

[11] Celik N, Wei FC. Technical tips in perforator flap harvest. Clin Plast Surg. 2003; 30(3):469–472.

[12] Celik N, Wei FC, Lin CH, et al. Technique and strategy in anterolateral thigh perforator flap surgery, based on an analysis of 15 complete and partial failures in 439 cases. Plast Reconstr Surg. 2002; 109(7):2211–2216,

discussion 2217–2218.

[13] Tsai FC, Yang JY, Mardini S, Chuang SS,Wei FC. Free split-cutaneous perforator flaps procured using a three-dimensional harvest technique for the reconstruction of postburn contracture defects. Plast Reconstr Surg. 2004; 113(1): 185–193, discussion 194–195.

[14] Yang WG, Chiang YC, Wei FC, Feng GM, Chen KT. Thin anterolateral thigh perforator flap using a modified perforator microdissection technique and its clinical application for foot resurfacing. Plast Reconstr Surg. 2006; 117(3): 1004–1008.

[15] Saint-Cyr M, Schaverien M, Wong C, et al. The extended anterolateral thigh flap: anatomical basis and clinical experience. Plast Reconstr Surg. 2009; 123(4):1245–1255.

[16] Saint-Cyr M, Wong C, Schaverien M, Mojallal A, Rohrich RJ. The perforasome theory: vascular anatomy and clinical implications. Plast Reconstr Surg. 2009; 124(5):1529–1544.

[17] Ross GL, Dunn R, Kirkpatrick J, et al. To thin or not to thin: the use of the anterolateral thigh flap in the reconstruction of intraoral defects. Br J Plast Surg. 2003; 56(4):409–413.

[18] Alkureishi LW, Shaw-Dunn J, Ross GL. Effects of thinning the anterolateral thigh flap on the blood supply to the skin. Br J Plast Surg. 2003; 56(4):401–408.

[19] Lee Y, Hwang K. Skin thickness of Korean adults. Surg Radiol Anat. 2002; 24(3–4):183–189.

[20] Hsu WM, Chao WN, Yang C, et al. Evolution of the free groin flap: the superficial circumflex iliac artery perforator flap. Plast Reconstr Surg. 2007; 119(5): 1491–1498.

[21] Koshima I, Nanba Y, Tsutsui T, et al. Superficial circumflex iliac artery perforator flap for reconstruction of limb defects. Plast Reconstr Surg. 2004; 113(1): 233–240.

[22] Koshima I, Nanba Y, Tsutsui T, Itoh S. Sequential vascularized iliac bone graft and a superficial circumflex iliac artery perforator flap with a single source vessel for established mandibular defects. Plast Reconstr Surg. 2004; 113(1): 101–106.

[23] Hong JP, Yim JH, Malzone G, Lee KJ, Dashti T, Suh HS. The thin gluteal artery perforator free flap to resurface the posterior aspect of the leg and foot. Plast Reconstr Surg. 2014; 133(5):1184–1191.

[24] LoTempio MM, Allen RJ. Breast reconstruction with SGAP and IGAP flaps. Plast Reconstr Surg. 2010; 126(2):393–401.

[25] Nojima K, Brown SA, Acikel C, et al. Defining vascular supply and territory of thinned perforator flaps: part II. Superior gluteal artery perforator flap. Plast Reconstr Surg. 2006; 118(6):1338–1348.

[26] Ahmadzadeh R, Bergeron L, Tang M, Morris SF. The superior and inferior gluteal artery perforator flaps. Plast Reconstr Surg. 2007; 120(6):1551–1556.

[27] Hong JP, Koshima I. Using perforators as recipient vessels (supermicrosurgery) for free flap reconstruction of the knee region. Ann Plast Surg. 2010; 64(3):291–293.

[28] Zhang YX, Hayakawa TJ, Levin LS, Hallock GG, Lazzeri D. The economy in autologous tissue transfer: part 1. The kiss flap technique. Plast Reconstr Surg. 2016; 137(3):1018–1030.

[29] Suh HS, Jeong HH, Choi DH, Hong JP. Study of the medial superficial perforator of the superficial circumflex iliac artery perforator flap using computed tomographic angiography and surgical anatomy in 142 patients. Plast Reconstr Surg. 2017; 139(3):738–748.

第 23 章　下肢重建中的骨瓣和骨搬运

Matthew Iorio, Stephen Andrew Sems, Steven L. Moran

摘要

　　大于 5 cm 的骨缺损最好用血管化的骨瓣来处理。血管化腓骨骨瓣是治疗急性骨丢失、晚期不愈合和同种异体骨移植失败最常用和最适用的骨瓣。对于广泛的软组织丢失，与前锯肌和背阔肌瓣联合使用的血管化肋骨移植可以在某些情况下提供软组织覆盖和骨重建。对于小的难治性缺损，股骨内侧髁骨瓣可提供血管化的皮质骨松质骨移植物和带血管的皮肤。

　　关键词：骨缺损，骨重建，血管化骨移植，骨瓣，腓骨瓣，血管化肋骨，股骨内侧髁瓣

23.1　引言

　　创伤、感染或肿瘤切除后的下肢功能恢复对重建外科医生来说具有挑战性；在涉及胫骨或股骨节段性骨丢失的病例中尤其如此。对于这些缺陷，功能的恢复需要骨重建，以实现稳定的负重和行走。此外，必须有足够的软组织以覆盖骨骼和重要结构。对于严重创伤的肢体常常选择截肢，但佩戴假肢行走期间代谢需求增加导致的疾病、长时间静坐行为相关的疾病发病率增加均应归咎于截肢，并导致高达 68% 的 5 年死亡率。

　　为了挽救创伤和肿瘤根治手术的肢体，促生了很多节段性骨缺损的重建方案。对于 < 5 cm 的缺损，有同种异体骨移植、人工合成替代物和不带血管自体骨移植等多种选择。对于长度 > 5 cm 的骨缺损或因感染、辐射导致的节段更小的顽固性骨缺损，血管化的自体骨瓣和骨搬运是骨重建的可靠手段。本章将回顾用于下肢重建的主要骨瓣和骨搬运的原理。

23.2　骨缺损重建的总体原则

　　如果有足够的软组织覆盖，并且伤口没有感染，通过缩短或采用不带血管的骨移植对骨缺损的修复能力可达到 5 cm。非血管化的骨移植物通过爬行替代和血管生长的过程被纳入缺损中。爬行替代是指血管生长进入移植骨，随后吸收和替代供体坏死骨的过程。有多个供区部位可用来获取非血管化的自体皮质骨或松质骨；包括：髂嵴、尺骨近端和桡骨远端。除非需要结构稳定性，否则松质骨移植通常是首选，因为它比皮质骨爬行替代更快。非自体骨和骨替代品也可用于小块骨的缺损；非自体骨移植物选择包括松质骨和皮质骨异体移植、磷酸钙和硫酸钙。非自体骨移植比自体骨的替换更慢，并且通常会产生的免疫反应将抑制供体骨的完全替换。关于非血管化骨移植的益处和缺点的完整讨论超出了本章的范围；然而，对于小的缺陷，我们尽可能倾向于使用自体骨。

　　与骨移植相比，血管化的骨瓣允许一期骨愈合，而不是依赖于由受区骨发起的爬行替代。如果周围的骨骼受到辐射和感染的影响或出现缺血性坏死，则爬行替代和骨重塑的过程可能会受到延迟（甚至停滞）。在这些情况下，血管化的骨移植已被证明可以提供更快的愈合，降低继发骨折的风险，并且有能力在生理负荷下进行重塑，允许早期负重和骨增生。

　　任何骨缺损重建成功的关键都需要清除无活性组织，稳定的骨骼固定和足够的软组织覆盖。如果达不到这 3 个方面，那么即便采用带血管的骨瓣移植也会失败。对于下肢重建，最好和创伤骨科医生一起团队协作。创伤医生可以协助骨清创和固定，而显微医生可以提供软组织覆盖以及骨瓣重建。

　　对于大多数骨感染和亚急性创伤，我们进行清创直至骨面渗血。在已确诊骨髓炎的病例中，我们将在重建前先用含抗生素骨水泥以填充块或链珠的形式放置入缺损区 6~8 周。在这些情况下骨的最初稳定是通过外固定架来实现的。外固定架维持骨的稳定，但外固定架放置要远离感染部位（图 23.1）。6~8 周后移除骨水泥，缺损区填充血管化骨。外固定架可以保持在原地，直到达到

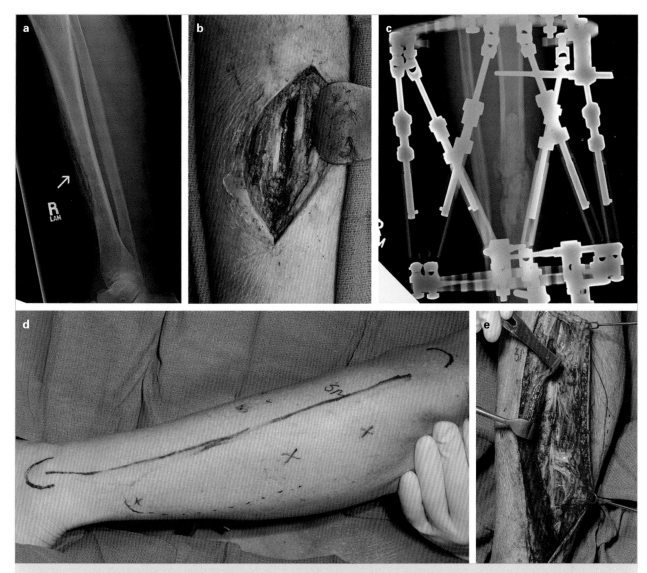

图 23.1 a. 一位 59 岁女性患者的前后位 X 线片，因 10 多年前治疗的开放性骨折而罹患右胫骨慢性骨髓炎（箭头）。b. 最初的治疗包括骨清创，放置抗生素链珠 6 周。c. 在治疗过程中放置外固定架以保持稳定。d. 选择游离的腓骨瓣来最终治疗骨缺损。组织瓣的设计首先以识别腓骨后边界的多普勒信号（X 标记）开始，与设计岛状皮瓣时识别皮肤穿支相似。e. 先从前部切口开始解剖，直到确定腓骨肌和比目鱼肌之间的间隔。分离覆盖腓骨肌的筋膜以显露小腿后肌间隔内腓骨后方的穿支

骨愈合为止。

在急性开放性创伤的情况下，我们倾向于尽可能使用内固定来进行最终固定，因为这最大限度地减少了对外固定钢针或外固定架的需要，这些可能会影响软组织重建和阻碍康复治疗（图 23.2）。在最终固定和皮瓣覆盖同期实施的理念是完美的，可以减少重要结构污染的机会，并已被证明产生超过 95% 的愈合率。在创伤出现时和初始清创后，这些患者可以通过临时外部固定处理，直到最终的软组织和骨清创完成。一旦伤口没有失活的和受污染的组织，用髓内钉或钢板螺钉实

现骨骼的确切固定，然后用游离或带蒂的皮瓣覆盖腿部。无论使用何种固定方式，稳定的骨骼固定都是必要的，这也是成功挽救肢体的基石。

在肿瘤手术的病例中也遵循类似的原则。多学科团队协作，肿瘤外科医生可以保证清洁的边缘和协助骨重建。对于其中骨骼的重建有许多选择以挽救肢体，包括肿瘤假体、全假体关节置换术和大块的尸体来源的同种异体骨移植重建。虽然这些替代物的早期肢体挽救率尚可接受，但它们都存在骨折、不愈合和感染的长期风险。我们认为带血管的骨瓣移植联合（或不联合）大量的

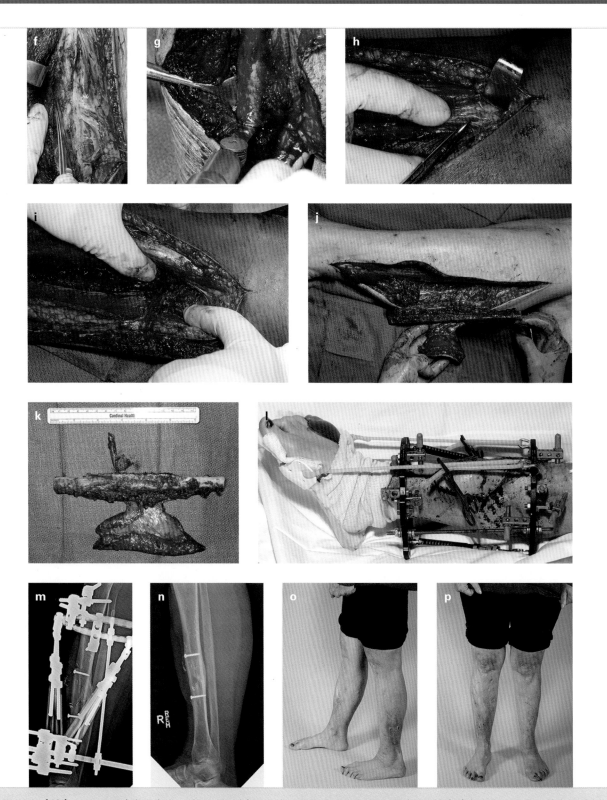

图 23.1（续） f. 一旦明确发现穿支，就可以解剖皮瓣后缘。在这张图像中可以看到主要的皮肤穿支位于腓骨的前方和外侧解剖窗口。g. 将牵开器放置于腓骨下分离协助进行远端截骨术，以保护腓骨血管。h. 在完成近端解剖和近端截骨术之前识别腓总神经（剪刀尖端显示在切口上边缘）。i. 一旦进行了近端截骨术，腓骨血管被解剖至胫腓干。j. 腓骨现在已完全孤立在其血管蒂上。k. 嵌入前骨皮瓣的图像。l. 腿部保持在外部固定架中，直到最终的骨愈合。连接在固定架上的弹力带用于防止跟腱挛缩。m. 侧位 X 线片显示使用两个加压螺钉辅助腓骨置入。n. 愈合骨的侧位 X 线片。o、p. 术后 2 年肢体及左腿供体部位瘢痕的临床外观

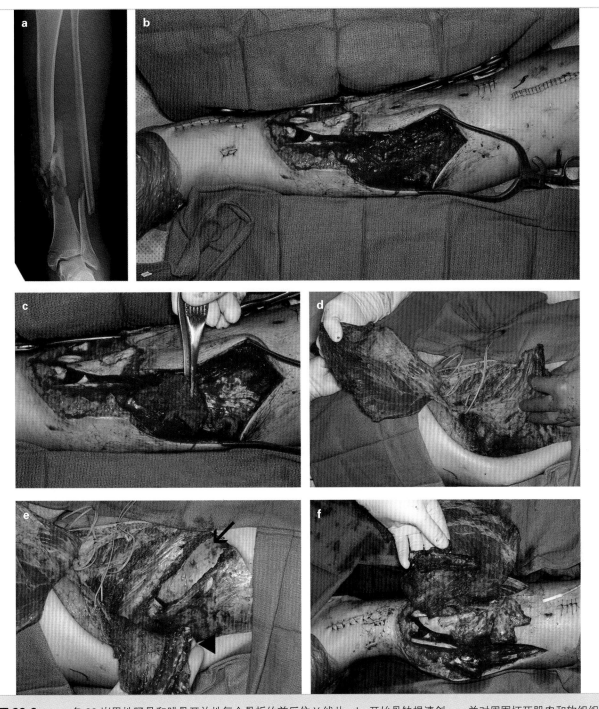

图 23.2 a. 一名 28 岁男性胫骨和腓骨开放性复合骨折的前后位 X 线片。b. 开始骨缺损清创，c. 并对周围坏死肌肉和软组织进行广泛清创。d. 切取一根肋骨联合前锯肌和背阔肌用于软组织覆盖和骨重建。e. 术中照片显示了胸背血管分支周围的血管网。三角箭头指向肋骨，长箭头指向胸膜。胸部缺损可用合成网片或去细胞真皮基质覆盖。f. 嵌合皮瓣转移到腿部，在胸背动脉和胫后动脉之间进行端侧吻合。长的血管蒂允许肋骨轻松嵌入

异体骨移植重建方案可确保保肢的长期效果。在这样的病例中需要注意的一点是，移植额外的无血运的自体骨应该放置在骨结合处（腓骨的两个断端或血管化骨移植物的下表面）。已证明额外的自体骨移植可以减少延迟愈合。带血管的腓骨皮瓣用于恶性肿瘤的愈合率超过 90%。章节的下面部分，我们将讨论用于下肢节段性骨缺损的主要骨瓣。

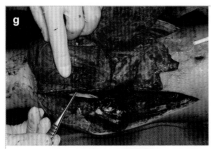
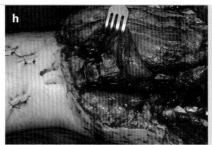

图 23.2（续）g. 肋骨用缝线固定在胫骨上。h. 通过骨隧道放置。骨折也用髓内针稳定。i. 术后 5 个月的 X 线片显示早期稳定。j. 术后 2 年的 X 线片显示骨愈合伴肋骨移植物肥大。k、l. 术后 5 个月时腿部的临床外观

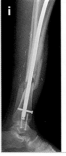
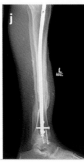
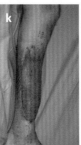
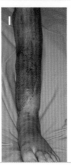

23.3　腓骨瓣

23.3.1　引言

腓骨瓣最初由 Taylor 等在 1975 年描述为一种血管化骨瓣，用于增强胫骨大段缺损时的骨诱导。1983 年 Chen 和 Yan 对骨瓣进行了改进，包括了一个皮瓣。腓骨骨皮瓣一直是重建骨骼节段性缺损合并软组织的有效组织瓣。这种组织瓣在长骨重建中被普遍应用是由于其可以提供的骨长度（> 25 cm），并且能够可靠地与骨瓣一起携带皮瓣。多份报告显示了其良好的愈合率，高达 80%，补充骨移植后高达 97%。

23.3.2　优点

- 双皮质骨，以增加机械强度和潜在的负重。
- 可获得的最长的带血管蒂的骨重建块（25~30 cm）。
- 可进行截骨以适应受区缺损。
- 多种配置包括纵向支撑、并排、嵌合，并作为与大量同种异体移植骨一起使用的混合结构。
- 基于腓骨动脉和伴行静脉的大直径血管蒂。

23.3.3　缺点

- 牺牲了下肢一条主要血管。

- 近端和远端截骨必须小心操作，以避免损伤腓总神经（CPN）或踝穴。
- 皮瓣的设计常需要在供体部位进行皮肤移植。
- 蹞屈肌的剥离可导致足趾僵硬或挛缩。
- 可导致慢性踝关节不稳。

23.3.4　解剖因素

腓骨的血液供应来自腓动脉、骨间前动脉和膝外侧动脉；然而，大多设计都是利用腓骨动脉作为骨瓣的主要血液供应。所有供应腓骨的血管都起源于腘动脉。腘动脉穿过腘肌下方后，分为两个主要的末端分支：胫前动脉和胫腓干。胫前动脉在胫腓干近端分出，穿骨间膜，在小腿前间室内穿行。通过骨间膜后胫前动脉发出几个分支，供应儿童的腓骨头和腓骨干骺端。这些分支包括旋腓动脉以及第一和第二腓骨骺返支。胫前动脉发出后，腘动脉于胫腓骨骨干区域分为终末支：胫后动脉（走行于内侧）和向外侧走行、位于腓骨后内侧表面的腓动脉。

腓动脉在分支到腓骨后紧邻腓骨中段的表面，位于胫骨后肌和蹞长屈肌之间。腓动脉为骨膜提供了一个营养血管和多个骨膜穿支。腓骨骨干的营养动脉于腓骨的中间 1/3 进入，在解剖过程中应保留。此外，腓动脉向小腿外侧皮肤发出几个穿支，这些穿支通过腓骨的后缘，位于后方深间室，

也被称为小腿后肌间隔。对 1710 例腓动脉穿支进行了综合分析，以评估这些皮肤穿支在腓骨轴线的位置和频率，作者发现，如果将腓骨的总长度从近端到远端标记为 10 份，穿支最密集的区域位于距离腓骨头的第六个区间，19% 的穿支出现在该区域。在该区域发现皮肤穿支的阳性预测概率为 79%。在腓骨近端，穿支更可能在滋养皮肤前穿过比目鱼肌肌腹部，而远端穿支更可能由于跟腱的腱肌界面而位于肌间隔内。

最后，外科医生应该了解腓总神经的走行，因为它位于腓骨近端离断的边界（图 23.1）。坐骨神经于腘窝的顶端分裂出腓总神经后，继续向远端延伸为胫神经。然后腓总神经在腓肠肌外侧头部和股二头肌内缘之间移动。在腓骨头区域，经常会在腓骨瓣的切取平面上遭遇处于从腘窝移动到外侧筋膜室过程中的腓总神经。在腓骨长肌水平，腓总神经分为浅支和深支。为了保护神经及其分支，近端截骨术通常在腓骨头远端 5~7 cm；然而有时需取腓骨头以增加长度或需要生长板移植，在这种情况下，在骨瓣切取时应识别和保护神经。

23.3.5　解剖变异和潜在的陷阱

腓骨瓣的并发症通常与下肢解剖变异和腓骨供区的并发症有关。由于有限的皮肤松弛，肌肉内剥离、和踝穴的改变，腓骨的切除可能引起一些供体部位并发症。Momoh 等评估了 157 例接受游离腓骨皮瓣进行头颈部重建的患者，以确定使用该皮瓣后急性和长期发病率的危险因素。他们发现围手术期并发症的发生率为 31.2%，最常见的是由于局部伤口未愈，包括闭合部位的移植皮肤坏死（15%）、蜂窝织炎（10%）和切口裂开（8%）。此外，在 17% 的患者中发现了长期并发症，并且通常与步态障碍有关，包括踝关节活动能力下降（12%）、蹈趾挛缩（9%）、腿部无力（8%）和踝关节不稳定（4%）。尽管有这些并发症，作者报告 96% 的患者恢复了术前的活动水平。

从血管的角度来看，在 3 支血管径流量正常的患者中，腓动脉的切取似乎对远端小腿和足的整体血液供应和活力的影响很小。为了证明这一点，在术前以及切除腓骨瓣和相应腓动脉的术后都使用了近红外光谱测量。研究发现，术后 8 h 远端氧饱和度下降不到 5%，8 h 后氧饱和度恢复到

基线。

在极少数情况下，胫后动脉或胫前动脉可能发育不全或损伤，腓动脉随后成为下肢和足的优势动脉。在罕见的情况下，胫骨后和胫骨前都缺失，形成肥大的腓动脉，称为腓大动脉。为了确定这些罕见变异的发生率，我们对 26 项研究进行了系统的综述，共检查了 5790 条下肢。该研究发现，5% 的患者至少有一个动脉发育不全的异常分支模式。报道的最常见的变异是胫后动脉发育不全，而腓大动脉的发生率仅在 0.4% 的下肢中发现。

虽然解剖变异的发生率很低，但我们仍然建议在皮瓣切取前对下肢进行评估。在下肢创伤的情况下，这可能对受区肢体更重要，在超过 25% 的需要游离组织移植的患者中可以看到单个血管创伤性闭塞。CT 血管造影可以提供双下肢详细的动脉解剖信息，容易获得且风险很小。最后，在皮瓣切取时，外科医生应仔细验证所选择的血管确实是腓动脉，因为后方筋膜室内的牵引或剥离可以将胫后动脉推移到腓骨附近，可能导致胫后动脉或胫后动脉和腓动脉的联合损伤。

23.3.6　骨瓣设计

腓骨可以作为一个单一的纵向骨瓣，也可以截骨形成一个"双管"配对结构（图 23.3）。如果操作区的骨膜完好无损，配对骨的通过骨膜内循环和骨膜外循环可使各节段保持良好的血供。当重建大的干骺端缺陷或高轴向应变区和负重区域时，双管结构可能特别有用。然而为了有足够的骨进行重建，根据腓骨的平均可用长度，双管结

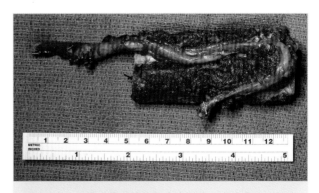

图 23.3　双管腓骨瓣结构的术中图像。当腓骨的一部分被切除或截骨以便使腓骨折叠时，小心地保持腓动脉的连续性。这种配置允许更容易地重建干骺端缺陷

构仅限于长度 < 13 cm 的缺损。

一些作者主张使用纵向血管化的腓骨支柱，并结合刚性钢板，因为腓骨皮瓣最终会在反复负荷后肥大。Sainsbury 报道了 18 例骨肉瘤切除后腓骨瓣修复的患者。在这一组中，平均愈合时间为 24 个月（范围：9~72 个月），作者发现施加轴向负荷后腓骨明显肥大，最终直径为受体骨的 71%。

另外，在慢性不愈合的情况下，腓骨可以结合自体骨移植或同种异体骨移植来增强初级骨愈合。"Onlay"技术描述了一种方法，使用腓骨跨越骨不连部位，以增加成骨和一期骨愈合；这种技术特别适用于慢性感染、大块异体骨移植失败或放射性骨坏死的病例。Friedrich 等评估了 25 例接受"Onlay"腓骨瓣移植的患者的结果，发现 21 例患者术后平均 11 个月骨折愈合，其中 22 例患者之前接受过骨辐照，作者注意到 21 例骨折是由放射治疗和缺血性坏死引起的。腓骨瓣治疗前，10

例患者骨折手术固定失败，平均 14 个月骨折未愈合，其余 15 例试行石膏固定失败。

在肿瘤病例中，骨缺损超过双管设计的长度要求或某些需要更高强度的骨连接时，腓骨瓣可以放置在同种异体移植骨的中心。这种混合植骨技术最初是由 Capanna 在 1993 年描述的，用于重建胫骨大段肿瘤所致骨缺损，利用中空的或挖空的同种异体移植骨以允许腓骨瓣从内部通过（图 23.4）。腓骨可以插入同种异体移植骨的髓内，然后在异体骨上开槽，以允许血管蒂通过并穿出（图 23.4）。Capanna 技术允许钢板的即刻固定，或在这个同种异体移植骨上应用双钢板，而在固定时避免腓骨免受损伤。从长远来看，腓骨促进骨连接部位的愈合，同时有助于同种异体移植骨的血管重建，从而降低感染率和晚期骨折发生率。

评估 Capanna 技术结果的研究表明，该技术改善了骨愈合和随后的负重时间。Houdek 等评价

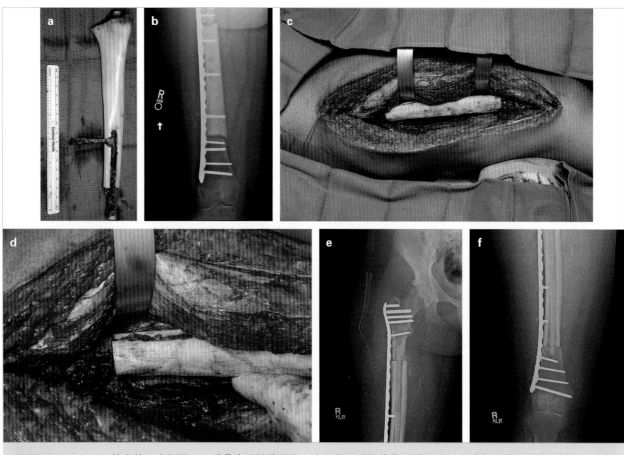

图 23.4 Capanna 技术的一个例子。a. 腓骨皮瓣被放置在一个大的同种异体骨移植物内。通过在同种异体移植物开一个插槽来保护血管。b. 一名 14 岁女性患者在切除尤文氏骨肉瘤后，同种异体骨移植重建缺损失败的侧位 X 线片。c、d. Capanna 结构组装的术中图像。d. 血管位于同种异体移植物的开槽内。e、f. 术后 X 线片显示腓骨跨越同种异体移植骨的末端，可促进骨愈合

了他们应用该技术对 18 例胫骨肿瘤切除后进行了肢体挽救的结果。在这一组中，尽管有 6 例患者因症状性不愈合需要二次手术，总体肢体挽救率为 94%，其中 17 例患者的 Mankin 评分显示良好或优秀。Schwarz 等也有类似的证实，在他们的 13 例患者的回顾性研究中，8 例因骨不愈合需要行二次骨移植，但愈合的中位时间为 10 个月（范围：3~40 个月），存活患者中 91% 的患者在 2 年后完全负重并能够参加运动。

最后，还可以调整腓骨瓣的设计以包含近端腓骨头，这样可获得带血供的骨骺或骨软骨瓣。在此过程中需要调整这些病例的手术切取方案以获取胫前动脉的腓骨头血供，以及滋养腓骨头和腓骨骨骺的下游营养分支。此时通过胫骨前肌和趾长伸肌之间的间隙来显露腓骨。将腓深神经的运动分支小心保留在前筋膜室，同时保留的还有胫前动脉发出的髁返动脉和周围肌肉带和骨间膜。

23.3.7　皮瓣切取

应标记腓骨的总长度，以确定近端和远端截骨术的安全距离。通常近端保留 6 cm 以防止腓总神经医源性损伤，远端保留 6 cm 以避免踝关节进行性不稳定（图 23.1）。

如需携带皮瓣，运用手持多普勒识别腓骨后缘发出的穿支，前缘的皮肤穿支不应该包括在内，因其可能来自胫前动脉。标记出皮肤瓣边缘，并预计到超过 4 cm 的皮瓣可能需要进行皮肤移植才能关闭供区部位。在止血带控制下切开皮肤前缘，手术医生应考虑进行筋膜浅层分离，以便在较大区域的皮瓣切取后保留可供植皮的创面，此外，还有助于识别腓浅神经以免损伤。

可以通过纵向纤维脂肪带来识别前方和外侧筋膜间室的分界，根据多普勒提示进一步解剖到腓骨长肌和腓骨短肌的后缘可看到明显的穿支。我们认为将比目鱼肌的附着部从腓骨剥离是有益的，这样可建立一个进入后方筋膜间室的窗口，可显露腓动脉的更近端。我们也常如此识别腓神经，并用血管环标记它以防牵拉损伤。

一旦看到腓动脉，向中线方向牵开腓骨肌和趾长伸肌以进一步分离，可在皮肤穿支穿过小腿后方肌间隔时将其游离。依据穿支和覆盖筋膜的走行，在不携带肌袖的情况下将其与比目鱼肌解剖剥离，这时用缝线将皮肤临时固定防止随后

分离过程中的撕脱。如果不带皮肤，可以直接进行腓骨瓣的切取，而不需识别穿支或与比目鱼肌剥离。

然后对腓骨和前筋膜室肌肉进行锐性分离，以保留最小（1~2 mm）而完整的肌肉袖以防止损伤骨膜。接着识别骨间膜并在腓骨附近小心切开。在骨断口处使用骨膜剥离子小心地在腓动脉和腓骨之间创造空间，并放置弯曲的牵开器以保护血管。在远端，严重动脉粥样硬化或控制血管蒂有潜在困难时，可以行 1 cm 腓骨切除以允许直视并控制血管蒂部。在近端和远端截骨后，将骨瓣从远端分离至近端，将蒂从踇屈肌中游离出来，并保留皮肤穿支（如果包括的话）。在胫腓干确定近端腓动脉和其伴行静脉，如果可能，在结扎前先放气止血带，以确保骨瓣和足部都有足够的血液灌注。

切取后，踇屈肌可以悬吊缝合在骨间膜上，并保持踇趾伸直以防止术后脚趾挛缩。此外，手术侧应在小腿支具中固定 5~7 天并使踝关节保持中立位。

23.4　带血管蒂肋骨瓣

23.4.1　引言

1977 年游离肋骨瓣首次被描述用于下肢损伤的重建。肋骨由膜状骨组成，具有双重血供应：来自肋间后动脉和来自前锯肌的丰富的骨膜血供。骨膜血供来源于胸背动脉，为带血管蒂肋骨移植提供了长而稳定的血管蒂。通常，当对侧腓骨受损或缺失时，这种骨移植被用来重建下肢缺损。

这种骨瓣的优点之一是有一个大的前锯肌（结合或不结合背阔肌）软组织包被，实现了依赖单个血管蒂即可进行骨重建和广泛的软组织覆盖。双肋骨移植也是可行的，而不需要过度的胸壁重建。对于一些骨不连，双肋骨移植已被证明在生物力学上优于单根肋骨。

23.4.2　优点

• 可较容易地获取 10~15 cm 有血管蒂的带皮质层松质骨。
• 可与前锯肌、背阔肌或肩胛肌瓣联合使用。
• 供区部位功能性并发症最低。
• 可截骨，方便嵌入。

23.4.3　缺点

- 气胸的风险。
- 胸长神经损伤的潜在风险，可能导致翼状肩胛。
- 近端的前锯肌切除术可导致肩胛骨功能紊乱。
- 肋骨不能单独为负重区骨骼提供足够的生物力学强度，最好用于加强已有的骨性结构。

23.4.4　解剖因素

肋骨从肋间血管接收血液供应，发出肋骨内膜和骨膜的分支。胸背动脉参与了前锯肌与肋间动脉的血管吻合系统，允许以前锯肌为基础切取肋骨瓣。此外，前锯肌发出肌间穿支直接向肋骨骨膜提供血供。

由于肋骨是弯曲的，我们习惯在将它们移植之前，用摆锯切开胸膜侧皮层，这可使肋骨变直能紧贴胫骨或股骨。我们也更喜欢用 3.5 mm 加压螺钉或用粗线捆扎方式固定肋骨。虽然肋骨缺乏腓骨的结构强度，但高含量的松质骨可加速骨长入。

23.4.5　解剖变异和潜在缺点

当肋骨与前锯肌组合与背阔肌瓣或肩胛骨瓣联合切取"嵌合"瓣时，血管蒂必须解剖到腋动脉，以排除任何血管变异，确保背阔肌瓣和其他联合部分均统一由胸背动脉蒂供给。一旦血管蒂充分显露，就可以将第 5 根和第 10 根肋骨之间的齿状前锯肌与背阔肌一起切取。大多数外科医生更喜欢切取第 5 和第 8 肋骨之间的前锯肌，因为第 9 和第 10 肋骨的肌羽并不总是可靠的。仅第 6~8 肋的前锯肌的切取被证明导致的前锯肌功能并发症发生率最小。保留前锯肌最头侧部分及其在肩胛骨的附着部，可阻止术后翼状肩胛的可能性。

23.4.6　骨瓣设计

皮肤切口和前锯肌切取的切口是一样的。我们倾向于在腋前线切开，女性的切口延伸至乳房下襞，男性的切口延伸至第 5 和第 6 肋间隙。这使得前锯肌可以被广泛的暴露出来，如果必要的话，还可以将肋骨的切取延伸向前胸。

23.4.7　骨瓣切取

图 23.2 描述了切取过程。骨瓣的切取开始于前后方切开皮肤以确定背阔肌。背阔肌前缘牵开可以看到前锯肌和胸长神经。识别胸背血管并向远端追踪，直到其向前锯肌的分支。这条指向前锯肌的动脉分支位于肌肉的前表面，而指向背阔肌的分支位于背阔肌的深后表面。

一到两根肋骨可以安全地纳入前锯肌瓣，以重建骨和软组织复合缺损。肋骨的血液灌注是由骨膜的血液供应、建立在前锯肌的肌间支与肋间血管系统之间的小的血管吻合联合提供的。首选切取第 5~8 肋骨，因为这些肋骨居中位于前锯肌瓣下面。选定的肋骨与肋间血管束一同切取，肋间束位于其下方。我们倾向于切取相邻的肋骨；然而，Lin 等则建议间隔切取以避免胸壁重建。

肋骨连同前锯肌的切取首先将要切取的前锯肌下方指状肌齿和要保留的部位分离开来。然后抬起肌瓣，用电刀按计划切开肌瓣的前下缘。通过将一根手指伸入肌瓣和肋骨之间的平面，钝性将其与要切取的肋骨剥离开来。背阔肌尽可能向背侧牵开，以暴露下方肌齿在肩胛下角的起源。在设计的皮瓣分离后，可以进行锐性剥离，以分离肌瓣在肩胛骨的附着部。

在将前锯肌瓣从近端肌肉分离出来后，用电刀在前锯肌深部向肋骨分离，肋骨将包括在皮瓣内。重要的是将所有的前锯肌小穿支血管保留到肋骨的骨膜上，同时包括大量的肋骨切除段上面和下面的肋间肌。附在肋骨上的肋间肌向肋骨方向分离。在皮瓣的前缘，沿肋骨表面进行分离。这要求外科医生在肋骨下方仔细解剖，在肋骨和胸膜之间创建一个平面。一旦识别胸膜，就可以用肋骨切割器或大咬骨钳从前后两处断开肋骨，此时可用骨膜剥离器将肋骨从胸膜表面提起。应仔细解剖肋骨胸膜表面，以避免损伤下层胸膜；在某些病例中，如果胸膜有致密粘连，可能需要进行肋骨骨膜下剥离。肋间血管必须前后结扎，以充分活动肋骨瓣。最后，可以在肋骨的胸膜面切除单侧皮质，使其伸直以便重建前臂或掌骨缺损。

胸壁中由此产生的供体部位可以用脱细胞真皮或其他形式的人工网片关闭。如果发生胸膜损伤，可以将胸腔引流连接在水封管放置 24~48 h，或者用吸出胸腔的空气，然后用可吸收缝线修复胸膜撕裂。治疗结束时应常规拍摄胸部平片，以确定没有气体残留或无张力性气胸。

背阔肌、前锯肌联合肋骨瓣

　　背阔肌和前锯肌可以在单个血管蒂上一起切取用以重建下肢大范围缺损（图 23.2）。显露背阔肌前缘后，可识别胸背动脉及其到前锯肌肌齿的分支。胸背神经血管束的主干可以通过向背侧牵开背阔肌前缘轻松定位。主干位于前锯齿肌表面，通常在血管进入背阔肌入肌点下 3~6 cm 处可看到一支到两支滋养前锯肌肌齿的分支。识别和保护胸长神经分支是重要的，以减少功能并发症和翼状肩胛发生率。胸长神经通常位于肌肉表面，并在第 6 根肋骨的水平与血管束会合。细心切开前锯肌在相应肋骨上的附着部以使其移动。操作需格外小心不要损伤上下缘的神经分布，以免产生翼状肩。

23.5　股骨内侧髁骨瓣

23.5.1　引言

　　股骨内侧髁（MFC）骨瓣是来自股骨远端的

多用途带皮质松质骨的部分（图 23.5）。最初被描述为一种薄的带血管蒂的皮质骨膜瓣，由于其成骨能力而被用于上肢和下肢骨不愈合的部位，并具有良好的效果。Kazmers 等对 248 例上、下肢 MFC 骨瓣进行了系统回顾。研究发现，愈合率平均为 98.7%（范围：66%~100%）。在这篇综述中，大多数 MFC 皮瓣被用于治疗手术后的顽固性不连。除了良好的效果外，MFC 的供区部位的发病率，包括医源性骨折和膝关节功能障碍均相当低，分别为 0.8% 和 0.4%，使该骨瓣成为下肢顽固性不连的一个很好的选择。

23.5.2　优点

- 带血管蒂的厚的皮质松质骨块。
- 可携带皮肤。
- 最低的供区并发症发生率。
- 可携带内收肌腱、股内侧肌腱及其附着部可用以重建类似跟腱区域等的复合组织缺损。
- 可包括滑车形成带血管蒂骨软骨瓣。

23.5.3　缺点

- 有医源性股骨骨折的风险。

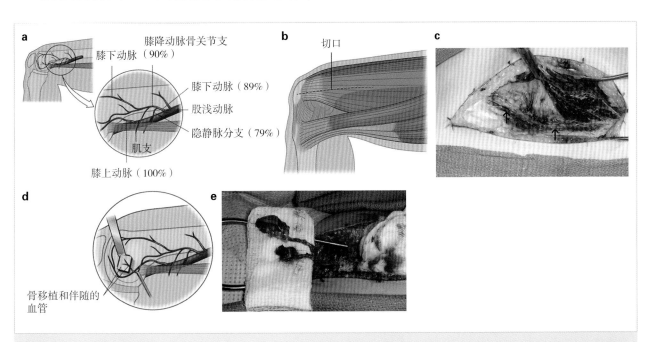

图 23.5　a. 膝降动脉和膝上内动脉演示图。该百分比基于 Yamamoto 的研究，研究标本中包含各动脉的百分比。b. 股内侧髁瓣切取的初始切口线。c. 股内侧肌牵开后可见下行膝降动脉（箭头）走行于股骨内侧髁上方。d. 血管分离和使用骨凿切取移植骨演示图。e. 血管蒂离断前带有皮岛和骨骼移植物的临床图像

• 如果内侧副韧带（MCL）复合体受伤，则有膝关节不稳定的风险。

• 单皮质骨瓣可能不能提供足够的生物力学强度，不足以承受不受限制的负重，最好联合使用坚强内固定以应对顽固性不愈合病例。

23.5.4 解剖因素

MFC 由股深动脉的营养血管灌注，形成了从松质骨到皮质骨的骨内循环和离心血流模式。同时，外层骨膜有来自股浅动脉（SFA）的多个穿支血管，在此皮质－松质骨瓣切取时，通过其与深层系统的血管吻合提供血流灌注。具体来说，MFC 主要从膝降动脉（DGA）系统和膝上动脉（SGA）获得灌注。Iorio 等通过血管造影减影法评估了 MFC 上的骨膜血供，发现股骨远端长达 29%[距膝关节线（13.7±1.3）cm]的骨膜通过 DGA 的骨膜分支获得灌注。随后的作者也发现了 DGA 循环与骨膜血供的密切关系，而 MFC 的滋养血管富集区位于其远端后方区域。

当 DGA 分支进入 MFC 骨膜时，在密集的血管网络中有两个主要分支：纵支和横支。纵支的灌注沿股骨长轴方向直到关节线水平。相比之下，横支则垂直于长轴走向髁突上极和滑车关节面。因此，可以从骨膜上切取横支，用于创建骨软骨瓣或股内侧滑车（MFT）瓣。滑车边缘的平均软骨厚度接近 1.65 mm，为修复软骨缺损提供了良好的软骨来源。

23.5.5 解剖变异和潜在风险

当考虑包含皮岛时，无论是用于表面修复或皮瓣监测，可将来自远端 DGA 的直接皮支或更近的隐动脉分支（SAB）作为皮肤穿支。在一项评估皮肤灌注区域的研究中，SAB 灌注的平均面积为 361 cm²，沿着内侧柱延伸到大腿后方和膝关节远端。相比之下，DGA 皮肤分支起源于髁突凹陷区域，垂直于缝匠肌腱，平均有 70 cm² 的皮肤灌注。DGA 区直接位于 MFC 表面，但后部与隐动脉分布区有一些重叠。

通常 DGA 直接来自 SFA，尽管在与隐动脉分支结合时可能存在一些可变性。在对尸体的研究发现有 3 种独立的发出模式：大多数标本（64%）隐动脉直接来自 DGA。少数情况还包括二者共同发自于 SFA（27%）的一总分支和独立发自于 SFA

（9%）。此外，Yamamoto 发现 10% 的解剖标本缺乏 DGA，MFC 仅由 SGA 灌注。在这些病例中，MFC 骨瓣需要以 SGA 为蒂进行切取。

围绕膝关节的分离应仔细进行，以减小对膝关节的潜在损伤并保留韧带。最危险的是起源于 MFC 的远端的 MCL 复合物。MCL 防止膝关节中立位和 30°屈膝时外翻松弛。该韧带是膝关节内侧关节囊韧带复合体的一部分，并与部分髌股内侧韧带融合。这些纤维起源于 MFC 的后部，并在远端附着于胫骨关节线以下 5~7 cm 的位置。

23.5.6 骨瓣设计

骨瓣应沿股骨内侧柱设计，再次注意避免损伤远皮层或侵犯股骨前后柱（图 23.5，图 23.6）。

为确定一个骨瓣大小的安全阈值已经进行了尸体标本的生物力学研究。在一份关于 16 例尸体肢体的研究报告中，制造 3 cm、5 cm 和 7 cm 的骨缺损，并与未截骨的对照组进行比较。截骨越大骨折风险越大，对照组、3 cm、5 cm 和 7 cm 缺损组的骨失败率分别为 12.5%、12.5%、28.6% 和 55.6%。4 组的骨折扭矩分别为 45.5 Nm、29.35 Nm、27.4 Nm 和 30.83 Nm。此外，内侧柱的任何截骨术都会导致抗扭转能力的降低，如果没有适当的监控可能会产生骨折的风险。

如果要包括皮岛或暴露 MFT，在多普勒超声识别皮肤穿支后，在髌骨和 MFC 之间标记一条曲线。如果打算只使用骨的皮瓣，切口可以是一条平行于股骨后内侧边缘长轴的直线。当进入膝关节关节面时，应注意避免损伤内侧髌股韧带和内侧半月板韧带，起自髌骨关节面下缘附着到股骨和前内侧半月板。损伤这些结构可导致髌骨侧方不稳定和慢性膝关节疼痛。

23.5.7 骨瓣切取

切口直达股内侧肌的肌筋膜层。该肌肉的下边缘与缝匠肌筋膜交叉，在此间隙仔细向上方分离以显露 MFC。从 DGA 蒂到股内侧肌有两条肌肉分支，在离关节线平均（12.5±2.0）cm 和（9.8±1.9）cm 处，小心结扎这些分支，以防止对主血管蒂的意外伤害。

骨膜一旦显露，可根据血管蒂的起源和走行，依照医生的习惯逆行或顺行解剖。当从远端开始

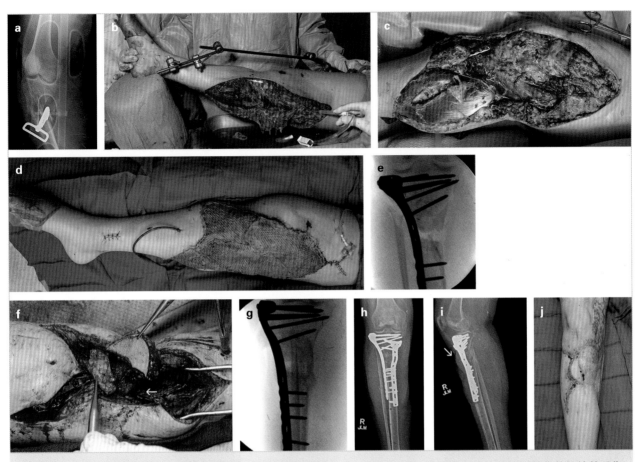

图 23.6 股骨内侧髁（MFC）皮瓣治疗胫骨不愈合的临床病例。a. 一名 31 岁女性右腿 Gustilo-ⅢC 型损伤的初始前后位（AP）X 线片。在受伤时腘动脉离断，并在初次清创时进行修复。b. 使用外架进行初步固定，直到清创手术完成。c、d. 游离背阔肌瓣吻合胫动脉远端完成软组织覆盖，胫骨骨折进行钢板固定。e. 6 个月时，患者胫骨近端骨折持续不愈合，见前后位（AP）X 线片。采用 MFC 骨瓣与皮肤瓣治疗骨不连。f. 右侧是皮肤瓣，左侧是骨瓣。血管蒂（箭头）通过胫骨前肌下方与胫前动脉吻合。g. 术中置入。h，i. 移植物嵌入超过 2 个月（箭头指向移植物位置）。j. 术后 4 周腿部外观，携带存活的皮瓣

时，切开覆盖在骨膜表面薄层纤维脂肪包膜，同时要保持骨膜的完整贴附。然后将 DGA 连同伴行静脉从内收肌腱旁游离直到 SFA 的发出点，DGA 发出后沿内收肌间隙向远端走行。

解剖完血管蒂，按受区骨缺损设计 MFC 后，用单极电刀烧灼切开周围骨膜边缘。骨瓣表层的骨膜不要分离，保证血管和皮质层组织之间的成骨层完整。利用小矢状锯、弯曲或直的骨刀切取骨瓣。为了避免在骨瓣切取过程中产生应力撕扯，可以用细克氏针在骨瓣边缘钻孔。直骨刀在皮瓣周围形成统一的骨切口后，使用弯骨刀小心地翘起骨瓣后缘，防止皮质层和松质骨剥离。

Rao 等评估了 15 例 MFC 术后患者的供区部位随访 CT，发现即使到术后平均 18 个月，股骨边缘的修复性骨再生也很少。因此，尽可能在供区部位填充同种异体松质骨，以促进股骨内侧柱的

恢复。视频 23.1 显示骨瓣的设计、切取和应用。

23.6　骨搬运和牵张成骨

23.6.1　引言

骨搬运是一种通过牵张成骨过程治疗间质骨缺损的技术。该技术包括在周围健康骨段截骨，并逐渐将截骨段移动到缺损区。牵张成骨通过在骨痂机械牵张产生的间隙中产生新骨。该过程主要通过膜内骨化形成未成熟的再生骨，这种再生的骨骼随着时间的推移而成熟和骨化，最终获得力学稳定的肢体。这项技术依赖于以每天 0.75~1 mm 的速度缓慢牵张，因此骨搬运可能是一个漫长的过程，由此可能引发一些并发症，常见包括：外固定失效、骨和针道感染、骨不连以及

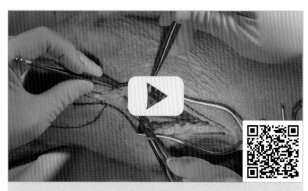

视频 23.1 带皮岛的股骨内侧髁瓣。https://www.thieme. de/de/q.htm?p=opn/cs/20/7/12265285–ab78d7fa

膝、踝关节的僵硬。

选择牵张成骨而不是带血管蒂骨瓣是多因素的；然而，牵张成骨避免了骨瓣供区损伤，避免了显微手术和漫长的手术过程。在许多情况下，患者能够避免金属置入和大节段异体骨移植（图 23.7）。肢体长度的差异和旋转畸形可以通过牵张过程来矫正。当然，缺点与该过程发生所需的时间相关。

23.6.2 优点

- 可用于大段骨缺损情况下的骨重建。

- 可以避免对自体骨的切取。因此没有供区部位的并发症。
- 不依赖于内固定，可用于感染病例。
- 可进行调整以矫正畸形，骨的位置可以在整个搬运过程中随时进行矫正。

23.6.3 缺点

- 是一个耗时的过程，需要多次术后临床随访。
- 并发症发生率高，包括针道感染、再生骨折和对接部位不愈合。
- 需要患者佩戴外架。
- 依赖于患者的依从性和对每天调整外架的程序的理解。

23.6.4 解剖因素

骨搬运可运用于创伤性、医源性或先天性疾病的骨丢失（图 23.7）。需要有软组织覆盖并能够容纳外部固定针，而且这些固定针将会贯穿皮肤。此外，运输段和牵张部位需要一定水平的血液灌注和活力，以允许成骨发生。必须检查将对接在一起的骨末端是否有血供，为了做到这一点，可

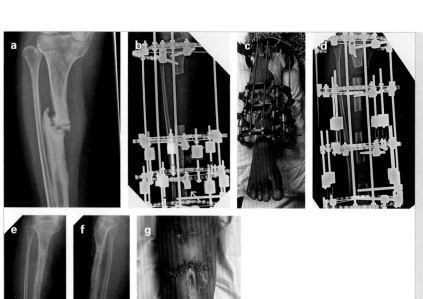

图 23.7 a. 骨髓炎长期不愈合的前后位 X 线片。b. 安装环形外固定器并设计两个远端皮质截骨区（红色箭头和白色箭头），开始牵张成骨。c. 放置在环形固定器中的腿的外观。由于使用了两个截骨部位，牵张过程可以更快地完成，每个节段每天移动 1 mm。早期固化（d）和拆除固定器时（e）的后期固化（f）。g. 拆卸固定器后腿的最终外观

以使用一个骨锉来去除末端直到斑点状出血。两端尽可能呈斜坡状以允许最大表面积对接。

外架通常需要 3 个环来进行骨运输。近端和远端环附着在骨上，校准搬运节段的解剖位置。在已存在畸形的情况下，可以在运输过程中完成逐步矫正。如果没有已经存在的成角畸形，近端和远端环在整个过程中保持稳定的相对位置。中间环与搬运段相连。搬运段应仔细考虑半钉和光面针的位置，以防止搬运环在骨端对合前提前碰撞到对接环。中间环固定在骨上后就进行低能量皮质骨截骨术以创建搬运骨段。可以通过在预定位置连续钻孔然后闭合操作或用骨刀截骨来完成。

静置期为 7~10 天，其间截骨段保持稳定不牵张。在此期间之后，以每天 0.75~1.0 mm 的速度开始搬运。这个速率是根据再生形成的骨的质量以及该区域周围软组织的顺应性来调整的。在肥厚性再生骨形成（依据是再生骨超出了皮层骨边缘之外），或皮质在骨膜下区连续的情况下，搬运速率可暂时增加，以防止过早固化。在再生骨形成不稳定的情况下，速率应降低以允许骨形成。

开始骨搬运直到搬运段与主体皮质对接。搬运的最后几周需要密切观察和拍摄 X 线片，以确保皮质对齐以及皮肤和软组织不会进入缺损，否则可能在骨对接时缺血坏死。如果皮肤在对接部位被挤压，必须通过手术从对接部位分离以允许骨对接。骨移植可能是促进对接部位愈合的必要条件，可以在对接前一两周进行。一旦骨端对接，对接部位应该加压，以促进愈合。加压可以通过旋转支撑杆或拉伸器使环彼此靠近移动几毫米来完成。一旦对接部位愈合，再生骨成熟并形成明确的皮质，外架即可被拆除。

23.6.5　解剖变异和潜在风险

大范围的骨搬运治疗骨缺损经常发生并发症。针道感染很常见，通常可以通过口服抗生素治疗。在不成功或有更严重的感染的情况下可能有必要移除钉杆，此时外科医生应确保外架结构保持足够的稳定性，在移除一枚螺钉或克氏针的同时向支架结构添加新的螺钉或克氏针。

当搬运骨段被牵拉通过缺陷部位时，固定它的钉杆或钢针也必然被牵拉通过皮肤和软组织。皮缘可以适应骨搬运而不需考虑皮瓣的微血管损害。然而，搬运导致的钉针轨迹使皮肤不美观。

这些针点部位可能比连接在近端或远端环上的针点引发更多的分泌物和不适。

肥大性再生的形成可能导致过早的固化。建议在搬运过程中获得连续的 X 线片来评估这种情况。暂时增加牵引速度可防止固化的发生。如果骨固化，则需要通过外科手术来解除固化或进行新的皮质切开术来释放搬运节段使其能够移动。需要区别对待的是，之前的手术、创伤或其他血管损伤导致骨搬运节段受损的情况下，再生骨形成会变得缓慢，在这种情况下，搬运速度应该减缓，容许再生骨以较慢的速度形成。

在搬运过程中可能会发生关节挛缩。那些跨越邻近关节附着在搬运段上的软组织可能不能适应关节的运动。接受骨搬运的患者在此期间应使邻近关节保持全范围的不断活动。康复治疗有助于在这一过程中维持关节活动范围。患者应在术后关节出现挛缩之前立即开始康复治疗。在骨骼搬运过程中通常允许而且应该鼓励患者完全负重，这也可以最大限度减少关节挛缩的风险。

最后，对接部位骨不连是骨搬运的一个常见问题。可于对接部位进行骨移植以促进愈合。有序地加压也可促进对接部位的愈合。一旦对接部位骨端对合，可通过调整固定架缩短 3~5 mm 产生进一步的加压。这种加压可持续 2~3 周，然后通过每周以非常小的增量短缩进一步施以持续压力。在对接部位或再生骨形成但没有充分固化的情况下，用钢板或髓内针辅助固定可提供必要的稳定性进而促进愈合。

23.7　结论

大于 5 cm 的骨缺损最好用血管化的骨瓣来处理。有多种骨瓣可供选择，但腓骨仍然是处理急性骨缺损、异体骨移植失败和晚期骨不连最通用的骨瓣。对于广泛软组织缺损的病例，我们倾向于将血管化肋骨移植与前锯肌和背阔肌瓣联合应用，一次性提供软组织覆盖和骨重建。最后，对于小的顽固性缺损，股骨内侧髁骨瓣提供血管化的带皮质松质骨移植和带蒂的皮肤移植。这些骨瓣的评估研究显示，对于选择适当的患者的愈合率超过 90%。

对于那些有足够的软组织覆盖和患者愿意忍受外架的情况，骨搬运也提供了再生大块缺失骨的选择。所产生的骨可以与自体股骨或胫骨的直径相匹配，避免了骨增生，也避免了内植物的需要。无论选择了哪种方法或骨瓣，成功的骨重建基于充分的清创、足够的软组织覆盖和可靠的固定。

参考文献

[1] Iorio ML, Goldstein J, Adams M, Steinberg J, Attinger C. Functional limb salvage in the diabetic patient: the use of a collagen bilayer matrix and risk factors for amputation. Plast Reconstr Surg. 2011; 127(1):260–267.

[2] Bieber EJ, Wood MB. Bone reconstruction. Clin Plast Surg. 1986; 13(4):645–655.

[3] Arata MA, Wood MB, Cooney WP, III. Revascularized segmental diaphyseal bone transfers in the canine. An analysis of viability. J Reconstr Microsurg. 1984; 1(1):11–19.

[4] de Boer HH, Wood MB. Bone changes in the vascularised fibular graft. J Bone Joint Surg Br. 1989; 71(3):374–378.

[5] Friedrich JB, Moran SL, Bishop AT, Shin AY. Free vascularized fibula grafts for salvage of failed oncologic long bone reconstruction and pathologic fractures. Microsurgery. 2009; 29(5):385–392.

[6] Fujimaki A, Suda H. Experimental study and clinical observations on hypertrophy of vascularized bone grafts. Microsurgery. 1994; 15(10):726–732.

[7] Han CS, Wood MB, Bishop AT, Cooney WP, III. Vascularized bone transfer. J Bone Joint Surg Am. 1992; 74(10):1441–1449.

[8] Zalavras CG, Patzakis MJ, Holtom P. Local antibiotic therapy in the treatment of open fractures and osteomyelitis. Clin Orthop Relat Res. 2004(427):86–93.

[9] Yazar S, Lin CH, Wei FC. One-stage reconstruction of composite bone and soft-tissue defects in traumatic lower extremities. Plast Reconstr Surg. 2004; 114(6):1457–1466.

[10] Friedrich JB, Moran SL, Bishop AT, Wood CM, Shin AY. Free vascularized fibular graft salvage of complications of long-bone allograft after tumor reconstruction. J Bone Joint Surg Am. 2008; 90(1):93–100.

[11] Moran SL, Shin AY, Bishop AT. The use of massive bone allograft with intramedullary free fibular flap for limb salvage in a pediatric and adolescent population. Plast Reconstr Surg. 2006; 118(2):413–419.

[12] Houdek MT, Wagner ER, Wyles CC, Nanos GP, III, Moran SL. New options for vascularized bone reconstruction in the upper extremity. Semin Plast Surg. 2015; 29(1):20–29.

[13] Taylor GI, Miller GD, Ham FJ. The free vascularized bone graft. A clinical extension of microvascular techniques. Plast Reconstr Surg. 1975; 55(5):533–544.

[14] Chen ZW, Yan W. The study and clinical application of the osteocutaneous flap of fibula. Microsurgery. 1983; 4(1):11–16.

[15] Morsy M, Moran SL. Vascularity of the proximal fibula and its implications in vascularized epiphyseal transfer: an anatomic and high-resolution computed tomographic angiography study. Plast Reconstr Surg. 2019; 143(1):172e–183e.

[16] Iorio ML, Cheerharan M, Olding M. A systematic review and pooled analysis of peroneal artery perforators for fibula osteocutaneous and perforator flaps. Plast Reconstr Surg. 2012; 130(3):600–607.

[17] Momoh AO, Yu P, Skoracki RJ, Liu S, Feng L, Hanasono MM. A prospective cohort study of fibula free flap donor-site morbidity in 157 consecutive patients. Plast Reconstr Surg. 2011; 128(3):714–720.

[18] Shan XF, Ouyang SY, Cai ZG, Zhang J. Evaluation of foot perfusion after fibula flap surgery. J Craniofac Surg. 2014; 25(4):1346–1347.

[19] Abou-Foul AK, Borumandi F. Anatomical variants of lower limb vasculature and implications for free fibula flap: systematic review and critical analysis. Microsurgery. 2016; 36(2):165–172.

[20] Duymaz A, Karabekmez FE, Vrtiska TJ, Mardini S, Moran SL. Free tissue transfer for lower extremity reconstruction: a study of the role of computed angiography in the planning of free tissue transfer in the posttraumatic setting. Plast Reconstr Surg. 2009; 124(2):523–529.

[21] Sainsbury DC, Liu EH, Alvarez-Veronesi MC, et al. Long-term outcomes following lower extremity sarcoma resection and reconstruction with vascularized fibula flaps in children. Plast Reconstr Surg. 2014; 134(4):808–820.

[22] Chang DW, Weber KL. Use of a vascularized fibula bone flap and intercalary allograft for diaphyseal reconstruction after resection of primary extremity bone sarcomas. Plast Reconstr Surg. 2005; 116(7):1918–1925.

[23] Friedrich JB, Moran SL, Bishop AT, Wood CM, Shin AY. Vascularized fibula flap onlay for salvage of pathologic fracture of the long bones. Plast Reconstr Surg. 2008; 121(6):2001–2009.

[24] Houdek MT, Wagner ER, Stans AA, et al. What is the outcome of allograft and intramedullary free fibula (Capanna technique) in pediatric and adolescent patients with bone tumors? Clin Orthop Relat Res. 2016; 474(3):660–668.

[25] Houdek MT, Wagner ER, Bishop AT, et al. Complications and long-term outcomes of free fibula reconstruction following resection of a malignant tumor in the extremities. Plast Reconstr Surg. 2017; 139(2):510e–519e.

[26] Schwarz GS, Disa JJ, Mehrara BJ, Healey JH, Cordeiro PG. Reconstruction of oncologic tibial defects in children using vascularized fibula flaps. Plast Reconstr Surg. 2012; 129(1):195–206.

[27] Buncke HJ, Furnas DW, Gordon L, Achauer BM. Free osteocutaneous flap from a rib to the tibia. Plast Reconstr Surg. 1977; 59(6):799–804.

[28] Lin CH, Wei FC, Levin LS, et al. Free composite serratus anterior and rib flaps for tibial composite bone and soft-tissue defect. Plast Reconstr Surg. 1997; 99(6):1656–1665.

[29] Onishi K, Maruyama Y. Compound rib-latissimus dorsi osteomusculocutaneous flap in reconstruction of the upper arm. Ann Plast Surg. 1996; 37(2): 191–194.

[30] Ueng WN, Chuang CC, Shih CH. Double-rib composite free transfer to reconstruct a single-spared lower extremity defect. J Trauma. 1995; 38(2):210–212.

[31] Wilden JA, Moran SL, Dekutoski MB, Bishop AT, Shin AY. Results of vascularized rib grafts in complex spinal reconstruction. Surgical technique. J Bone Joint Surg Am. 2007; 89 Suppl 2, Pt 1:128–141.

[32] Houdek MT, Wagner ER, Watts CD, Sems SA, Moran SL. Free composite serratus anterior-latissimus-rib flaps for acute one-stage reconstruction of Gustilo IIIB tibia fractures. Am J Orthop. 2018; 47(6).

[33] Choudry UH, Bakri K, Moran SL, Karacor Z, Shin AY. The vascularized medial femoral condyle periosteal bone flap for the treatment of recalcitrant bony nonunions. Ann Plast Surg. 2008; 60(2):174–180.

[34] Hayashi A, Maruyama Y. The medial genicular artery flap. Ann Plast Surg. 1990; 25(3):174–180.

[35] Kakar S, Duymaz A, Steinmann S, Shin AY, Moran SL. Vascularized medial femoral condyle corticoperiosteal flaps for the treatment of recalcitrant humeral nonunions. Microsurgery. 2011; 31(2):85–92.

[36] Kazmers NH, Thibaudeau S, Steinberger Z, Levin LS. Upper and lower extremity reconstructive applications utilizing free flaps from the medial genicular arterial system: a systematic review. Microsurgery. 2018; 38(3):328–343.

[37] Yamamoto H, Jones DB, Jr, Moran SL, Bishop AT, Shin AY. The arterial anatomy of the medial femoral condyle and its clinical implications. J Hand Surg Eur Vol. 2010; 35(7):569–574.

[38] Iorio ML, Masden DL, Higgins JP. The limits of medial femoral condyle corticoperiosteal flaps. J Hand Surg Am. 2011; 36(10):1592–1596.

[39] Iorio ML, Masden DL, Higgins JP. Cutaneous angiosome territory of the medial femoral condyle osteocutaneous flap. J Hand Surg Am. 2012; 37(5):1033–1041.

[40] Andrews K, Lu A, Mckean L, Ebraheim N. Review: medial collateral ligament injuries. J Orthop. 2017; 14(4):550–554.

[41] Endara MR, Brown BJ, Shuck J, Bachabi M, Parks BG, Higgins JP. Torsional stability of the femur after harvest of the medial femoral condyle corticocancellous flap. J Reconstr Microsurg. 2015; 31(5):364–368.

[42] Hinckel BB, Gobbi RG, Kaleka CC, Camanho GL, Arendt EA. Medial patellotibial ligament and medial patellomeniscal ligament: anatomy, imaging, biomechanics, and clinical review. Knee Surg Sports Traumatol Arthrosc. 2018; 26(3):685–696.

[43] Rao SS, Sexton CC, Higgins JP. Medial femoral condyle flap donor-site morbidity: a radiographic assessment. Plast Reconstr Surg. 2013; 131(3):357e–362e.

[44] López-Pliego EM, Giráldez-Sánchez MÁ, Mora-Macías J, Reina-Romo E, Domínguez J. Histological evolution of the regenerate during bone transport: an experimental study in sheep. Injury. 2016; 47 Suppl 3:S7–S14.

[45] Papakostidis C, Bhandari M, Giannoudis PV. Distraction osteogenesis in the treatment of long bone defects of the lower limbs: effectiveness, complications and clinical results; a systematic review and meta-analysis. Bone Joint J. 2013; 95-B(12):1673–1680.

[46] Lowenberg DW, Buntic RF, Buncke GM, Parrett BM. Long-term results and costs of muscle flap coverage with Ilizarov bone transport in lower limb salvage. J Orthop Trauma. 2013; 27(10):576–581.

[47] Repo JP, Barner-Rasmussen I, Roine RP, Sintonen H, Tukiainen EJ. Treatment of compound tibia fracture with microvascular latissimus dorsi flap and the Ilizarov technique: a cross-sectional study of long-term outcomes. J Plast Reconstr Aesthet Surg. 2016; 69(4):524–532.

[48] Aktuglu K, Günay H, Alakbarov J. Monofocal bone transport technique for bone defects greater than 5cm in tibia: our experience in a case series of 24 patients. Injury. 2016; 47 Suppl 6:S40–S46.

[49] Napora JK, Weinberg DS, Eagle BA, Kaufman BR, Sontich JK. Hexapod frame stacked transport for tibial infected nonunions with bone loss: analysis of use of adjunctive stability. J Orthop Trauma. 2017; 31(7):393–399.

第 24 章　下肢淋巴水肿的手术治疗

Isao Koshima, Hirofumi Imai, Shuhei Yoshida, Shogo Nagamatsu, Kazunori Yokota, Mitsunobu Harima,
Shuji Yamashita, Haruki Mizuta

摘要

　　淋巴水肿的生理手术治疗包括淋巴静脉吻合、淋巴结转移和淋巴管移植。通过这些生理途径，淋巴水肿可以通过重建肢体淋巴引流来治疗。

　　关键词：淋巴水肿，淋巴静脉吻合，淋巴血管移植

24.1　引言

淋巴管和淋巴静脉吻合术的历史

　　淋巴管的描述始于公元前 5 世纪，Hippocrates 创造了"白色血液"这个词。淋巴管的本质是由意大利帕维亚大学的 Gasparo Asellius（1581—1626 年）首次发现的。Asellius 在给狗喂食后立即解剖，在腹膜和肠道中观察到一连串充满乳白色液体的血管。他将其误解为通向肝脏的血管，并将其命名为"乳糜管"。从 17 世纪开始，借助水银对淋巴管进行解剖，其详细的分布变得清晰。在日本，Genpaku Sugita 等于 1774 年在新出版的解剖学著作 *Kaitai Schinsyo*（从荷兰语翻译成日语）中首次列出淋巴管。日本京都大学的第一位解剖学教授 Buntaro Adachi 对淋巴管的研究倾注了极大的热情，其后任教授 Shogo Funaoka 在世界上首次对兔子进行了淋巴管造影术，并于 1929 年以德国论文的形式发表。此外，1969 年名古屋大学的 Yamada 博士在显微镜下对一只狗和淋巴水肿患者进行了淋巴结吻合（LVA）。日本先驱者的努力引领了现在治疗淋巴水肿的方法。

　　1988 年前后，O'Brien 教授（墨尔本）是唯一一个为治疗淋巴水肿而进行淋巴搭桥手术的人。许多外科医生已经尝试过这种方法，但发现无效。O'Brien 在他最后一次关于淋巴水肿的演讲中，对于淋巴水肿的手术治疗没有人关注的事实表达了不满。这激发了 Koshima 医生自 1990 年以来持续使用手术治疗淋巴水肿的动力。大约在 1980 年，作者开发了超显微外科技术，使 0.3~0.8 mm 直径更精细的血管吻合成为可能。该技术可以使用 12–0 号尼龙线和 30~50 μm 的针对直径 < 0.8 mm 的血管进行吻合。即使在长时间淋巴水肿的腿部，我们发现仍有相当数量的精细的淋巴管和真皮下小静脉（0.5 mm）。采用超显微外科技术，可以实现淋巴管与真皮下小静脉系统精准地吻合，并具有较高的通畅率。应用这些技术（LVA）来引流淋巴液至真皮下精密的小静脉系统已经取得了较好的效果。自 1990 年以来，作者在局部麻醉下进行了 2000 例 LVA，包括原发性下肢水肿（300 例上臂和 1700 例下肢）。结果是轻中度原发性水肿患者完全康复和（或）显著改善，现针对重度原发性水肿患者建立了 LVA 结合功能性淋巴管转移的新策略。

24.2　淋巴水肿的定义

　　淋巴水肿是由于淋巴系统先天性异常和后天性损伤而引起的淋巴转运障碍，导致淋巴液在间质腔内病理性过度积聚。如果这种情况持续下去，纤维组织和脂肪组织将继发增生。淋巴水肿与长期站立后淋巴液潴留引起的生理肿胀不同。

24.3　分类

　　从发病原因来看，可分为：原发性（特发性）淋巴水肿和继发性淋巴水肿。

24.3.1　原发性（特发性）淋巴水肿

　　• 先天性水肿是指在出生时就已经出现的水肿。有时，有一个例子显示单侧生殖水肿包括脸部。在一些病例中，肢体水肿合并新生儿胸水和腹水，通常并发蛋白渗漏性胃肠病。虽然到目前为止它被认为是先天性水肿，作者认为这是继发性的，因为它是由胸导管狭窄或阻塞引起的。遗传性淋巴水肿（Milroy 病）是先天性双下肢水肿，是一种常染色体显性遗传的罕见疾病，无其他异

常。近年来，分子生物学技术的发展揭示了血管内皮生长因子受体 3（VEGFR3），与血管内皮的致病基因的建立和表达有关。这使得进行遗传诊断成为可能，据说可以识别构成 VEGFR3 激酶结构域的第 18 外显子中的 Ala Thr 突变。

- 早发性水肿是指没有诱因的青少年或 35 岁以下的人。
- 迟发性水肿：经手术确诊后始终存在淋巴管特发性水肿。也可能存在先天性胸导管缺失或梗阻（发育不全），但具体情况目前尚不清楚。

24.3.2　继发性淋巴水肿

根据病情的原因，将其细分如下：
- 恶性疾病治疗后：淋巴结清扫、放疗和（或）化疗后发病。
- 伴随恶性肿瘤进展及复发者，称为恶性淋巴水肿。
- 外伤：淋巴管损伤或大面积瘢痕。
- 感染：丝虫病等。

继发性水肿是乳腺癌或子宫癌手术后肢体的淋巴水肿，上肢大多为继发性。在下肢，87% 的病例是子宫癌手术后继发，但也有男性病例，如睾丸肿瘤切除术后继发。在下肢病例中，29% 的病例为双侧，且常常是从一侧向两侧发展。

24.4　淋巴水肿的分期

近年来，对水肿进行晚期分型的外科治疗已开始频繁使用。
- Ⅰ期：初始状态可逆水肿。
- Ⅱ期：不可逆的持续性水肿。
- Ⅲ期：持续进行性水肿（常伴有急性淋巴管炎或蜂窝织炎）。
- Ⅳ期：象皮病。
- Ⅴ期：严重水肿（感染性休克）。

一般认为 Ⅱ 期之后是加压治疗的指征，Ⅱ～Ⅳ期是淋巴静脉吻合术的指征。作者认为所有阶段都是适应证。

24.5　症状和并发症

患肢发红在大多数病例中是一种常见症状。起床时肿胀轻微；患者在站立或夜间工作时肿胀

加重。因此，很多难治性病例都是男性，没有足够的休息时间。患者大约一个月至一年发烧一次（尤其是夏季），出现蜂窝织炎、丹毒等炎症症状是最严重的并发症。如此反复发病的时间越久，皮下组织的纤维化就越强。在很长一段时间没有治疗的病例中，有些变成了典型的象皮病。其他常见的并发症是足癣和（或）指甲内生，需要用苯酚或抗真菌药物局部治疗。常见的并发症是小腿扁平苔藓和生殖器区域水肿。在阴部水肿时，会出现一些难治性阴部皮肤淋巴瘘管。对于子宫癌治疗后出现下肢水肿的患者，出现一些严重的生活质量障碍，比如由于照射失败导致阴道狭窄导致性功能障碍、阴部水肿等，需要进行包括精神护理在内的治疗。在先天性淋巴水肿的病例中，与胸导管梗阻相关的蛋白丢失性胃肠病可使低蛋白血症复杂化，并可能导致生长障碍。

24.6　诊断

虽然诊断的方法是经典的淋巴管造影，但由于它需要切开患肢皮肤并直接将造影剂注入淋巴管，因此现在不受欢迎。使用同位素的淋巴显像不能确认细小的淋巴管的状态。超声、CT 和 MRI 检查对水肿的诊断非常有用。由于没有直接证实淋巴管，我们不知道淋巴阻塞的部位，也不知道淋巴损伤的情况，但我们可以充分明确皮下组织中水分的分布以及纤维组织和脂肪组织增生的程度。此外，如果使用多普勒方法，也可以确定是否合并静脉疾病（特别是深静脉血栓形成）。目前，光动力学法已在临床上得到应用，且前景广阔。由于吲哚菁绿（ICG）在皮内注射时发出荧光，再用红外线照射，因此可以通过 ICG 在淋巴管内的分布来确定淋巴所剩的引流功能。

鉴别诊断

重要的是要区别于其他引起水肿的全身性疾病（心力衰竭、肾功能衰竭、肝脏疾病等）。其他疾病包括以下几种：
- 深静脉血栓形成：发病迅速、单侧、疼痛，常并发静脉曲张、充血性皮炎、色素沉着和溃疡。
- 淋巴管畸形（淋巴管瘤）：早晚水肿程度无差异，病灶无指压痕迹。
- 短暂性肿胀：因久站久坐，尤其在晚上出

现小腿远侧肿胀，到早晨肿胀消失。

· 脂肪代谢障碍（脂肪代谢异常引起的脂肪增生）：通常是对称的，不会引起感染，皮肤不会变硬。

· 淋巴管肉瘤（Stewart–Treves 综合征）：在长期淋巴水肿病例（约 10 年）中，受伤的淋巴管内皮细胞会发展为高度恶性的淋巴管肉瘤。浅表红斑逐渐扩大，但这种非炎症性红斑抵抗抗生素和皮肤病治疗剂的治疗。淋巴静脉搭桥手术现已成为治愈肉瘤的绝对指征（外科抗癌免疫疗法）。

24.7　治疗

· 弹力袜子压迫：通过施加外部压力增加组织压力，防止水肿加重。尤其是白天需要长时间站立时，患者必须佩戴。袜子因为经常清洗，所以短时间内就会变松；因此，袜子需要经常更换，袜子必须根据个人需要制作，并附上夹头、橡胶等。对于比标准尺寸大的那些，要特别订制。

· 皮肤切除术 / 植皮（Charles 法、Sistrunk 法、Thompson 法）：它是一种广泛切除病变组织的方法。虽然手术后立即有效，但据说长期存在增生性瘢痕和切除部位水肿复发等许多美容问题。

· 抽脂术：它是一种用吸脂装置抽吸水肿部位脂肪的方法。手术后立即可以看到改善，但效果往往会在几个月内下降。根据作者的经验，抽脂术仅对淋巴搭桥手术治疗有效的病例显示出良好的效果。

· 淋巴静脉吻合术（LVA；淋巴搭桥手术）：无论患者术前是否接受过包括压迫在内的保守治疗，所有轻度和重度水肿患者均适用于手术治疗。在成人患者局部麻醉（儿童全身麻醉）下，在内侧做短切口（总共两个或多个切口，每个 3 cm 长）后，使用放大镜或手术显微镜探查淋巴管和真皮下小静脉（每个直径 0.5 mm）。受累的淋巴管常扩张或硬化。染料染色并不总是找到淋巴管的好指标。如果在一个部位没有找到合适的淋巴管，则在腿和足背的其他部位进行切口继续寻找。皮下小静脉存在于真皮下的任何地方，通常可以在淋巴管附近发现。对于皮下小静脉和淋巴管的选择，应选择具有较强引流功能的淋巴管以建立强有力的淋巴静脉分流，这通过手术显微镜下横切淋巴管后很容易发现。0.5 mm 直径的皮下小静脉最适合与淋巴管连接，因为较大的皮下静脉可能

比淋巴管具有更高的血管内压。在脂肪层的浅层或深层有时候可以发现 > 0.5 mm 的较大扩张淋巴管，这种扩大的淋巴管与皮静脉主干上的小分支进行吻合。在没有血管钳的情况下，在高倍镜下（20~30 倍的放大率；图 24.1，图 24.2）使用小的持针器夹着 50 μm 针（12–0 号尼龙线）进行端端淋巴静脉吻合。虽然这个手术可以在 3 h 内完成，但有些患者的膀胱接受过放射治疗，仍需要导尿管排尿。术后患者应用低压绷带加压和口服血管扩张药物（前列腺素 E1），患者可以自由地行走。2 周后患者开始使用弹性长袜，并且需要一直使用至少半年。

· 包括淋巴管在内的联合手术治疗：自 2004 年以来，针对 LVA 手术导致的严重肢体淋巴水肿，我们一直同时或相继进行了联合手术，包括正常供体的功能性平滑肌细胞的淋巴管、多次 LVA 和抽脂术。在淋巴移植方法中，切取引流胸外侧和第一肋间的淋巴管，并伴随滋养血管。将其分成多段，转移到患部和四肢，并与滋养患肢皮肤的受体血管（肌穿支）吻合。如果可能的话，在皮瓣内外都建立 LVA。该方法可重建丧失的淋巴管引流功能。到目前为止，约有 200 例多发性 LVA 反应不佳病例采用了这种方法；10% 的患者不需要压迫治疗（功能恢复），50% 的患者有所改善。我们目前正在广泛推广这种组合技术，它将成为未来的主流（视频 24.1）。

今后，乳腺癌或子宫癌切除并淋巴结清扫后，应尽早考虑预防性吻合。此外，整形外科、乳腺外科、妇产科、泌尿外科等多学科联合的团队治疗方式也开始被越来越多地采用。

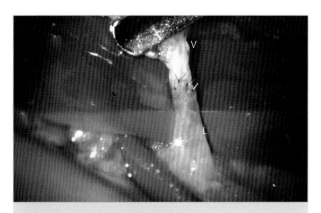

图 24.1　显微镜下淋巴静脉吻合。使用 50 μm 针在放大约 30 倍下缝合 6 针完成淋巴静脉吻合

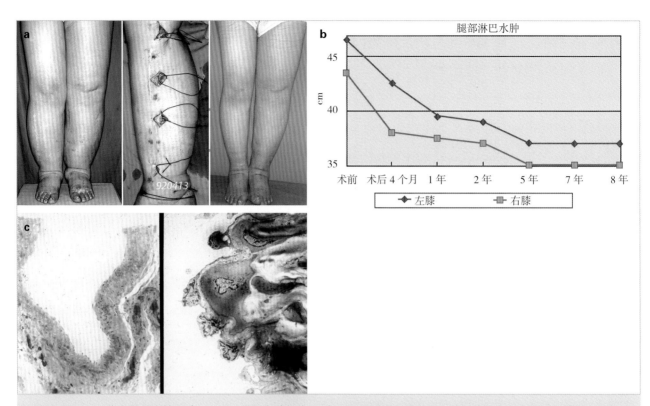

图 24.2 a. 42 岁女性原发性水肿。左图：腿部水肿长达 24 年。压迫治疗不能阻止水肿和静脉曲张的发展。中图：右腿行 5 次 LVA 手术，左腿行岛状腹股沟真皮脂肪皮瓣移植。右图：手术后 9 年。与手术前相同的压迫治疗后腿部水肿显著改善并且无感染。b. 术后双侧小腿周长的变化。它们在手术后 9 年内呈周期性下降。c. 左图：活组织切片检查显示淋巴管扩张（40 倍，甲苯胺蓝染色）。右图：再生的平滑肌细胞和增生的胶原纤维（电镜观察）

视频 24.1 下肢淋巴水肿的外科治疗。https://www. thieme.de/de/q.htm?p=opn/cs/20/7/12265286–fe49921e

参考文献

[1] O'Brien BM, Sykes P, Threlfall GN, Browning FS. Microlymphaticovenous anastomoses for obstructive lymphedema. Plast Reconstr Surg. 1977; 60(2): 197–211.

[2] Koshima I, Kawada S, Moriguchi T, Kajiwara Y. Ultrastructural observations of lymphatic vessels in lymphedema in human extremities. Plast Reconstr Surg. 1996; 97(2):397–405, discussion 406–407.

[3] Koshima I, Nanba Y, Tsutsui T, Takahashi Y, Itoh S, Fujitsu M. Minimal invasive lymphaticovenular anastomosis under local anesthesia for leg lymphedema: is it effective for stage III and IV? Ann Plast Surg. 2004; 53(3):261–266.

[4] Ogata F, Azuma R, Kikuchi M, Koshima I, Morimoto Y. Novel lymphography using indocyanine green dye for near-infrared fluorescence labeling. Ann Plast Surg. 2007; 58(6):652–655.

[5] Stewart FW, Treves N. Lymphangiosarcoma in postmastectomy lymphedema; a report of six cases in elephantiasis chirurgica. Cancer. 1948; 1(1):64–81.

[6] Thompson N. Buried dermal flap operation for chronic lymphedema of the extremities. Ten-year survey of results in 79 cases. Plast Reconstr Surg. 1970; 45(6):541–548.

[7] Koshima I, Narushima M, Mihara M, et al. Lymphadiposal flaps and lymphaticovenular anastomoses for severe leg edema: functional reconstruction for lymph drainage system. J Reconstr Microsurg. 2016; 32(1):50–55.

第 25 章 下肢血管化复合组织同种异体移植

Pedro C. Cavadas

摘要

下肢血管化复合组织同种异体移植（VCA）在免疫学上与实体器官移植没有区别；因此，任何接受者都需要终生免疫抑制（IS）以防止排斥反应，并预计会出现显著的代谢和肾毒性、机会性感染以及恶性肿瘤风险增加的风险。因此，只有在预期患者生活质量改善巨大的情况时，采用下肢 VCA 治疗才是合理的。既往报道膝关节 VCA 总体结果是较差的。这里介绍的是第一个下肢 VCA 的病例，该病例是依赖轮椅的双侧创伤性膝上截肢者。术后甚至脚是可以主动活动，但术后第 15 个月时由于并发症需要双腿再次截肢。因此，下肢 VCA 仍然非常有争议，并且对于 VCA 没有任何明确的适应证，仍然需要持续辩论。限制的因素不是手术技术，而是必须进行的必要的 IS 治疗。

关键词：血管复合组织同种异体移植，下肢同种异体移植，免疫抑制

25.1 引言

实体器官移植（SOT）现在被认为是治疗各种器官衰竭终末期的标准。基于 SOT 在过去 5 年中产生的丰富知识，最近才引入了非重要器官移植（主要是可见的肌肉骨骼系统部分）。所谓的血管化复合组织同种异体移植（VCA）的这些器官是一组明显异质性的结构（四肢、腹壁、面部、子宫、喉部、阴茎），因为它们的复合组织性质和（或）需要神经再生来实现功能而聚集在一起。VCA 在免疫学上与 SOT 没有区别；因此，接受 VCA 治疗的患者需要终生应用免疫抑制（IS）来预防排斥反应，但代价是显著的代谢和肾毒性、机会性感染［如巨细胞病毒（CMV）感染］和恶性肿瘤风险的增加。考虑到这些风险，只有在患者生活质量的预期改善是巨大的情况下才使用 VCA 治疗。

在全世界已经有 150 个 VCA 病例的经验了，主要包括上肢（手、前臂、上臂）、腹壁、面部。上肢移植中短期效果显著，功能效果可与同级别再植相媲美。

下肢同种异体移植的热情没有上肢高。有几种合理的解释。膝下（BK）截肢者使用假肢通常能够很好地行走。膝上截肢者，尤其是双侧截肢者，康复起来要困难得多。骨整合 AK 假肢已被提到，尽管并发症发生率很高。与上肢再植形成鲜明对比的是，下肢再植本身在历史上一直不被鼓励。结果已被认定很差，传统上假肢被认为是更好的治疗选择。因此，大多数外科医生并不熟悉系统的下肢再植术。然而，最近相关研究发表了小腿再植令人鼓舞的结果。

与上肢相比，下肢对大多数人来说执行的功能要基础得多。对于完成基本步态，髋伸肌外展肌（臀中肌）、膝伸肌（股四头肌）和足底支撑站立是最低要求。足底感觉的保护对于长期的足底完整性也是需要的。在双侧 AK 截肢患者中，通过下肢 VCA 实现所有这些基本功能似乎是一个现实的目标，因此，Cavadas 等于 2011 年 7 月进行了第一次下肢异体移植。在医学文献中没有先例，但手术计划是基于可靠的临床依据准备的。

2006 年 Zuker 等出色的临床报告中报道的一例连体双胞胎之间移植了一条腿，被认为是首例下肢同种异体移植。虽然技术上很出色，但这是自体组织，没有 IS 治疗，因此不能被认为是同种异体移植。Diefenbeck 等和 Hoffmann 与 Kirschner 报道了膝关节 VCA 的经验，其中一些患者没有岛状皮肤监测仪来检测急性排斥反应（AR），总体结果是不好的。这与上肢移植中同种异体关节的相对良好的反应形成鲜明对比。

25.2 下肢血管化复合组织同种异体移植的临床病例

"受体"是一位 22 岁的男性，他是一名依赖轮椅的双侧外伤性 AK 截肢者。右侧水平为股骨中段，左侧为远端 1/3（图 25.1）。巨细胞病毒（CMV）免疫球蛋白 G（IgG）阴性，EB 病毒

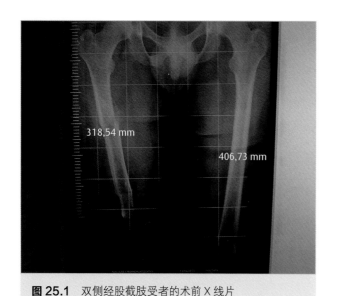

图25.1 双侧经股截肢受者的术前X线片

（EBV）IgG阳性。"供体"为26岁女性ABO血型匹配多器官捐赠者。CMV和EBV IgG均为阴性，存在HLA完全不匹配和HLA完全不匹配。存在总人类白细胞抗原错配——以及完全人类白细胞抗原错配。移植手术于2011年7月11日由1名外科医生和3名助手完成。

在受体的下肢残端中解剖并标记双侧的相关结构。髂外血管作为"受体"血管部位。在"供体"心脏和肝脏取出后，在相邻的手术室中进行"供体"腿部的切取。取掉夹闭肾下主动脉的血管钳，同时用冷UW（威斯康星大学）溶液原位灌注下肢。

先进行右腿移植（图25.2）。移植的操作顺序

在两边都是一样的。为了方便起见，最初在没有X线的情况下采用4.5 mm横向锁定钢板进行骨固定。接下来用适度的张力整块修复腘绳肌。随后伸膝，修复坐骨神经。在最大张力下缝合股四头肌。为了最大限度地减少血流动力学和低温的损伤，进行了肢体复温、血管再充盈和血管钳夹管理等操作。VCA术中用温热（35℃）林格氏溶液冲洗供体腿的髂动脉。供体腿的血管床灌注温热的林格氏溶液，并夹住动脉和静脉。对受体髂外血管进行端侧吻合。先松开静脉夹，然后松开动脉夹，重建下肢血运。在右腿再植过程中，左腿保持冷却，然后左腿遵循同样的手术操作顺序进行再植（图25.3）。术中右腿总缺血时间为3.5 h，左腿为5.5 h。没有进行筋膜切开术。术中未发生不良血流动力学事件。

IS治疗包括抗cd52阿仑单抗30 mg静注诱导，霉酚酸酯（MMF）1 g/12 h维持，他克莫司（Tac）在第一个月的最低水平维持在10~17 ng/mL，之后维持在7~12 ng/mL，并逐渐减少泼尼松剂量。由于供体和受体阴性（D−/R−）组合，没有建立CMV预防。监测CMV复制，进行预防性治疗。

术后早期无明显并发症发生。在术后第90天，出现了与CMV原发感染相一致的类固醇耐药AR，并更换Tac为雷帕霉素（为了降低长期的恶性风险，图25.4）。用雷帕霉素替换Tac快速地解决临床和组织学的问题（图25.5）。在这种情况下，我们特别避免了消耗淋巴的抗体，以降低移植后淋巴增生性疾病的风险（PTLD）。第二次AR

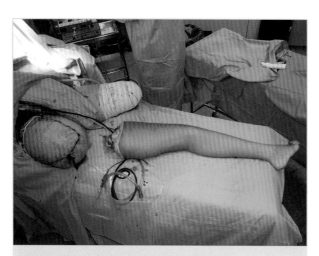

图25.2 开始移植的供体右下肢的术中视图

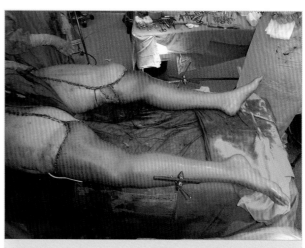

图25.3 双肢移植后的术中视图。胫骨外固定架用于在术后早期悬挂移植的肢体，以避免对腿背侧的压力

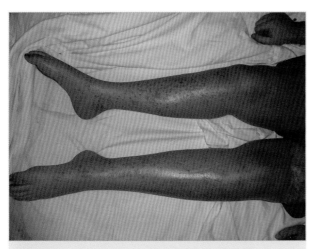

图 25.4　术后第 3 个月（POM）发生急性排斥反应，表现为皮肤斑疹，组织病理学诊断为真皮淋巴细胞浸润

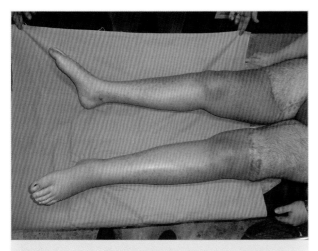

图 25.5　双侧下肢血管化复合组织同种异体移植在第一次急性排斥反应解决后的外观

发生在术后第 9 个月（POM），此次与 Tac 和 MMF 的最低水平有关。剂量调整后解决了排斥反应。

在术后 7 个月出现左足主动屈曲并且在术后 8 个月出现右足主动屈曲。于是进行了强化锻炼。在术后 12 个月右足恢复了主动伸展功能。在术后 15 个月时，患者双膝关节可以全范围的被动活动，并且可以主动伸膝，但有些伸膝滞后。双膝关节可以主动屈曲。左足跖屈评为 M4［医学研究委员会（MRC）肌力评分］，右足跖屈评为 M3+级。右足背伸评估为 M2 级，左足背伸评估为 M1级。Tinel 征改善至足底中部水平。患者已经将移植的腿完全融入了他的身体形象了，并且能够在双杠上行走。在术后 15 个月，患者出现左眼复视

和斜视并伴有高斜视。脑部磁共振成像（MRI）显示脑干有一个 25 mm 的肿块（图 25.6）。EB 病毒聚合酶链反应在血液中呈阴性，在脑脊液中呈阳性。通过立体定位活检证实原发性中枢神经系统（PCNS）PTLD 的诊断。

在与患者及其家属讨论后，停止 IS 治疗，切除双腿。患者接受大剂量甲氨蝶呤和立体定向放疗后完全缓解。在诊断出 PCNS PTLD 5 年后，患者是无症状并完全无复发。

25.3　讨论

手和上肢 VCA 现在是一个被广泛接受的手术，具有良好的风险 - 收益比，特别是在双侧病例。然而，下肢 VCA 是非常有争议的。双侧经股截肢患者下肢 VCA 的风险 - 收益比尚未确定，这是一个持续争论的话题。同种异体移植的限制因素通常不是手术技术（尽管双侧下肢同种异体移植是一个艰难的手术），而是 IS 治疗。只要计划和执行得当，这种下肢手术是可以安全进行的。下肢 VCA 中的 IS 治疗与其他 VCA 没有区别（抗体诱导和 Tac、MMF 和泼尼松三联疗法），并且其潜在致命并发症的风险与其他 SOT 或其他 VCA 类似。同种异体移植的寿命是普通移植手术的主要

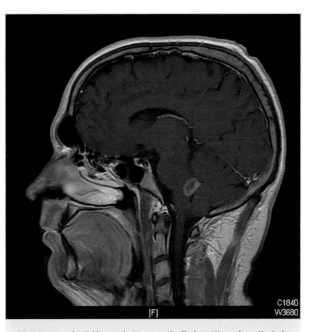

图 25.6　术后第 15 个月 MRI 发现脑干淋巴瘤。停止免疫抑制治疗并立即截肢

问题。近年来 IS 治疗取得了良好的短期异体移植存活率，但未能在移植器官的长期存活率方面取得改善。在术后很长的时间后，大多数 SOT 病例最终会发生慢性同种异体移植血管病变（慢性排斥反应），并且随着病例随访时间的增加，VCA 病例也开始出现此问题。

为了降低相关风险，CMV 匹配在 VCA 中很重要，并建议避免高风险 D+/R– 组合。在预防性治疗中，原发性 CMV 感染是非常罕见的。CMV 复制和 AR 之间的关联在文献中有很详细的描述。IS 治疗会增加恶性肿瘤的风险，而 PTLD 是移植患者的主要问题。PTLD 在小肠移植中发生率最高，在心脏移植中发生率最低。在 VCA，由于病例相对较少，PTLD 的发病率尚未确定。EBV 不匹配（D+/R–）、儿童年龄和使用淋巴细胞清除抗体也是重要的危险因素。PCNS PTLD 的预后较差。减少或停止免疫抑制，具有明显的异体移植排斥和丢失风险，以及化疗和放疗的各种组合是 PCNS PTLD 治疗的主要部分。

尽管钙调磷酸酶抑制剂在神经再生方面有积极的作用，但肢体移植需要较长的康复期和较长的神经再生时间才能获得有用的功能。手部移植的这段康复时间为 6~18 个月，而经股骨下肢移植的康复时间可能超过 2 年。这种长期的康复过程是 VCA 独有的。接受 SOT 治疗的患者从移植后第 1 天就开始出现功能获益，而接受 VCA 治疗的患者在获得任何功能获益之前必须经过数月的康复和 IS 的不良副作用。

关于下肢移植的假设的长期表现，还有其他相关的问题仍然没有得到解答。除了慢性排斥问题，下肢还有一些独特的问题。众所周知，任何促炎刺激都能引发 VCA 的 AR，如轻微的创伤甚至晒伤。生理性行走期间足底的周期性机械微创伤可能是也可能不是异体肢体的显著的促炎刺激。众所周知，类似的微创伤在手部移植手术中会引发 AR。如果是这种情况，下肢 VCA 可能永远不是可行的治疗选择。在这里提供的病例报告中，每天通过增加负重的双杠进行保护步行，而没有出现 AR，但这种有限的观察时间范围不能外推到正常的长期步行条件。其他的问题比如发生神经性关节病的可能性也是相关的，由于上肢关节不像下肢关节那样承受轴向载荷，所以不能从上肢 VCA 的经验推断出来。

除了在这个报告的病例中导致再次截肢的不幸和罕见的并发症外，下肢 VCA 本身仍然存在争议。用目前的知识很难定义风险收益比。唯一可能的适应证可能是已经进行了稳定的双侧上肢移植但无法使用假肢的经股骨的四肢截肢者。所需的 IS 治疗是目前已经临床应用的，虽然第三方移植会在稳定的 SOT 患者身上导致 AR，但概率很低。同时进行四肢移植已经尝试过，可能是由于巨大的血流动力学损伤，总是导致致命的术中并发症，所以可能这样也是没有必要的。

25.4　结论

结合现有的 IS 治疗，下肢同种异体移植在目前尚无明确的适应证。进一步改善 IS 治疗以及有效的动物模型研究可能帮助确定这种吸引人的手术方案的最终定位，尤其是对于那种非常不幸但是又没有其他选择的情况。

参考文献

[1] Shores JT, Brandacher G, Lee WP. Hand and upper extremity transplantation: an update of outcomes in the worldwide experience. Plast Reconstr Surg. 2015; 135(2):351e–360e.

[2] Petruzzo P, Lanzetta M, Dubernard JM, et al. The International Registry on Hand and Composite Tissue Transplantation. Transplantation. 2010; 90(12): 1590–1594.

[3] Bondurant FJ, Cotler HB, Buckle R, Miller-Crotchett P, Browner BD. The medical and economic impact of severely injured lower extremities. J Trauma. 1988; 28(8):1270–1273.

[4] Crouse SF, Lessard CS, Rhodes J, Lowe RC. Oxygen consumption and cardiac response of short-leg and long-leg prosthetic ambulation in a patient with bilateral above-knee amputation: comparisons with able-bodied men. Arch Phys Med Rehabil. 1990; 71(5):313–317.

[5] Hagberg K, Brånemark R. One hundred patients treated with osseointegrated transfemoral amputation prostheses: rehabilitation perspective. J Rehabil Res Dev. 2009; 46(3):331–344.

[6] Hierner R, Berger AK, Frederix PR. Lower leg replantation: decision-making, treatment, and long-term results. Microsurgery. 2007; 27(5):398–410.

[7] Battiston B, Tos P, Pontini I, Ferrero S. Lower limb replantations: indications and a new scoring system. Microsurgery. 2002; 22(5):187–192.

[8] Kutz JE, Jupiter JB, Tsai TM. Lower limb replantation. A report of nine cases. Foot Ankle. 1983; 3(4):197–202.

[9] Cavadas PC, Landín L, Ibáñez J, Roger I, Nthumba P. Infrapopliteal lower extremity replantation. Plast Reconstr Surg. 2009; 124(2):532–539.

[10] Cavadas PC, Thione A. Lower limb replantation. In: Salyapongse AN, Poore S, Afifi A, Bentz M, eds. Extremity Replantation: A Comprehensive Clinical Guide. New York, NY: Springer Science + Business Media; 2015:145–159.

[11] Cavadas PC, Thione A, Carballeira A, Blanes M. Bilateral transfemoral lower extremity transplantation: result at 1 year. Am J Transplant. 2013; 13(5): 1343–1349.

[12] Cavadas PC, Thione A, Blanes M, Mayordomo-Aranda E. Primary central nervous system posttransplant lymphoproliferative disease in a bilateral transfemoral lower extremity transplantation recipient. Am J Transplant. 2015; 15(10):2758–2761.

[13] Zuker RM, Redett R, Alman B, Coles JG, Timoney N, Ein SH. First successful lower-extremity transplantation: technique and functional result. J Reconstr Microsurg. 2006; 22(4):239–244.

[14] Fattah A, Cypel T, Donner EJ, Wang F, Alman BA, Zuker RM. The first successful lower extremity transplantation: 6-year follow-up and implications for cortical plasticity. Am J Transplant. 2011; 11(12):2762–2767.

[15] Diefenbeck M, Nerlich A, Schneeberger S, Wagner F, Hofmann GO.

Allograft vasculopathy after allogeneic vascularized knee transplantation. Transpl Int. 2011; 24(1):e1–e5.

[16] Hofmann GO, Kirschner MH. Clinical experience in allogeneic vascularized bone and joint allografting. Microsurgery. 2000; 20(8):375–383.

[17] Shores JT, Imbriglia JE, Lee WP. The current state of hand transplantation. J Hand Surg Am. 2011; 36(11):1862–1867.

[18] Carty MJ, Zuker R, Cavadas P, Pribaz JJ, Talbot SG, Pomahac B. The case for lower extremity allotransplantation. Plast Reconstr Surg. 2013; 131(6):1272–1277.

[19] Carty MJ, Duclos A, Talbot SG, Tullius SG, Pribaz JJ, Pomahac B. Attitudes regarding lower extremity allotransplantation among lower extremity amputees. Plast Reconstr Surg. 2014; 134(6):1334–1342.

[20] Schneeberger S, Lucchina S, Lanzetta M, et al. Cytomegalovirus-related complications in human hand transplantation. Transplantation. 2005; 80(4):441–447.

[21] Zhang LF, Wang YT, Tian JH, Yang KH,Wang JQ. Preemptive versus prophylactic protocol to prevent cytomegalovirus infection after renal transplantation: a meta-analysis and systematic review of randomized controlled trials. Transpl Infect Dis. 2011; 13(6):622–632.

[22] George B, Pati N, Gilroy N, et al. Pre-transplant cytomegalovirus (CMV) serostatus remains the most important determinant of CMV reactivation after allogeneic hematopoietic stem cell transplantation in the era of surveillance and preemptive therapy. Transpl Infect Dis. 2010; 12(4):322–329.

[23] Jagadeesh D, Woda BA, Draper J, Evens AM. Post transplant lymphoproliferative disorders: risk, classification, and therapeutic recommendations. Curr Treat Options Oncol. 2012; 13(1):122–136.

[24] Cavaliere R, Petroni G, Lopes MB, Schiff D, International Primary Central Nervous System Lymphoma Collaborative Group. Primary central nervous system post-transplantation lymphoproliferative disorder: an International Primary Central Nervous System Lymphoma Collaborative Group Report. Cancer. 2010; 116(4):863–870.

[25] Glaus SW, Johnson PJ, Mackinnon SE. Clinical strategies to enhance nerve regeneration in composite tissue allotransplantation. Hand Clin. 2011; 27(4):495–509, ix.

[26] Cavadas PC, Ibañez J, Thione A. Secondary surgery for functional improvement after hand transplantation. Ann Plast Surg. 2011; 67(4):421–422.

第 26 章 下肢围手术期护理和康复

Manas Nigam, Michael V. Defazio, Karen K. Evans

摘要

下肢因其独特的生物力学及病理生理学特征，使得下肢功能重建，特别是游离组织移植，成为一个十分具有挑战性且有意义的手术。修复重建外科医生在术前应明确其并发症，严格按照围手术期管理，以确保手术成功进行。术后康复对患者实现其功能重建至关重要，特别是步行锻炼。术前应注意内植物/假体的置入、糖尿病和血管疾病、肿瘤切除术、血栓形成、生物力学优化和营养不良状态等因素。围手术期应注意控制液体的出入量平衡。另外临床上需注意观察皮瓣，利用多种辅助措施提高皮瓣存活率。显微外科手术中可能会使用到不同的抗凝药物，推荐使用阿司匹林。手术前做好充分的准备，术后仍然要确保患者保持心血管健康，才能使确保手术成功。护理团队中除了物理治疗师之外，还应包含专职的心理健康专家。关于康复，可以咨询矫形设计及足踝外科的医生，设计定制的衬垫和减压鞋。最后，临床医生应密切关注疼痛情况，如神经瘤疼痛。经部分或全部截肢的患者，慢性幻肢疼痛会阻碍患者行走。

关键词：下肢重建，游离组织移植，游离皮瓣，皮瓣监测，下肢康复，围手术期处理，围手术期优化

26.1 引言

在许多情况下，当简单的或传统的植皮不能够或不足以实现结构重建或功能恢复时，如复杂的复合组织缺损和血管、神经、肌腱、骨骼、关节间隙等组织外露的情况，就需要游离组织移植来重建。

下肢重建的原因包括大的节段性骨丢失、低能量和高能量损伤导致的肌肉和（或）肌腱丢失、骨髓炎、骨不连、肿瘤切除、内植物外露、辐射伤口、烧伤、糖尿病溃疡和外周血管疾病。

感染、炎症、创伤、辐射、体积或表面积不足、血管蒂长度不足和（或）供区不合适等因素，均会影响移植物、局部皮瓣和供区选择。

成功的下肢重建需要优质的患者以及多学科团队合作，包括整形外科医生、足病医生或儿科医生、血管外科医生、物理治疗师和职业治疗师。此外，还需要骨科、内分泌科、心脏科、血液学、风湿病学、皮肤科、精神病学和（或）疼痛管理咨询多学科参与（表 26.1）。

26.2 围手术期优化

26.2.1 并发症的治疗管理

术前

术前相关共病包括：心脏病、肾病、感染、血管病变、糖尿病、神经病变、静脉性高血压、淋巴水肿、免疫缺陷、高凝状态、结缔组织病、营养不良、自身免疫性疾病、肿瘤和精神疾病。

内植物或假体外露

对于内植物外露的传统治疗方法包括冲洗、清创、抗生素应用和内植物移除。内植物外露挽救的预后因素是感染的位置、持续时间和类型，以及内植物外露持续时间，内植物松动。骨科医生根据时间标准对假体感染进行分类：早期（手术后 12 周内）、延迟（2 年内）或晚期（2 年后，通常通过血行传播）。

如果内植物外露暴露时间短，感染得到控制，就有抢救的可能。如果外露内植物条件好，伴随有稳定型骨折，应在骨折达到影像学愈合标准再尝试进行修复，延迟或晚期感染的患者需要一到两次手术。

慢性或迟发性感染的患者有相应的替代方案，骨折患者暂予外固定架固定，关节处功能重建需要微创钢板和抗生素填充物，抗生素填充可以是块状或铰接状。静脉注射抗生素时间延长、初始伤口培养阳性、初始病理评估为慢性骨髓炎以

表 26.1　多学科护理团队成员针对性康复

团队成员	角色任务
整形手术医生	患者和伤口评估，根据功能目标选择重建
足病医生	生物力学和步态评价
假肢 / 足部矫形师	用于步行、日常生活活动的辅助鞋类 / 装置的生物力学评估和设计 / 规划
血管科医生	评估和治疗灌注受损
骨科手术医生	除生物力学评估外的骨折和内植物管理
感染科医生	抗生素管理；培养驱动的抗生素选择；最大限度地减少医源性药物损伤
药学科医生	管理患者的并发症
物理治疗师	康复训练
职业治疗师	康复侧重于日常生活活动
营养科医生	根据患者的并发症改善患者的蛋白质摄入量
内分泌科医生	糖尿病患者围手术期和术后血糖管理
血液科医生	血栓形成倾向的管理
风湿病科医生	评估和治疗疾病的障碍
皮肤病科医生	异常伤口病因的评估和治疗
心脏病科医生	冠状动脉疾病或充血性心力衰竭手术的优化和清除
精神病科医生	评估和管理的抑郁，焦虑
疼痛管理科医生	管理急性和慢性疼痛状况，尽量减少阿片类药物的需求

及慢性疾病数量都是显微镜下肢功能重建成败的关键。

血管外露的移植物严重影响肢体存活和生命，应该早期清创和肌瓣覆盖。

糖尿病和周围血管疾病

在 Oh 等的回顾性研究中，71 例糖尿病下肢创伤患者中有 66 例使用显微外科手术方法。另一项对 528 例糖尿病下肢创伤患者的 Meta 分析显示，显微外科手术使得本来需要截肢的患者在 28 个月时保肢率为 83.4%。Hong 和 Oh 的研究显示微血管转移增加了糖尿病下肢创伤患者的存活率。

尽管严格血糖控制对游离皮瓣的存活的影响尚未有相关研究报道，但血糖控制不佳（血糖 > 200 mg/dL 或血红蛋白 A1c > 6.5% ）的患者闭合伤口裂开率逐渐增加。

患有外周血管疾病的患者，游离组织转移增加了静脉回流，促进局部血液循环，利于血管生成，必须评估血管状态保证手术是否成功。血管评估和治疗在本教材前面已经讨论过。

据报道，在患有严重血管疾病和软组织缺损的患者中，分阶段或同时将搭桥和游离组织移植相结合的手术治疗保肢率有所提高。对于不适合开放血管搭桥的患者的狭窄或阻塞的动脉，血管内技术可以通过血管成形术和动脉粥样硬化切除术进行直接和间接的血管重建实现血管再通。

通常慢性肾衰竭、营养和血糖控制等其他问题最好由多学科团队共同处理。这些情况容易导致慢性细菌感染、骨髓炎、伤口不愈合、畸形愈合、局部皮肤缺血坏死和血管疾病方面疾病。

肿瘤重建

外科医生应与肿瘤学专家密切合作，必须明确肿瘤的特征、性质和治疗的相关知识，以便计划和选择合适的治疗方法。对于需要术后放疗的患者，或关节等摩擦较多的区域的伤口，应避免植皮，首选皮瓣。

术前放疗的患者会导致肿瘤周围局部组织纤维化和缺血，不能采用局部覆盖，因此应谨慎选择皮瓣。游离皮瓣手术不会干扰化疗，化疗也不会影响游离皮瓣存活，但可能会影响伤口愈合。因此建议重建后 3~4 周或伤口完全愈合后再行化疗和放疗。

血栓病

患有凝血因子 V Leiden 突变、蛋白 C 缺乏、高同型半胱氨酸血症、抗磷脂抗体综合征、凝血酶原基因突变、凝血因子Ⅷ升高、抗心磷脂抗体综合征和原发性血小板增多症的患者微血管血栓形成率较高，尽管与非血栓形成患者相比，此两类患者微血管移植的总体成功率基本相当。血栓病患者同样也容易发生迟缓性血栓并发症以及无法逆转的术后血栓。

对患者进行凝血状况筛查非常重要，包括筛查深静脉血栓形成史、肺栓塞史、多次流产史、家族史和外源性雌激素使用史。同样也要筛查患者对获得性血栓形成倾向风险因素（即静脉血栓栓塞、心肌梗死、脑血管意外和流产）和已知遗传性血栓形成倾向（即知道自己有遗传倾向的人）。如果患者血液处于高凝状态，可能需要血液科协助诊治。这可能会漏掉一些没有明显病史的血栓高发人群，这仍然会影响游离皮瓣的效果。普遍筛查仍然是存在争议的。

生物力学优化

感觉和运动检查也是影响修复重建功能的重要因素（表 26.2）。用 5.07 Semmes–Weinstein 尼龙单丝测量 10 g 压力来评估其灵敏度。如果患者感觉不到单丝，则认定为保护性感觉缺失，破裂或溃疡的风险会显著增加。通过观察脚的静止位置以及测试脚踝、脚和脚趾的力量和活动范围来评估运动功能。

步态分析将可以评估个人高应力区域，高应力区域包括足底面、脚踝和膝关节（图 26.1），它

表 26.2 术前生物力学评估

- 使用 5.07 Semmes Weinstein 尼龙单丝评估灵敏度
- 通过评估静止位置和活动位置来评估踝、足部和足趾的运动范围
- 评估当前溃疡的位置，代表增加的区域压力
- 步态分析包括 F 扫描分析或压力点映射
- 评估继发于紧跟腱腱的马蹄畸形

们既承受压力，也承受剪切力。无论哪种重建方式，应力长时间集中在一个部位都会导致溃疡。

步态分析可能包括 F 扫描分析、绘制压力图以及踝关节屈伸活动度的测量。F 分析使用多个压力感应探头，在步行的所有阶段记录脚底多个区域的压力值。应该通过以下方法评估马蹄足畸形：膝关节完全伸展然后屈曲（这减少了腓肠肌的拉伸和张力）时测量脚踝运动用以评估腓肠肌的紧张度（在膝关节屈曲期间）或腓肠肌和比目鱼肌的紧张度（在膝关节屈曲和伸展期间）。如果经皮跟腱松解不能改善背伸功能，应该进行踝关节后囊松解，降低压力，提升治愈率。

足中段截肢的患者足部肌肉失衡导致不正常的姿势和重力分布不均，进而易形成溃疡，常常需要跟腱延长或胫骨前肌腱转移。跖骨头突出可以通过"浮动"颈部截骨术和内固定来修复，第五跖骨头可以切除。然而，第一跖骨头很少被切除，因为这是下肢的内侧柱的底部应力集中的部位。在这种情况下，矫正第一跖骨头的外翻才是优选方案。

在重建过程中，清除骨赘重建骨的稳定性是很重要的，尤其是脚中部骨骼塌陷区（如 Charcot 关节病）、骨赘形成或生物力学失衡（蹈外翻、槌状趾）的情况下。Charcot 关节病是一种神经关节病，侵袭破坏足部骨骼、关节和软组织。如果残留骨突，则会进一步引发溃疡，影响重建效果。由于足底大部分是无毛皮肤很难重建，只能从脚背区域供应足底无毛皮肤的血运。

编者发现带皮片的肌皮瓣溃疡发生率较高，因此首选筋膜皮瓣。Ducic 等强调，皮肤感觉恢复对持久性来说并非是最重要的，但筋膜皮瓣早期重建感觉会改善手术结果、生活质量和患者满意度，能够较早穿鞋和日常活动。

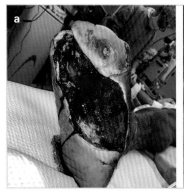
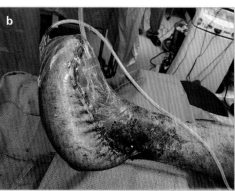

图 26.1 股前外侧游离皮瓣用于重建足负重区域。术前（a）和术后（b）

典型的术后康复类似于糖尿病患者，应定制鞋垫分担足跟和前足高压力地区应力，好的定制鞋垫可以缓解和分散足底压力，压力性溃疡可以应用石膏固定。

营养优化

评价营养状况的指标包括白蛋白、前白蛋白、C- 反应蛋白和血红蛋白 A1c。白蛋白的半衰期为 21 天，前白蛋白的半衰期为 48 h，尽管后者被认为是一种急性期反应物，在急性炎症环境中会减少。对这些标志物进行趋势分析可以了解宿主炎症反应以及患者健康状况是否改善等重要信息。白蛋白 > 3.5 mg/dL，正常值为前白蛋白 > 12 mg/dL，血红蛋白 A1c < 6.5%（表 26.3）。

外科术后患者保持高蛋白饮食会降低术后炎性细胞因子的水平。此外，富含 ω-3 脂肪酸的饮食也被证明可以降低炎性细胞因子的水平。很多时候，患者即便肥胖，也会伴有低蛋白水平的营养不良，需要抗感染治疗，促进伤口愈合。营养支持可以减少感染和非感染性并发症，缩短住院时间——免疫调节营养饮食进一步减少了感染性并发症的发生。

26.2.2　围手术期优化

围手术期的基本原则（表 26.4）。主要包括维持正常体温，减少并发症。有争议的可能是最佳血细胞比容水平，特别是在游离组织移植；输血与较长的住院时间、较高的血管血栓形成率和更高的大手术及内科并发症发生率有关。限制性输血策略（血红蛋白水平 < 7 g/dL 或有临床症状）最大限度地减少了医疗并发症。补液取决于患者的并发症，外科医生可以与麻醉师讨论设定补液量与输注速度以维持液体平衡。

术后监测血流动力学和肺功能很重要，充足的补液和氧合作用对皮瓣存活至关重要。应密切监测液体的输入和输出——低血压发生影响肢体远端的灌注。对于正在透析的终末期肾病患者来说，液体管理可能更复杂，透析通常会清除大量

表 26.3　营养目标

- 白蛋白 > 3.5 g/dL
- 前白蛋白 > 12 mg/dL
- 血红蛋白 A1c < 6.5%

表 26.4　围手术期患者优化

术中
- 维持常温（36~38℃）
- 仅当有临床症状或血红蛋白 < 7 g/dL 时才输血
- 就补液目标与麻醉医生进行充分讨论
- 就血管加压药的使用与麻醉医生进行充分讨论

术后
- 监测血流动力学和肺功能
- 严格的液体输入 / 输出，特别是在终末期肾病中
- 标准化的皮瓣监测管理；经验丰富的临床检查提供最佳评估

液体。

26.3　即刻术后管理

26.3.1　皮瓣监测

应密切监测患者和皮瓣。临床检查是金标准，医生在床边可以评估水肿、肿胀、颜色、毛细血管充盈（过于活跃可能表明静脉充血）和温度。据大数据报道，经验丰富、知识渊博的工作人员皮瓣存活率将达到 95% 以上。

皮瓣术后标准化诊治可监测吻合端的早期并发症。在作者所在的机构，术后前 4 h 每 15 min 进行一次系列多普勒评估，随后 8 h 每 30 min 进行一次，然后每 1 h 进行一次，直到术后第二天。对于恢复良好的患者，多普勒检查的间隔增加到每 2~4 h 一次，直到术后第 5 天。

再次手术的阈值很低，一旦微血管受损可能是毁灭性的。受损皮瓣的早期识别和再次探查大大提高了抢救率，动脉损伤的抢救率高于静脉损伤。

前 24 h 对皮瓣监测至关重要，因为大多数血栓形成将发生在这一时间。术后前 3 天内发现血管损伤迹象时，多达 85% 的受损皮瓣是可以挽救的。主要的监测技术包括：①常规临床监测；②手持式多普勒；③置入式多普勒系统；④彩色双功能超声检查；⑤近红外光谱；⑥微透析；⑦激光多普勒血流测定；⑧血糖监测。

最近的一项调查显示，置入式多普勒、近红外光谱和激光多普勒血流计最有效。置入式多普勒使用 20 MHz 的超声波探头监测吻合情况，通常是在静脉段，因为静脉血栓形成后动脉信号会持续数小时。静脉周围的可置入多普勒可在原手术皮瓣吻合时置入，以确保蒂不扭结或压缩。

先前的研究已经证明其 100% 皮瓣抢救率，伴 81%~93% 的阴性预测值。

近红外光谱通过光学光谱法检测氧合和脱氧血红蛋白的变化（图 26.2），它具有不受临床经验限制的优点。它在有经验的临床检查之前，就可以检测动脉和静脉损害的迹象，阳性和隐性预测值接近 100%。

术后注意观察皮瓣发展趋势，围手术期内逐渐降低（超过 4~16 h）通常认为皮瓣没有危险。血氧饱和度通常在 12 h 内恢复到正常水平。外科探查的标准是在 1 h 内从基线快速下降 20 个点，或者绝对值低于 30%。组织氧饱和度小于或等于 30% 或 30 min 内下降 > 20% 预示着皮瓣血管受损。目前商用装置仅适用于带蒂皮瓣，文献中对埋藏皮瓣的使用也有相关报道。

彩色多普勒仪价格昂贵，专业知识要求较高，它是二线检测工具，如果其他检测结果提示再次探查。微透析通过测量组织里葡萄糖、乳酸盐、丙酮酸盐和甘油代谢物比率的含量，反应无氧代谢量和动脉损伤的情况。但是学习曲线较长，并且需要 30 min 来分析，阳性预测值变化很大。激光多普勒能测量深度为 8 mm 的血流和速度，但它对探头和组织的运动和振动高度敏感，可能会导致读数不准确。

尽管有这些辅助措施，临床检查皮瓣方案仍然是不可替代的。

26.3.2　术后抗凝方案

大约 96% 的显微外科手术都会使用不同形式的抗凝治疗。抗凝治疗仍有争议。皮下注射肝素是唯一一种降低血栓形成风险的抗凝方法。其他研究表明肝素增加了血肿风险，由于吻合口可能受到血肿的压力，可能会损害皮瓣。

Disa 等在一项前瞻性随机队列研究中，观察到右旋糖酐与阿司匹林相比对皮瓣存活没有影响，同时还指出葡聚糖导致全身并发症增加 3.9~7.2 倍，如充血性心力衰竭、心肌梗死、肺水肿、胸腔积液和肺炎。

许多整形外科医生都会使用低剂量阿司匹林，这种药物实验研究中已证明可以提高血管通畅率，可以预防微血管血栓形成，但其效果不如肝素。需全身治疗的易血栓患者，肝素等多种药物抗凝方案已被证明能有效预防术中血栓并发症，复发率低，皮瓣存活率高。

水蛭是皮瓣术后的另一项挽救措施（如手术无法矫正的静脉功能不全）。水蛭局部分泌的唾液成分可在静脉充血病例中应用，其抑制血小板聚

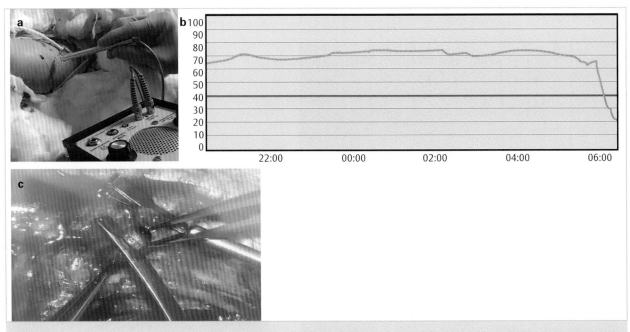

图 26.2　a. 传统手持式多普勒探头和近红外光谱对足背组织移植的观测。b. 近红外光谱随着时间的推移显示组织的血氧饱和度水平急剧下降。c. 返回手术室发现其中一个与皮瓣相关的静脉血栓形成。重新吻合后皮瓣抢救成功

集。临床可以使用 5~7 天，但是必须用 Aeromonas 抗生素覆盖。

26.3.3　皮瓣术后即可减负

患者应在术后立即严格卧床休息，以尽量减少创伤（表 26.5）。皮瓣及其蒂上的压力应最小化，特别是当皮瓣位于肢体的承重区域，如足跟。如果长期卧床，出现压疮的可能性大。

常见的非侵入式外固定设备包括泡沫鞋跟提升装置、凝胶、空气或水床垫以及减压踝足矫形器。所有下肢皮瓣术后必须进行加压治疗。多层加压包裹在愈合时非常有用。一旦完全愈合，可以用完全弹力袜代替敷料。

最谨慎的做法可能是将骨科和足病医生共同参与，设计减压外固定器装置，如圆形框架固定器，包括伊利扎洛夫外固定架和泰勒空间外固定架。一种更简单、体积更小的减负装置包括由杆和支柱构成的"支架"。

当患者在 4~6 周后开始负重时，可以将框架移除。伊利扎诺夫外固定架通过增加一个保护性足底板，提供了更好的固定，缩短了愈合时间，减少感染，并能够保护承重（图 26.3）。

26.3.4　术后悬吊方案：肢体开始承受重力

悬吊方案，下肢游离组织移植后逐渐增加重力时间间隔，以使皮瓣适应静脉回流，目前仍存在广泛争议，没有普遍接受的单一方法。大多数都是治疗机构自己拟定的，有些机构也不使用悬吊方案（表 26.6）。

表 26.5　患肢负重时间线

术后即刻
- 严格的卧床休息
- 加压疗法
- 无创减负：泡沫足跟提升、凝胶、空气或水床垫，踝足矫形器
- 减压外固定架：Ilizarov 架、Taylor 架

术后第 5 天开始的"悬挂方法"
- 使皮瓣受到越来越大的重力时间间隔
- 最早两天开始，最晚两周开始

术后 4~6 周
- 允许使用专门的设备使受累肢体承重，如受控踝关节运动（CAM）助行器和辅助设备（拐杖、助行器）
- 确定此时移除减负外架

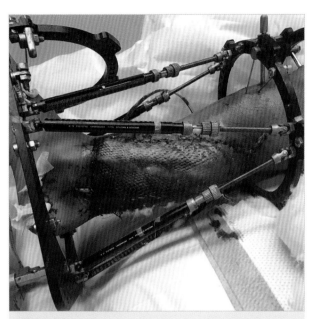

图 26.3　用于卸载压力的 Ilizarov 框架示例非负重时皮瓣的负重部分时期

表 26.6　Georgetown Dangle 方案

术后（天）	方案
0~5	严格卧床休息
6~9	下床，物理治疗抬高腿 / 职业治疗
10	每天 2 次，每次 15 min
11	每天 3 次，每次 15 min
12	摇晃 30 min 1 次
13	每天 2 次，每次 30 min
14	每天 3 次，每次 30 min
15	摇晃 45 min 1 次
16	每天 2 次，每次 45 min
17	每天 3 次，每次 45 min

悬垂方案时采用弹性绷带包裹肢体

注意：术后第 5/6 天允许患者开始让四肢承受重力，间隔增加。在术后第 9/10 天，患者获准离开医院，并在他们各自的康复室执行剩余的悬垂方案。很多时候，在术后第 3 天允许患者坐在椅子上，但必须抬高患肢，在医院行物理治疗

下肢游离皮瓣缺乏调节血流和肢体肿胀的交感神经和反馈机制，导致静脉充血。彩色血流多普勒研究表明，悬空锻炼期间，动脉和静脉横截面积平均减少 0.87 mm^2 和 1.42 mm^2，60 s 内达到中性状态后又恢复到基线水平。

调查数据显示，43% 的皮瓣手术在术后 2~5 天时开始悬吊，38% 在 6~13 天时悬吊，持续时间

差异很大。早期和积极的在第 3 天开始联合悬空 / 加压包扎的并不会影响皮瓣血运或总体效果。

如果皮瓣出现充血的迹象，可以减慢悬吊时间，有经验的临床医生应该首先观察充血的临床症状，主要观察有无颜色变紫、充血引起的皮肤紧绷和肿胀。患者应在术后至少 4~6 周内不负重，如果皮瓣位于下肢承重区域，则在较长时间内不负重。

26.3.5　第二次手术

任何需要的骨移植物通常在软组织重建后 6 周才开始，在组织恢复并根除感染后，可能需要二次肌腱松解或肌腱延长术。直接在肌腱表面的肉芽组织上进行皮肤移植，会增加粘连的风险，并可能促使皮瓣手术覆盖。此外，术后患者经常出现瘢痕、凹陷、皮瓣臃肿和供区并发症。可以通过切除多余组织或抽吸脂肪术或脂肪移植来缩小体积，以改善外观，"Z"字形成形术可能有助于瘢痕修复。

26.4　术后康复

先前的研究表明，身体功能、疼痛、对重返工作能力的信念、年龄、情绪评分和教育都是预后的预测因素，但其他研究表明，在游离皮瓣接受者中，只有 62% 的患者重返工作。康复应在不损害重建完整性的前提下进行行走、职业准备和日常生活活动锻炼。

在我们机构，物理治疗应该在手术后 3~4 周开始。物理治疗的最初目标是力量训练、活动范围和步态训练。目标是在不负重的情况下行走锻炼，以便患者能够进行日常生活活动。4~6 周后，如果皮瓣愈合良好，物理治疗的目标是开始肢体功能锻炼，利用步行方案，从 50% 负重开始，每天少于 1000 步，然后进行到完全负重，每周注意检查伤口。

一旦皮瓣水肿消退，足部愈合良好，患者与佩戴合适的矫形器，通常是定制鞋。如果有足踝不稳，就要加足踝矫正器。术后第一年，患者应使用定制鞋。第一年后，患者可以通过每月或每两个月的足部检查过渡到普通鞋。定期足部护理，患者及其家庭成员或护理人员应定期密切检查其手术肢体是否有皮瓣坏死或新溃疡形成的迹象。

26.4.1　不使用肢体的早期活动重要性

文献报道了不同外科术后早期功能锻炼对患者预后的重要性。尽管患者可能被限制在患肢活动，但患者可以继续锻炼对侧肢体。此外，上肢锻炼可用于促进心血管健康（如手臂健身器）。

患者应该在手术后等待至少 48 h 才能下床，然后随着时间的推移，结合悬吊方案，慢慢增加活动量。在对住院患者的研究中，提前适应和早期康复都缩短了住院时间，降低了并发症，并能更快下床。采用蛋白饮品进行营养优化，尤其在老年和营养不良患者中最为重要。

26.4.2　运动范围练习

康复的目的是减轻水肿，防止挛缩，改善行走（表 26.7）。在长时间的固定后，应在物理治疗的指导下开始行走，通常进行分级负重练习。第一次步行应采用受控足踝运动（CAM）步行靴平衡足底压力，稳定足踝。

假肢师和足踝矫正师应参与设计定制鞋垫和鞋套，可能需要长达 4 周的制造时间。在此期间，应继续在 CAM 靴内走动，直到专用鞋机准备好使用。

尽早进行物理治疗是很重要的，因为肢体活动范围对术后恢复效果至关重要。肌肉挛缩对假体置入和患者功能恢复有一定的负面影响。在部分截肢或某些肌肉群功能丧失的患者中，关键是防止膝关节和足踝挛缩——当优势肌肉超过其相对肌肉群时，就会发生这种情况，从而导致膝关节屈曲和足踝跖屈。跟腱和胫前肌腱延长术可能需要分别用于马蹄足和高弓足畸形。

辅助设备包括拐杖和助行器。保持和提高有氧运动很重要，尤其是有心血管疾病或血管受损的人。

应该进行职业治疗，帮助患者在日常生活活动中实现自理。应进行自我护理技能、家庭环境评估和适当的辅助设备。

表 26.7　康复的重要组成部分

- "预康复"以优化患者的功能状态重建手术
- 手术后，让患者下床很重要（患肢抬高）48 h
- 通过对侧肢体和上肢运动维持 / 改善功能状态
- 甚至在负重之前进行运动范围的锻炼
- 心理支持至关重要
- 职业治疗让患者重返工作岗位

可能需要进行心理评估，因为患者必须应对漫长的住院和康复过程的考验，应确保适当的社会支持和必要的心理支持。

职业治疗至关重要，因为患者应该能够回到自我支持和自我实现的生活方式，那些重返工作岗位的截肢者比同龄人有更高的工作满意度，这与患者的年龄、教育水平和假肢的舒适性有关。如果患者能够重返体力要求较低的工作岗位，那么他们在手术后更有可能继续工作。

26.4.3　残肢痛

控制疼痛非常重要，因为疼痛的持续会导致残疾和功能进展的延迟。残肢痛是来自肢体和伤口部位的局部疼痛。它可以来自骨骼、神经、肌肉或皮肤。神经瘤、骨刺、假体安装不良、间歇性跛行或诱发性病理（如恶性肿瘤、骨折不愈合）复发可能是罪魁祸首。切口疼痛会随着愈合而消失。

幻肢感觉是指截肢的肢体或肢体的一部分仍然存在，大脑的输入被幻影感觉所取代，已经被截肢的肢体感觉区域会逐渐缩小。这种意识通常随着时间的推移而减少，但在患者的余生中仍可以感受到一些感觉。

幻肢疼痛是截肢或部分截肢的疼痛，疼痛通常在晚上更强烈，并可能因焦虑和压力而加剧，这种现象确实会随着时间的推移而减少。慢性疼痛发病率为 5%，只有大约 14% 的人感到真正难以忍受。通过在锻炼过程中有针对性地进行肌肉神经再支配锻炼能够有效减轻疼痛。

幻肢痛是由神经元分化过度兴奋引起的，这种过度兴奋是由于感觉神经纤维的消除而失去感觉输入，脊髓后角的功能特性发生变化而引起。

加巴喷丁可以降低神经去极化的能力，可能会减缓疼痛，术后治疗的有效率约 30%~70%。其他治疗还有按摩或假体脱敏，以及经皮神经电刺激。加巴喷丁能够降低神经去极化的能力。此外，催眠、生物反馈、行为疗法、放松疗法和镜像疗法等其他方式也可能有用。阿片类药物尚未被证明可用于治疗幻肢疼痛。其他药物治疗包括 5- 羟色胺去甲肾上腺素再摄取抑制剂（度洛西汀、去甲替林、阿米替林）和抗惊厥药（普瑞巴林、卡马西平）。此外，神经阻滞、硬膜外阻滞和化学性交感神经切除术可用于难治性病例。

神经瘤是损伤后生长的神经组织束，受压时会导致疼痛。我们机构现在已经开始对这些术后神经瘤使用目标肌肉再神经化，并取得了良好的成功。目标肌肉再神经化是将感觉神经重新移植到运动神经分支，以防止神经瘤的形成。其他手术如神经切除术、神经置入术、神经吻合术，可能对改善神经瘤相关疼痛有一定疗效。

参考文献

[1] Viol A, Pradka SP, Baumeister SP, et al. Soft-tissue defects and exposed hardware: a review of indications for soft-tissue reconstruction and hardware preservation. Plast Reconstr Surg. 2009; 123(4):1256–1263.

[2] Segawa H, Tsukayama DT, Kyle RF, Becker DA, Gustilo RB. Infection after total knee arthroplasty. A retrospective study of the treatment of eighty-one infections. J Bone Joint Surg Am. 1999; 81(10):1434–1445.

[3] Munro JT, Garbuz DS, Masri BA, Duncan CP. Articulating antibiotic impregnated spacers in two-stage revision of infected total knee arthroplasty. J Bone Jt Surg - Br Vol. 2012; 94-B(11, Supple A):123–125.

[4] Voleti PB, Baldwin KD, Lee G-C. Use of static or articulating spacers for infection following total knee arthroplasty: a systematic literature review. J Bone Joint Surg Am. 2013; 95(17):1594–1599.

[5] Wyrsch B, McFerran MA, McAndrew M, et al. Operative treatment of fractures of the tibial plafond. A randomized, prospective study. J Bone Joint Surg Am. 1996; 78(11):1646–1657.

[6] Patel KM, Seruya M, Franklin B, Attinger CE, Ducic I. Factors associated with hardware salvage in high-risk patients after microsurgical lower extremity reconstruction. Ann Plast Surg. 2012; 69(4):399–402.

[7] Oh TS, Lee HS, Hong JP. Diabetic foot reconstruction using free flaps increases 5-year-survival rate. J Plast Reconstr Aesthet Surg. 2013; 66(2):243–250.

[8] Fitzgerald O'Connor EJ, Vesely M, Holt PJ, Jones KG, Thompson MM, Hinchliffe RJ. A systematic review of free tissue transfer in the management of nontraumatic lower extremity wounds in patients with diabetes. Eur J Vasc Endovasc Surg. 2011; 41(3):391–399.

[9] Hong JP. Reconstruction of the diabetic foot using the anterolateral thigh perforator flap. Plast Reconstr Surg. 2006; 117(5):1599–1608.

[10] Hong JP, Oh TS. An algorithm for limb salvage for diabetic foot ulcers. Clin Plast Surg. 2012; 39(3):341–352.

[11] Endara M, Masden D, Goldstein J, Gondek S, Steinberg J, Attinger C. The role of chronic and perioperative glucose management in high-risk surgical closures: a case for tighter glycemic control. Plast Reconstr Surg. 2013; 132 (4):996–1004.

[12] Mimoun M, Hilligot P, Baux S. The nutrient flap: a new concept of the role of the flap and application to the salvage of arteriosclerotic lower limbs. Plast Reconstr Surg. 1989; 84(3):458–467.

[13] Banis JC, Jr, Richardson JD, Derr JW, Jr, Acland RD. Microsurgical adjuncts in salvage of the ischemic and diabetic lower extremity. Clin Plast Surg. 1992; 19(4):881–893.

[14] Shestak KC, Fitz DG, Newton ED, Swartz WM. Expanding the horizons in treatment of severe peripheral vascular disease using microsurgical techniques. Plast Reconstr Surg. 1990; 85(3):406–411.

[15] DeFazio MV, Han KD, Akbari CM, Evans KK. Free tissue transfer after targeted endovascular reperfusion for complex lower extremity reconstruction: setting the stage for success in the presence of multivessel disease. Ann Vasc Surg. 2015; 29(6):1316.e7–1316.e15.

[16] Lipsky BA, Berendt AR, Deery HG, et al. Infectious Diseases Society of America. Diagnosis and treatment of diabetic foot infections. Plast Reconstr Surg. 2006; 117(7) Suppl:212S–238S.

[17] Caputo GM, Cavanagh PR, Ulbrecht JS, Gibbons GW, Karchmer AW. Assessment and management of foot disease in patients with diabetes. N Engl J Med. 1994; 331(13):854–860.

[18] Dargis V, Pantelejeva O, Jonushaite A, Vileikyte L, Boulton AJ. Benefits of a multidisciplinary approach in the management of recurrent diabetic foot ulceration in Lithuania: a prospective study. Diabetes Care. 1999; 22 (9):1428–1431.

[19] Tran NV, Evans GR, Kroll SS, et al. Postoperative adjuvant irradiation: effects on transverse rectus abdominis muscle flap breast reconstruction. Plast Reconstr Surg. 2000; 106(2):313–317–discussion 318–320.

[20] Cordeiro PG, Neves RI, Hidalgo DA. The role of free tissue transfer following oncologic resection in the lower extremity. Ann Plast Surg. 1994; 33(1):9–16.

[21] Evans GR, Black JJ, Robb GL, et al. Adjuvant therapy: the effects on

microvascular lower extremity reconstruction. Ann Plast Surg. 1997; 39(2):141–144.

[22] Wang TY, Serletti JM, Cuker A, et al. Free tissue transfer in the hypercoagulable patient: a review of 58 flaps. Plast Reconstr Surg. 2012; 129(2):443–453.

[23] DeFazio MV, Hung RWY, Han KD, Bunting HA, Evans KK. Lower extremity flap salvage in thrombophilic patients: managing expectations in the setting of microvascular thrombosis. J Reconstr Microsurg. 2016; 32(6):431–444.

[24] Pannucci CJ, Kovach SJ, Cuker A. Microsurgery and the hypercoagulable state: a hematologist's perspective. Plast Reconstr Surg. 2015; 136(4):545e–552e.

[25] Mueller MJ, Sinacore DR, Hastings MK, Strube MJ, Johnson JE. Effect of Achilles tendon lengthening on neuropathic plantar ulcers. A randomized clinical trial. J Bone Joint Surg Am. 2003; 85(8):1436–1445.

[26] Sönmez A, Bayramiçli M, Sönmez B, Numanoğlu A. Reconstruction of the weight-bearing surface of the foot with nonneurosensory free flaps. Plast Reconstr Surg. 2003; 111(7):2230–2236.

[27] Ducic I, Hung V, Dellon AL. Innervated free flaps for foot reconstruction: a review. J Reconstr Microsurg. 2006; 22(6):433–442.

[28] Kuran I, Turgut G, Bas L, Ozkan T, Bayri O, Gulgonen A. Comparison between sensitive and nonsensitive free flaps in reconstruction of the heel and plantar area. Plast Reconstr Surg. 2000; 105(2):574–580.

[29] Owings TM, Woerner JL, Frampton JD, Cavanagh PR, Botek G. Custom therapeutic insoles based on both foot shape and plantar pressure measurement provide enhanced pressure relief. Diabetes Care. 2008; 31(5):839–844.

[30] Tsung BYS, Zhang M, Mak AFT, Wong MWN. Effectiveness of insoles on plantar pressure redistribution. J Rehabil Res Dev.; 41(6A):767–774.

[31] Nakamura K, Moriyama Y, Kariyazono H, et al. Influence of preoperative nutritional state on inflammatory response after surgery. Nutrition. 1999; 15 (11–12):834–841.

[32] Zhong JX, Kang K, Shu XL. Effect of nutritional support on clinical outcomes in perioperative malnourished patients: a meta-analysis. Asia Pac J Clin Nutr. 2015; 24(3):367–378.

[33] Fischer JP, Nelson JA, Sieber B, et al. Transfusions in autologous breast reconstructions: an analysis of risk factors, complications, and cost. Ann Plast Surg. 2014; 72(5):566–571.

[34] Mirzabeigi MN, Wang T, Kovach SJ, Taylor JA, Serletti JM, Wu LC. Free flap take-back following postoperative microvascular compromise: predicting salvage versus failure. Plast Reconstr Surg. 2012; 130(3):579–589.

[35] Chen CM, Halvorson EG, Disa JJ, et al. Immediate postoperative complications in DIEP versus free/muscle-sparing TRAM flaps. Plast Reconstr Surg. 2007; 120(6):1477–1482.

[36] Smit JM, Zeebregts CJ, Acosta R, Werker PMN. Advancements in free flap monitoring in the last decade: a critical review. Plast Reconstr Surg. 2010; 125(1):177–185.

[37] Kind GM, Buntic RF, Buncke GM, Cooper TM, Siko PP, Buncke HJ. The effect of an implantable Doppler probe on the salvage of microvascular tissue transplants. Plast Reconstr Surg. 1998; 101(5):1268–73–5. Accessed November 5, 2017.

[38] Irwin MS, Thorniley MS, Doré CJ, Green CJ. Near infra-red spectroscopy: a non-invasive monitor of perfusion and oxygenation within the microcirculation of limbs and flaps. Br J Plast Surg. 1995; 48(1):14–22.

[39] Colwell AS, Wright L, Karanas Y. Near-infrared spectroscopy measures tissue oxygenation in free flaps for breast reconstruction. Plast Reconstr Surg. 2008; 121(5):344e–345e.

[40] Repez A, Oroszy D, Arnez ZM. Continuous postoperative monitoring of cutaneous free flaps using near infrared spectroscopy. J Plast Reconstr Aesthet Surg. 2008; 61(1):71–77.

[41] Cai ZG, Zhang J, Zhang JG, et al. Evaluation of near infrared spectroscopy in monitoring postoperative regional tissue oxygen saturation for fibular flaps. J Plast Reconstr Aesthet Surg. 2008; 61(3):289–296.

[42] Keller A. A new diagnostic algorithm for early prediction of vascular compromise in 208 microsurgical flaps using tissue oxygen saturation measurements. Ann Plast Surg. 2009; 62(5):538–543.

[43] Heller L, Levin LS, Klitzman B. Laser Doppler flowmeter monitoring of freetissue transfers: blood flow in normal and complicated cases. Plast Reconstr Surg. 2001; 107(7):1739–1745.

[44] Yuen JC, Feng Z. Monitoring free flaps using the laser Doppler flowmeter: five-year experience. Plast Reconstr Surg. 2000; 105(1):55–61.

[45] Askari M, Fisher C, Weniger FG, Bidic S, Lee WPA. Anticoagulation therapy in microsurgery: a review. J Hand Surg Am. 2006; 31(5):836–846.

[46] Khouri RK, Sherman R, Buncke HJ, et al. A phase II trial of intraluminal irrigation with recombinant human tissue factor pathway inhibitor to prevent thrombosis in free flap surgery. Plast Reconstr Surg. 2001; 107(2)–408–4–15; discussion 416–418.

[47] Disa JJ, Polvora VP, Pusic AL, Singh B, Cordeiro PG. Dextran-related complications in head and neck microsurgery: do the benefits outweigh the risks? A prospective randomized analysis. Plast Reconstr Surg. 2003;

112(6):1534–1539.

[48] Cooley BC, Gould JS. Experimental models for evaluating antithrombotic therapies in replantation microsurgery. Microsurgery. 1987; 8(4):230–233.

[49] Senchenkov A, Lemaine V, Tran NV. Management of perioperative microvascular thrombotic complications: the use of multiagent anticoagulation algorithm in 395 consecutive free flaps. J Plast Reconstr Aesthet Surg. 2015; 68 (9):1293–1303.

[50] Castro-Aragon OE, Rapley JH, Trevino SG. The use of a kickstand modification for the prevention of heel decubitus ulcers in trauma patients with lower extremity external fixation. J Orthop Trauma. 2009; 23(2):145–147.

[51] McKee MD, Yoo D, Schemitsch EH. Health status after Ilizarov reconstruction of post-traumatic lower-limb deformity. J Bone Joint Surg Br. 1998; 80 (2):360–364.

[52] Parikh PM, Hall MM, Attinger CE, Masden DL, Steinberg JS. External fixation: indications in lower extremity reconstruction and limb salvage. Plast Reconstr Surg. 2009; 123(4):160e–161e.

[53] Isenberg JS, Siegal A, Sherman R. Quantitative evaluation of the effects of gravity and dependency on microvascular tissue transfer to the lower limb, with clinical applications. J Reconstr Microsurg. 1997; 13(1):25–29.

[54] Xipoleas G, Levine E, Silver L, Koch RM, Taub PJ. A survey of microvascular protocols for lower extremity free tissue transfer II: postoperative care. Ann Plast Surg. 2008; 61(3):280–284.

[55] Jokuszies A, Neubert N, Herold C, Vogt PM. Early start of the dangling procedure in lower extremity free flap reconstruction does not affect the clinical outcome. J Reconstr Microsurg. 2013; 29(1):27–32.

[56] Ong YS, Levin LS. Lower limb salvage in trauma. Plast Reconstr Surg. 2010; 125(2):582–588.

[57] MacKenzie EJ, Bosse MJ, Kellam JF, et al. Early predictors of long-term work disability after major limb trauma. J Trauma. 2006; 61(3):688–694.

[58] Guerra AB, Gill PS, Trahan CG, et al. Comparison of bacterial inoculation and transcutaneous oxygen tension in the rabbit S1 perforator and latissimus dorsi musculocutaneous flaps. J Reconstr Microsurg. 2005; 21(2):137–143.

[59] Salgado CJ, Mardini S, Jamali AA, Ortiz J, Gonzales R, Chen H-C. Muscle versus nonmuscle flaps in the reconstruction of chronic osteomyelitis defects. Plast Reconstr Surg. 2006; 118(6):1401–1411.

[60] Hong JP, Shin HW, Kim JJ, Wei F-C, Chung YK. The use of anterolateral thigh perforator flaps in chronic osteomyelitis of the lower extremity. Plast Reconstr Surg. 2005; 115(1):142–147.

[61] Pollak AN, McCarthy ML, Burgess AR, The Lower Extremity Assessment Project (LEAP) Study Group. Short-term wound complications after application of flaps for coverage of traumatic soft-tissue defects about the tibia. J Bone Joint Surg Am. 2000; 82(12):1681–1691.

[62] Parrett BM, Matros E, Pribaz JJ, Orgill DP. Lower extremity trauma: trends in the management of soft-tissue reconstruction of open tibia-fibula fractures. Plast Reconstr Surg. 2006; 117(4):1315–1322, discussion 1323–1324.

[63] Rodriguez ED, Bluebond-Langner R, Copeland C, Grim TN, Singh NK, Scalea T. Functional outcomes of posttraumatic lower limb salvage: a pilot study of anterolateral thigh perforator flaps versus muscle flaps. J Trauma. 2009; 66 (5):1311–1314.

[64] Nielsen PR, Jørgensen LD, Dahl B, Pedersen T, Tønnesen H. Prehabilitation and early rehabilitation after spinal surgery: randomized clinical trial. Clin Rehabil. 2010; 24(2):137–148.

[65] Tayrose G, Newman D, Slover J, Jaffe F, Hunter T, Bosco J, III. Rapid mobilization decreases length-of-stay in joint replacement patients. Bull Hosp Jt Dis (2013). 2013; 71(3):222–226.

[66] Wang D, Teddy PJ, Henderson NJ, Shine BS, Gardner BP. Mobilization of patients after spinal surgery for acute spinal cord injury. Spine. 2001; 26 (20):2278–2282.

[67] Schoppen T, Boonstra A, Groothoff JW, De Vries J, Göeken LN, Eisma WH. Job satisfaction and health experience of people with a lower-limb amputation in comparison with healthy colleagues. Arch Phys Med Rehabil. 2002; 83 (5):628–634.

[68] Schoppen T, Boonstra A, Groothoff JW, van Sonderen E, Göeken LN, Eisma WH. Factors related to successful job reintegration of people with a lower limb amputation. Arch Phys Med Rehabil. 2001; 82(10):1425–1431.

[69] Dumanian, G. A., Potter, B. K., Mioton, L. M., Ko, J. H., Cheesborough, J. E., Souza, J. M., ... & Kuiken, T. A. (2019). Targeted muscle reinnervation treats neuroma and phantom pain in major limb amputees: a randomized clinical trial. Annals of surgery, 270(2), 238–246.

[70] Ovelmen-Levitt J. Abnormal physiology of the dorsal horn as related to the deafferentation syndrome. Appl Neurophysiol. 1988; 51(2–5):104–116.

[71] MR Z, LS L. Microvascular Reconstruction of the Lower Extremity. Seminars in surgical oncology. 2000;19(3).

[72] Nigam, M., Webb, A., Harbour, P., Devulapalli, C., & Kleiber, G. (2019). Symptomatic Neuromas in Lower Extremity Amputees: Implications for Preemptive–targeted Muscle Reinnervation. Plastic and Reconstructive Surgery–Global Open, 7(8S-1), 80–81.

索引